ANTON LEGNER

RELIQUIEN IN KUNST UND KULT

ANTON LEGNER

RELIQUIEN IN KUNST UND KULT

zwischen Antike und Aufklärung

WISSENSCHAFTLICHE BUCHGESELLSCHAFT
DARMSTADT

Umschlaggestaltung: Neil McBeath, Stuttgart.

Die Deutsche Bibliothek – CIP-Einheitsaufnahme

Legner, Anton:
Reliquien in Kunst und Kult: zwischen Antike und Aufklärung / Anton Legner. – Darmstadt: Wiss. Buchges., 1995
ISBN 3-534-12614-9

Bestellnummer 12614-9

Gedruckt auf säurefreiem und alterungsbeständigem Bilderdruckpapier
Satz: Fotosatz Janß GmbH, Pfungstadt
Druck und Einband: VDD–Darmstadt
Printed in Germany
Schrift: Linotype Aldus, 10/12

ISBN 3-534-12614-9

Marie-Luise und Heinz Pichlmaier
gewidmet

οὕτως τε ἡμεῖς ὕστερον ἀνελόμενοι τὰ τιμιώτερα
λίθων πολυτελῶν καὶ δοκιμώτερα ὑπὲρ χρυσίον

„So sammelten wir später seine Gebeine auf,
die wertvoller sind als kostbare Steine
und besser als Gold."

Martyrium des Polykarp 18, 2

Inhalt

Unter der Kuppel von St. Peter

Zur Einführung

Über dem Petrusgrab erhebt sich Berninis Baldachin[1] und wölbt sich die Kuppel von Michelangelo. Sie wird von vier mächtigen Pfeilern getragen, die zur Aufnahme und Ausstellung besonderer Reliquien bestimmt wurden: der Heiligen Lanze, eines Stücks vom Wahren Kreuz, des Schweißtuchs Christi und des Andreashauptes[2]. Ihre im Pfeilerinnern verborgene Präsenz künden zwischen den konstantinischen Spiralsäulen Figurationen der von Engeln emporgetragenen Heiltümer (Abb. 1). Über diesen Darstellungen erklären Inschriftbänder den großen heilsgeschichtlichen Sinn. Unter den Loggien stehen in Nischen die Zeugnisträger, monumentale Statuen mit der abermaligen Figuration der Reliquien: Longinus und die Lanze, Veronika und das Schweißtuch, Helena und das von ihr aufgefundene Kreuz und Andreas, dessen Haupt ebenfalls im Innern des Pfeilers Aufnahme fand. Bei den Kolossalstatuen befinden sich auch die Treppen zu den Reliquienloggien und zu den durch die Bodengitter einsehbaren Altären der Unterkirche, die direkt unter den gewaltigen Statuen der Pfeilernischen[3] liegen. Diese sind mit ihren Abbildern der real vorhandenen Reliquien zum Altar über dem Petrusgrab hin ausgerichtet, wie auch die die Reliquienfigurationen der Loggien rahmenden Spiralsäulen mit dem Baldachin des Hochaltars korrespondieren und wie überhaupt Architektur und Skulptur, Aufriß und Grundriß, Ornament und Dekor, Wort und Bild, Liturgie und Kunst in einem überaus geistreichen Bezugsfeld in einzigartiger Synthese verbunden sind. Die kapitale Inschrift im Kuppelring setzt den thematischen Beziehungsreichtum fort: „Du bist Petrus und auf diesem Felsen will ich meine Kirche bauen und dir werde ich die Schlüssel des Himmelreiches geben." Dem Himmelsgewölbe gleich, mit den Heiligen, darunter auch jenen, deren Reliquien die Peterskirche besitzt, wölbt sich die Kuppel über dem Altar des Apostels, dessen Kathedra im zweiten

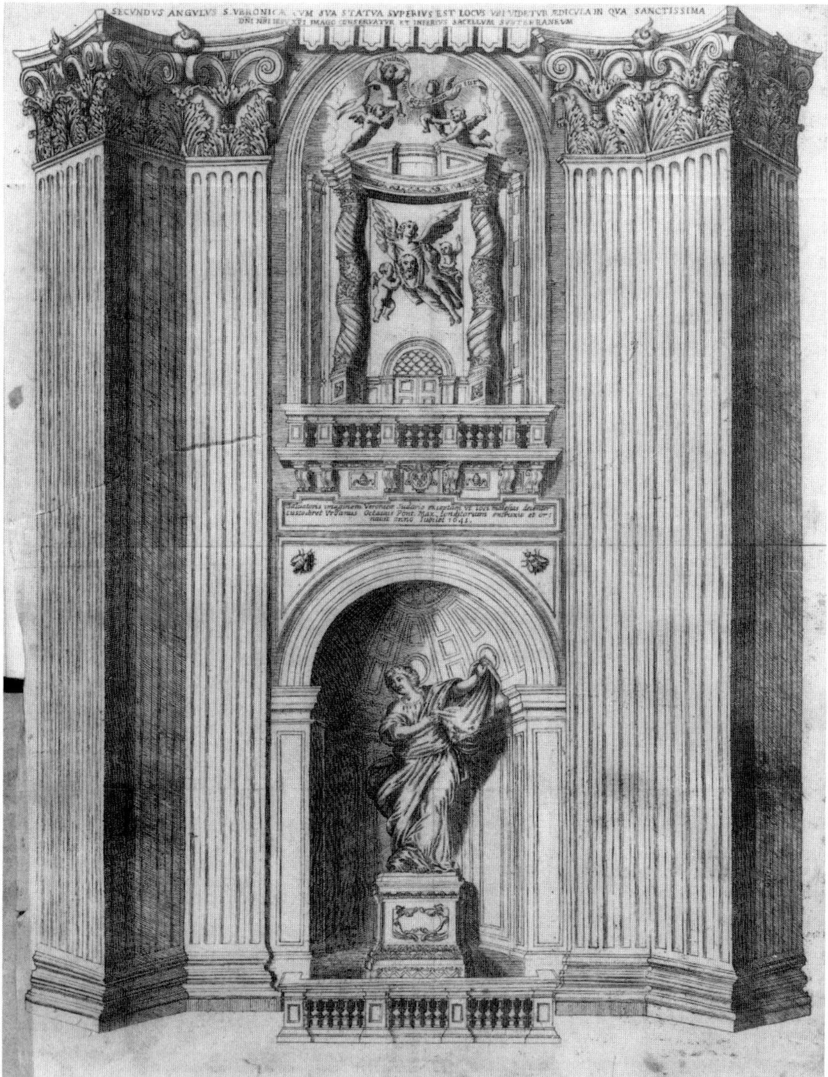

1 „Salvatoris imaginem Veronicae Sudario". Reliquienloggia und Veronika-Statue. 1645. Kuppelpfeiler in St. Peter zu Rom. Stich aus Pietro Mallio, 1646, Tafel 7.

Altarwerk, das Bernini für St. Peter schuf, unter goldener Strahlenglorie in der Apsis erscheint. Selbst der Obelisk aus dem Zirkus des Nero ist inmitten von Berninis Kolonnaden einbezogen in den großen Sinnzusammenhang. Auch er trägt eine Reliquie, nämlich eine Partikel des heilbringenden Kreuzes, die den Platz vor der Kirche in die Sphäre des Sakralen erhebt.

Noch vor dem Abbruch der konstantinischen Basilika[4] hatten deren zahlreiche Reliquien im neuen Zentralbau neue Aufbewahrungsstätten erhalten müssen. Für die kostbarsten plante Clemens VIII. am Westfenster des Kuppeltambours eine Tribüne, um dort die Heiligtümer auszustellen. Die wirklichen Reliquien im Tambourfenster und die gemalten Reliquien, Heiligen und Passionsengel der gegen 1600 im Hinblick auf die Planung bereits ausgeführten Kuppelmosaiken hätten die Realpräsenz mit der Scheinpräsenz simultan verbunden. Doch änderte sich die Planung unter dem Pontifikat Pauls V., und die Reliquien wurden in die zwei westlichen Kuppelpfeiler übergeführt, die von da an, seit dem Jahre 1606, die zusätzliche Funktion von Reliquienträgern erhielten[5]. Unter Urban VIII. nahm schließlich nach einer Reihe weiterer konkurrierender Modelle die Ausstattung der Pfeiler ihre heutige Gestalt an[6] mit Berninis grandiosem Konzept glanzvollster Präsentationsästhetik in höchster Synthese von Kult und Kunst, Bauwerk und Skulptur: in den vier Pfeilerkapellen der Neuen Grotten die Altäre der Heiligen, über diesen in den Pfeilernischen ihre Kolossalbilder, darüber die Loggien mit den Reliquien, welche die Heiligen als ihre Attribute weisen.

Die einführende Bemerkung über die großartige Barocksymbiose von *Reliquien, Architektur und Kunst* im überragenden Kirchenbau bringt ins Bewußtsein, daß Reliquienverehrung keineswegs ein vorwiegend auf die Kultur des Mittelalters beschränktes Phänomen ist, das die Reformation verabschiedet und die Aufklärung endgültig beseitigt habe. Tatsächlich zeigt sich eine Kontinuität, die in katholisch gebliebenen Ländern durch alle Jahrhunderte führt, bis in die Gegenwart, durch die Vielschichtigkeit der Mentalitäten freilich in sehr unterschiedlicher Ausprägung. Auf Äußerungen der Reliquienfrömmigkeit trifft man im alten Europa auch heute noch allenthalben, wenngleich sich selbst die Kirche diesen gegenüber oftmals eher distanziert verhält. Berninis präsentationsästhetisches Konzept steht in einer aus dem Mittelalter überkommenen Kultpraxis, wie sie das tridentinische Bilder- und Reliquiendekret in den Grundzügen abermals nicht anders für die zukünftigen Jahrhunderte festgelegt hatte[7]. Auch deshalb lassen sich die an den Reliquienpfeilern von St. Peter angewandten

Gedanken und Motive weit in die Geschichte der christlichen Kultur zurückverfolgen und nicht minder in den nachfolgenden Jahrhunderten beobachten. So das Motiv der in Architekturteilen beigesetzten Reliquien[8], die Symbiose der realen Reliquie und ihrer Darstellung im Abbild, der Verismus der Gegenstände und des Gebeins in der Realpräsenz des Heiltums und das Verklärte in der Glorifizierung des Heiligen[9], die feierliche Translation und Einbringung am neuen Standort, die als historische Ereignisse für die Nachwelt im Bilde festgehalten werden[10]. Reliquienverehrung gründet in Tiefenschichten menschlicher Frömmigkeit und Andacht, die als Kategorien des Numinosen Momente des „tremendum", des Übermächtigen, des Mysteriums, des Kreaturgefühls[11] einbeziehen. Das Numinose bildet die Aura der Heiligen und ihrer Reliquien und bestimmt die Ausstrahlung der Reliquienpräsenz.

Bei den *pignora sanctorum,* in deren Umfeld sich Wunderbares ereignet, betet der Christ um die Fürbitte der Heiligen. Auch Luther hat anfangs noch bekannt: „Sage ich und halt fest mit der gantzen Christenheit, Daß man die lieben Heiligen ehren und anruffen sol. Denn wer mag doch das Widderfechten, Das noch heutigs Tages sichtiglich bey der lieben Heiligen Cörper und Greber Gott durch seiner Heiligen Namen Wunder thut?"[12] Nicht viel anders wird es noch Jahrhunderte später nach alter Gepflogenheit in der Konstitution über die Heilige Liturgie des Zweiten Vaticanums heißen: „Die Heiligen werden in der Kirche gemäß der Überlieferung verehrt, ihre echten Reliquien und ihre Bilder in Ehren gehalten. Die Feste der Heiligen künden die Wunder Christi seinen Knechten und bieten den Gläubigen zur Nachahmung willkommene Beispiele"[13].

Der Ort der *intercessio* der Heiligen ist im Symbolkosmos der Kirche[14] das *Jerusalem caelestis*[15] (Abb. 2). Dort residieren sie in der *communio sanctorum* und hören das Rufen auf Erden *Ut vobiscum, supplicamus / Patroni propitii / Gloriose resurgamus / In die iudicii* – Wir flehen, daß wir mit euch, den hilfreichen Schirmherren, glorreich auferstehen mögen am Tage des Gerichts[16]. Die Heiligen sind die lebendigen Steine – die *lapides vivi*[17] – des Neuen Jerusalem, einbezogen als Edelsteine in den Mauern der *civitas dei,* eingezogen in die Stadt Gottes, vorausgegangen ins Paradies, in den *locus amoenus*[18], wohin der Mensch durch die Fürbitte der Heiligen einst selbst zu gelangen hofft. Vergils „heitere Fluren und grünende Auen" im sechsten Gesang der Aeneis[19] erscheinen wieder in der *commendatio mortuorum* des römischen Rituale: *Constituat te Christus inter Paradisi sui semper amoena virentia.* Durch ihr Martyrium haben die Heiligen ihre erste Verherrlichung bereits empfangen, jetzt war-

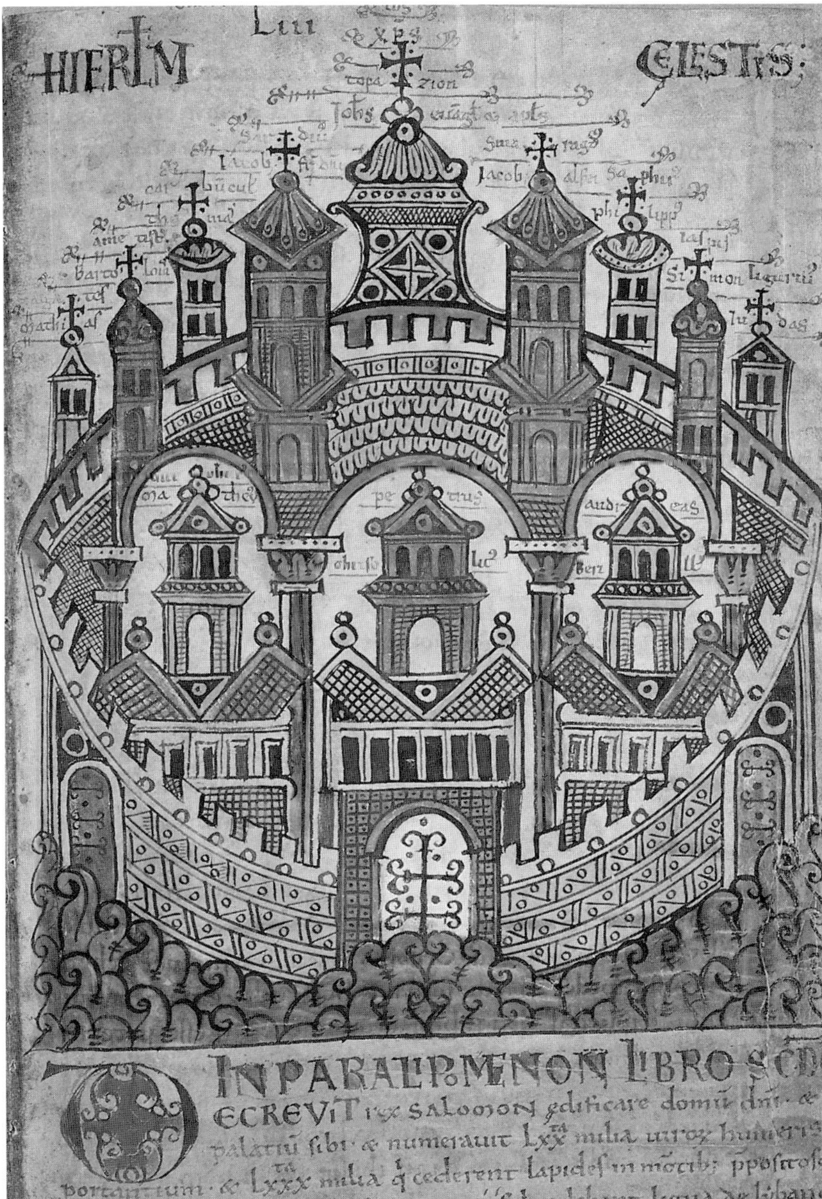

2 Jerusalem caelestis. Lambertus von Saint-Omer, Liber floridus. Um 1120. Gent, Centrale Bibliotheek van de Rijksuniversiteit.

ten ihre Leiber auf ihre zweite am Tage des Jüngsten Gerichts. In der Vorschau auf die Herrlichkeit im Paradies gebührt ihren Knochen, die in Glorie auferstehen werden, der glänzendste Schmuck. In der Heiligenkreuzkapelle von Karlstein bedecken die Tafeln der Heiligen mit ihren Reliquienpartikeln in den Bilderrahmen die Flächen zwischen den aus geschliffenen Platten von Jaspis, Chalzedon, Karneol, Chrysopras, Achat, Amethyst gebildeten Edelsteinwänden und dem goldenen Kristallgewölbe aus venezianischem Glas[20] (Abb. 88), in kostbarstem Material das Bild von der Himmelsstadt thematisierend. Als in die himmlische Herrlichkeit Aufgenommene, als Glorifizierte, Fürbittende und Helfende erscheinen sie auf nach menschlicher Vorstellung und Einbildung gemalten Bildern, sitzen in den Wolken über den Städten, die sie beschützen. Auch bevölkern den Himmel die Auserwählten und Patrone des eigenen Geschlechts, des eigenen Ordens. Die Glorie der zahlreichen Heiligen und Seligen aus dem Grafengeschlecht von Diessen und Andechs[21] erscheint im geöffneten Himmel: *Gloria sanctorum, beatorumque Diessensium, et Andecensium* verkündet die kapitale Umschrift im Kuppelring. Die neuerbaute und ausgestattete Kirche ist der neue Himmel. „Ein Kirchen bauen ist sovil als einen neuen Himmel erschaffen", sagt der Chorherr Augustinus Fastl in der Diessener Kirchweihpredigt im Jahre 1739, im Jahre darauf unter dem Titel ›Der neue Himmel zu Diessen‹ publiziert[22], und ruft aus: „Dise gegenwärtige Stüfftkirchen ist ein unvergleichlich-heilig-neues Himmlisches Jerusalem". Auf dem Heiligen Berg Andechs erscheinen die dortigen Heiligen um Christi eucharistischen Leib versammelt, der selbst in Gestalt der drei Hostien anwesend ist, deren Apotheose im Chorfresko der Wallfahrtskirche Johann Baptist Zimmermann dargestellt hat[23]. Im Kloster Ettal öffnet sich der Himmel der Benediktinerheiligen[24], die nach geistlichen und weltlichen Rängen in Chören geordnet jeweils ein Kuppelsegment einnehmen. Zur Rechten des hl. Benedikt befinden sich die Päpste und Kardinäle, zur Linken die Bischöfe. Dann folgen die heiligen Mönche des Ordens und der Ordenszweige, die der Benediktinerregel verpflichtet sind: die Glaubensapostel und Benedikts Schüler, die Ordensgründer, Zisterzienser und Kartäuser, Vallombrosaner, Grammontenser und Kamaldulenser, Cluniazenser, Fulienser, Olivetaner, Cölestiner, Trinitarier, Calatraver und Silvestriner, die heiligen Nonnen. Im visionären Panorama schweben sie alle im Glorienhimmel, während ihre irdischen Überreste in Gräbern oder in Reliquienschreinen ruhen. Auch von diesen strömt Gnade aus, die ausströmende Kraft wirkt Wunder, gleich ob der ganze Körper noch unzerteilt vorhanden oder in viele Stücke zerlegt worden und an verschiedene Orte gelangt ist. Denn – so Theodoretos von Kyros schon im 5. Jahrhundert[25] – „sind auch die Leiber zerteilt, so wohnt ihnen doch ungeteilte Gnade inne, und jene unscheinbare und winzige Reliquie hat die gleiche Kraft wie der in keiner Weise und in keinem Teile zerstückelte Märtyrerleib". Aber diese Körper der einst auf Erden Lebenden sind von anderer Beschaffenheit, wie Paulus erklärt (1. Kor. 15, 40–55): „Auch gibt es *irdische und himmlische Körper;* ganz anders ist der Glanz der himmlischen Körper und anders der der irdischen ... So verhält es sich auch mit der Auferstehung von den Toten: Gesät wird in Verweslichkeit und auferweckt in Unverweslichkeit ... gesät wird ein Sinnenleib und auferweckt ein geistiger Leib ... Seht, ich sage euch ein Geheimnis! Wir werden zwar nicht alle entschlafen, doch werden wir alle verwandelt werden, und dieses plötzlich, in einem Augenblick, beim letzten Schalle der Posaune. Es wird da die Posaune ertönen; die Toten werden alsdann unverweslich auferweckt und wir verwandelt werden. Denn dies Verwesliche muß Unverweslichkeit anziehen und dieses Sterbliche Unsterblichkeit. Wenn aber das Verwesliche die Unverweslichkeit angezogen hat und dieses Sterbliche die Unsterblichkeit, dann geht das Schriftwort in Erfüllung: Verschlungen ist der Tod im Sieg. Wo ist, o Tod, dein Sieg? Wo ist, o Tod, dein Stachel?" Die Heiligen, bereits zur Anschauung Gottes gelangt und – wie Johannes es sieht (Offenbarung 6, 9 ff.) – unter dem Altar des Himmels versammelt (Abb. 3), verfügen über eine Art „himmlisch-irdischer Bilokation"[26].

Den irdischen Körpern, den sterblichen Überresten, den verdorrten Gebeinen der Heiligen, die als *lapides vivi* Edelsteinen gleich den *locus amoenus* der Himmelsstadt bewohnen, deren höchster Glanz in der triumphalen Schlußvision der Apokalypse aufscheint, gebührt im Wissen um die kommende Herrlichkeit schon hier auf Erden der schönste Schmuck aus Materiellem, aber über das Materielle hinausweisenden Glanz der Verklärung. Den Glanz der Verklärung erzeugen die Gefäße und Schreine, in denen sie verschlossen liegen oder in denen sie sichtbar in bewußt gewählter Transparenz des sie umgebenden Materials dem Andächtigen gezeigt werden. Die Reliquiare, wenn auch noch so glanzvoll und herrlich zur Ehre ihrer Inhalte ausgestattet, bilden nur die Gehäuse der Reliquien und heiligen Gebeine, die *kostbarer sind als Gold und Edelstein,* wie es oft die Chronisten betonen, um ihre Wertschätzung zu bekunden. „So sammelten wir später seine Gebeine auf, die *wertvoller sind als kostbare Steine und besser als Gold*", heißt es in dem um 160 verfaßten Bericht über das Martyrium des Bischofs Polykarp von Smyrna[27]. Die Gehäuse und Gefäße werden eingebracht in Altäre, Wandnischen, in eigene Kapellen und in

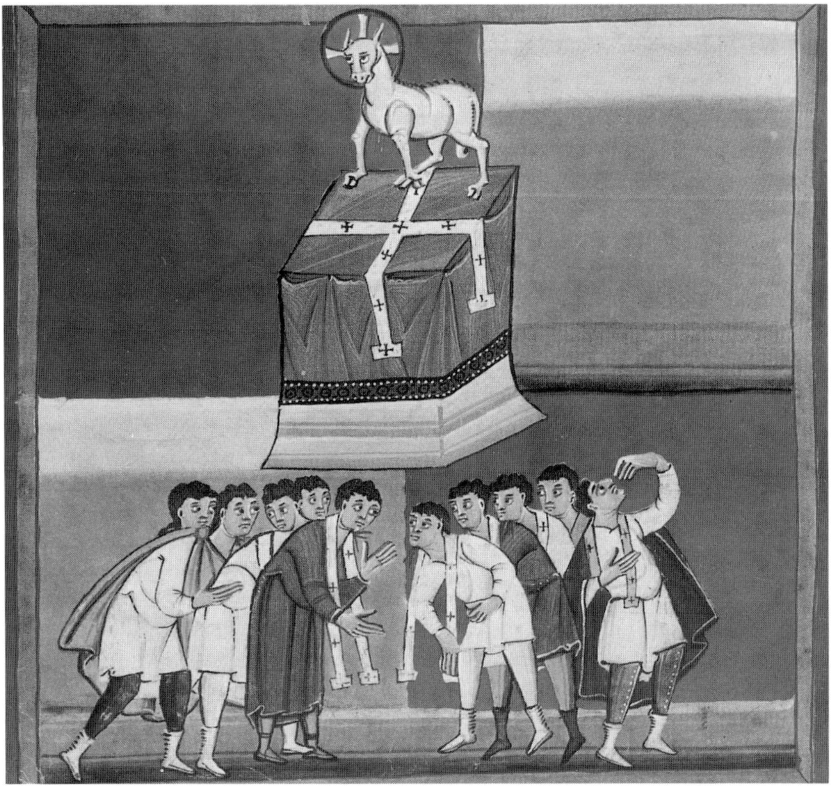

3 Die Seelen der Märtyrer unter dem Altar des Himmels (Apokalypse 6, 9). Bamberger Apokalypse, Reichenau, Anfang des 11. Jahrhunderts. Bamberg, Staatsbibliothek.

Kirchen, die durch die Realpräsenz der Passionsreliquien Christi und der Reliquien der Heiligen geheiligt sind und selbst als große Reliquiare erscheinen. Reliquie und Reliquiar bilden eine unlösbare Einheit, gleich ob sich die Reliquie im undurchsichtigen oder durchsichtigen Gefäß befindet, ob sie die Mitte bestimmt oder in der Rahmung untergebracht ist, ob im Souterrain der Altäre, in deren Predellen oder im Altarschrein placiert, ob in Altarzonen, an Kirchenwänden und in Kirchenpfeilern, gleich ob im Mittelalter oder im Barock. Aus der Kommunikation zwischen Auftraggebern und Künstlern bilden sich Reliquiarkonzepte, deren eines auf eindringliche Weise die Darstellung zeigt, in der der Künstler, Bernini, dem kongenialen Auftraggeber, dem Barberini-Papst, die Entwurfszeichnung für die Neugestaltung der Reliquienpfeiler von St. Peter überreicht[28].

Ad corpus sancti

Als Kaiser Konstantin über dem Tropaion an der „roten Mauer", dem Petrusgrab, in einer Nekropole auf der halben Höhe des vatikanischen Hügels gelegen, die große, bis zum Abbruch von Alt-St. Peter bestehende Basilika errichten ließ, mußte zuvor ein ganzer Teil des Berges oberhalb des Apostelgrabes abgetragen und unterhalb desselben gewaltiges Erdreich aufgeschüttet werden, um das Fundament für die Peterskirche zu gewinnen. Denn diese sollte über dem Grab des hl. Petrus liegen, war das Grab der Antike doch unverletzlich und unverrückbar[29]. Wie in Rom entstanden vielerorts in den christlichen Gemeinden über den Ruhestätten der Märtyrer, über den Gräbern der Blutzeugen, Memorien, an denen Christen sich versammelten und „in Jubel und Freude den Jahrestag des Martyriums" feierten. Das Gedenken ist an den Todestag und an das Grab des Blutzeugen gebunden, also fest mit dem Ort verknüpft, an dem der Märtyrer begraben liegt. Da das Grab als unverrückbar galt, pilgerte man zu ihm. „Die Menge derer, die herbeieilten, nahm kein Ende und die Heerstraße gewährte das Bild der Ameisen, indem die einen herzukamen und die andern den Kommenden Platz machten"[30]. Als Analogon für die Verehrung der Märtyrer berufen sich die Apologeten auf den Kult der Griechen, wie überhaupt hellenistische und auch jüdische Formen der Heroen- und Heiligenverehrung[31] die frömmigkeitsgeschichtliche Tradition des christlichen Märtyrerkults bilden.

Das Grab ist der eigentliche Ort zur Kontaktaufnahme mit dem Heiligen, hier kann dieser unmittelbar angerufen werden; so nah wie möglich am Märtyrergrab will der Christ auch seinen eigenen Bestattungsplatz finden. Vor den Gräbern zündete man Lichter an, und die Versammelten hörten die Lobreden zu Ehren der Märtyrer. „Denn die Märtyrer loben heißt die Versammelten zur Tugend auffordern, und dadurch, daß wir ihnen die Taten jener gleichsam vor Augen führen, wollen wir die Hochherzigen und Geistesverwandten zur Nachahmung anspornen"[32]. Später baute man „an solchen Orten, wo sich das Andenken und die heiligen Überreste eines Heiligen befanden, Tempel Gottes, glänzend durch die Größe des Baues und die Schönheit des Schmucks, ... wo auch der Maler seiner zierenden Kunst in Farben Ausdruck gegeben und in einem Gemälde die Heldentaten des Märtyrers dargestellt hat“[33].

Translatio

Nach den Zeiten der Verfolgung begann man allmählich aber auch, die Leiber der Märtyrer aus den Gräbern zu erheben und von ihren Begräbnisplätzen an bestimmte andere Orte zu übertragen. Dies löste den Heiligenkult von seiner ursprünglichen Bindung an das Grab und die Stelle der Bestattung. Eine der ersten dieser Translationen von Heiligen, die das Bild auf den „Straßen des Glaubens"[34] im Mittelalter so eindrücklich prägen sollten, war die des um 250 verstorbenen Bischofs von Antiochia, des hl. Babylas, der im Jahre 354 aus einem dortigen Coemeterium nach Daphne übergeführt wurde, wo man gegenüber dem Orakel von Apoll eine Kirche baute[35], um den Kult der Heiden zu verdrängen. Wenig später, 356 und 357, ließ Konstantius die Reliquien der Heiligen Andreas, Lukas und Timotheus nach Konstantinopel überführen, auf daß die kaiserliche Residenz ihres Schutzes teilhaftig werde. Von Palästina bis nach Chalzedon reihte sich eine Prozession an die andere, aus allen Kirchengemeinden kamen die Menschen bei der Translation der Gebeine des Propheten Samuel – es war im Jahre 406 – auf dem langen Weg den Reliquien entgegen. Im westlichen Reichsteil fand die erste Übertragung von Märtyrergebeinen im Jahre 386 statt. Damals hat Ambrosius die Reliquien der unter Kaiser Nero in Mailand hingerichteten hll. Gervasius und Protasius aus ihrem Grab außerhalb der Stadt in seine Bischofskirche übergeführt, um den Märtyrern Christi eine würdigere Ruhestatt einzurichten. Dabei schätzten sich die glücklich – so berichtet Ambrosius –, welche *Kleider und Schleier auf die Gebeine legen durften, weil diese durch die Berührung heilkräftig* geworden sind[36]. Zwischen den Auffassungen in bezug auf Reliquien gab es in der lateinischen und in der griechischen Kirche allerdings erhebliche Unterschiede. „In Rom und im ganzen Abendland würde es als ein unerträgliches Sakrileg betrachtet werden, wenn jemand die Leiber der Heiligen anrühren wollte ... Würde es jemand wagen, so ist gewiß, daß sein Frevel nicht ungestraft bleiben wird. Deshalb wundern wir uns sehr über die Gewohnheit der Griechen, welche nach ihrer eigenen Behauptung die Leiber der Heiligen selbst von der Stelle heben, und wir können es kaum glauben. Es ist in Rom nicht Sitte, daß man etwas vom Leibe der Heiligen zu berühren wage, wenn man Reliquien von ihnen hergibt. Man legt nur ein Stückchen Tuch in eine Kapsel und stellt sie auf die heiligen Gräber, sodann wird sie aufgehoben und in der zu weihenden Kirche mit gebührender Ehrfurcht eingeschlossen. Es geschehen dann dort die gleichen Wunder, als ob die Leiber der Heiligen selbst übersendet worden wären", erklärt Gregor der Große[37] im Zusammenhang der unerfüllbaren Bitte von Kaiserin Constantina, die für ihre Palastkirche um das Haupt des hl. Paulus oder etwas von seinem Körper nachgesucht hatte[38]. Es waren verschiedentlichste Gegenstände – Blätter, Blumen, Stoffe –, die man am Märtyrergrab berührte und die durch die Berührung mit dem Heiligen selbst zu Reliquien geworden sind. Ein Zungengelähmter, der den Ärmel seiner Tunika durch die Fenestella auf das Grab des hl. Stephanus legte und mit diesem Stoff dann seinen Mund berührte, fand die ersehnte Heilung. Die Berührung sei Heiligung und Segnung, der Staub an der Einfassung des Grabes und die Erde vom Grab werden wie kostbare Schätze aufbewahrt. An der Wirkungskraft solcher *Berührungsreliquien* nach römischer Art aber hatten die Griechen erhebliche Zweifel. Auch galten der griechischen Kirche nur solche Gegenstände als Reliquien, die schon zu Lebzeiten der Heiligen oder während ihres Martertodes mit diesen in Berührung standen. Und während die Lateiner sich scheuten, den heiligen Leib des Märtyrers zu berühren, geschweige denn Körperpartikel zu entnehmen, hatte die griechische Kirche keinerlei Bedenken, *die Märtyrerkörper zu zerteilen,* besäße doch *jedes Teilchen dieselbe Kraft wie der ungeteilte Leib.*

Vereinzelte Zeugnisse aber weisen wenn nicht auf den Usus, so doch auf ein gelegentliches Entnehmen von Körpergliedern schon in der Verfolgungszeit hin[39], auch der Privatbesitz eines Märtyrerleibes[40] oder Märtyrerblutes[41] ist überliefert. Auf der Richtstätte hatte man solches mit Tüchern aufgefangen und mit allen sorgfältig zusammengelesenen Körperteilen und mit der blutgetränkten Erde ins Grab gelegt, damit von den irdischen Überresten alles beisammengehalten bleibe. Trotz der Auffassung von der Integrität des Auferstehungsleibes war auch der Spätantike die Reliquienentnahme vom Körper des Märtyrers nicht unbekannt, die im Mittelalter zum eigenartigsten Phänomen der christlichen Kultur werden sollte. Aber selbst wenn dem kleinsten Körperteil dieselbe Gnade innewohnt wie dem ganzen Leib, das *corpus incorruptum*[42] war doch höher gewertet und begehrter als nur ein Teilchen von ihm. Andernfalls hätte es des schlechten Gewissens nicht bedurft, das die Kanoniker von Montfaucon plagte, die im 9. Jh. einige Gebeine ihres hl. Abtes Balderich in ihrem Hof zu Wesseling zur Verehrung ausgestellt hatten, nicht weil die Bauern Geschenke brachten, sondern aus Angst vor dem Bischof, weil sie vorgegeben hatten, den *ganzen* Heiligen bei sich zu haben[43].

Seit der Übertragung der Gebeine der hl. Gervasius und Protasius im Jahre 386 durch Bischof Ambrosius mehren sich die Nachrichten über Translationen, vor allem, nachdem Märtyrergebeine aus römischen Coemeterien erhoben wurden und man in den missionierten Ländern jenseits der Alpen am kostbaren Schatz der *pignora sanctorum* teilzuhaben begehrte. Kam man in der Frühzeit zur eucharistischen Feier am Grab des Märtyrers zusammen, so bringt man jetzt der Heiligen Gebein und Blut in die Gemeindekirche zum Altar, an dem im Beisein des durch Christi Tod erlösten Blutzeugen das Meßopfer gefeiert wird. So verbindet sich mit dem Altar und der auf ihm vollzogenen Feier der Eucharistie im Mysterium der Verwandlung von Brot und Wein in Leib und Blut Christi die *memoria* an das Blutzeugnis des Märtyrers, der hier *in praesentia* zugegen ist[44].

Das Phänomen der Reliquienverehrung liegt überhaupt in der schon erwähnten Vorstellung von einer zweifachen Gegenwart des Heiligen, einerseits seiner *anima* am Thron Gottes und am Altar des Lammes im Himmlischen Jerusalem, andererseits in seinem auf Erden bis zum Tage des Jüngsten Gerichts hinterlassenen *Leib.*

So offenbart sich St. Markus Bischof Gebhard von Konstanz, dem er im Traum auf der Reichenau erscheint: „Ich bin Markus der Evangelist, der *körperlich* an diesem Ort ruht. Indes meine Seele sich im Angesicht des Herrn freut, ist aber mein Leib hier nicht gut verwahrt. Sage darum dem Abt dieses Klosters, er möge auf meine Gebeine mit aller Sorgfalt achten, da sie bereits von der Erdfeuchtigkeit zu faulen beginnen"[45]. Eine ähnliche Aussage trifft Hrabanus Maurus, wenn er als Pirmins Grabschrift Distichen verfaßt, die Leben, Verdienste, Hilfe, Schutz und doppelte Wohnstatt von Leib und Seele des Heiligen betreffen: „Perminius, ein Bischof und Christi Bekenner in einem / Wohnet in diesem Haus und heiliget also den Ort. / Alle Freuden der Welt um Christi Willen verschmähend / Hat er die Armut allein sich als Gefährtin erwählt. / Einstens verließ er die Heimat, den Stamm und die Sippe der Väter, / Fahrend in fremdes Land hat er den Himmel verdient. / Hier hat er fränkisches Volk für die Lehren des Glaubens gewonnen, / Viele Klöster gebaut und sie dem Herrgott geweiht. / *Hier nun ruhet er aus mit des Leibes heiligen Gliedern, / Aber die Seele, sie wohnt droben im Reiche des Lichts.* / Allen gewähret er Hilfe, die würdig den Himmel erstreben, / Treulich behütet er hier alle, die Diener ihm sind“[46]. Ganz ähnlich hieß die Grabschrift des hl. Martin von Tours: *Anima in manu Dei est sed hic totus est praesens manifestus omni gratia virtutum*[47]. Während die Seele in der Hand Gottes liegt, ist der Heilige durch seinen Körper konkret anwesend. Seine wirkliche Gegenwart, die *praesentia*, und seine wunderwirkende Kraft, die *virtus*, bilden die Beweggründe der gläubigen Verehrung, die überall dort zum Ausdruck gelangen, wo die irdischen Überreste des Heiligen sich befinden – am ursprünglichen und am neuen Wirkungsort und auf der Reise zu diesem.

Über Motive und Verlauf solcher Reliquienübertragungen geben zahlreiche Translationsberichte[48] Auskunft, die als eigene Quellengattung in karolingischer Zeit entstanden und sich seither häufen. So gedachte Waltbert, Widukinds Enkel am Hof Kaiser Lothars, „einen Teil der heiligen Reliquien vom apostolischen Herrn zu erhalten und mit Gottes willen mit sich ins Vaterland zu tragen“[49]. In Lothars Geleitbrief werden die Bitten um Reliquien begründet: „Damit durch deren Zeichen und Wunder des allmächtigen Gottes Majestät und Größe, dem sie (die Märtyrer) in dieser Welt gedient haben, zugleich allen Gläubigen und Ungläubigen klar und offenbar werde. Es gibt nämlich in Teilen unseres Königreiches, nämlich in Sachsen und Friesland an der Grenze zu den Normannen und Obodriten, welche die evangelische Lehre schon mehrfach vernommen und angenommen hatten, aber wegen der Nähe der Heiden teils in der wahren Religion fest stehen, teils aber beinahe schon von ihr abfallen, wenn nicht mit Gottes Hilfe und unter der Schirmherrschaft Eurer Heiligkeit unsere Krankheit gemildert werde. Deshalb bitten wir flehentlich mit ganzem Körper hingestreckt Eure Milde, durch welche Ihr vielen gewöhnlich nützt, daß Ihr Euch erweicht, ein offensichtlich *sacramentum* zu schicken, damit nicht womöglich jener wilde Stamm angesteckt von Fehlern ganz von der wahren Religion abfalle und zugrunde gehe, sondern viel eher gleichermaßen in den Lehren instruiert und von Zeichen bestärkt, standhaft verharren möge im Kult des wahren Gottes.“ Glaubensstärkung ist hauptsächliche Absicht, den „Körper eines sehr vornehmen Märtyrers feierlichen Rufes“ zu erhalten, „an dessen Passio und Verehrung kein Gläubiger zweifeln könne“. Die *corpora sancta* wurden von Rom aus im ganzen Abendland verbreitet, auch wenn den Bittstellern die Erfüllung ihrer Wünsche nicht selten versagt worden ist. Ebenso transferierte man die Körper der Heiligen von Land zu Land[50], von Ort zu Ort. Den hl. Hubertus überführte man zum Beispiel von Lüttich im Jahre 825 in das Kloster Andagium in den Ardennen[51], um 830 den hl. Aurelius von Mailand nach

Hirsau, von da bald darauf auf die Reichenau[52], 836 den hl. Kastor von Karden nach Koblenz[53], im gleichen Jahr den hl. Vitus von St-Denis nach Corvey[54]. Über diesen sprach ein Gesandter Karls, so berichtet 957 der Mönch Widukind[55] bei der Übergabe einer in Gold und Edelsteine gefaßten Dionysiusreliquie: „Dir am liebsten wollte er dieses Stück übergeben von dem einzigen Troste, der den Franken, welche Gallien bewohnen, geblieben ist, seitdem der herrliche Märtyrer Vitus uns zu unserem Verderben verlassen und zu euerem beständigen Frieden nach Sachsen gekommen ist. Seit nämlich der Leichnam des hl. Vitus von uns weggeführt worden ist, haben innere und auswärtige Kämpfe nicht aufgehört; im selben Jahre haben Dänen und Normannen unsere Lande heimgesucht." Der König nahm das Geschenk an, kniete vor den Reliquien nieder und erzeigte ihnen die größte Verehrung. Dann folgt in der Sachsengeschichte Widukinds die Passio des hl. Veit und das Itinerar seiner Reliquien: „Nach langen Jahren aber kam nach Rom ein gewisser Fulrad, und während er hier die Taten des preiswürdigen Märtyrers las, entdeckte er sein Grab, und er kam und hob die heiligen Reliquien und stellte sie auf in dem Gau von Paris. Von da wurden sie unter der Regierung des Kaisers Ludwig nach Sachsen übertragen, und wie der Gesandte Karls gestand, seit dieser Zeit begann die Macht der Franken zurückzugehen, die der Sachsen aber zu wachsen, bis sie so weitgespannt war, daß sie unter dieser ihrer Größe bereits leidet."

Zu den eindrucksvollsten Schilderungen einer Reliquienübertragung im frühen Mittelalter gehört der Bericht über die Translation des hl. Liborius aus Le Mans nach Paderborn[56], die wiederum alle charakteristischen Phasen dieser literarischen Gattung aufweist, nämlich: die Offenbarung des Heiligengrabes, die Auffindung der Gebeine und die dabei geschehenen Wunder, die Euphorie der Volksmenge, auf die der Leib eines Heiligen einen tieferen Eindruck ausübt als die Mysterien des Glaubens, die Übergabe der Reliquien und die zahlreichen Wunderzeichen an den Stationen der langen Reise, endlich die Ankunft am auserwählten Ort und den feierlichen Empfang des neuerworbenen Heiligen.

Bischof Badurad von Paderborn war geoffenbart worden, er möge Abgesandte zu Bischof Aldrich nach Le Mans senden, die „unter dem Schutz der göttlichen Gnade und nach Auswahl jenes Bischofs Aldrich von dort Heiligenleiber holen und in ihrem Münster niederlegen" sollten. In Le Mans angekommen, begaben sich die Abgesandten in die Apostelkirche, wo viele Heiligenleiber lagen, darunter „der Leib von St. Liborius, dem vierten Bischof der genannten Stadt, beigesetzt durch den heiligen Bischof

Martin von Tours und seine ehrwürdigen Schüler. Dort erglänzten auch viele Wunderzeichen, und sie wurden den Leuten offenbar gemacht durch Gottes Walten". Als die Prozession in die Kirche einzog, „verbreitete sich in ihren Sinnen ein solcher Duft, wie ihn kein Arzt mit allen Arten von Gewürzen zusammenstellen oder bereiten kann. Und so lange sie jene heiligen Leiber aus den Gräbern nahmen, hielt dieser Duft so an, daß alle erklärten und wahrheitsgemäß gestanden, einen solchen Wohlgeruch habe niemand jemals gerochen". Selbstverständlich sah man darin – es mag der Geruch alten Balsams gewesen sein – ein erstes Zeichen von Gottes Huld, ein zweites folgte, „als der Leib des heiligen Liborius von Bischof Aldrich und von seinen Priestern auf die Bahre, mit der er nach Sachsen gebracht werden sollte, gebettet und festlich geschmückt wurde". Als eine blinde Frau die Sehkraft wiedererlangte, „ergriff eine solche Bewegung Priester und Volk, daß kaum jemand vor Freude und von Gott gewirkter Ergriffenheit sich der Tränen enthalten konnte. Sie erhoben alsdann die Gebeine des heiligen Liborius, legten sie auf ihre Schultern und begannen, sie im Schmuck aller kirchlichen Gewänder unter Gesang und Gotteslob fortzutragen. Und viele Wunderzeichen geschahen durch Gottes Zustimmung und der Verdienste des heiligen Liborius willen". Dann brachte man den heiligen Leib in die Kathedrale, wo wiederum Wunder geschahen, ein Stummer, ein Lahmer, ein vom Teufel Besessener fanden Heilung und Erlösung. „Nach der Feier des Meßopfers beeilte sich der Bischof, jenen heiligen Leib denen, die ihn mit sich in ihre Heimat bringen sollten, zu überantworten und ihn mit schuldiger Ehrerbietung aus der Stadt hinauszugeleiten. Deshalb schmückte sich der gesamte Klerus mit den priesterlichen und kirchlichen Gewändern, und nachdem die Bahre mit den heiligen Gebeinen auf die Schultern der Priester gehoben war, erklangen auch die Glocken von allen Kirchen der Stadt. Und man trug unter Voranziehen der Banner des heiligen und lebenspendenden Kreuzes Bücher der heiligen Evangelien und heilige Reliquien in ihren goldenen und silbernen Schreinen unter dem Duft des Weihrauchs. Man wird in das Oratorium des hl. Vinzenz unter Psalmen, Hymnen und Antiphonen geführt, gelegen beim Stadttor, durch das sie herausziehen wollten. Und es folgte eine sehr große Volksmenge; nicht kleiner war die entgegenkommende, die von allen Seiten auf das Glockengeläute hin zusammenströmte." Nun brach die Menge in lautes Weinen und Klagen aus und „sehr viele riefen, man werde des Schutzes eines großen Patrons beraubt, wenn von ihnen der Leib dieses so großen Bekenners fortgeschafft würde". Doch der Bischof beruhigte, denn man müsse einem erst jüngst zum Glauben berufenen Volk, „das entweder wenig oder überhaupt nichts von so großer Hilfe besitzt und bescheiden von uns Unterstützung bei seinem Bedarf erbittet", Zustimmung gewähren und dürfe gegen das Gesetz der Bruderliebe nicht das Herz verschließen. Nachdem dann zwischen den Kirchen von Le Mans und Paderborn die ewige Konfraternität geschlossen wurde, brach der Zug auf und kam „zur wunderbaren Kirche des heiligen Medardus. Das vorauseilende Gerücht kündete den Ohren des Abtes jenes Ortes das Herannahen des großen Heiltums an. Hocherfreut eilte er mit dem ganzen Konvent, in Kirchengewänder geschmückt, entgegen und empfing, wie es geziemte, mit großen Ehren. Der heilige Leib wurde beim Altar des seligen Medardus niedergestellt, und man bediente nach Herrichtung von Nachtlagern zwei Tage lang mit allem für Gäste Notwendigen". Dann zog man mit St. Liborius weiter, kam nach Chartres, wo man den heiligen Leib „weit vor der Stadt mit Hymnen und geistlichen Liedern empfing" und zum Gotteshaus geleitete, in dem die Gebeine des heiligen Caraunus ruhen. Paris und St-Denis waren die nächsten Stationen. Mit Furcht und großer Freude näherte sich der Zug alsdann dem Rhein, „eine übergroße Zahl von Franken" war mit ihnen angelangt. „Es zog entgegen eine nicht weniger große Zahl von Sachsen, die, jüngst zum Glauben berufen, scharenweise aus ihren Niederlassungen von allen Seiten zusammenströmten, nachdem man das Gerücht von so großen Wundern vernommen hatte. Es standen also unzählige Scharen auf beiden Ufern, sich gegenseitig anschauend. Als wir aber den ehrwürdigen Leib in das Schiff hoben, ließen jene ihn trauernd fahren, diese dagegen nahmen ihn jubelnd auf, jene fielen weinend zu Boden, diese machten sich unter Danksagung glücklich auf den Weg. So in Sachsen einziehend, konnten wir kaum schrittweise weiterkommen wegen der übergroßen dichtgedrängten Menge. Schon begann das heilige Pfingsten, als wir zu dem ersehnten Ort Paderborn gelangten. Und der gesamte Klerus, in die kirchlichen Gewänder gekleidet, empfing, mit unaussprechlichem Jubel und Dank den Herrn preisend, alle zu Boden geworfen, jenen ehrwürdigen Schatz mit höchster Verehrung. Und sie setzten ihn nieder in der Kirche, in welcher er jetzt noch ruht. Keine Zunge und keine Feder kann vollständig erzählen, unter welchen Wundern er in der Folge dort glänzte."

Mit großen Feierlichkeiten und klösterlichen Konfraternitäten werden allenthalben die Translationen begangen. Im Jahre 1107 erfolgte die Überführung des hl. Modoaldus von Trier nach Helmarshausen[57]. Damals erbat Abt Thietmar vom Trierer Erzbischof Reliquien von Heiligen der Stadt, und der Erzbischof überließ ihm die Auswahl zwischen den heiligen Bischöfen Bonosius, Abrunculus und Modoaldus. Der Abt entschied sich, nachdem er sich genauestens nach den Taten und Verdiensten eines jeden erkundigt hatte, für letzteren „und erhielt ihn auch, obgleich man ihm lieber einen anderen gegeben hätte". Der Prozessionsweg macht Stationen im Kloster Prüm, in Münstereifel, in St. Pantaleon in Köln, in Soest, im Kloster Abdinghof in Paderborn. Dem neuen Konpatron von Helmarshausen tragen die Mönche von Corvey und Helmarshausen zum Empfang die Reliquien ihrer eigenen Heiligen entgegen. Von überreichen Stiftungen an Gold und Edelsteinen zu Ehren des neuerworbenen Heiligen berichten die Quellen, die würdigsten Kunstgegenstände werden hergestellt. Solche Reliquienübertragungen frequentierten überall die Straßen des Mittelalters: Der hl. Auctor kam von Trier nach Braunschweig, Meinrad von der Reichenau nach Einsiedeln, Korbinian von Mais bei Meran nach Freising, Servatius von Maastricht nach Quedlinburg, Benignus von Dijon nach Siegburg, Viktor von Xanten nach Magdeburg. Aberhunderte solcher Translokationen fanden statt, wobei freilich oftmals nur mehr oder weniger große Teile des heiligen Leibes an den neuen Ort gesandt wurden, so daß schließlich ein und derselbe Heilige nicht nur im Himmel und auf Erden, sondern auch hienieden mehrmals präsent war.

Die Suche des Heiligengrabes, die Auffindung und Erhebung der Gebeine, ihre Translation an den neuen Ort, die Ankunft an diesem, die Depositio und die Wundergeschichten, die sich während der einzelnen Abschnitte ereigneten, folgen in den Translations- und Mirakelberichten einem festen Schema, das in allen Heiligenviten und Itinerarien auf ähnliche Weise wiederkehrt. Eine besonders denkwürdige Reliquiensuche wird sehr anschaulich in der Vita Norberti[58] geschildert. Schon in der ersten Nacht, nachdem Norbert nach Köln gekommen war, hatte einer seiner mitgereisten Brüder die Vision von einer der Elftausend Jungfrauen, die ihm nicht nur den Namen einer der ihren, sondern auch deren bisher unbekannte Grabstelle bezeichnete. „Am andern Tag suchte man nach der Angabe der Vision den Leichnam und fand ihn dort unversehrt. Diesen nahm Norbert unter Hymnen, Lobgesängen und Danksagungen an sich. Dann füllte man ihm zum Mitnehmen noch zwei Gefäße mit Reliquien der anderen Jungfrauen, der heiligen Märtyrer der Thebäischen Legion, der heiligen Mauren und der beiden Ewalde. Am andern Tag bat er den Propst und die Kanoniker von Sankt Gereon, ihm ebenfalls Reliquien zu überlassen. Es wurde ihm gestattet, solche in der Kirche zu suchen und an sich zu nehmen. Als es Morgen geworden war, befahl er, mitten im Kloster, wo nicht die Spur einer Grabstelle zu erkennen war, zu graben. Und hier fand man einen Leichnam ohne Haupt, sonst unversehrt, der dort ehrenvoll mit aller Sorgfalt bestattet worden war. Der Grabstein nämlich war kostbar, flach liegend, unter einer dünnen Schicht Marmorboden. Der Leichnam war gehüllt in ein grünliches, durch das Alter jedoch verwittertes Gewand und hatte auf der Brust über dem Pallium ein nicht unansehnliches goldverbrämtes Kreuz. Unterkleider und Schuhe waren die eines Soldaten. Das Haupt war in der Höhe der Oberlippe abgeschlagen, und unter dem Leichnam, zwischen dem Körper und dem Boden des Sarkophags, lagen Ballen wurzeliger Erde, die von seinem Blut getränkt worden waren. Als die Kanoniker und das Volk, das in zahlloser Menge zusammengekommen war, das sahen, sagten sie: ‚Siehe, unser Herr, der heilige Gereon, unser ehrwürdiger Schutzpatron! Wir und unsere Vorgänger haben ihn viele Jahre hindurch gesucht, aber wegen unserer Sünden nicht finden können.' Mit lauter Stimme sagten sie voll Freude Gott unendlichen Dank und als gottgefällig priesen sie den Menschen, durch den ein so großer und kostbarer Schatz, den man so lange missen mußte, gefunden werden durfte. Damit aber niemand zweifle, daß es wirklich der heilige Gereon war, ist zu wissen, daß es in Wahrheit ein untrügliches Erkennungsmerkmal gab. Denn über seinen Tod und sein Martyrium war zu lesen, daß der Kopf nicht ganz, sondern nur zum Teil abgeschlagen worden war; von diesem Teil wußte man, daß ihn die Heiden in einen Brunnen zwischen dem Sanktuarium und dem Schiff der Kirche geworfen hatten. Über der Öffnung dieses Brunnens hatte man einen Altar zu seinen Ehren geweiht, aber wo der übrige Leib war, wußte man nicht. Der heilige Leichnam wurde also, wie es sich gebührte, angenommen und aus dem Grab gehoben. Ein Teil davon bekam der Gottesmann, der übrige Teil wurde von Klerus und Volk aufs feierlichste wieder bestattet."

Daß sich die Suche nach dem verschollenen Grab im Repertoire der Heiligenviten so häufig wiederholt, hat seine Ursachen. Die genaue Lage war oft nur wenigen Zeitgenossen bekannt und der Sarg absichtlich ganz tief im Boden versenkt, damit der Heilige „von solchen, die ihn suchen möchten, nicht leicht gefunden würde"[59]. So heißt es in den Gesta Treverorum[60]: „Die Sarkophage der Heiligen senkten sie tiefer in die Erde ein, damit nicht die heiligen Reliquien den unverständigen Barbaren zum Gespotte würden." Diese verschollenen Gräber der Heiligen zu suchen war nun ein Anliegen von höchster religiöser Bedeutung geworden, sie zu finden, erzeugte tiefste Freude. Ermöglichte doch der aufgefundene Leib einen Kontakt, wie er mit dem Heiligen im Himmel so konkret nicht gegeben war. Während die Seele schon im Paradiese weilt, ist die Pilgerschaft des Heiligen auf Erden nicht beendet, die Leiber reisen von Rom in die ganze christliche Welt, bestimmen sich oft selbst ihren künftigen Ruheort – Gervasius und Protasius wollten schon in Breisach und keineswegs wie die ebenfalls aus Mailand entführten Heiligen Drei Könige erst in Köln verbleiben –, und die *virgines colonienses* reisen ganz oder zerteilt überallhin in Europa, bis sich am Jüngsten Tag im neuen Auferstehungsleib das Zerteilte wiedervereint. So ordnet sich alles Reisen, auch die *translatio* der ganzen und zerteilten Heiligen, in die große *peregrinatio religiosa*[61] ein. Der Mensch, ein *homo viator*[62], lebt auch auf Erden in einem heiligen Raum, in dem die Gebeine der Heiligen bald übertragen, die der anderen weit verbreitet und jene wieder anderer auf den Altar erhoben werden, wie es in einer schönen Sequenz aus dem 14. Jahrhundert heißt, die mit den Worten beginnt: *Gaude felix Agrippina quam patronis tot divina beat' opulentia / his translatis illis stratis istis in te sublimatis presulatus gloria!* Den Menschen des Mittelalters bedeuteten die erhaltenen Skelette, von denen sie die Gewißheit hatten, es seien heilige Leiber, nicht tote Körper, sondern wirklich anwesende Heilige, die mitunter selbst ihren Ruheort zu verlegen wünschten, auf wunderbare Weise kundtaten, wohin zu gelangen und wo zu bleiben sie gedächten. Gläubigen Herzens, mit Ehrfurcht und Demut vernahmen sie in oft schlichter Einfalt die seltsamsten Reliquiengeschichten, Konvente schlossen Gebetsverbrüderungen, und in der Teilhabe am Gebet und an den guten Taten der Brüder war in der Konfraternitas auch die Teilhabe am Besitz der Heiligen und ihrer Reliquien eingeschlossen.

Ein in der Abtei Grandmont in der Diözese Limoges von den Mönchen des Klosters gleich nach ihrer Rückkehr von der erfolgreichen Reise ins Rheinland verfaßter Bericht[63] zeigt in besonders schöner Weise die Gedankenwelt, Frömmigkeit und Andacht im Mittelalter. Der Erfolg der Reise beruhte im Wert der mitgebrachten Schätze, das waren heilige Körper, Häupter und Knochen. Aus der Schilderung kann der heutige Mensch unmittelbar an der Quelle erfahren, wie konkret die Realpräsenz des Heiligen und der Wunderglauben im Bewußtsein verhaftet waren. „Viele Klöster sind", so heißt es eingangs, „durch die Bemühung angesehener Männer mit hochheiligen Reliquien von Märtyrern, Bekennern und Jungfrauen *herrlicher als mit Gold und Edelsteinen* geschmückt worden." Auch der Prior des Klosters von Grandmont hat sich ein großes Verdienst erworben, indem er seiner Kirche „sieben himmlische Perlen aus dem Diadem Christi, nämlich sieben preiswürdige Jungfrauen, verschafft hat". Dies ereignete sich auf folgende Weise. Im Jahre 1181 besuchte Abt Gerhard von

Siegburg auf dem Rückweg von der Pilgerreise nach St-Gilles und Rocamadour auch das Kloster von Grandmont, „um dort die Verbrüderung mit diesem Orden zu erbitten". Eine solche *confraternitas*[64] bedeutete die vertragsmäßig vereinbarte Teilhabe an den geistlichen Gütern, an den Gebeten, hll. Messen und guten Werken. Durch die Gewährung dieser Gebetsgemeinschaft gelangte der in sie Aufgenommene in ein besonders nahes Verhältnis zur Mönchsfamilie des betreffenden Klosters. „Als die Aufnahme feierlich vollzogen war, warf unser Prior Wilhelm sich mit dem gesamten Konvent der Brüder vor dem Abt auf die Knie und bat ihn, er möge bei dem Kölner Erzbischof und den maßgebenden Stellen Fürbitte einlegen, daß dem Kloster Grandmont, in dessen Verbrüderung er soeben aufgenommen, eine von den heiligen Jungfrauen, die in Köln um Christi willen gemartert worden sind, geschenkt werde." Der Abt versprach dies, die Zeit wurde verabredet, und bald machten sich vier Brüder, Wilhelm und Imbert und zwei Laienbrüder, auf die Reise nach Köln, wo sie am Tag vor dem Palmsonntag angekommen sind. „Daß uns dies trotz der strengen Kälte des Winters, trotz Schnee und Hagel und Regen, trotz unserer Unkenntnis des fremden Landes und der fremden Sprache gelang, keiner von uns konnte bezweifeln, daß wir dies alles einer besonderen Fügung der über uns waltenden göttlichen Vorsehung verdankten." Die Brüder zogen nach Siegburg in die Abtei, wo sie mit ihrem ganzen Konvent in deren Gebetsverbrüderung aufgenommen wurden. „Einmütig wurde ferner bestimmt, daß alljährlich am 3. Oktober für ihre verstorbenen Brüder in unserer Kirche und für unsere verstorbenen Brüder in ihrer Kirche ein feierlicher Totendienst gehalten werden soll. Nachdem dies also geregelt war, übergab uns der ehrwürdige Abt, eingedenk seines Versprechens, in tiefster Ehrfurcht den Leib der heiligen Jungfrau und Martyrin Albina und den Leib einer anderen heiligen Jungfrau, deren Namen nur Gott weiß, deren Stirn aber die Spur des Martyriums trägt, nämlich eine Beilwunde. Einen Leib hat er uns versprochen, aber zwei hat er uns geschenkt, nach Art hochsinniger Menschen, die mehr schenken als sie versprechen." Aber damit sahen die Mönche ihren Reisezweck noch nicht erfüllt, denn bei dem Reichtum an ausgegrabenen und erhobenen heiligen Leibern und Gebeinen in Köln, gewiß der zweitgrößten Ansammlung nach Rom, erhofften sie noch mehr, gingen in der ganzen Karwoche von Kloster zu Kloster, schlossen Gebetsverbrüderungen und erbaten und erhielten Reliquien in großer Zahl.

In der Audienz beim Erzbischof erforschte dieser „sehr sorgsam, in welcher Absicht wir die hochheiligen Reliquien der Jungfrauen erbaten. Da er unserer Erklärung, wir bäten darum nicht um zeitlichen Gewinnes willen, sondern aus wahrer Frömmigkeit, vollen Glauben schenkte, sagte er sehr gütig zu uns folgendes: ‚Wisset, liebe Brüder, daß wir vor einiger Zeit die Wegführung ganzer Jungfrauenleiber aus unserer Diözese unter Strafe des Kirchenbannes allgemein verboten haben. Jedoch aus Hochachtung vor euerem Orden haben wir auf dessen Bitten unser eigenes Verbot schon einmal übertreten, indem wir ihm geboten, sein Wort zu halten und euch zu geben, was er euch versprochen habe. Auf euer dringendes Bitten aber müssen wir nun unser Verbot noch weiter übertreten. Um also in euerer Kirche die immerwährende Hilfe euerer Gebete zu erlangen, wollen wir dieser Kirche zum Erweis unserer Ergebenheit euerem Wunsche gemäß eine der hochheiligen Jungfrauen überlassen. Ihr müßt aber diese ganze Woche hier in Köln verbleiben; jetzt kommen ja die heiligen Tage, an denen ihr dem Gottesdienst beiwohnen müßt. Nach dem hl. Osterfest möget ihr dann euere Rückreise antreten und ungehindert die Reliquien mitnehmen, die ihr inzwischen mit unserer Erlaubnis in den Klöstern der Stadt erhalten habt.' Am andern Morgen begaben wir uns zum Kloster der hl. Jungfrauen, wo Bruder Wilhelm am Hochaltar die hl. Messe zelebrierte. Schon vorher war auf den Altar der Leib einer hl. Jungfrau, den die Äbtissin uns schenkte, gelegt worden. An diesem sah man einen sehr großen Nagel, mit dem diese hl. Jungfrau, wie man glaubte, getötet worden ist. Nach dem Hochamte versprachen wir uns gegenseitige Hilfe im Gebet, nahmen ehrerbietig den heiligen Leib und eilten weiter zu unserem Hospiz nach St. Martin." Dort hatten die Brüder schon am Tag zuvor den Abt kniefällig gebeten, ihnen für ihr Kloster vom großen Reliquienschatz etwas abzugeben. Jetzt erzählte er ihnen eine Vision aus der letzten Nacht. Als er überlegt habe, was er nach Grandmont schenken könnte, kam ihm der Gedanke, ihnen das Haupt einer heiligen Jungfrau zu überlassen, das er bislang als unvergleichlichen Schatz ehrenvoll aufbewahrt habe. Doch war er unschlüssig in widerstreitenden Gedanken und schlief ein. Da hatte er einen Traum. Eine von zwei hin und herfliegenden Tauben stürzte ab und fiel zu seinen Füßen. Da sah er, daß ein Fuß an einen Flügel gebunden war, so daß sie weder gehen noch fliegen konnte. Kaum hatte er die Fessel gelöst, flog sie davon und mischte sich unter die Schar ihrer Gefährtinnen, voller Freude über ihre Befreiung. Sogleich erwachte der Abt in der klaren Erkenntnis, daß das Haupt der hl. Jungfrau, darüber er unschlüssig war, ob er sich von ihm trennen solle oder nicht, mit den übrigen Martyrerinnen nach Grandmont und dort für immer ruhen wolle. „Als wir uns nun zur Abtskapelle begaben und dort das hl. Haupt mit der Stirnwunde, dem Zeichen des Martyriums, sahen", fährt der Bericht fort, „wer könnte unsere Freude und unsere Freudentränen ermessen? Das weiß außer uns nur Gott, wie froh wir waren, als wir die Vision vernommen, und noch froher, als wir das kostbare Geschenk empfangen hatten. Nachdem Abt und Brüder in unsere und wir in ihre Gebetsgemeinschaft aufgenommen worden waren, nahmen wir das hl. Haupt und traten hinaus. Als wir schon unsere Pferde bestiegen, kam noch ein frommer, etwa achtzigjähriger Mönch und überreichte uns das Haupt der hl. Jungfrau und Martyrin Athalia, das noch mit Haaren bedeckt und mit dem Zeichen des Martyriums geschmückt ist, wie sich jeder überzeugen kann. Dieser gute Mann, ergriffen von der Vision des Abtes und gerührt durch die Tränen der Brüder, wollte, daß auch diese Jungfrau in unserer Kirche zu Grandmont die volle Verehrung erlange, die sie verdiene. Auch duldete diese Jungfrau, wie er meinte, nicht, daß die andere allein das Kloster verlasse und zu fremden Nationen ziehe, da sie diese doch von England nach Rom und von Rom nach Köln begleitet hatte. Beide hatten vielleicht damals schon verabredet, daß, wie sie in diesem flüchtigen Leben auf ihrer Fahrt über Flüsse, Länder und Meere vereinigt und durch dasselbe Martyrium ihrem himmlischen Bräutigam in gleicher Weise verbunden waren, so ihre Häupter in Grandmont die Vereinigung mit ihren anderswo ruhenden Leibern erwarten sollten. Hierauf scheint hinzuweisen die Gefälligkeit des Bruders, der ungebeten das Haupt herbeibrachte und uns schenkte, denn auch die Haare und die Marterwunden, die, an beiden Häuptern sichtbar, auch bei unfrommen Menschen Frömmigkeit erwecken können."

Auch nach St. Gereon begaben sich die Mönche und baten dort, ihnen von der großen Menge des Gebeins der Märtyrer der Thebäischen Legion ein wenig zu überlassen. Doch alle Märtyrergräber waren mit eisernen Gittern „derart gesichert, daß sie nur mit großer Mühe nach vorherigem Fasten aufgebrochen werden" konnten. Aber auch hier fand sich eine Lösung, um die Mönche aus Grandmont nicht zu enttäuschen und mit leeren Händen weiterziehen zu lassen, obschon sie ja nun in Köln schon mehr als genug eingesammelt hatten. Mancher Stiftsherr hatte nämlich seinerzeit, als die Leiber eingeschlossen wurden, kleine Teile für sich behalten. Diese wurden nun herbeigeholt und auf den Altar gelegt. So bekamen die Grandmonteser – wieder nachdem die Gastgeber mit den Gästen eine Gebetsgemeinschaft eingegangen waren – Reliquien des hl. Brandanus und des hl. Tranus, „sehr viele und sehr schöne Gebeine der hl. Mauren, alle von der Thebaischen Legion" geschenkt.

Am Karfreitag setzten sie über den Rhein und kamen zum Kloster St. Heribert in Deutz. „Dort erhielten wir als preiswürdiges Geschenk des

Erzbischofs Philipp den Leib der hl. Essentia. In ihren hl. Gebeinen steckten noch zwei verbundene Eisenstücke, die wohl das Werkzeug darstellten, mit dem die hl. Jungfrau getötet worden ist. Als der Leib auf dem Altar niedergelegt war, baten wir den Abt und die Mönche, sie möchten aus Liebe zu Gott von den Reliquien ihres Klosters einen Teil unserer Kirche überlassen. Nachdem zwischen ihnen und uns eine Gebetsverbrüderung geschlossen und ein Tag festgesetzt war, an dem der Gottesdienst für ihre und unsere Verstorbenen jährlich gehalten werden soll, schenkten sie uns Reliquien von sehr vielen Martyrern und Jungfrauen, die alle auf eigenen Schriftstücken verzeichnet sind. Wir nahmen nun diese Reliquien der Heiligen und eilten mit großer Freude zur Herberge zurück."

Seit einigen Jahrzehnten nämlich waren neu ausgegrabene heilige Gebeine im Deutzer Kloster gesammelt worden, um 1164 hat Kustos Theoderich eigens ein Inventar angelegt[65]. Die deponierten Gebeine unterstanden dem alleinigen Verfügungsrecht des Erzbischofs, der ein strenges Ausfuhrverbot erlassen hatte, was er auch die Mönche aus Grandmont wissen ließ. In dieser Exportsperre lag wohl letztlich der Grund, daß es kurz vordem trotz aller Bemühungen nicht gelingen wollte, den vollständigen Leib einer preiswürdigen heiligen Jungfrau und Märtyrerin, der sich im Besitz eines frommen alten Ehepaars befand, von Köln nach Huy zu verbringen.

Als die Mönche dies hörten, war ihnen „sofort klar, daß diese Jungfrau mit ihren Gefährtinnen, die sie von Jugend auf begleitet hatten, nach Grandmont ziehen und dort mit ihnen die *zweite Verherrlichung erwarten* wollte, mit denen sie schon die *erste durch das Martyrium empfangen* hatte". In St. Aposteln erhielten die Brüder abermals „zwei Jungfrauenleiber, die soeben erst ausgegraben und noch nicht gewaschen waren". Ein Zisterzienser, der sie gebracht hatte, berichtete ihnen folgendes: „Als die beiden Leiber eben gefunden waren, hatte ein Besessener da gelegen. Dieser wurde, als man ihm etwas von jener Erde auf die Brust gelegt hatte, sogleich geheilt. Jener Verwalter erzählte uns auch von einem Engländer, der mit andern die Erde von den jungfräulichen Leibern wegräumte. Als man nun auf diese gestoßen war, stahl er einen kleinen Knochen und verbarg ihn in seinen Beinkleidern, um ihn nach England zu bringen. In der folgenden Nacht, während er schlief, schwoll ihm ein Bein so an, daß er vor Schmerzen erwachte und laut aufschrie. Eine Frau, die im selben Hause wohnte, stand auf, machte Licht und fand den Mann so schwer leidend. Auf ihre Frage, was ihm fehle, gestand er seinen Diebstahl ein; er gab seinen Raub heraus und war am Morgen wieder gesund." Am Ostermontag traten die Mönche die Rückreise an, nachdem sie alle gesammelten

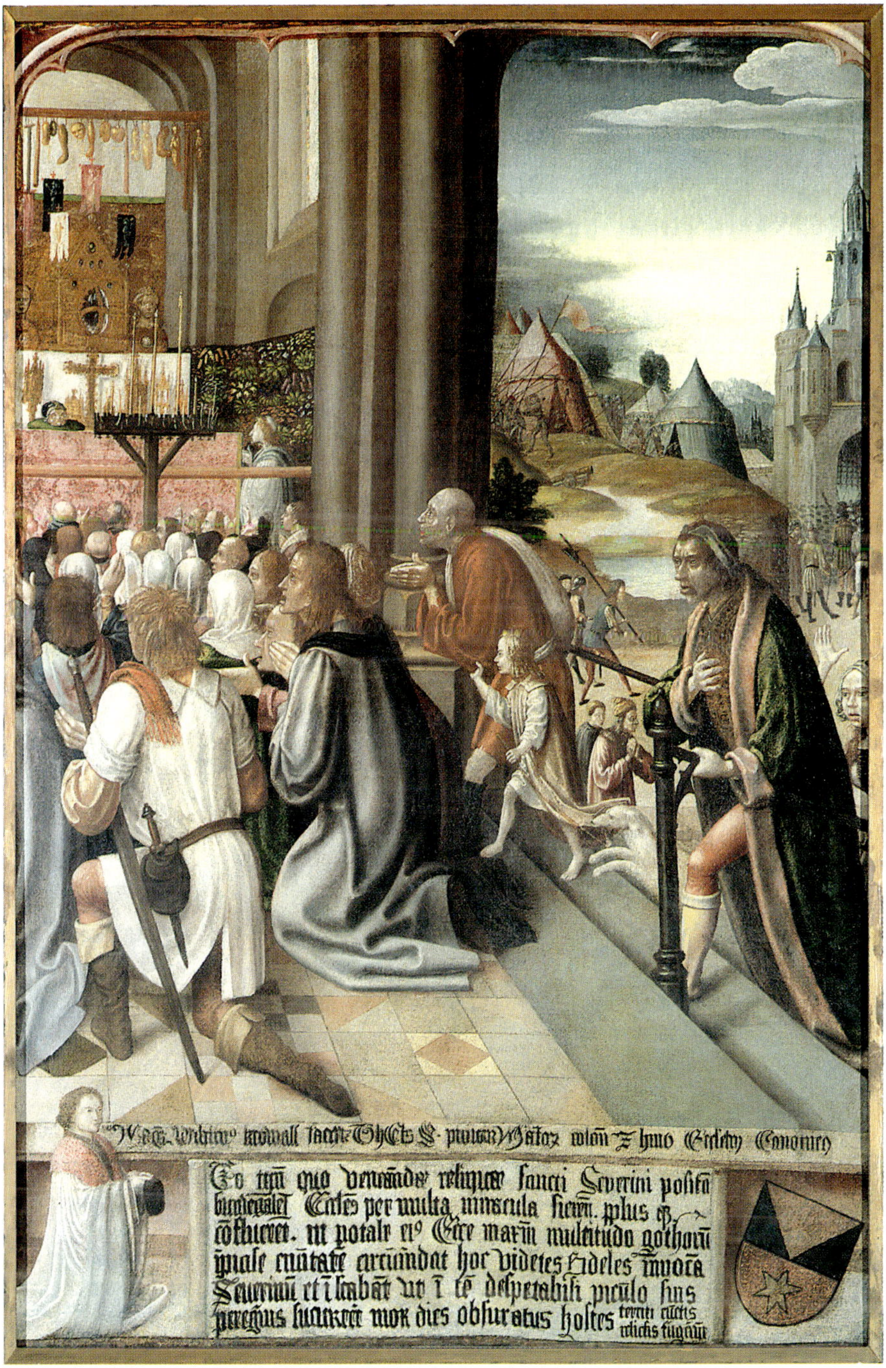

Das Volk betet bei den ausgesetzten Reliquien um Schutz und Hilfe für das belagerte Bordeaux. Tafel aus dem Bildzyklus der Severinusvita, um 1500. Köln, St. Severin.

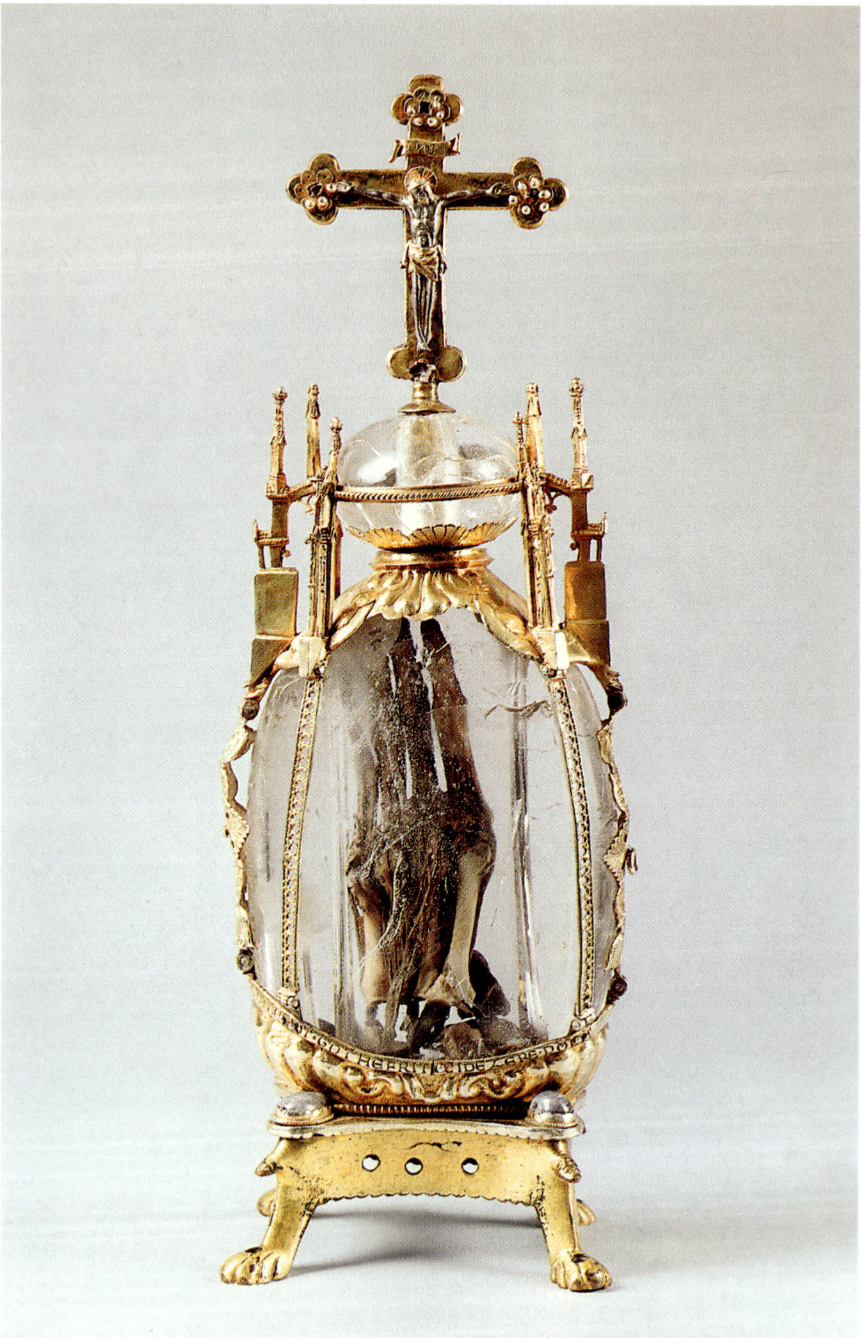

Handreliquiar der hl. Attala, 13.Jahrhundert. Straßburg, Collège Saint-Etienne.

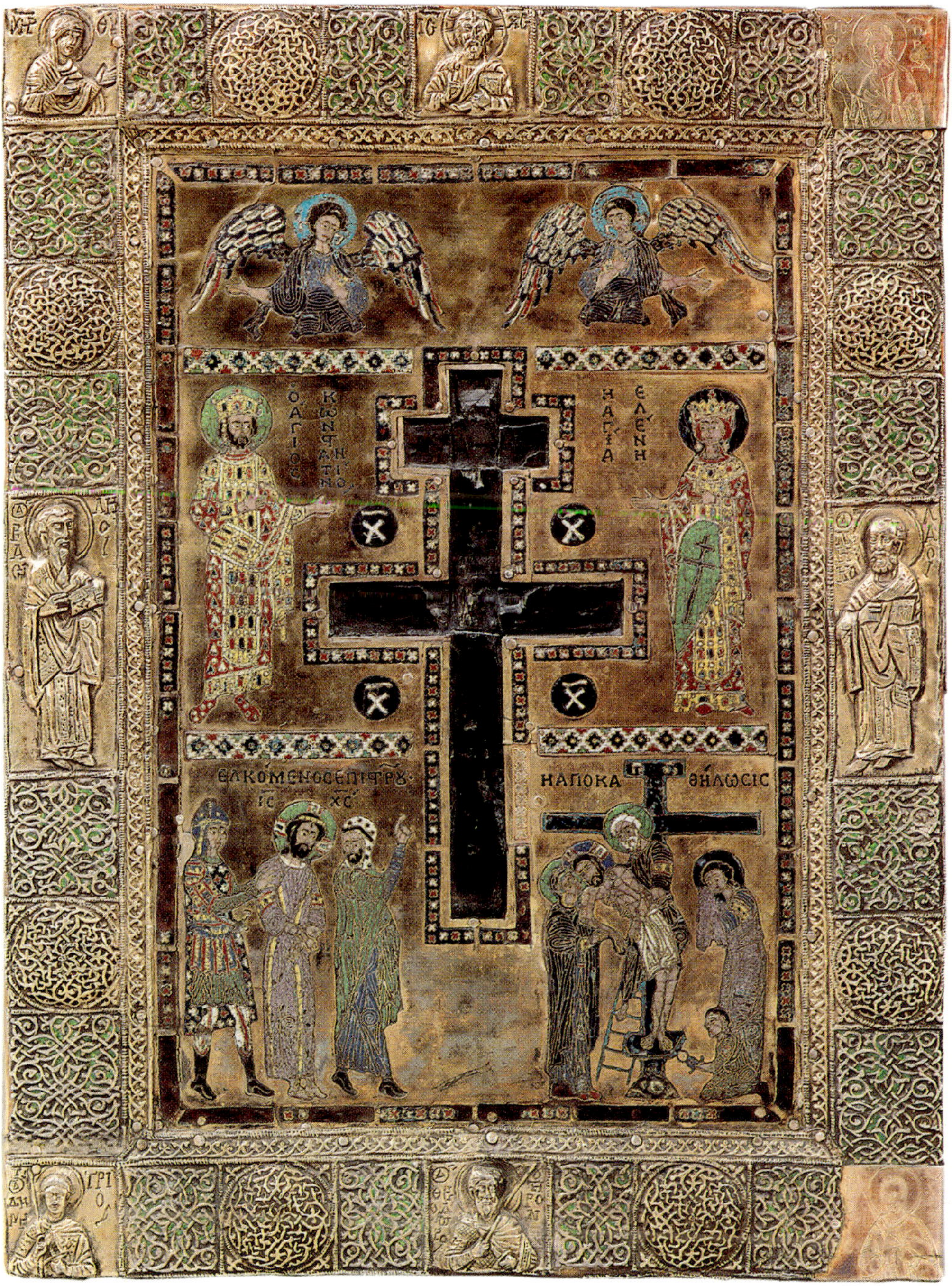

Staurothek, um 1200. Esztergom, Schatzkammer der Kathedrale.

Tafel IV

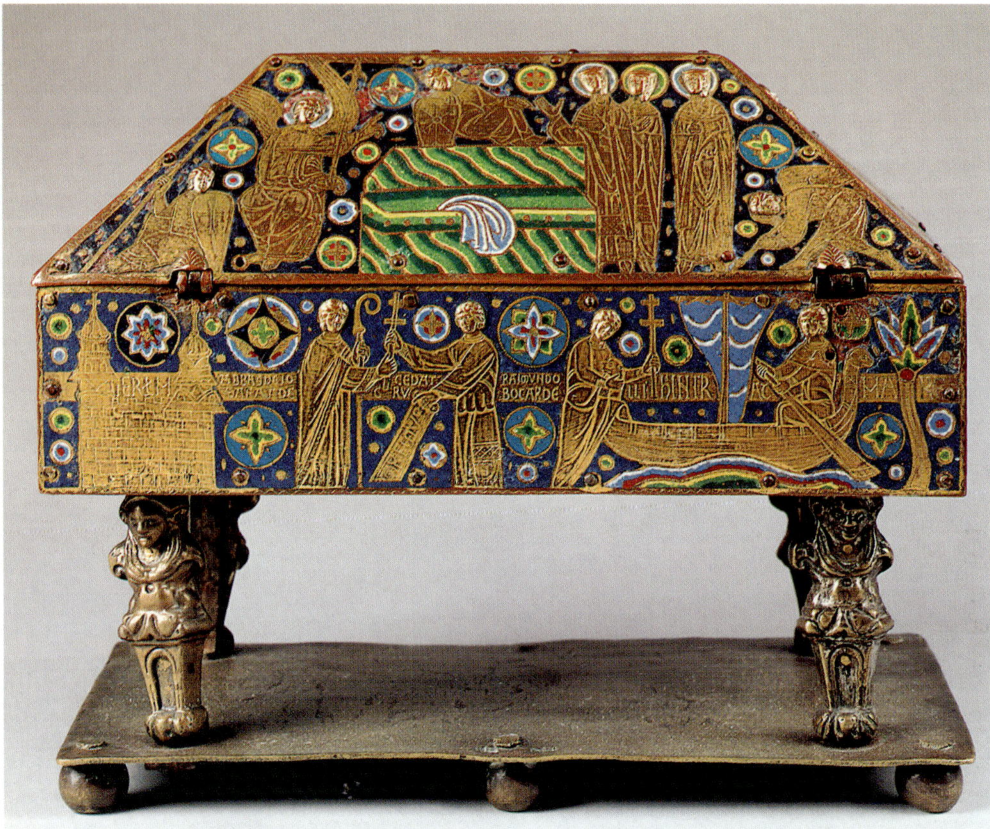

Übergabe einer Kreuzpartikel durch den Abt des Josaphatklosters zu Jerusalem an Raimundo Botardelli und Einschiffung nach Toulouse. Reliquienkästchen des Wahren Kreuzes. Limoges, Ende des 12. Jahrhunderts. Toulouse, Saint-Sernin.

Reliquien „aufs würdigste in geziemende Behälter gelegt und verschlossen hatten". In Grandmont erwartete die mit „sieben kostbaren Perlen aus dem Schatz des ewigen Königs" Heimkehrenden auch der gerade „durch Gottes Fügung" im Kloster weilende Bischof von Limoges. Mit dem ganzen Konvent zog er in feierlicher Prozession den ankommenden Reliquien entgegen. „Voraus ging das Kreuz des Herrn; den Rauchfässern entquollen köstliche Weihrauchdüfte; strahlenden Lichtglanz verbreiteten die brennenden Fackeln; die Volksscharen weinten; die Geistlichen sangen, daß die Erde vom Schall ihrer Stimmen erdröhnte. Unter solchen Ehrenbezeugungen wurden die Reliquien der heiligen Jungfrauen und Martyrer am 28. April in Empfang genommen und mit außerordentlicher Andacht und Begeisterung in die Marienkirche zu Grandmont übertragen." Alsdann wurden in Limosiner Ateliers für die Kölner Reliquien fünf prachtvolle Schreine angefertigt, in denen die nach Frankreich umgesiedelten *virgines colonienses* zu Grandmont „die zweite Verherrlichung" erwarten wollten. In der Französischen Revolution sind diese kostbaren Reliquiare sämtlich untergegangen[66] – spater und trauriger Epilog auf eine den heutigen Menschen seltsam berührende Reise und Frömmigkeit französischer Mönche im Jahre 1181.

Es gab aber auch andere Translationen als solche im Geiste der Brüderschaft und des Friedens vollzogene. Als die Böhmen im Jahre 1039 Krakau eroberten und Gnesen erreichten, schworen sie bei den Gebeinen des hl. Adalbert, der in der Kathedrale bestattet lag, alles wiedergutzumachen, was ihre Väter und sie ihrem einstigen Bischof und den Seinen angetan hatten. Dann entnahmen sie dessen Reliquien und brachten sie nach Prag[67]. Der siegreiche Herzog Břetislav trug zusammen mit dem Prager Bischof Severus den heiligen Leib auf den eigenen Schultern, nach ihm führten Äbte die Gebeine der fünf Brüder mit sich, die Erzpriester kamen mit den Reliquien des hl. Gaudentius, dann gingen zwölf Priester mit einem Kreuz aus dreimal soviel Gold, als der polnische Herzog wog. Im gleichen Zug der heiligen Reliquien wurde die Kriegsbeute mitgeführt und mit dieser die gefesselten Gefangenen. Nach unserem Verständnis eine seltsame Prozession, von tiefer Frömmigkeit und großer Andacht geprägt, aber gezeichnet auch von Unbarmherzigkeit und Gnadenlosigkeit im kaum veränderten Kriegsgebrauch der Zeiten.

Verfehlt wäre, wollte man die Translationsberichte, Heiligenviten und Itinerarien hauptsächlich unter dem Aspekt politischer und rechtsgeschichtlicher Fakten und Daten betrachten und den Wundergeschichten, die sich auf dem Translationsweg ereigneten und in den Berichten oft mehr als die Hälfte des Textes einnehmen, ausschmückenden Legendencharakter zuweisen. Denn wie Reliquie und Reliquiar eine unlösbare Einheit bilden, so auch die Translations- und Mirakelliteratur, so auch der Heilige und die Wunderwirkungen, die seine Realpräsenz bekunden. Das Numinose steht über aller mittelalterlichen Historie. Alles vollzieht sich im heilsgeschichtlichen Bezug in einer Sphäre, in der alle Vorstellungen vom Heiligen als konkrete Wirklichkeiten erlebt werden und alles Reale im Irrationalen Erklärung und Begründung findet.

Translationsbild

Illustrationen und Repräsentationsdarstellungen zeigen nicht minder als die schriftlichen Berichte, ja vielleicht noch suggestiver in der bildlichen Wiedergabe der Geschehnisse, dieselben Sachverhalte. Bemerkenswert für die ikonologische Kontinuität ist auch, daß die älteste erhaltene Bilddarbietung einer Reliquientranslation, die spätantike Elfenbeintafel im Trierer Domschatz (Abb. 4), und spätbarocke Deckenbilder die gleiche Motivverbundenheit von *Reliquie und Baubetrieb* aufweisen: Hier werden Reliquien in einem Kästchen in feierlichem Adventuszeremoniell in das Kirchengebäude gefahren, an dessen Fertigstellung noch eifrig gearbeitet wird[68]; auf einem Deckenfresko in Grafrath übergibt Graf Rasso die Truhe mit dem Reliquienschatz, den er von seiner Pilgerfahrt mit der Herzogin Judith ins Heilige Land heimgebracht hat, seinem Kloster der Benediktiner, deren Habit er empfängt und mit dessen Errichtung die Bauhandwerker ebenfalls noch beschäftigt sind[69]. *Reliquienübertragung* und *Kirchenbau* erscheinen oft in simultaner Darstellung, ist das eine doch in zahlreichen Fällen auch der Beweggrund für das andere gewesen.

Welche historische Translation auf der Trierer Elfenbeintafel wiedergegeben wird, gelang es bisher nicht zu bestimmen. Unter der Reihe von Vorschlägen kommt die größte Wahrscheinlichkeit der Übertragung der Reliquien der hll. Joseph und Zacharias in die erneuerte Sophienkirche in Konstantinopel unter Kaiser Theodosius II. zu. Der vierrädrige Wagen mit dem Reliquienkästchen auf dem Schoß der beiden Bischöfe wird von zwei Maultieren zum bald vollendeten Kirchenbau gezogen, die Prozession führt der kerzentragende Kaiser an, ihn erwartet vor der Kirche die Kaiserin, die Teilnehmenden singen und schwingen Weihrauchfässer längs des Prozessionsweges aus der mit dem Brustbild Christi versehenen Chalke des Kaiserpalastes. Natürlich ist nicht notwendigerweise die Entstehungszeit des Elfenbeinreliefs mit dem Zeitpunkt der dargestellten Translation identisch. Aber der Topos der Arbeiter am Kirchenbau weist darauf hin,

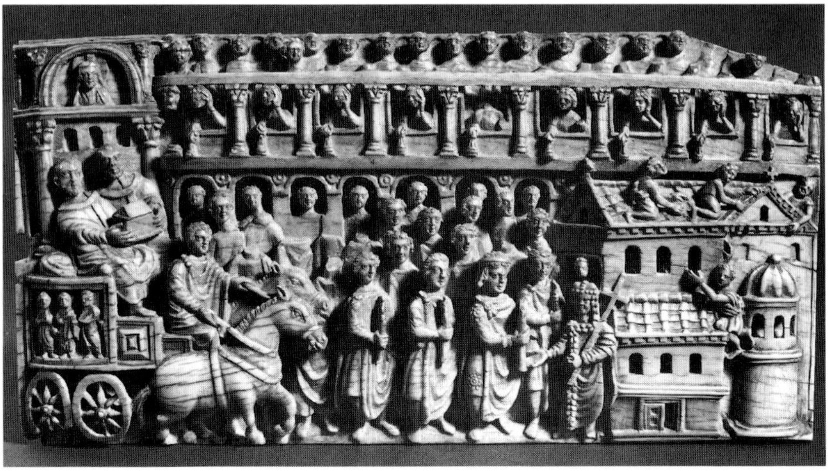

4 Elfenbeintafel mit der Darstellung einer Reliquienprozession. Konstantinopel, 6./7. Jahrhundert. Trier, Domschatz.

daß hier geschildert wird, wie die Kaiserin zum Empfang der Reliquien vor einer neuerbauten Kirche steht, die sie im Palastbereich von Konstantinopel eben für diese Reliquien errichten ließ. Die geschichtliche Begebenheit mit der Prägnanz der Schilderung und topographischen Genauigkeit eines antiken historischen Reliefs findet sich auf der Elfenbeinwandung eines Kästchens, das wohl die Form von jenem hatte, welches die beiden Bischöfe auf ihrem Schoße halten. Auch die übrigen Wandflächen des Reliquiars, zumindest die Seitenwände, waren vermutlich mit Elfenbeintafeln verkleidet, die dann Szenen im Zusammenhang mit der Geschichte derjenigen Reliquien gezeigt hätten, die in diesem Behältnis ruhten.

Die einzelnen Phasen von der Auffindung der Reliquien über die *translatio* bis zur *depositio* schildert ein Zyklus von sieben Miniaturen in einem um 1035 im Echternacher Skriptorium entstandenen Evangelistar[70]. Es sind Illustrationen zur Auffindung und Überführung der Gebeine des Erzmärtyrers Stephanus, die zur Vigil des Heiligen im *proprium de sanctis* der kleinformatigen Prachthandschrift erscheinen, was darauf schließen läßt, daß diese Cimelie für eine dem hl. Stephanus geweihte Kirche, vielleicht das Bremer Stephanusstift, bestimmt gewesen ist. Die Bilderzählung folgt dem durch Beda Venerabilis überlieferten Bericht. Einer der Heiligen, Gamaliel, erscheint im Traum dem auserwählten Lucian und offenbart ihm die Begräbnisstätte der vier Heiligen – Stephanus, Nikodemus, Gamaliel und Habib – an einem unwürdigen Ort, im zweiten Bild berichtet Lucian sein Traumgesicht dem Pontifex, dann suchen die Christen mit Spitzhakken und Schaufel vergebens nach den Gräbern. So muß Gamaliel abermals erscheinen, jetzt dem Megethios, um nähere Hinweise über die Umgebung der Gräber zu erteilen. Bei der erneuten Grabessuche finden die Ausgräber endlich die Gebeine der Heiligen, die in vier nebeneinander liegenden Särgen ruhen, und es folgt im sechsten Bild die *translatio* der Reliquien, bei der eine Menge am Weg liegender und um ihre Gesundheit eindringlich flehender Kranker – siebzig nennt Beda Venerabilis – auf wunderbare Weise geheilt werden; das letzte Bild schließlich zeigt die feierliche *depositio* der Reliquien am neuen Ort. So hatte der im Evangelistar Lesende bei der jährlichen Wiederkehr des Festes die Bildgeschichte der mirakulösen Reliquienauffindung und ihrer Translation in den kostbaren Miniaturen vor Augen, die Echternacher Mönche in ihrem Skriptorium ausführten.

Bildberichte über Historien, Translationen und Überreichungen von Reliquien finden sich zahlreich in Heiligenviten, Perikopenbüchern und Martyrologien, auf Reliquienkästen und Reliquienschreinen, an Kirchenwänden und Kirchenfenstern, an Chorschranken und Portalen. Zu den großartigsten gehören die Mosaiken des Sant'Alipio-Portals von San Marco in Venedig[71]. Durch das mittlere der fünf Portale, unter der Halbfigur Christi, den antiken Bronzepferden und den kreuzbekrönten Kuppeln, wird der im offenen Sarg liegende hl. Markus in seine Kirche getragen, die in der im Mosaik wiedergegebenen Gestalt zu Ende des 11. Jh. fertiggestellt war. Es ist die *collocatio* der Markusreliquien in den unter dem Dogen Vitalis Faliero neuerbauten Dom. Jeder Eintretende, der seinen Blick erhebt, sieht den Einzug des großen Patrons in seine Kirche, der sich vor dem immateriellen Goldgrund in feierlicher Repräsentation und topographischer Genauigkeit vollzieht. Die *translatio* von Alexandrien nach Venedig ist freilich schon viel früher erfolgt, im Jahre 828/829, gleich darauf wurde mit dem Bau der ersten Markuskirche begonnen, in der schon 836 die Markusreliquien ihre Ruhestätte nahmen.

Zum Bildprogramm der *translatio* der Gebeine des hl. Markus gehörten weitere Mosaiken mit den einzelnen Phasen im Ritus der Reliquienübertragung. Gentile Bellini hat sie 1496 in seinem für die Scuola Grande di San Giovanni gemalten Prozessionsbild auf dem Markusplatz in der Galleria dell'Accademia in Venedig (Abb. 19) konterfeit. Wie das Gemälde und 1604 kopierte Inschriften erkennen lassen, waren die Lünetten der vier Portale beiderseits des Hauptportals (mit dem Mosaik der Parusie Christi und dem christologischen Zyklus der oberen Fassadenbögen) ganz mit Darstellungen des Translationszyklus ausgestattet, gleichthematischen Vorgängern des heutigen. Sie zeigten zwei venezianische Kaufleute, Tribunus und Rusticus, beim alexandrinischen Mönch Stauracius und Priester Theodorus, die Erhebung des Heiligenleibes aus dem Sarkophag, weiterhin wie Theodorus und Stauracius diesen in einen großen Korb setzen und Tribunus und Rusticus ihn von dannen tragen, wie die moslemischen Wachen getäuscht werden, wie der Leichnam ins Boot gesetzt und von diesem aus eingeschifft wird, wie beim Leuchtturm von Alexandrien das Schiff mit dem nimbierten Heiligen an Bord auslaufbereit ist, dann den Empfang der Reliquien durch den Dogen, die Klerisei und das Volk von Venedig, schließlich die feierliche *depositio*. Innen an der Westwand des Südtransepts ist die *Wiederentdeckung der Reliquien* in der Kirche dargestellt: während des Neubaues zu Ende des 11. Jh. war der Aufbewahrungsort in Vergessenheit geraten; ein Pfeiler öffnete sich auf wunderbare Weise und gab den gesuchten Sarkophag frei, nach drei Tagen Fasten und Beten, an dem die *commune veneciarum* mit Doge und Klerikern teilgenommen hatte. Es ist nicht nur der Kult des Patrons, der hier zur Darstellung gelangt, sondern in Verbindung mit diesem zugleich die vornehme Selbstrepräsentation der venezianischen Aristokratie. Erkennbar werden Ambivalenz und Simultaneität der Sinngehalte. Denn lebende Personen aus der Zeit, in denen die Mosaiken entstanden, nehmen den Platz historischer Personen ein und werden einbezogen in lange vorher stattgefundene Geschehnisse. Nicht nur die *translatio* des 9. Jh. gelangt über der Porta Sant' Alipio als Schlußbild des Zyklus zur Darstellung, sondern die *collocatio* der Reliquien zu Ende des 11. Jh. unter dem Dogen Vitale Falier und gleichzeitig die festliche Versammlung der venezianischen Gesellschaft des 13. Jh., zur Zeit der Entstehung des Mosaiks, unter dem Dogen Ranieri Zen.

Es ist nicht der einzige Translationszyklus von und in San Marco, auch an der Pala d'Oro[72] findet sich ein solcher, dann in der Cappella di San Clemente und in einem Missale der Biblioteca Marciana[73]. Otto Demus hat den ikonographischen Zusammenhang dieser Bildzyklen analysiert, Vorlagen und Vorbilder, Kompilationen aus Versatzstücken und Übernahmen aus Miniaturzyklen erforscht. Doch zeugt es vom weit verbreiteten Desinteresse an der Thematik, wenn die Kunstgeschichte der Ikonologie von Translationsbildzyklen trotzdem kaum Aufmerksamkeit schenkt, obschon hervorragendste Denkmäler der Kunst diese zeigen, nicht nur als Abschlußstrecken von Heiligenviten, sondern auch als in sich geschlossene

Bildfolgen in festen Strukturen und Bildbaugerüsten, die nicht ohne gewisse Bildschemata, Bildformeln und Bildzitate und sich wiederholende Requisiten und Instrumentarien erstellt sind. Wie die Forschung die Bedeutung von Translationsberichten als eigener literarischer Gattung herausstellte, so wünschte man auch der Gattung der Translationszyklen eingehendere kunsthistorische Bearbeitung.

Glanzvoll wird außen am Portal des Kirchengebäudes der Einzug des Heiligen verkündet und damit auf den mächtigen Besitz der Reliquien im Innern verwiesen; entsprechend pflegt man auch auf den Außenwänden der Reliquiare die *translatio* eben derjenigen verehrten Gebeine, die im Schrein ruhen, abzubilden. So ist die Eichenholzkiste mit den Überresten der hl. Odilia[74] ganz mit Szenen aus der Vita der Heiligen bemalt. Unter diesen befindet sich auf einer der Längsseiten im altbekannten ikonographischen Topos die Auffindung der Gebeine und ihre Translation (Abb. 5). Der Kreuzherr Jean Novelanus d'Eppe, dem in einer Vision aufgetragen worden ist, in Köln nach den Reliquien der zu den *virgines colonienses* gehörenden Odilia und ihrer Schwestern Ida und Ima zu graben, wird fündig. Die Kreuzherren und frommes Volk tragen den Schrein mit den Gebeinen in Prozession von der rheinischen Metropole zu den Kreuzherren im maasländischen Huy, wie Novelanus in seinem Traumgesicht gleichfalls bedeutet worden war. Und wieder ereignet sich auf dem Wege das bei einer *translatio* übliche Wunder. Eine unter dem Schrein hilfesuchende Gelähmte wird geheilt. Das Wunder bewirkt der göttliche Gnadenstrom, der aus den Gebeinen der Heiligen fließt, die heilige *emanatio.*

Zu den bevorzugten Darstellungsflächen einer *translatio* im Kirchenraum gehören ferner die Chorschranken. Auf den Innenflächen derjenigen im Kölner Dom, in dem die Magier im Dreikönigenschrein ruhen, wird im gemalten großen Zyklus etappenweise die Chronik der Translationen der Heiligen Drei Könige aus dem Heiligen Land nach Konstantinopel, von da nach Mailand und von Mailand nach Köln erzählt[75]. Auf Sternvision, Anbetung des Kindes in Bethlehem und Bischofsweihe der Drei Könige folgt deren Beerdigung. Für alle drei war ein großer Steinsarkophag bestimmt. In Seuwa, wo sie eine Kirche erbaut hatten, starb um das Jahr 54 n. Chr. am achten Tag nach Weihnachten der Älteste, Melchior, im Alter von 116 Jahren, am 6. Januar verschied Balthasar mit 112 Jahren, wenige Tage später Kaspar im Alter von 109 Jahren. Als der zweite beigesetzt wurde, rückte der erste zur Seite, und dann machten beide für den dritten Platz und rückten auseinander, um Kaspar in ihre Mitte zu nehmen. Nicht die *translatio* selbst gelangt in den nächsten drei Bildern zur Darstellung,

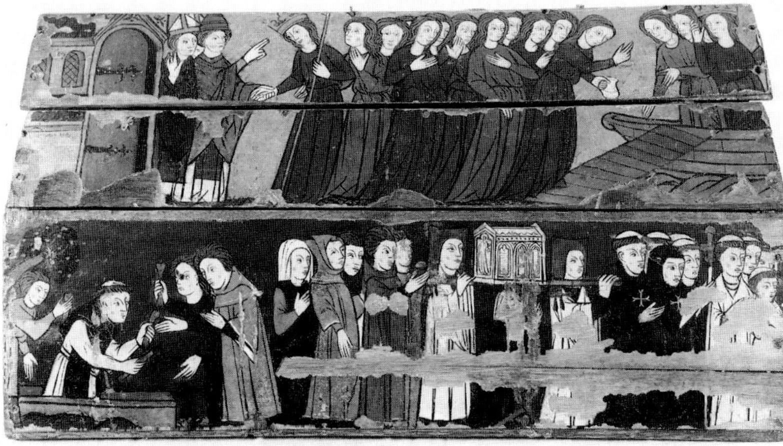

5 Auffindung der Gebeine der hl. Odilie in Köln und ihre Translation nach Huy. Odilienschrein in Kerniel, Kloster van O. L. Vrouw van Kolen.

sondern man sieht die Leiber der Heiligen Drei Könige auf ihren drei Stationen in Konstantinopel, Mailand und Köln. Denn wie zu ihren Lebzeiten sollten die drei Magier auch nach ihrem Tod noch viel auf Erden reisen. Gefunden und nach Konstantinopel übergeführt hat sie die hl. Helena, von dort holte sie Bischof Eustorgius in seine Basilika nach Mailand, Rainald von Dassel brachte sie schließlich 1164 nach Köln. In paralleler Bildkomposition ist jeweils die für die Translation verantwortliche Person dem Schrein mit den Reliquien beigestellt, Constantinopolis und Mediolanum bezeichnen die zwei ersten Stätten. Aber in der dritten Szene erscheint der Reliquiensarg in veränderter, nämlich basilikaler Form als Abbild des Kölner Dreikönigenschreins, der in der Achskapelle des Chorumgangs mit seinem kostbaren Reliquieninhalt präsent war. Nachdrücklich soll auf die Inbesitznahme der irdischen Leiber der Heiligen Drei Könige, die als erste dem König der Könige huldigten, durch die *sancta Colonia* verwiesen werden. Denn dieser Reliquienbesitz war von unermeßlicher Bedeutung, im heilsgeschichtlichen Bezug, auf den alles Leben auf Erden ohnehin ausgerichtet stand, doch ebenfalls im Hinblick auf die irdische Macht und ihre Verteilung. Auch *ad perpetuam Germaniae gloriam* erfolgte die Translation der Gebeine nach Köln. Wie schon seit jeher der Kaiser von Byzanz, so konnte sich nunmehr auch der deutsche König als Statthalter Christi legitimieren, den König in Aachen zu krönen aber nahm der Kölner Erzstuhl als ein besonderes Recht für sich in Anspruch. Angebracht über dem Chorgestühl des hochadeligen Domkapitels, war das gesamte Bildprogramm der Chorschrankenmalereien nicht als Bilderklärung und Bildbelehrung für das gemeine Volk bestimmt gewesen, das diese Bilder aus der Nähe gar nicht besehen konnte. Es stellt vielmehr ein diplomatisches Manifest in der Kölner Kathedrale dar, innerhalb dessen den im Dreikönigenschrein ruhenden heiligen Leibern und ihren historischen Translationen bis zur Erreichung ihres Zielortes außerordentliches Gewicht beigemessen wird.

Auf der Giebelwand des spätgotischen Silberschreins der hll. Gervasius und Protasius erscheint die Ansicht von Breisach, dem mittelalterlichen, von den Heiligen der Legende nach selbst gewählten Zielort; mit dem Stadtprospekt verbunden ist das Translationsbild. Vom Schiff auf dem Rhein werden die Reliquien in die Stadt übertragen, zu deren Patronen die vordem in Mailand ruhenden Brüder fortan geworden sind[76].

Die Realpräsenz der Reliquien am topographisch auserwählten Ort ist ausgestattet mit Bildern und Texten zu den Grabauffindungen und Translationen, mit Darstellungen der Mirakel, die sich ereigneten, der Legenden, die sich um die Geschehnisse rankten. Hierin gleichen sich wieder die Bilder des Mittelalters und des Barocks. Nur neue Darstellungsformen ersetzen die alten, die inhaltlichen Bezüge bleiben dieselben. Und den Blick muß man nun zum Gewölbe richten, auf dem im grandiosen neuen Bildraum, den der Barock erschloß, Legende und Historie, Realität und Vision, Irdisches und Himmlisches, Topographisches und Allegorisches sich zum großen, Raum und Zeiten, Endliches und Ewiges umgreifenden geistlichen Schauspiel vereinen.

In der Ortsnähe von Diessen am Ammersee lag das Kloster St. Georgen. Hier soll im Jahre 815 der hl. Rathard, ein Vorfahre des Diessener Grafenhauses, ein Stift gegründet und die erste Kirche gebaut haben. Im durch die Ungarn zerstörten Kloster wurde das Grab des heiligen Gründers aufgefunden. Das Gewölbefresko über der Orgel schildert das legendäre Ereignis (Abb. 6). In der Kirchenruine des mittelalterlichen Bauwerks haben gerade Ausgräber mit englischer Hilfe die große Steinplatte vom gemauerten Hochgrab abgehoben, unter der das Skelett des Heiligen zum Vorschein kommt; himmlischer Wohlgeruch entsteigt dem aufgedeckten Grab, im Fresko durch kleine Rauchwolken dargestellt. Währenddessen schwebt Rathards himmlischer Leib auf Wolken, im Chorherrengewand und mit dem Propststab in der Hand, schaut in sein eigenes Grab und segnet die Kranken, die am Tag der Auffindung der Gebeine des Heiligen wunderbare

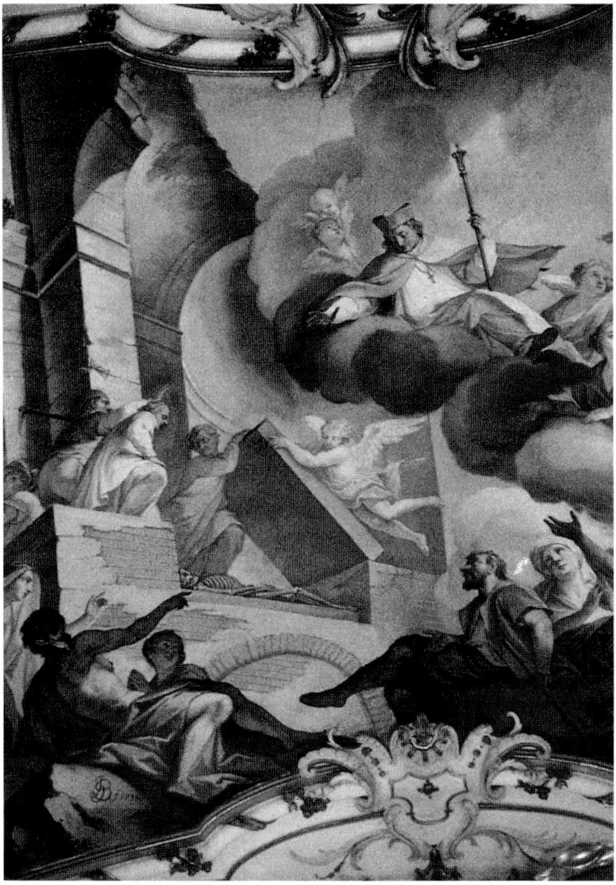

6 Auffindung der Gebeine des hl. Rathard.
Ausschnitt aus dem Fresko von Johann Georg Bergmüller über der Orgelempore der ehem. Augustiner-Chorherren-Stiftskirche von Diessen am Ammersee.

Heilung erlangten. Die Auffindung der Gebeine datiert in das Jahr 1013, in dem das Stift an die Augustinerchorherren übergeben wurde, bis 1132 seine Verlegung an die heutige Stelle erfolgte[77]. Mit der Verlegung einher ging natürlich auch die Translation der Gebeine des hl. Rathard, die, heute im festlichen *Schmuck der ersten Verherrlichung* erhoben, auf einem der Altäre im Glasschrein präsent sind. Die im Barock nicht anders als im Mittelalter real empfundene Bilokation von irdischem und himmlischem Leib, wie sie das Gewölbefresko über der Orgel mit Skelett und Heiligenbild zeigt, wiederholt sich im noch stärkeren Kontrast zwischen Verismus und Verklärung, wenn der Heilige in der Hauptwölbung des Langhauses im Kreis der Stiftspatrone Diessens erscheint, während derselbe unten im Glassarg real zugegen ist. Auffindung und Überbringung der Reliquien, Kirchenstiftung und Kirchenbau bilden konstante Darstellungsthemen in der Geschichte der christlichen Kunst. Der Reliquienstifter Rasso wird mit seinem ganzen Leib selbst zur auf dem Hochaltar im gläsernen Schrein ausgesetzten Reliquie (Abb. 150/151), indessen die Gewölbefresken von seinen ruhmreichen Taten und seiner himmlischen Verklärung barockes Zeugnis ablegen.

Stets wird berichtet vom Martyrium, vom irdischen Tod, von den Stationen und den Wundertaten des Heiligen, dem die Kirche gehört und in der er selbst zugegen ist, wie St. Quirin im Kloster zu Tegernsee, wo die Reliquien des Heiligen in einer großartigen Schaukomposition auf dem Quirinusaltar in Glasbehältnissen vom Strahlenglanz der Glorie hinterlegt erscheinen. Diesmal wird schon in der Vorhalle der Klosterkirche, von Hans Georg Asam ausgemalt, von den wunderbaren Geschehnissen Zeugnis abgelegt, die sich im 8. Jh. während der Translation der Gebeine zugetragen haben. Ein erstes Wunder geschah, als die Fuhrleute auf dem Weg von Rom nach Tegernsee den versiegelten Sarg aufzubrechen versuchten. „Kaum hatten sie den oberen Deckel losgemacht, schluge das Feuer zur Sarch mit solchem Gewalt heraus, daß die Frevler elendiglich verbrennet urplötzlich todt zur Erde fielen." Als dann der Leichnam aus der Salvatorkirche in die Grabkammer der Klosterkirche übergeführt und an den Füßen angehoben wurde, begann der unverweste Leib zu bluten. Das aus dem Sarg geflossene und aufgefangene Blut gehörte seitdem zu den großen Tegernseer Reliquien[78].

Allenthalben auf den Straßen der Christenheit fanden so das ganze Mittelalter über Translationen von Heiligenleibern statt, legendäre und historische, und am neuen Ruheort entstanden Kult und Wallfahrt, ereigneten sich Wunder und Wunderheilungen. Die größte Zahl der Übertragungen datiert ins frühe und hohe Mittelalter, nachdem die antike Unantastbarkeit des Grabes aufgegeben und die Märtyrerreliquien aus ihren Gräbern zu den Altären als den Stätten der Eucharistiefeier in die römischen Kirchen gebracht worden waren. Rom blieb freilich immer der wichtigste Heiligenlieferant, doch zahlreich waren auch die Translationen von anderen Stätten Italiens und aus dem Orient, aus Irland, England, Frankreich und Spanien, noch zahlreicher die aus mehr oder weniger weit voneinander entfernten, durch Gebetsverbrüderungen miteinander verbundenen Klöstern und

Stiften und am zahlreichsten diejenigen von Reliquien der *virgines colonienses.* Als dann nach Jahrhunderten die vergessenen Katakomben Roms wiederentdeckt wurden, setzte im Barock eine neue und andersartig gelagerte, doch abermals mit größter Begeisterung und Verehrung ausgestattete Welle von Translationen Heiliger Leiber[79] ein, die zu den seltsamsten, aber auch schönsten Erscheinungsformen barocker Reliquienfrömmigkeit werden sollte.

Wirkungsmacht und Wunderkraft

Nicht minder zahlreich als in den Translationsberichten sind die Aussagen über Art und Weise der Reliquienverehrung im politischen und rechtsgeschichtlichen Umfeld. Wenn Kaiser Heinrich VII. nach seiner Königskrönung in Aachen den Heiligen Drei Königen im Kölner Dom seine Reverenz erweist und das Königspaar vor diesen kniet und betet[80] (Abb. 7), so ist dies Ausdruck nicht allein öffentlicher und privater Frömmigkeit, sondern auch der Darstellung seiner nunmehr erworbenen königlichen Macht, die aber ebenfalls eingeschlossen bleibt in die Tugend christlicher *devotio.* Im politischen Selbstverständnis des Mittelalters kommt dem Kult der Reliquien stets höchste Bedeutung zu. Die Translationen der Heiligen nach Sachsen oder die Übertragung der Drei Könige nach Köln sind nur zwei charakteristische Fallbeispiele der mit neuerworbenem Reliquienbesitz verbundenen herrschaftlichen Legitimation. Die Reliquien der Heiligen bilden einen großen Teil der Wirklichkeit mittelalterlicher Kultur und Politik[81].

Dafür liefern auch die Vorgänge im Streit um Malmedy einen Beleg von großer Anschaulichkeit. Anno, Erzbischof von Köln und Kanzler des Reiches, später selbst heiliggesprochen, muß erfahren, wie Reliquien eines Heiligen, und das heißt der Heilige selbst, in eine Rechtsstreitigkeit *in praesentia,* in eigener Anwesenheit und nach mittelalterlichem Verständnis auch eigener Angelegenheit eingreifen und schließlich den Ausgang der Auseinandersetzungen bestimmen. Im *triumphus sancti Remacli*[82] wird auf das ausführlichste über diesen Streitfall berichtet. Es geht um die Rückgabe von Malmedy an das Kloster von Stablo, welche die dortigen Mönche mit dem Leib ihres Patrons, des hl. Remaklus, beim König gegen den Erzbischof betreiben. Schon im Jahre 1066 trugen sie Remaklus zum Hoftag nach Aachen, aber Anno verbat seinen Empfang. Einige Jahre später – 1071 – sollte der gerichtliche Austrag auf dem Hoftag in Lüttich erfolgen. Wieder tragen die Mönche den Leib von Stablo nach Lüttich,

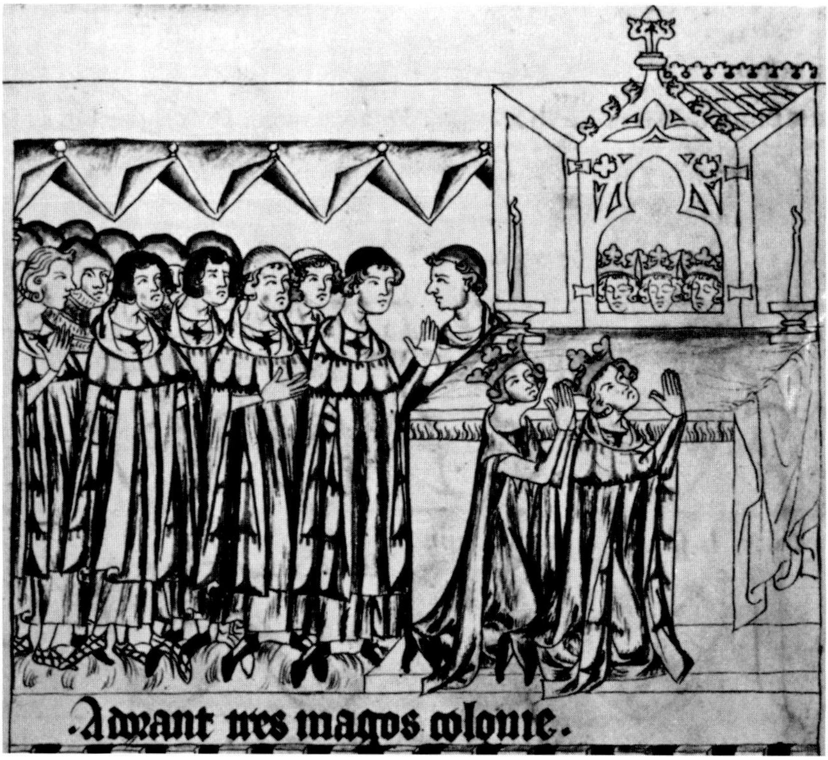

7 König Heinrich VII. und Königin Margaretha verehren im Jahre 1309 die Reliquien der Heiligen Drei Könige. Bilderchronik von Kaiser Heinrich VII. und Kurfürst Balduin von Luxemburg, um 1340. Koblenz, Landeshauptarchiv.

wo Remaklus zu Lebzeiten selbst Bischof gewesen war. Vor der Stadt meldet ein Bote, der Bischof von Lüttich habe aus Furcht vor dem Kölner Erzbischof wiederum den feierlichen Empfang des Heiligen untersagt. Aber schließlich wird dieser doch erlaubt, obwohl Anno in der Sache unnachgiebig bleibt. Die Mönche ziehen in den Garten der Pfalz, wo König und Erzbischof zu Tisch sitzen, und bringen ihre Klage vor. Der Bischof von Bamberg teilt ihnen mit, der König – Heinrich IV. – werde am nächsten Tag im allgemeinen Gericht die Berechtigung der Klage untersuchen. Aber die mißtrauisch gewordenen Mönche setzen den Leib des Heiligen auf die königliche Tafel und sprechen: „Hier ist er, dem du, König, Unrecht tust, sprich auch du ihm als eigen zu, was die ganze Welt ihm zuerkennt. Sei nicht nachlässig, daß er nicht im Himmel Gott gegen dich als Richter anruft!" Der König, fürchtend um sein Heil, wenn er den Spruch nicht ändere, verspricht, den Mönchen Recht widerfahren zu lassen, Anno aber bezichtigt sie der Anmaßung. Die Bischöfe raten, Remaklus wieder in die Kirche zu verbringen, doch die Mönche weigern sich und die Königin weint. Anno beschwört den König: „Die Hand haben sie gegen dich erhoben, diese unverschämten Mönche, der königlichen Macht Gewalt angetan, gleich als wollten sie dich zwingen, ihrem Willen gehorsam zu sein. Es geht gegen deine Ehre, ihre Unverfrorenheit länger zu beachten. Es ist eine Schande, sie öffentlich anzuhören." Der König verläßt die Tafel. Beim Versuch, ihm zu folgen, werden die Mönche zurückgewiesen. Die Gartenausgänge sind inzwischen durch die herbeigeströmte Menge verstopft. So setzen die Mönche den Schrein mit dem Leib des Heiligen wieder auf die königliche Tafel, die aber „wie Wachs" zusammenbricht. Dabei wird einem der Diener das Bein fast abgequetscht, doch sogleich wunderbar geheilt, und ein Blinder wird sehend. Nun macht der König dem Erzbischof Vorwürfe, dieser aber drängt weiter auf die Entfernung des heiligen Leibes. Die Mönche weigern sich. Der König solle zurückkehren und Remaklus ehrenvoll geleiten, nachdem er ihm habe Recht widerfahren lassen. Als Hofleute daraufhin den Schrein hochzuheben versuchen, wird er unbeweglich wie ein Fels. Alle Bemühungen, den Heiligen mit Gewalt zu entfernen, scheitern. So bleibt er die ganze Nacht über im Garten der Pfalz, Wunder ereignen sich, der König beobachtet dies im Bußgewand und mit nackten Füßen vom Fenster aus in Angst und Gebet. Am Morgen entschließt man sich, Remaklus wieder in den Dom zu bringen, denn nichts könne getan werden, erklärt man den Mönchen, solange der heilige Leib festgehalten würde. Nach der Messe begibt sich der Abt in die Pfalz, um die Klage zu erheben. Den Propst und die andern, die der königlichen Macht widersprachen, heißt er sich in acht zu nehmen. Der König nämlich habe befohlen, die Mönche mit Bewaffneten zu umstellen und keinen zu verschonen. Dies sollte offensichtlich auf den Rat des Erzbischofs geschehen, ebenso der Plan, den Leib des hl. Remaklus dem Bischof von Bamberg zum Geschenk zu machen. Um die Mittagszeit ereignen sich dann neue Wunder. Mit großer Erschütterung erhebt sich der Schrein mit dem Leib des Heiligen fast um eine Elle. Das gleiche Geräusch ertönt auch beim Lambertusgrab in der Domkrypta. Bischof Lietbertus von Cambrai, dort gerade mit seinen Klerikern beim Stundengebet anwesend gewesen, bezeugt, selbst gesehen zu haben, wie erst eine dichte Wolke das Grab umgab, worauf ein Licht heller als die Sonne folgte, und mitten in dem Glanz sah er Remaklus und Lambertus in heimlichem Disput. Der Bischof mahnt den König, nicht länger hinauszuschieben, was er doch tun müsse: „Du weißt, daß die zwei Richter des himmlischen Kaisers schwere Klage gegen dich vorhaben und, weil ich Gefahr für dich fürchte, komme ich, dir gesunden Rat zu bringen. Wenn du nicht unverzüglich untergehen willst, gib dem Heiligen zurück, was du zu Unrecht weggenommen hast!" Der König erhebt sich erschreckt vom Thron und wendet sich zum Erzbischof: „Ich kann, wie ich sehe, es nicht länger mehr aufschieben, und ich stimme dir nicht mehr zu. Was du von mir, der ich nicht gut beraten war, erhalten hast, gib, wenn du willst, zurück, denn mir obliegt es, ob ich will oder nicht, es dem, der das Seine so offensichtlich von mir verlangt, zurückzugeben." „Da es so Gott gefällt, kann es nicht anders geschehen", erwidert Anno und reicht dem König den Stab aus seinen Händen. Dieser spricht im Dom, der vom Lobe Gottes erschallt: „Spät, glaube ich, komme ich, um, wie es dem Heiligen gefällt, Genugtuung zu leisten. Nimm, Heiliger, das deine, das ich dir zurückgebe; gewähre mir Verzeihung, der dich um Verzeihung bittet." Dann legt er den Stab auf den Schrein des Heiligen, bekennt geneigten Hauptes seine Sünde und kehrt eiligst zurück.

So erkennt man, wie in unzähligen anderen Berichten auch, im *triumphus sancti Remacli* – freilich aus der Sicht und vom Standpunkt der Stabloer Mönche beschrieben – etwas von der Wirkungsmacht und Wunderkraft der Reliquien eines Heiligen, der selbst zur wichtigsten Person im gerichtlichen Austrag wird, persönlich anwesend ist und als die eigentliche Rechtsperson das ihm gehörende und verweigerte Gut aus der Hand des Königs zurückempfängt. Wieder erscheint die Auffassung von der Bilokation des Heiligen. Einerseits setzen die Mönche den Schrein mit dem Leib auf die königliche Tafel und tun kund „hier ist er", andererseits sprechen sie im selben Satz, „daß er nicht im Himmel Gott gegen dich anruft". Nicht die Mönche erhalten Malmedy zurück, sondern Remaklus, der Heilige, als der rechtmäßige Eigentümer. Häufig erhielten auch Stiftungen Rechtskraft erst, wenn sie an den Heiligen und seine Reliquien geleistet wurden. Um Stiftungen zur Mehrung seines Klosters Werden leichter zu erwirken, reiste Lutger mit dessen Reliquien umher[83]. Zahlreich sind die überlieferten Fälle, da man die Reliquien der Heiligen auf bestrittene Güter brachte oder das Grundstück mit diesen zur Besitzeinweisung umschritt, um Eigentum zu sichern oder wiederzuerlangen[84]. Heilige werden zum Gericht getragen oder erscheinen als Kläger und gewinnen entfremdetes Gut wieder, sie sind zugegen bei Versammlungen zur Einführung des Gottesfriedens. Bei der Synode in Charroux (989) sind *multa corpora sanctorum in praesentia*[85]. Auf die Reliquien leisten die Beteiligten das

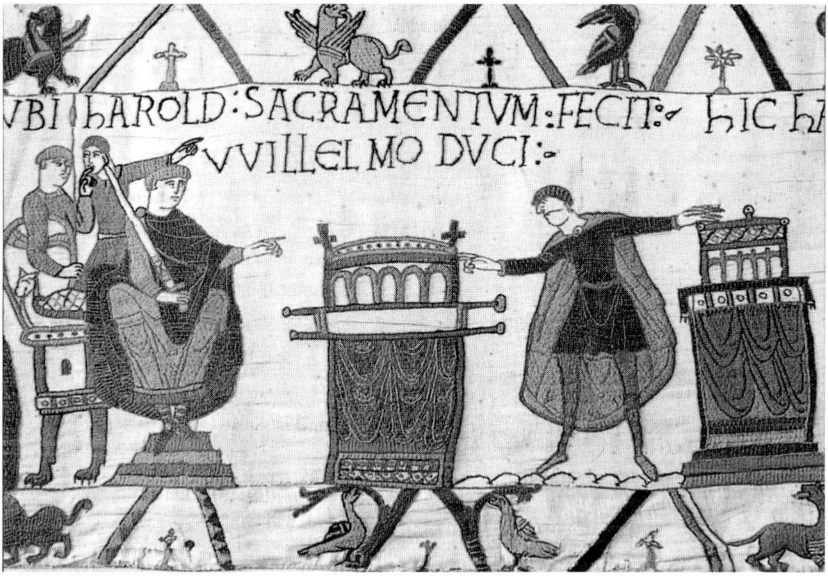

8 Harold leistet Herzog Wilhelm den Eid auf die Reliquien.
Teppich von Bayeux, Ende des 11. Jahrhunderts.

sacramentum pacis[86], sprechen die Eidesformel *sic me deus adiuvet et sancti quorum istae reliquiae sunt*[87]. Auf zwei Reliquiare, die Gebeine der hll. Bischöfe Raven und Rasilphe und eine Ampulle mit Blutstropfen Christi bergen, schwört Harold, nach dem Tode Eduards Wilhelm als König von England anzuerkennen (Abb. 8). Weil er diesen auf die Reliquien abgelegten Treueid gebrochen und sich so am Heiltum versündigt hat, nahm die Geschichte Englands ihren bekannten, für Harold tragischen Verlauf, wie es aus der Sicht der Sieger auf dem Teppich von Bayeux dargestellt ist[88]. Auf Reliquien zu schwören war im Rechtswesen allgemeiner Brauch. Belege sind zahlreich vorhanden[89], und auch die Realien selbst, Eidreliquiare[90], blieben verschiedentlich erhalten. Im ›Sachsenspiegel‹[91], der vorschreibt, den Eid bei Gott und allen Heiligen auf ein Heiltum abzulegen, sieht man, wie der Schwörende beim Eid mit zwei Fingern seiner rechten Hand das Reliquiar zu berühren hat. Genau so hat es auch Harold getan.

Aus allen solchen Berichten und Bildern spricht stets die Auffassung von der realen Gegenwart der Heiligen, die eingeordnet ist in die Auffassung von der Gegenwart der Toten überhaupt, die einen Status als Rechtssubjekte und als Subjekte von Beziehungen der menschlichen Gesellschaft besitzen. Doch verblaßte diese allmählich und ging schließlich ganz verloren[92]. Aber bei einem seinerzeit ungebrochenen Verhältnis der Lebenden im Bewußtsein der Verbundenheit mit den Verstorbenen und ihrer andauernden Existenz ist es geradezu selbstverständlich, daß die Vorstellung von einer aktiven Teilnahme der in Bilokation im Himmel und auf Erden anwesenden Heiligen an allem Geschehen und Schicksal Glaubensgewißheit erlangte.

Die *praesentia* des Heiligen in seinen Reliquien begünstigt zugleich das Entstehen einer distanzloseren Haltung, die Züge ganz weltlichen Sozialverhaltens trägt und mitunter zur Anwendung von Mitteln führt, wie man sie nicht anders im familiären und gesellschaftlichen Kontakt pflegt: Lob für Hilfe und gute Erledigung vorgebrachter Anliegen, Beschimpfung und Strafe für verweigerten Schutz. Selbst Erniedrigung und Züchtigung von Reliquien sind keine Ausnahmen. Der heilige *domnus* hat Pflichten gegenüber den Seinen, und wenn er, der helfen kann, die Hilfe unterläßt, verlangt der Untergebene Sühne für das Pflichtversäumnis. Wie die Bilder der Heiligen wurden daher auch deren Reliquien oft erniedrigt und auf den Boden gesetzt, in Dornen gelegt und die Kirchentüren verschlossen, um ihre Verehrung zu unterbinden[93].

Unter dem Einsatz von Reliquien der Heiligen wurden Kriege geführt. Mit der Rippe eines Märtyrers am Schild ihres Anführers trieben die Mechelner Herzog Johann von Brabant, der ihre Stadt belagerte, in die Flucht[94]; die Rippe, die den siegreichen Ausgang der Schlacht bewirkte, erhielt zum Dank dafür eine kostbare Fassung in Silber und Gold, die eine Engelstatuette in Händen hielt und fortan den Gläubigen zeigte.

Die Bürger von Bordeaux flehten inständig in ihrer Kirche vor den auf dem Altar ausgesetzten Reliquien und dem Schrein des hl. Severinus, sie vor den Goten zu retten, die draußen vor der Stadt ihre Zelte aufgeschlagen hatten und Bordeaux belagerten[95]. Zuflucht in der Not, Rettung vor dem belagernden Feind, Trockenheit und Dürre als Strafe für die Abwesenheit der Reliquien des Heiligen, Gelübde der Einholung und darauf Regen im Überfluß, Kampfbereitschaft um den Heiligen, Translation, Wunder, Schutz gegen Feuer und Zerstörung sind die Motive des zwanzigteiligen Bildzyklus von St. Severin in Köln. Aus der Identifizierung mit einem heiligen Bischof gleichen Namens in Bordeaux entstand die Legende von der Translation der Gebeine aus Bordeaux nach Köln. Ausführlich wird der Bildinhalt jeder Tafel erklärt: „Zur selben Zeit, als bei der Stätte, wo die ehrwürdigen Reste in der Kirche zu Bordeaux ruhten, sich viel Wunderbares ereignete und das Volk in der Kirchenpforte zusammenströmte, schloß ein mächtiges Heer der wilden Goten die Stadt ein. In dieser Not nahmen die Gläubigen ihre Zuflucht zum hl. Severin und bestürmten ihn flehentlich, er möge in solcher verzweifelten Lage ihnen, die zu ihm pilgern, helfen. Alsbald wurde die Sonne verdunkelt, was die Feinde dermaßen erschreckte, daß sie alles zurückließen und die Flucht ergriffen. – Nach dem Tode des hl. Severin traf das kölnische Land eine schwere Heimsuchung dadurch, daß drei Jahre kein Regen fiel. Deshalb verordnete der hl. Bischof Evergislus ein allgemeines Fasten; er selbst mit der Geistlichkeit und dem Volke baten inständig den Herrn, er möge ihnen doch die Ursache so großen Übels offenbaren und ihnen wieder gnädig sein, damit diese Trübsal gelindert werde. Während diese Feierlichkeit vorging, wurde ein Geistlicher im Traume folgendes zu schauen gewürdigt: es schien ihm, als ob ein Engel bei seinem Bette stehe, der also zu ihm spräche: ‚Ihr habt euren Hirten und Bischof nicht bei euch und sucht die Ursache zu ergründen, weswegen Gott euch so sehr zürne.‘ Als er von diesem Gesicht dem Bischof in Gegenwart vieler Mitteilung gemacht hatte, riefen alle einhellig: ‚Der hl. Severin muß wieder auf seinen Sitz zurückgebracht werden!‘ Bald fiel – von Gott gesandt – der Regen, und das Jahr brachte eine fruchtbare Ernte. – Nach der Offenbarung des Engels waren die Kölner nach Bordeaux gezogen in Waffen und mit einem zahlreichen Heere; sie baten als Freunde, man möge ihnen die heiligen Überreste des seligen Severinus zurückgeben, sie dächten an keinen Raub, sondern verlangten das anvertraute Gut. Jene aber, bestürzt über eine so unglückliche Mär, schlossen ohne Zögern ihre Tore, stellten das Geschütz auf, nahmen eine feindliche Haltung an und erklärten den Kölnern, wenn diese nicht von ihrem Beginnen abständen, würden sie das Geschütz auf sie abfeuern. Als der Lärm des Volks sich legte, erörterten die Bischöfe mit ihren Räten, was die Ursache eines solchen Wunderzeichens sei, wobei die Kölner geltend machten, es sei ihnen vom Himmel kundgetan worden, dieses Unternehmen zu vollführen; ihr Patron wolle in sein Land zurückkehren und habe dies sogleich durch das große nach der Offenbarung geschehene Wunder bestätigt. Alsbald gaben die Burdigalenser ihren Bitten nach, weil Gott es wolle und in seiner Güte so angeordnet habe. Nachdem die Kölner mit dem ganzen Volke der Burdigalenser ein Bündnis geschlossen, brachten sie, darüber erfreut, die ehrwürdigen Reste ehrfürchtig nach ihrer Vaterstadt unter vielen Bezeugungen der Freude und Ehrerbietung. Auf der langen Fahrt ereigneten sich viele Wunder; der drei Jahre ausgebliebene Regen strömte herab, daß es sprichwörtlich wurde zu sagen: ‚Der hl. Severin ist zu Hause.‘ In der Folge pilgerten allwöchentlich die Gläubigen, Männer wie Frauen, zu ihrem Patron“[96].

Der spätgotische Kölner Maler setzte die Hilferufe der Bürger von Bordeaux in die heimische Kirchenlandschaft seiner Zeit ein (Tafel I). Auf dem Leuchterrechen vor dem Altar brennen Opferkerzen, auf dem Altar steht der Reliquienschrein, von kölnischen Reliquienbüsten flankiert. Fahnen mit dem Bild des Heiligen, zu dem um Schutz und Hilfe gefleht wird, sind aufgesteckt. Auf der Altarmensa, mit einem Antependium aus rotem Brokat verkleidet, präsentiert sich der ganze übrige Reliquienschatz der Kirche. An einem Balken hängen Votivgaben, dargebracht zum Dank für die erlangten Gnaden und Heilungen. Ein Wandteppich mit bunten Blumen auf dunklem Grund umschließt den kostbaren Andachtsraum und verstärkt noch den Eindruck vom *locus amoenus,* der erfüllt ist von frommer Atmosphäre und von der Aura des Numinosen. Legendäre Historie wird geschildert, diese aber in der zeitgenössischen Inszenierung spätmittelalterlicher Reliquienverehrung. Es ist eines der schönsten Zustandsbilder der ausgehenden Spätgotik[97].

Besonders wegen ihrer *Wunderkraft,* die in den körperlichen Überresten und in allem, was mit den Heiligen in Berührung gelangte, wirksam ist, verehrte und verehrt – was man oft vergißt – auch heute noch vielerorts das Volk seine Heiligen. Diese Kraft erfüllt selbst deren Schatten, denkt man an die Apostelgeschichte 5, 15, da Kranke auf die Straße gebracht werden, damit der Schatten des Petrus auf sie falle. An die wunderwirkende Kraft der Reliquien glaubt auch Augustinus[98], Reliquienwunder sind Elemente der christlichen Apologetik, die Wunderkraft[99] hat bestimmenden Einfluß auf den Stellenwert des Bistums, sie bildet einen wesentlichen Faktor in der Politik und im Taktieren der Diplomatie, wie das wiederentdeckte Jakobusgrab in Compostela zu einem weder durch Rom noch durch den Imperator Toletanus ausschaltbaren kirchenpolitischen Machtinstrument geworden ist[100]. Wunder sind Bestandteil der Heiligkeitskonzeption, mindestens zwei müssen sicher bezeugt sein als Vorbedingung der Kanonisation, die Wunder erst bewirken die charismatische Verbindung des Heiligen mit dem Numinosen.

Andächtige Beraubung

Der Kult der Reliquien müßte nicht Sache und Erfindung von Menschen sein, wäre seine Geschichte nicht auch durchsetzt von Begleiterscheinungen, die da heißen: Entführung, Raub, Diebstahl, Betrug und Schwindel. Zwar straften meist die Heiligen selbst unrechtes Tun und frevelhafte Taten, aber als wundermachtbegabte Personen hätten die Drei Könige ihre Entführung aus Mailand, St. Auctor seinen Diebstahl in Trier, St. Markus seinen Raub in Alexandrien zu verhindern gewußt, wenn sie dies gewollt hätten. So handelten die Räuber oft im geheimen Einverständnis mit den Heiligen selbst, die sich vergessen und vernachlässigt oder nicht genügend gehütet fühlten, wie Ratherius von Verona den „lobwürdigen Diebstahl" des hl. Metro verteidigt[101], denn sicher sei, daß durch die Verehrung der entführten Gebeine und der den Veronesern verbliebenen Asche des Heiligen Räuber wie Beraubte bei Gott Belohnung erlangen würden. Solcherart Argumentation, der Reliquiendiebstahl sei „nach dem Willen dieser Heiligen selbst" geschehen, „den sie durch Wunderzeichen zu erkennen gaben", scheinen oft als Begründung der unrechten Taten auf, wenn beispielsweise Einhard über den Diebstahl der kostbaren Leiber der hll. Marcellinus und Petrus für seine Basilika im Odenwald berichtet[102]. Bischof Otwin von Hildesheim erbrach 964 zu Pavia zwei Altäre mit den Reliquien der hll. Speciosa und Epiphanius[103]. Die Mönche von St-Maurice stahlen Chrodegang von Metz, der bei ihnen nächtigte, aus Rom mitgebrachte Reliquien des hl. Gorgonius, und Chrodegang hub daraufhin an, das Grab des hl. Mauritius gewaltsam aufzubrechen, drohend, dessen Gebeine zu entführen, falls ihm die Rückgabe seiner Reliquien weiter verweigert würde[104]. Am selben Ort ist übrigens später Anno, Erzbischof von Köln und leidenschaftlicher Reliquiensammler, zum Einschlußtäter geworden, nahm Reliquien des hl. Innocentius und des hl. Vitalis an sich und reiste eiligst ab[105]. So stark jedenfalls wirkte oft die Reliquiengier, daß der hl. Romuald von Camaldoli, als er aus seiner Klause nach Monte Cassino fortziehen wollte, von den Einwohnern seiner Umgebung ermordet werden sollte, denn „weil sie ihn nicht als Lebenden zurückhalten konnten", wollten sie ihn „als toten Leichnam besitzen, damit er das Patrozinium über ihr Land übernehme"[106]. Und den Märtyrer Eudald hat das Volk zerrissen, um sich seiner Überreste zu bemächtigen[107]. Mit guten Gründen vermied es Franziskus, auf der letzten Reise von Siena nach Assisi seinen Weg durch Perugia zu nehmen, um dort nicht zum Reliquienobjekt zu werden[108]. Auch der aufgebahrten, im Rufe der Heiligkeit stehenden Elisabeth von Thüringen riß man aus übergroßer Verehrung nicht nur Stücke vom Gewand, sondern auch vom Körper ab, wie Caesarius von Heisterbach berichtet: „Aus Frömmigkeit und um von ihr Reliquien zu haben, lösten oder rissen sehr viele Leute Teilchen von den Tüchern, schnitten ihr Haupthaar und Nägel ab, einige stutzten ihr die Ohren, andere schnitten ihr die Brustwarzen weg"[109]. Von der hl. Attala, der in Hohenburg erzogenen Nichte der hl. Odilia und 741 verstorbenen Äbtissin des Straßburger Frauenklosters St. Stephan, sagt die Legende, Werner, ein Bote der Äbtissin Werendrudis von Hohenburg, habe der aufgebahrten Leiche heimlicherweise die rechte Hand abgeschnitten, aber die Tat wurde entdeckt und die Hand vom Leichnam getrennt bestattet. Jahrhunderte später fand man diese wieder[110]. Ein spätgotischer Bildteppich[111] zeigt die durch Spruchbänder erklärten Szenen: *Wie sant Athala starp und uf der bore lag und ir die hant abgesniten wart; wie sant Athalen hant funden wart in einem schrine* (Abb. 9). Noch heute schaut man die verehrte Hand durch die transparente Hülle eines geschliffenen und hohlgewerkten Bergkristallblocks[112] (Tafel II). Auch der gelehrte Dominikaner Thomas Cantimpré beabsichtigte, der hl. Lutgard von Tongern, deren Beichtvater er war, nach dem Tode eine Hand abzuschneiden, weil er glaubte, diese Reliquie werde ihm „zum Heil von Seele und Leib gereichen", doch wollte die Heilige nur einen Finger überlassen, den er später gegen das Versprechen, deren Vita zu schreiben, auch erhalten sollte[113]. Und Johannes von Marignola bezeugt, daß Kaiser Karl IV. im Prager Klarissenkloster eine Partikel vom dort aufbewahrten Finger einer Hand des hl. Nikolaus, die der hl. Agnes, der Tochter Přemysl Ottakars, geschenkt worden war, abschneiden wollte. Doch die Hand begann zu bluten, der eiligst herbeigerufene Erzbischof fügte Hand und Finger wieder zusammen. Karl IV. ließ sogleich das Wunder in der Nikolauskapelle auf Karlstein darstellen, für die er den Diebstahl beabsichtigte[114].

In jesuitischer Erbauungsliteratur des Barocks kehren für solche Gepflogenheiten ähnliche Bezeichnungen wieder. „Andächtige Beraubung" wird es jetzt genannt[115], was abermals anzeigt, wie unverändert das Grundver-

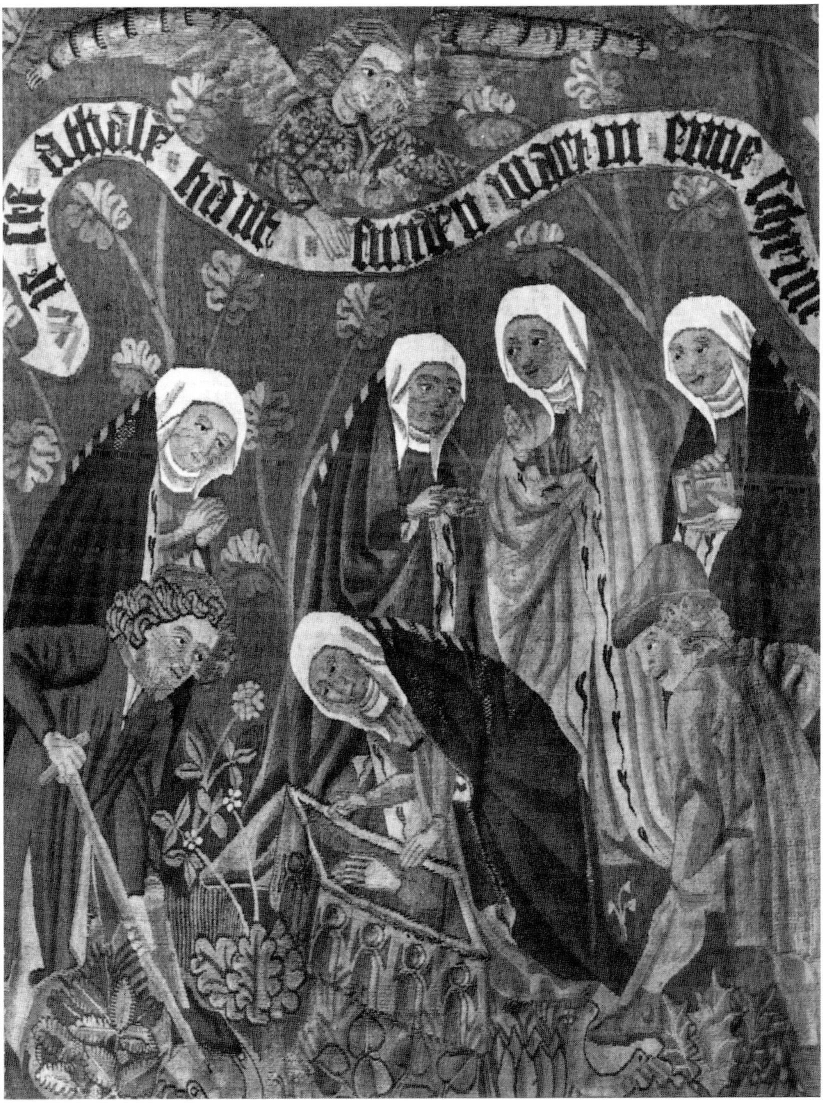

9 „wie sant Athalen hant funden wart in einem schrine".
Bildteppich mit Darstellung der Legende der hl. Attala,
Ende des 15. Jahrhunderts.
Straßburg, Musée de l'Œuvre Notre-Dame.

halten zum Reliquienglauben die Jahrhunderte über geblieben ist. Überhaupt entspricht der christliche Heiligenkult einer Mentalität, in der der Glaube an Wunderkraft und Fähigkeit zur selbständigen Hilfeleistung der Heiligen größeres Gewicht hat als die theologische Unterscheidung zwischen dem *cultus inferior* – dem Heiligenkult – und dem *cultus supremus* – der Anbetung Gottes. Ein polytheistischer Zug wird schon in der Aufteilung von Zuständigkeiten für einzelne Hilfen auf bestimmte spezialisierte Heilige erkennbar, während andere wiederum in allen Anliegen angerufen werden können. Viel mehr als in der „Machtinstitution" Kirche – wie oft gesagt wird – ist der Heiligen- und Reliquienkult besonders im Volksglauben angesiedelt, der mit der Lehrmeinung der Kirche nicht immer übereinstimmt oder gar in Widerspruch gerät. Auch mit dem Mißbrauch der Reliquienverehrung hatten sich die Konzilien oft zu beschäftigen. So erließ beispielsweise im Jahr 1215 das Laterankonzil strenge Bestimmungen gegen den Reliquienhandel, der allerdings auch damals schon so alt war wie das Streben nach Reliquienbesitz. Augustinus führt Klage über Mönche, die *membra martyrum, si tamen martyrum vendidant*[116], und der ›Codex Theodosianus‹ verbietet, mit den Heiligen Handel zu treiben – *nemo martyrem distrahat, nemo mercetur*[117]. Nicht anders bestimmt noch heute der Codex des Kanonischen Rechts im Lib. IV, Can. 1190-§ 1: *Sacras reliquiis vendere nefas est* – Es ist verboten, heilige Reliquien zu verkaufen[118].

Reinheit und Lauterkeit der Absichten führen auch scheinbar sündhaftes Tun in Einklang mit der sittlichen Ordnung, nur Raub und Diebstahl aus niedrigen Beweggründen gelten als verwerflich. Als *sancta rapina* wird der Reliquienraub[119] gerechtfertigt und zum *„lobwürdigen Diebstahl"* aus frommem Verlangen, der – wie beispielsweise im Fall des hl. Metro in Verona – sogar im Einverständnis des Heiligen selbst erfolgt.

Echte und falsche Reliquien

Mit Spott und Ironie läßt Roger Peyrefitte, ›Die Schlüssel von St. Peter‹, seinen Kardinal Belloro erklären: „Alle Reliquien sind in der einen oder andern Form echt, und die angeblich falschen tun ebenso viele Wunder wie die echten. Die Reliquien eines Verdammten könnten Wunder tun, wenn er zum Heiligen erklärt würde; der Kartäuser Denys hat geschrieben: ‚Ich sah in der Hölle in den Händen der Teufel einen heiligen Bischof, dessen Reliquien Wunder bewirkt hatten.' Noch mehr: im 18. Jahrhundert brachte ein Fürst Radziwill einen Reliquienschrein von Rom nach Polen zurück; dieser Schrein öffnete sich während der Reise, und alle die heiligen Gebeine gingen verloren. Sein Diener befürchtete aber, er werde wegen seiner Unachtsamkeit fortgejagt werden und füllte den Schrein mit kleinen Hühner- und Kaninchenknochen; und erst, als diese seltsamen Reliquien ebenfalls Wunder verrichteten, hatte er den Mut, seinen Betrug einzugestehen. Nun soll jetzt noch einer wagen, mir von falschen Reliquien zu sprechen!" In Peyrefittes Roman kehren ewig alte Argumente gegen das Reliquienwesen wieder. Von ein und demselben Heiligen gäbe es oft mehrere Leiber und Häupter und unzählige Arme, Hände, Finger und Beine, die sich an den verschiedensten Stätten befänden und die alle als echte Reliquien ausgegeben würden. Oder das verehrte Gebein stamme gar nicht von Menschen, sondern von Pferden, Kaninchen und Hühnern[120].

Das Wahrheitsverständnis im Heiligen- und Reliquienkult und die Unterscheidungskriterien zwischen Echt und Falsch im Mittelalter hat besonders Klaus Schreiner in zwei Abhandlungen dargestellt[121]. Zuviel Mißbrauch und Betrug gab es zu allen Zeiten, als daß nicht immer wieder die Frage nach der Echtheit der Reliquien hätte aufkommen müssen. Zumal der Teufel selbst oft in großer Bosheit seine Hände mit im Spiel hatte. So berichtet Caesarius von Heisterbach von einem Pferdeknochen, der auf wunderbare Weise aus einer Menge echter Gebeine der *virgines colonien-*

ses herausgeschleudert worden sei: „Als einmal viele Gebeine von Gefährtinnen der hl. Ursula nach Altenberg gebracht worden waren, machten die Mönche sich sofort daran, die heiligen Leiber zu waschen, breiteten dann reine Tücher auf die Sitze im Kapitelsaal und legten die Gebeine darauf, um sie zu trocknen. Plötzlich bemerkten die Anwesenden einen abscheulichen Geruch, welcher von den Gebeinen herzukommen schien. Abt Goswin fürchtete sofort, es liege ein Blendwerk des Teufels zugrunde, der beabsichtigte, auf solche Weise die Ehrfurcht der Brüder vor jenen Reliquien der Märtyrer zu vernichten; er nahm alsbald einige Priester mit, zog die heiligen Gewänder an und rief dann in der Nähe der Tür stehend: ‚Ich beschwöre dich, unreiner Geist, im Namen dessen, welcher kommen wird zu richten die Lebendigen und die Toten und die Welt durch Feuer zu zerstören, daß, wenn dieser Gestank von dir herrührt, solches offenbar werde und du so Gott und diesen seinen Heiligen die gebührende Ehre erweisest!' Wunderbar, kaum hatte er diese Worte gesprochen, da flog vor aller Augen mitten aus den Gebeinen ein großer Pferdeknochen und fiel von einem Sturmwind getrieben außerhalb des Kapitelsaals zu Boden. Mit ihm war aber auch der Geruch verschwunden, und es machte sich der süßeste Wohlgeruch bemerkbar. Da priesen alle Gott, der das Werk des Teufels zunichte gemacht, seine Heiligen aber verherrlicht hat"[122].

Heinrich von Nördlingen überließ die Klärung der Echtheit jener Reliquien, die er in Köln und Aachen erworben und Margaretha Ebner in Maria Mödingen geschenkt hat, der Mystikerin selbst, zuversichtlich, durch göttliche Eingebung werde dieser geoffenbart, ob die heiligen Häupter wirklich echt wären und man ihn auch nicht betrogen habe: „Ich send dir ze behalten bei dir meins hertzen kleinet: das ist drü haupt, der sint zwai der junckfrawen, das dritte ist von sant Gerionsz geselschaft, als man mir seit. bit si und dein lieb, das du der warhait bewiszt werdest, das wir nit betrogen werdent"[123].

Wie die Echtheit sonst rekognosziert werden kann, zeigt eine Szene auf einer der Schmalseiten des Markusschreins im Münsterschatz von Mittelzell auf der Reichenau. Ein venezianischer Kaufmann, der dem alemannischen Kleriker Ratold Gebein des heiligen Markus verkaufte, leistet den Eid auf die Echtheit der Reliquien und taucht dabei die Linke in einen Kessel mit siedendem Wasser[124]. Durch die bestandene Probe war der Beweis für die Authentizität erbracht, und dieser Echtheitsnachweis ist anschaulich und unzweideutig ins Bildprogramm aufgenommen, damit niemand am wahren heiligen Inhalt des Reliquienschreins zweifle, der übrigens dieselbe Gestalt aufweist wie der auf der Reliefszene abgebildete.

Auch die Zwiefaltener Mönche waren von ihren Zweifeln befreit worden, echte oder falsche Reliquien der *virgines colonienses* zu besitzen, als das Gottesurteil eines *iudicium frigidae acquae* den Erweis der *veritas* erbracht hatte[125].

Aus dem Wortlaut im Reliquienkanon 62 des Vierten Laterankonzils im Jahre 1215 geht hervor, daß Handel und Schwindel mit den *pignora sanctorum* bedenklichen Umfang angenommen haben mußten: „Da der christlichen Religion nur allzu oft Schaden daraus erwuchs, weil einige die Reliquien der Heiligen als verkäuflich ausstellen und sie allenthalben zur Schau stellen, haben wir durch vorliegendes Dekret bestimmt, damit nicht weiterhin der Religion Abbruch geschehe, daß alte Reliquien in Zukunft nicht mehr außerhalb eines Reliquienkästchens gezeigt noch als verkäuflich ausgestellt werden sollen. Niemand aber wage es, neu gefundene öffentlich zu verehren, wenn sie nicht zuvor durch die Autorität des römischen Pontifex die Approbation erhalten haben. Die Prälaten aber sollen im übrigen nicht erlauben, daß jene, die ihre Kirchen in Verehrung besuchen, mit leeren Trugbildern oder falschen Dokumenten getäuscht werden, wie es an den meisten Orten zu geschehen pflegt, um Geld zu erraffen. Auch verbieten wir, den Almosensammlern die Zulassung zu geben – einige von ihnen setzen ja beträchtliche Mißbräuche in ihrer Predigt vor und belügen dabei sich und die andern –, außer wenn sie echte Briefe vom Apostolischen Stuhl oder vom Diözesanbischof vorweisen. Und auch dann dürfen sie nur das dem Volke an Reliquien und Ablässen verkünden, was in dem Brief selbst enthalten ist"[126]. Insbesondere unter den umherziehenden Almosensammlern gab es viele suspekte Figuren, deren Verhaltensweise vom Zweiten Konzil in Lyon im Jahre 1274 scharf verurteilt wird: „1. Almosensammler verunstalten die Kirchen durch Lügen und Unvollkommenheiten und setzen sie dem Spott aus. 2. Sie bestechen die Kirchenvorsteher durch Geschenke, und diese erlauben ihnen darum zu sagen, was sie wollen. 3. Sie erdichten und erlügen in ihren Schreiben so viele Ablässe und erklären dieselben so schlecht, daß fast niemand ihnen glaubt. 4. Sie erbetteln viel und schicken wenig an die Orte, wofür die Almosen bestimmt sind. Sie betrügen mit falschen Reliquien"[127].

Dies tat auch der Kustos am Grab des hl. Augustinus, wie Jacobus von Voragine in der Legenda aurea die Geschichte vom Reliquienbetrug zu Pavia[128] überliefert: „Es war einer, der hatte Sanct Augustinum gar lieb, der gab dem Mönche, der seines Leichnams hütete, großes Gut, daß er ihm einen von des Heiligen Fingern gebe. Der Mönch nahm das Geld und schnitt einem andern Toten den Finger ab, wickelte ihn in ein seiden Tuch und gab ihm den, und sprach, es sei ein Finger von Sanct Augustini. Der Mensch empfing ihn mit großer Ehrfurcht und betete ihn allezeit andächtig an, tat ihn an Mund und Augen und drückte ihn häufig an seine Brust. Da sah Gott seinen großen Glauben und erbarmte sich über ihn, daß er ihm einen wirklichen Finger des Heiligen auf gar wunderliche Weise gab, und ließ den andern verschwinden. Als der Mensch heimkehrte, tat der Finger große Wunder, und das Gerücht davon drang bis gen Pavia. Da sprach der Mönch, daß es eines andern Toten Finger sei. Sie taten das Grab auf; da fanden sie, daß einer von des Heiligen Fingern fehlte. Als das der Abt vernahm, entsetzte er den Mönch seines Amtes und strafte ihn schwerlich."

Die schlichte Allesgläubigkeit und Einfältigkeit der Unwissenden und Ungebildeten machten es freilich auch vielen leicht, ihr Unwesen mit den *pignora sanctorum* zu treiben. Mit viel Vergnügen wird die Zehnte Geschichte des Sechsten Tages im ›Dekameron‹ gelesen, in der Bruder Cipolla den Bewohnern von Certaldo beim Almosensammeln verspricht, ihnen eine Feder des Erzengels Gabriel zu zeigen, welche dieser in Mariens Stube bei der Verkündigung verloren und die Cipolla einstens aus dem Heiligen Lande selbst mitgebracht habe. Doch war es in Wirklichkeit die Schwanzfeder eines dem toskanischen Landvolk seinerzeit noch unbekannten Papageien, die er in einem Kästchen mit sich führte. Um Cipolla einen Streich zu spielen, entnahmen zwei junge Leute heimlich die Feder und legten statt dessen Kohlen in das Kästchen. Aber der Almosensammler war keinesfalls verlegen, als er das Kästchen öffnete und dem Volk von Certaldo die Feder des Erzengels Gabriel zeigen wollte. Vielmehr begann er sogleich eine nicht endenwollende Geschichte über seine Pilgerschaft ins Heilige Land und die zahlreichen Reliquien zu erzählen, die er gesammelt habe und andächtig mit sich führe, die ihm aber sein „Oberer bis jetzt und bis ihre Echtheit erwiesen wäre, vorzuweisen niemals gestattet hat". Nun hätte er statt des Kästchens mit der Feder des Erzengels irrtümlich ein Kästchen mit den Kohlen erwischt, mit denen einst der hl. Laurentius geröstet wurde. Nach der langen Rede „zeigte Cipolla die Kohlen. Eine Zeitlang betrachtete die Menge sie mit ehrfurchtsvollem Staunen. Bald aber drängten sie sich ungestüm um den Bruder Cipolla und verlangten unter viel größeren Opfern, als sie sonst zu geben gewohnt waren, inständig, daß er einen jeden mit den heiligen Kohlen berühre". Herdkohlen des hl. Laurentius spielen in der spätmittelalterlichen Literatur öfter eine Rolle, wenn es darum geht, den durch die Heiltumskrämer geübten Mißbrauch der Reliquienverehrung anzuprangern[129]. Auch gewöhnliche Menschenknochen verkauften Händler als Heiligengebein schon zu des Augustinus' Zeiten[130], in Rom auf dem Friedhof von St. Paul gruben griechische Mönche gewöhnliche Skelette aus und beabsichtigten diese als Heiligengebein nach Griechenland zu schaffen, weiß Gregor der Große zu berichten[131], zu Zeiten des Guibert von Nogent bieten Händler *ossa vulgaria* als *pignora sanctorum* an[132], in Chaucers ›Canterbury Tales‹ tritt ein Ablaßhändler auf, der *pigges bones* als Heiligengebein ausgibt[133]. Auch der hl. Martin hat einen *vulgi errore* durch das Volk vielverehrten Heiligen als Verbrecher entlarvt[134], und Johannes Gerson bemerkt, in Vienne hätte man lange Zeit einen toten Hund als Heiligen verehrt[135].

Echte Reliquien von falschen zu trennen und Echtheitsnachweise zu führen beschäftigte die kirchliche Praxis. Nicht allein für die Echtheit der Reliquien, auch für die Echtheit des Heiligen, seines Martyriums und der geschehenen Wunder werden zuverlässige Zeugnisse gefordert. Dem Selbstzeugnis der wunderwirkenden Reliquie oder dem Gottesurteil kommt als übernatürlichen Beweismitteln höchste Bedeutsamkeit zu. Durch wunderbare Heilkraft und andere wunderbare Zeichen bezeugt sich der Heilige selbst die Echtheit seiner Reliquie, die durch natürliche Beweismittel abermalige Bestätigung findet: dem Leichnam beigefügte Gefäße mit dem Blut des Märtyrers, Loculusplatten mit Grabinschriften, historische Echtheitsmarken, die über Namen und Leben des Heiligen Auskunft geben. Es bedarf der Authentik, die der Reliquie als Dokument kirchlicher Echtheitsbeglaubigung beigefügt wird. Beim Kanonisationsprozeß dient die Erhebung der Gebeine der Sicherstellung der Reliquien und ihrer Anerkennung durch die Heilige Ritenkongregation als der obersten für das Reliquienwesen zuständigen Behörde. Nicht zuletzt das seit dem 10. Jh. als Kontrollinstrument der Kirche eingeführte Heiligsprechungsverfahren[136] wirkte institutionell der durch fälschliche Volksmeinung oder betrügerische Ablaß- und Reliquienhändler entstandenen Verehrung falscher Heiliger und ihrer vermeintlichen Reliquien entgegen, unterbunden werden konnten indes die Schattenseiten im Umgang mit Reliquien niemals.

Aber über allem irdischen Gebrauch und Mißbrauch, allem Gewinnstreben und Nützlichkeitsdenken, aller Besitz- und Machtgier stehen Frömmigkeit und Andacht, die den reliquiengläubigen Menschen die *pignora sanctorum* in der Ausrichtung auf ein letztes Ziel erstreben lassen. Als sein persönliches Bekenntnis hat es ein Kleriker von St. Kunibert in Köln im 12. Jh. der Nachwelt auf einem Pergamentstreifen mit den Worten hinterlassen: „Ich, Constantinus, demütiger Priester, Kanoniker dieser Kirche, habe diese Reliquien zusammengetragen, damit sie mich am Jüngsten Tage zur ewigen Ruhe führen, damit sie ein reines Leben in dieser Welt verschaffen". Der Pergamentstreifen fand sich in dem mit Reliquien vollgefüllten Bleikästchen im Hochaltar von St. Kunibert[137] (Tafel XII). Aus solchem Sinn lebte letztlich alle Reliquienverehrung, wie es auch ganz ähnlich Graf Arnulf von Flandern im 10. Jh. ausgesprochen hat: „Nur eins begehre ich, nämlich an Leibern von Heiligen reich zu werden, damit sie durch meine Aufwendungen Ehre gewinnen und ich dagegen durch ihre Fürbitte den Himmelsbürgern verbunden werde, das heißt die ewige Seligkeit erlange"[138].

Lignum crucis

Den höchsten Rang unter den Reliquien der Christen nimmt indes nicht der körperliche Überrest eines Heiligen ein, sondern das Holz vom „wahren Kreuz“[139], an dem Christus hingerichtet worden ist. Seit konstantinischer Zeit werden größere oder kleinere Stückchen davon als kostbarstes Vermächtnis betrachtet, begehrt, erworben, gehütet und bewahrt. Juwelengeschmückte Goldkreuze[140] künden das Lob des unermeßlich hochgeschätzten Heiltums, manifestieren die strahlende Macht und Herrlichkeit von Konstantins Siegeszeichen und zugleich die Sakralität des Kaisertums – wie beim Reliquienkreuz der Reichsinsignien[141]. Oft sind auch nur winzige Splitter zum Kreuzbild zusammengefügt und unter einer als Lupe wirkenden und vergrößernden Bergkristallinse eingelassen – wie beim Fritzlarer Prunkkreuz[142] (Abb. 10). Wo immer im Morgen- und im Abendland eine solche Kreuzpartikel bewahrt wird, dorthin wallfahren die Pilger und verehren das Heilige Kreuz.

Eine große *crux gemmata* hat Kaiser Konstantin in Jerusalem aufstellen und auf Golgatha zwei Kirchen bauen lassen, das Martyrion und die Anastasis. Am Jahrestag der Kreuzauffindung (335) wurden beide Kirchen eingeweiht: Kirchweihfest und Kreuzfest fallen zusammen, zum Fest doppelter Freude. Noch am Ausgang desselben Jahrhunderts berichtet hierüber die Nonne Egeria auf ihrer Pilgerreise nach Palästina: „Ebenso werden Tage der Weihe genannt, an welchen die heilige Kirche, die auf Golgatha steht, die man Martyrium nennt, Gott geweiht wurde, aber auch die heilige Kirche, die bei der Anastasis steht, d. h. an dem Orte, wo der Herr nach seinem Leiden auferstanden, wurde an demselben Tage Gott geweiht. Die Weihe dieser heiligen Kirchen wird also mit höchster Ehre gefeiert, weil an demselben Tage das Kreuz des Herrn gefunden worden ist. Deswegen auch ist es so angeordnet, daß eben der Tag, an dem die genannten heiligen Kirchen eingeweiht wurden, derselbe Tag war, an dem das Kreuz des Herrn gefunden wurde, so daß zugleich dieser Tag mit aller Freude

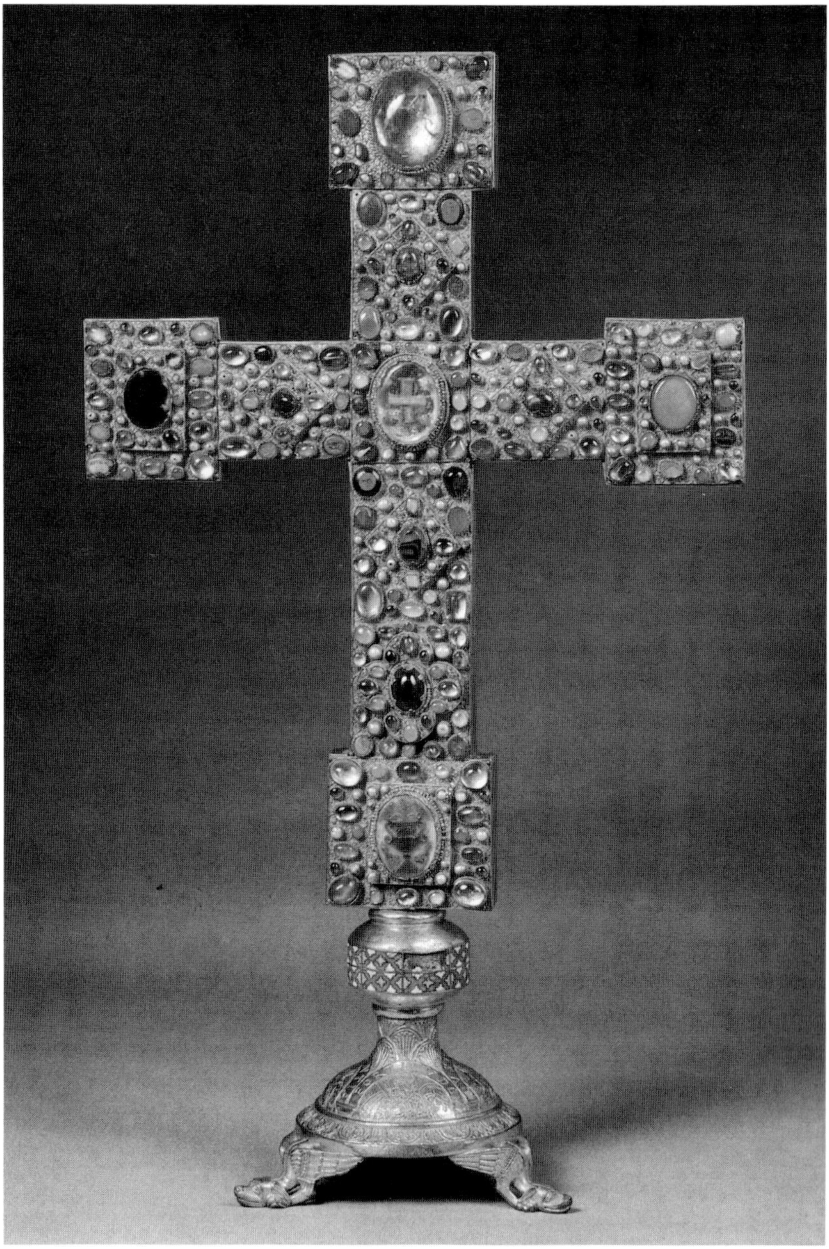

10 Reliquienkreuz, erstes Drittel des 12. Jahrhunderts.
Fritzlar, Domschatz des St.-Petri-Domes.

gefeiert wird"[143]. Die Aufbewahrungsstätte des Heiligen Kreuzes befand sich gleich beim Eingang der Martyrionkirche. Über den Kult in der Frühzeit berichtet wieder Egeria[144]: „Und nun wird für den Bischof der Stuhl in Golgatha hinter das Kreuz gestellt, das jetzt da steht. Der Bischof setzt sich auf den Stuhl, vor ihn wird ein mit Linnen bedeckter Tisch gestellt, im Kreise um den Tisch stehen die Diakone. Jetzt wird ein silbernes, vergoldetes Kästchen gebracht, worin das heilige Kreuzesholz sich befindet. Es wird geöffnet, das Kreuzholz herausgenommen und nebst dem *titulus* auf den Tisch gelegt. Wenn es nun auf den Tisch gelegt ist, hält der Bischof sitzend die Enden des heiligen Holzes mit den Händen fest, und die Diakonen, die rings um den Tisch stehen, bewachen es. Dies wird aber deshalb so bewacht, weil die Gewohnheit besteht, daß das ganze Volk, einer nach dem andern, herantritt, sowohl die Gläubigen wie die Katechumenen, sich zum Tische herabneigen, das heilige Holz küssen und weitergehen. Und weil einst, ich weiß nicht wann, jemand einen Splitter vom heiligen Holz abgebissen und gestohlen haben soll, wird von den Diakonen, die im Kreise stehen, gewacht, daß keiner, der herantritt, das noch einmal zu tun wage. So geht also das ganze Volk vorüber, einer nach dem andern; alle verneigen sich, berühren mit der Stirn und dann mit den Augen das Kreuz und gehen weiter; mit der Hand aber berührt es niemand." Wie man erfährt, war während der *adoratio crucis* des Karfreitags in Jerusalem für die Sicherheit der Reliquie höchste Vorsicht geboten, denn die fromme Gier der Gläubigen nach dem Kreuzesholz war nicht minder groß als nach den Reliquien der Märtyrer, erinnert man sich an deren „andächtige Beraubungen".

Schon 348 berichtet Cyrill, Bischof von Jerusalem, daß bereits den ganzen Erdkreis Stückchen des heiligen Kreuzes erfüllen, die von den Christen „auf Antrieb des Glaubens" abgelöst und weit verbreitet worden seien[145]. Ein großes Stück sandte schon Helena – so besagt die Legende – ihrem Sohn nach Konstantinopel, das andere Stück verblieb in Jerusalem. Dieses raubten 614 die Perser, 628 brachte es Kaiser Heraklius wieder zurück[146]; doch bald darauf, 636, wurde Jerusalem moslemisch; dann eroberte es auf dem Ersten Kreuzzug, 1099, Gottfried von Bouillon, schließlich ging es 1187 für die christliche Herrschaft endgültig verloren, und mit ihm das Jerusalemer Stück Holz vom Kreuz.

Noch während der letzten Jahrzehnte der Christenherrschaft entwickelte sich in Jerusalem sogar ein Export von Partikeln der Kreuzreliquie, wobei deren Reliquiare – in einer Goldschmiedewerkstatt der Chorherren vom Heiligen Grabe, den Hütern des heiligen Holzes, hergestellt – mitgeliefert

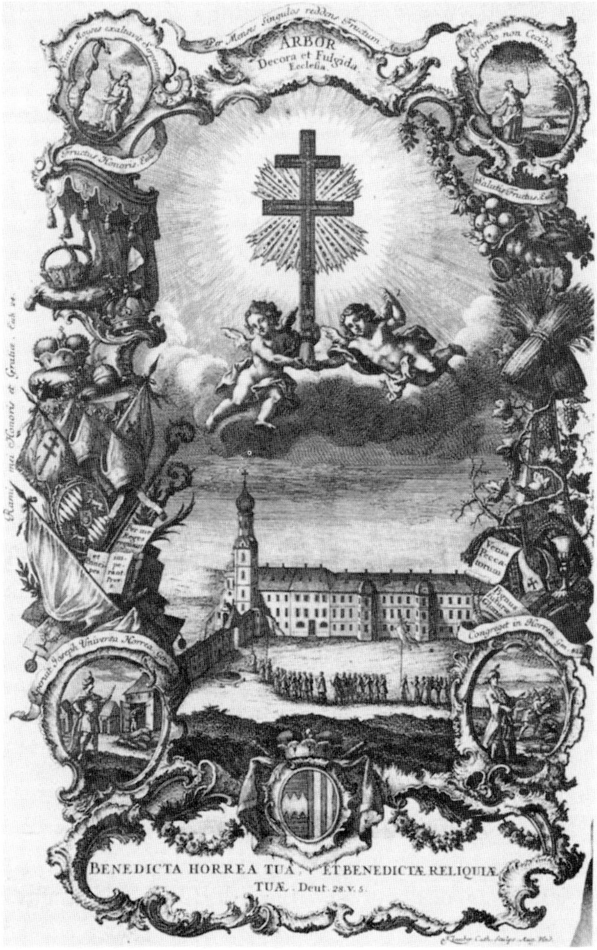
ARBOR
Decora et Fulgida
Ecclesia.
BENEDICTA HORREA TUA ET BENEDICTÆ RELIQUIÆ
TUÆ. Deut. 28. v. 5.

11 Heiliges Kreuz von Scheyern. Kupferstich aus der Kreuzpredigt von P. Joseph Daxberger SJ, 1753.

wurden. Eine Gruppe solcher Objekte blieb erhalten, in Scheyern und Barletta, aus Denkendorf und Kaisheim[147]. Besonders ausführlich sind wir über die Geschichte der Scheyerner Kreuzreliquie (Abb. 11) unterrichtet. Ihre Herkunft und ihren Zweck erläutern zwei Urkunden, von denen die eine folgenden Wortlaut hat[148]: „Fulcherius, durch Gottes Barmherzigkeit Patriarch der Kirche von der heiligen Auferstehung Christi unseres Herrn, und Amalrich, Prior der heiligen Grabeskirche, mit dem gesamten Konvente der Chorherren entbieten den Erzbischöfen, Bischöfen, Äbten, allen geistlichen und weltlichen Würdenträgern, den Reichen wie den Armen, welche diese Urkunde lesen oder verlesen hören, Gruß in Christo nebst Versprechen des heiligen Gedenkens am glorreichen Grabe des Herrn. Teuerste Brüder! In allen Teilen der Welt brennen viele Gläubige vor Verlangen, die hochheiligen Orte des Leidens und der Auferstehung des Herrn zu besuchen, und verpflichten sich dazu durch Gelübde. Aber Krankheit, drückende Armut oder verschiedene andere Hindernisse lasten auf ihnen und lassen sie nicht dahin gelangen. Daher haben wir nach gemeinschaftlicher brüderlicher Beratung beschlossen, ihnen entgegenzukommen und trostreiche Aussichten zu eröffnen. Wir haben also von den hochheiligen Orten Reliquien gesammelt, nämlich von Bethlehem, wo der Herr geboren worden und in der Krippe gelegen; vom Orte seiner Aufopferung im Tempel des Herrn; vom Orte seiner Gefangennahme zu Gethsemani; von der Leidensstätte auf dem Kalvarienberge; vom glorreichen Grabe des Herrn; vom Orte seiner Himmelfahrt auf dem Ölberge; von der Lagerstätte der seligsten Gottesmutter Maria auf dem Berge Sion und von ihrem Grab im Tale Josaphat. Und wir haben davon dieses Kreuz gebildet und überdies einen Teil von dem durch Christi Blut geweihten heiligen Kreuz beigefügt und senden es euch zum Troste durch den Kanoniker Konrad, unsern Sohn, der dieses heilige Kreuz zu überbringen hat, nachdem er selber dazu geraten und sich angeboten hat. Wir raten also euch allen im Herrn: Wer immer von Reue getrieben oder durch ein Gelübde verpflichtet das Grab des Herrn zu besuchen strebt, aber durch Krankheit, Armut oder andere Hindernisse, wie oben gesagt, von einer so langen und gefährlichen Reise abgehalten wird, der bringe vor diesem heiligen, durch hochheilige Heiligtümer geheiligten Kreuze Gott ein Lobopfer nach dem geringen Maße seines Vermögens – sei es ein Haus, ein Grundstück oder sonst eine Besitzung – als eine Vergabung an den Herrn und dessen glorreiches Grab und erfülle uns so seine Gelübde dem Allerhöchsten. Und also wird er vor Gott und vor uns seines Gelübdes ledig sein und so großen Lohn empfangen, als hätte er die Vergabung am Grabe des Herrn selbst gemacht. Die Kräftigeren aber, die deshalb besser daran sind, sollen ihr Versprechen erfüllen, weil sie dazu imstande sind, damit sie für ihre Anstrengung einen besonderen Lohn empfangen. Auch wir gewähren von Seite Gottes allen, die dieses heilige Kreuz verehren und vor demselben für das Grab des Herrn einen Beitrag spenden, alle Vergeltung, die wir von Gott zu erhalten hoffen für die Gebete, Almosen und alle guten Werke, welche in der Kirche des heiligen Grabes und in den zu ihr gehörenden Gotteshäusern verrichtet werden, und wir bestätigen im Herrn unsere Gewährung."

Mit diesem Sendschreiben reiste Kanoniker Konrad nach Europa, um mittels der Kreuzreliquie für seine finanziell bedrängte Kirche im Kreuzfahrerstaat Almosen zu sammeln und dafür eine Gelübdedispens, zu der das Jerusalemer Kapitel freilich gar nicht berechtigt war, zu erteilen. Doch blieb die Sammelaktion erfolglos, denn auf dem Gebiet des Dachauer Grafen wurde Konrad überfallen und ausgeraubt. Auch das Kreuzreliquiar und das Beglaubigungsschreiben fielen den Räubern in die Hände. Abermals hören wir also, wie ein Reliquienraub am Anfang einer großen Verehrung und Wallfahrt steht, denn die geraubte Kreuzreliquie ist mit jener im Kloster Scheyern identisch.

Steinchen, Erde und Hölzer von biblischen Stätten Palästinas, wie man sie zusammen mit der Kreuzreliquie im 12. Jh. als kleine Kollektion aus Jerusalem nach Europa exportierte, sind nicht erst damals als reliquienähnliche Gegenstände feilgeboten worden. Der Brauch ist uralt und setzt sich in Andenkenkästchen und Blumenalben bis in die Gegenwart fort[149]. Zum ältesten gehört ein schlichtes Holzkästchen mit einer Reihe von christologischen Bilddarstellungen aus der Frühschicht der christlichen Ikonographie auf dem Schiebedeckel, das im Schatz der Cappella Sancta Sanctorum aufbewahrt wurde[150] (Abb. 12). Serienweise für den Pilgerbedarf gefertigt, wurden solche Kästchen mit Erde, Steinen und Hölzern gefüllt, ähnlich wie die heilbringenden Flüssigkeiten, Wasser aus dem Jordan oder Öl von den Lampen am Heiligen Grab, in Ampullen Aufbewahrung fanden. Im Kästchen aus dem Schatz von Sancta Sanctorum sind einige der in Paste eingelassenen Gegenstände mit Herkunftsangaben versehen: vom lebenspendenden Ort der Auferstehung, vom Ölberg, von Bethlehem, von Sion. Auf anrührende Art verbinden sich die frühen Bilddarstellungen und die konkreten Partikel von den *loca sancta* miteinander. Tradition und Kontinuität solcher Frömmigkeitsäußerungen reichen über die Epochen hinweg. Auf einem von zwei Plenarien im Prager Strahowkloster[151] (Abb. 13) finden sich in runden Kapseln, mit klarsichtigen Bergkristallinsen verschlossen, fein geordnete Reliquien, Steinchen und andere Materialien, auf deren *cedulae* man lesen kann: „Von den Haaren, Milch und Gurtl unserer lieben Frau, Von kripl und gaben der hl. drei Könige, Von dem grab Christi, von dem Stein, wo Christus im Garten gebetet, Von dem Ort, wo das Heilig Kreuz gefunden ist, Von dem Stein, an dem Christus Blut geschwitzet, Von dem Ort, wo Christus himmelfahrend sein Fußstapfen eingedrückt, Von dem kleyd Unsers Herrn, Von den purpur, in welchen er verspottet, Von den kostbaren blut unseres Herrn, Von der Säul, wo Jesus gegeißelt." – Über die Passions- und Marienreliquien und die zahl-

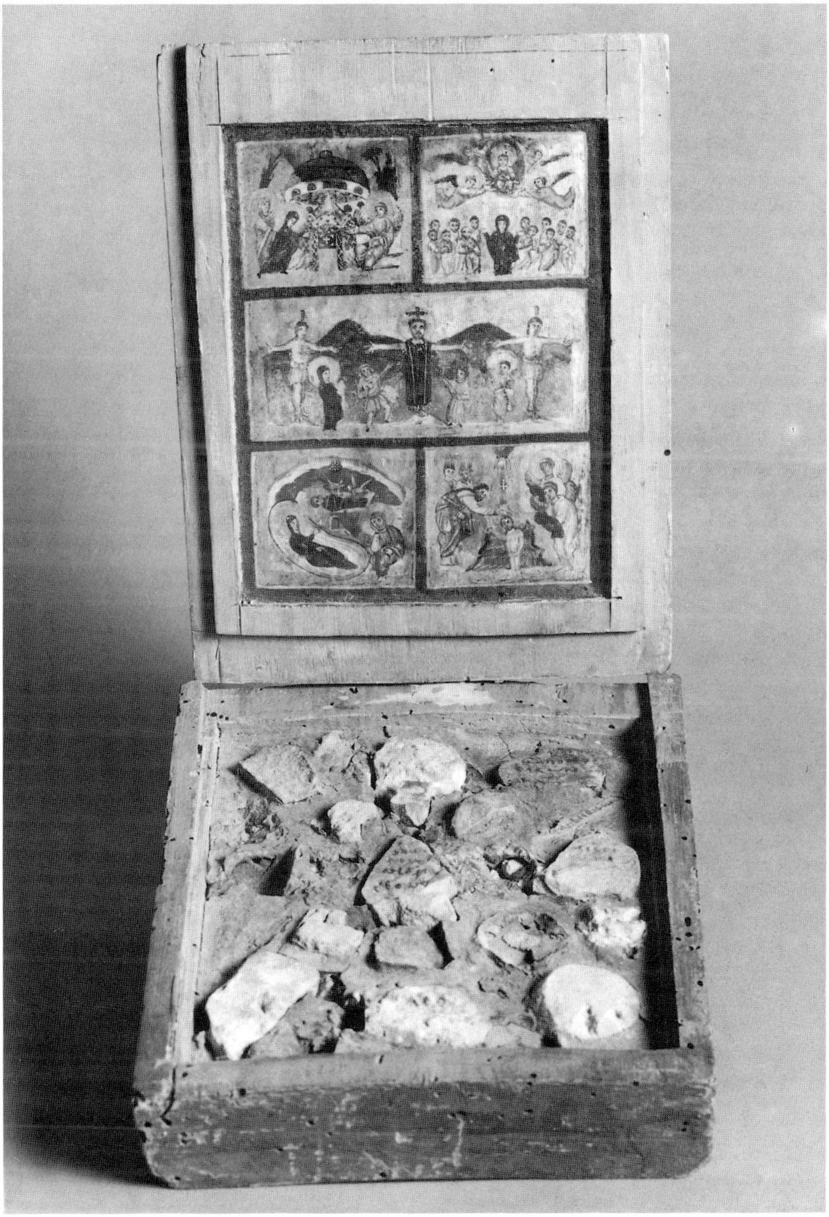

12 Kästchen mit Steinchen und Holzstückchen von heiligen Stätten Palästinas, 6./7. Jahrhundert. Aus dem Schatz der Cappella Sancta Sanctorum, Vatikan, Museo Sacro.

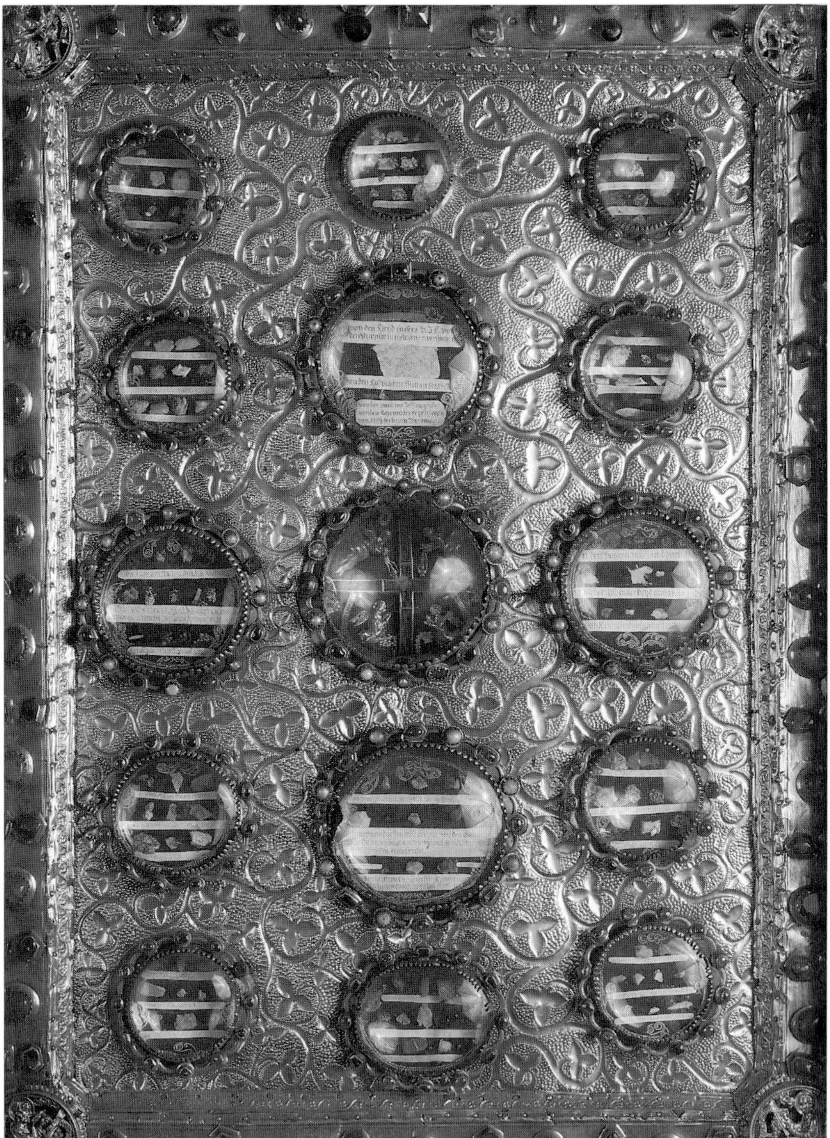

13 Reliquientafel aus dem Prager St.-Georgs-Kloster, um 1310.
Prag, Kloster Strahow.

losen Erinnerungsstücke von Heiligen Stätten soll an dieser Stelle weiter nicht die Rede sein, aber signifikant ist am Strahower Plenarium, daß alle diese verschiedenartigsten Partikel um *eine* Reliquie herum geordnet sind, die im Mittelpunkt der Tafel liegt: die Kreuzreliquie.

Immer wieder wurden Teilchen vom heiligen Holz abgespalten und von den Teilchen wiederum Späne, und jede Partikel in einem besonderen Behältnis aufbewahrt, der uralten Übung gemäß, von der schon die Pilgerin Egeria berichtet: *in einem vergoldeten Silberkästchen befand sich das heilige Kreuzesholz.* Rohault de Fleury[152] hat einmal das Volumen aller bekannten Kreuzreliquien berechnet und ist zu dem überraschenden Ergebnis gelangt, daß trotz der enormen Zahl von Partikeln die Gesamtsumme kaum 10 Kubikdezimeter ausmachte; zähle man die vielen kleinsten Teile hinzu, ergäbe sich weniger als ein Drittel vom ursprünglichen ca. einen Zentner schweren Kreuz, das Simon von Kyrene Jesus hat tragen helfen müssen. Das steht – jedenfalls was den heutigen Bestand an Kreuzpartikeln betrifft – im Widerspruch beispielsweise zu Bernhardins von Siena seinerzeit berechtigter Kritik: „So zeigt man auch viele Stücke vom Holz des Kreuzes Christi; sechs Paar Ochsen vermöchten die Last nicht zu ziehen, wenn man alle zusammenfügte. Das ist das Machwerk von Betrügern. In Ägypten gibt es nämlich Feigenbäume, deren Holz nicht verbrennt, wenn man es ins Feuer wirft; aus solchen werden viele Kreuzpartikel verfertigt"[153]; auch Erasmus von Rotterdam bemerkt, ein ganzes Lastschiff voll würde es ergeben, brächte man alle Partikel, die an zahllosen Plätzen vom Kreuz unseres Herrn gezeigt werden, auf einen Haufen zusammen[154], desgleichen predigt Luther zum Fest der Kreuzerhöhung, in der Welt gäbe es vom heiligen Kreuz so viele Stücke, daß man ein Haus daraus bauen könnte, wenn man sie alle hätte[155].

Der kostbarste Gegenstand im Schatz von Sancta Sanctorum am Lateran ist das von Papst Paschalis gestiftete Emailkreuz, das im Inneren fünf kleine Kompartimente für Reliquien enthält und selbst in einem Silberkästchen aufbewahrt wird[156]. Auch das verschwundene Gemmenkreuz desselben Schatzes besaß einen silbernen Kasten. Über dieses wird berichtet, es sei aus reinstem Golde, mit „hyacinthi, smaragdi et prasini" geschmückt und enthalte die Reliquie des Herrn in seiner Mitte. Jährlich werde seine Salbung erneuert, bevor der Papst am Fest der Kreuzerhöhung von Sancta Sanctorum in einer Prozession zur Lateranbasilika ziehe. Es ist auch eines der zwei Kreuze, die nach Cencius Camerarius am Karfreitag vom Papst dem Altar von Sancta Sanctorum entnommen und verehrt werden. Eines davon werde mit den übrigen großen Reliquien wieder in den

Altar zurückgelegt, das andere aber, das im Innern eine wohlriechende Balsammischung enthält, in einer Prozession nach S. Croce in Gerusalemme getragen. Aufzeichnungen eines fränkischen Klerikers aus dem 8. Jh. über die in Rom miterlebte Kreuzverehrung am Karfreitag lassen erkennen, wie die in Jerusalem begangenen liturgischen Feiern auch nach Rom gelangten, hauptsächlich vermittelt durch gallische und fränkische Kleriker, die ins Heilige Land gepilgert und dort tief ergriffen waren von den bewegenden Riten der Karwoche[157].

Das Reichskreuz, ebenfalls eine *crux gemmata* und unübertroffenes Hoheitszeichen, steht in der großen Tradition der juwelengeschmückten Prunkkreuze, in die Partikel vom Wahren Kreuz eingelassen sind. Seine Kreuzreliquie, ein besonders großes Stück von 31 cm Länge, die alle bis dahin im Abendland, auch in Rom, vorhandenen Partikel übertraf, kam als Geschenk des byzantinischen Kaisers an Kaiser Konrad II. in den Westen. Seither besaßen die deutschen Herrscher eine herausragende Partikel, die im Schaft des Kreuzes eingelassen war, während in einer Ausnehmung des Querarms die andere große Christusreliquie, die Heilige Lanze, lag, beides für die staatsrechtliche Stellung der Herrscher Heiltum von unermeßlicher Bedeutung. Auch die Inschrift „Vor diesem Kreuz des Herrn möge der Anhang des bösen Feindes die Flucht ergreifen" bezieht sich wieder auf die Siegesverheißung an Konstantin: *in hoc signo vincis*. Seit der Schlacht an der Milvischen Brücke erringen christliche Kämpfer ihre Siege im Namen Christi, wie es nicht anders in den *libri Carolini* steht: „Mit der Kreuzstandarte wurde der altböse Feind bezwungen. Das Kreuz ist das Insigne unseres Königs, auf das die Verbände unseres Heeres unaufhörlich blicken. Dem Kreuz folgen unsre Heerscharen in die Schlacht". Wie die ehedem mit dem Bilde des Kaisers besetzte Standarte kultische Verehrung fand, so jetzt das Kreuz, das gleichgesetzt wird mit der Standarte Christi[158].

Es war üblich, den Kämpfern in der Schlacht ein Kreuz voranzuführen. In Byzanz geht unmittelbar vor dem Kaiser ein *cubicularius* mit dem Heiligen Kreuz in umgehängter Theke[159], und vorangeführt wird eine *crux gemmata*. In der Schlacht im Juli 1187 trug der Bischof von Bethlehem das Heilige Kreuz, das Saladin dann als Siegestrophäe nach Damaskus sandte. Verwundert schildert Imad ad-Din Verehrung und Begeisterung für das Kreuz, mit dessen Zeichen die Christen in die Schlacht ziehen[160]: „Kaum war der König gefangen, da wurde auch das ‚wahre Kreuz' erbeutet, und die Götzenanbeter, die es verteidigten, zersprengt. Es war das Kreuz, vor dem sich jeder Christ niederwarf und beugte, wenn es aufgerichtet, aufgestellt und erhoben wurde. Sie glauben tatsächlich, es bestehe aus dem Holz, an dem, wie sie meinen, der gekreuzigt wurde, den sie anbeten; deshalb verehren sie es und werfen sich vor ihm nieder. Sie hatten es mit Gold umhüllt, mit Perlen und Edelsteinen gekrönt, für das Begehen der Passion vorbereitet, für die Feierlichkeit ihres wiederkehrenden Festes. Wenn die Priester es herausbrachten und die Köpfe der Träger es trugen, liefen alle herbei und stürzten vor ihm nieder, keiner durfte zurückbleiben, und wer zögerte, ihm zu folgen, konnte nicht mehr frei über sich verfügen. Seine Erbeutung war schlimmer für sie als die Gefangennahme des Königs, es war der schwerste Schlag, den sie in dieser Schlacht erlitten: das Kreuz war die unersetzliche Beute, darüber hinaus hatten sie kein anderes Ziel, seine Verehrung war ihnen eine vorgeschriebene Pflicht, da es ihr Gott war, vor dem sie sich mit der Stirn auf die Erde warfen und dem ihr Mund Lobgesänge sang. Bei seinem Erscheinen vergingen sie, ihre Augen starrten, es zu betrachten, sie verzehrten sich, wenn es gezeigt wurde, kümmerten sich um nichts mehr, wenn sie es gesehen hatten, gerieten außer sich, wenn sie es wiedersahen, boten ihr Leben dafür und suchten bei ihm Hilfe – so sehr, daß sie ihm andere Kreuze nachgeformt hatten, die sie anbeteten, vor denen sie sich in ihren Häusern niederwarfen und die sie zu Zeugen anriefen. Als das große Kreuz erbeutet wurde, war deshalb das Unglück groß, das sie traf, und ihre Lenden wurden müde. Riesig war die besiegte Menge, und edel die Lage des siegreichen Heeres. Es scheint, nachdem sie vom Verlust des Kreuzes erfahren hatten, entrann keiner dem für sie unglückseligen Tage: sie gingen an Tod und Gefangenschaft zugrunde und wurden mit Macht und Gewalt besiegt. Der Sultan lagerte in der Ebene von Tiberias wie der Löwe in der Wüste, wie der Mond in der Fülle seines Glanzes."

Die Gründe solch großer Verehrung hat Rupert von Deutz mit tiefen Worten zum Ausdruck gebracht: „Wir verehren das Kreuz als den Schutz des Glaubens, als den Beweis der Hoffnung, als Thron der Liebe, als den Ehrentitel der Barmherzigkeit, als den Beweis der *pietas,* als das Vehikulum der Gnade und als das Banner des Friedens. Wir verehren das Kreuz, das den Stolz vernichtete, den Neid zertrat, die Schuld berichtigte und die Strafe ausglich. Das Kreuz Christi ist die Pforte des Himmels, der Schlüssel des Paradieses, der Sturz des Teufels, die Aufrichtung des Menschen, der Trost unseres Gefängnisses und der Preis für die Freiheit. Das Kreuz ist die Hoffnung der Patriarchen, die Verheißung der Propheten, der Triumph der Könige und das Ansehen der Priester. Das Kreuz klagt die Tyrannen an, beugt die Gewaltigen, erhebt die Bedrängten und ehrt die Armen. Das Kreuz ist das Hinschwinden der Finsternis, die Flucht des Todes, das Schiff

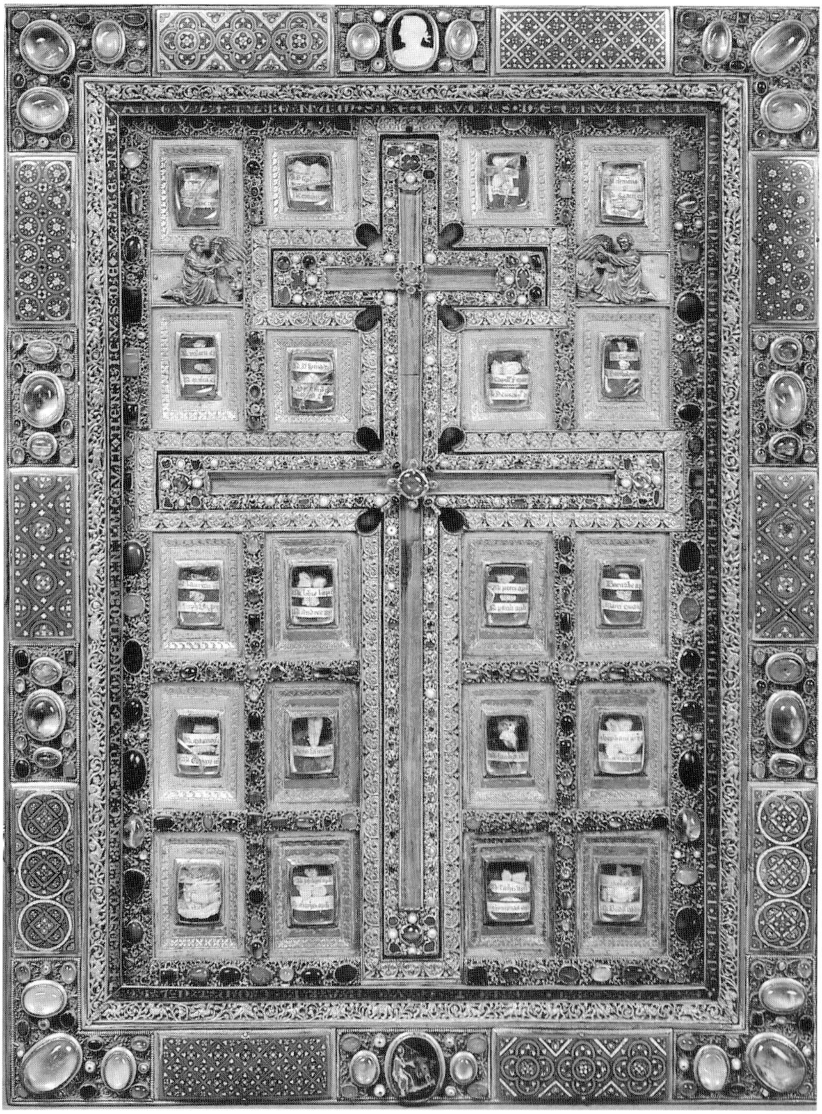

14 Staurothek, um 1230. Trier, St. Matthias.

des Lebens und das Reich des Heils. Was wir für Gott vollbringen, was wir erlangen und was wir hoffen, ist die Frucht der Verehrung des Kreuzes. Durch das Kreuz zieht Christus alle zu sich hin (Joh. XII). Es ist das Königreich des Vaters, das Zepter des Sohnes, das Siegel des Heiligen Geistes und das Zeugnis der ganzen heiligen Dreifaltigkeit"[161].

Vom Wahren Kreuz eine Partikel zu besitzen, bedeutete den Christen das höchste Glück. Unter dem Eindruck der byzantinischen Staurothek, die der Ritter Heinrich von Ulmen als Beutegut aus jener im Jahre 1204 mit schwerer Schuld der Kreuzfahrer und Venezianer befleckten Plünderung von Konstantinopel[162] mitgebracht und dem Nonnenkloster Stuben an der Mosel (heute im Limburger Domschatz)[163] (Abb. 100) geschenkt hat, entstanden weitere Staurotheken in noch größeren Formaten: die Reliquientafel der Abtei St. Matthias in Trier (Abb. 14) und das Triptychon in Mettlach[164] (Tafel XI). Diese erhielten, wie damals noch zahlreiche andere Stätten im Abendland, ein Stück vom armdicken und klafterlangen Teil des Wahren Kreuzes, das bis zur Erbeutung und Zerteilung unter den Eroberern in der Heiligen Kapelle des Bukoleon Palastes aufbewahrt und verehrt worden war. „Nach der Eroberung der Stadt wurden unschätzbare Reichtümer gefunden", berichtet die Kölner Königschronik[165], „unvergleichlich kostbare Edelsteine und auch ein Teil des Kreuzes des Herrn, das, von Helena aus Jerusalem übergeführt und mit Gold und kostbaren Edelsteinen geschmückt, dort höchste Verehrung erfuhr. Es wurde von den anwesenden Bischöfen zerstückelt und mit anderen sehr kostbaren Reliquien unter die Ritter aufgeteilt; später, nach deren Rückkehr in die Heimat, wurde es Kirchen und Klöstern gestiftet."

Die große Staurothek von St. Matthias (Abb. 14) ist eine Schautafel von außergewöhnlicher Pracht und Schönheit. Erlesenste Kunst aller Goldschmiedetechniken rahmt die herausnehmbare und selbst wieder kostbar gefaßte Partikel und die zwanzig Kammern, in denen zu ihrer Identifikation mit *cedulae* versehene Knochensplitter von Heiligen unter transparenten Bergkristallplättchen gebettet sind. Ähnlich zeigt es auch die Disposition des Tafelreliquiars im Halberstädter Domschatz[166] (Abb. 15). In der Mitte das Kreuz, bestehend aus zwei Spänen der *vera crux*, im Schnittpunkt ein winziges Silberplättchen mit der Darstellung der Kreuzigung Christi in Niello, in den von Kreuz und Rahmen gebildeten Rechtecken weitere ausgezeichnete Reliquien der Apostel und Johannes des Täufers, in Vertiefungen eingelassen, beschriftet und unter Bergkristallinsen sichtbar. Goldfiligran mit über 200 Edelsteinen und Perlen schmücken das kostbare Schaustück, wobei das Holz vom Kreuz mit einem damals schon

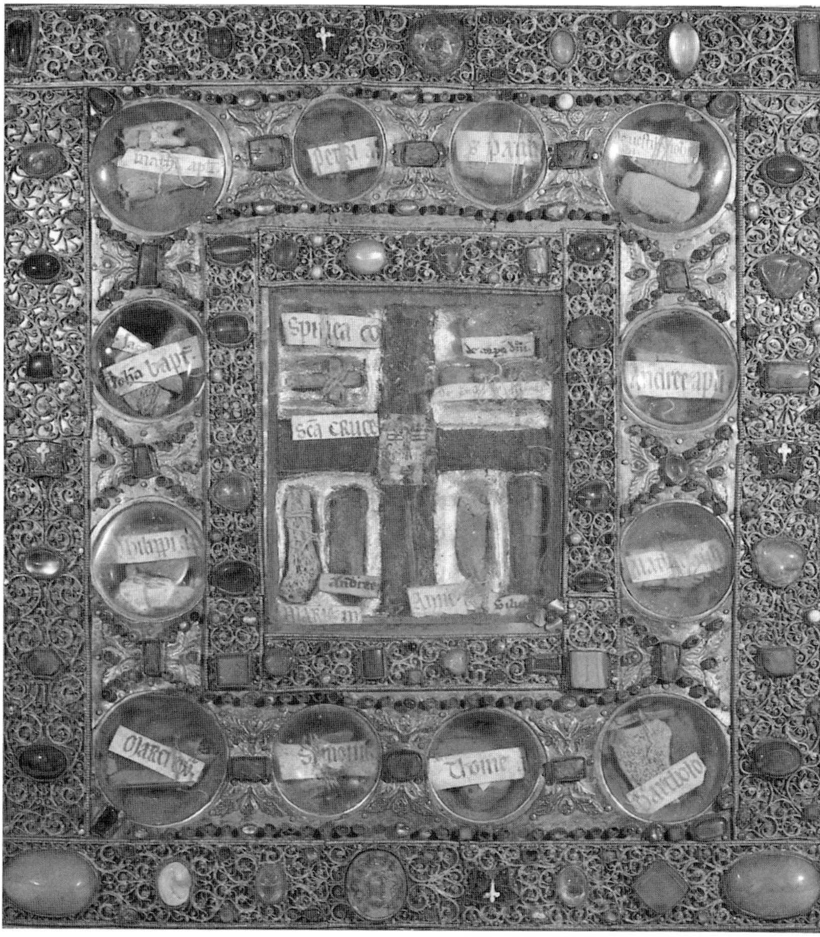

15 Tafelreliquiar, nach 1208. Halberstadt, Domschatz.

uralten Bild des Gekreuzigten und mit den spröden Knochensplittern der Heiligen unter den Juwelen den höchsten Rang einnimmt. Die Reliquien sind einander zugeordnet in bildloser, konkreter Kunst. Die Heiligen, die *lapides vivi,* erscheinen im Kontext der Edelsteine, versammelt um das Kreuzzeichen, das gebildet ist aus dem Stoff des Holzes vom Wahren Kreuz. Tiefe Symbolik, Sinnbildhaftigkeit, Konkretheit, Ästhetik und Vergeistigung, Verismus und Verklärung werden im Anschauen dieser mit größter Pracht ausgestatteten Kreuzestafeln offenbar. Es ist äußerste Bildabstraktion, und es ist Realpräsenz dessen, was die Kunst der Malerei darstellt. In den Sinn gelangen Bilder wie Adam Elsheimers Verherrlichung des Kreuzes im Himmel innerhalb der Gemeinschaft der Heiligen[167] (Abb. 16). Man könnte sagen, das kleinformatige „santissimo Paradiso", in dem die Scharen der Heiligen und Engel um das große Kreuzeszeichen feierlich versammelt sind – dem Fest der Kreuzerhöhung entsprechend: „hoc signum crucis erit in caelo" –, ist Inszenierung desselben Gedankengutes, das schon in unermeßlicher Schönheit die Staurotheken des Mittelalters zur Schau stellen, nicht in Bildern der Heiligen und mit den Mitteln der Malerei ausgedrückt, sondern in konkreten Partikeln vom Kreuz und von den es umgebenden Körperreliquien der Heiligen. Elsheimers Verherrlichung des Kreuzes ist Mittelteil eines Altärchens, das unten und an den Seiten sechs Täfelchen rahmen, in denen von der Geschichte des Kreuzes auf Erden berichtet wird: wie Kaiserin Helena von Rom aufbricht, um das Kreuz zu suchen, wie sie in Jerusalem den Juden rufen läßt, der von der Stätte Kunde hat, wie das Kreuz aus einer Zisterne ausgegraben wird, wie es durch Auflegen einen Kranken heilt, wie Kaiser Heraklius das Kreuz selbst nach Jerusalem zurückführt und wie Heraklius es durch das Tor nach Jerusalem trägt.

Die Koinzidenz vollkommen verschiedener Darstellungsformen derselben Inhalte wird einem bewußt, blickt man von Elsheimers Altärchen der Kreuzverehrung mit den sie umgebenden Legendenbildchen zurück auf jene Staurothek aus Stablo[168], in die zwei ältere byzantinische Staurotheken in Triptychonform eingefügt sind, indes in Medaillons der Türflügel die Kreuzeslegende dargestellt wird: Kontinuität der Geschichte der Kreuzverehrung von ihren Anfängen bis zu den großartigen Visionen im barocken Himmel der Deckenfresken süddeutscher Kirchen. In der Kollegienkirche der Jesuiten in Landsberg am Lech erscheint am Himmel das Kreuz mit der Ankündigung des Sieges an Kaiser Konstantin als Heilszeichen in der Strahlen- und Engelsglorie[169]. In der Wallfahrtskirche zum Heiligen Kreuz in Loh[170] schwebt das durch Kaiser Heraklius erhöhte Kreuz über der irdischen Randzone, durch Engel emporgetragen, in der Sphäre des Himmels, als ständig präsente Erinnerung an die triumphale Überführung der zurückeroberten Kreuzesreliquie nach Jerusalem.

Auf der Staurothek von Esztergom[171] (Tafel III) weisen Kaiser Konstantin, dem das Kreuzeszeichen in der Schlacht an der Milvischen Brücke erschienen ist, und die Kaiserinmutter Helena, die das Heilige Kreuz in Jerusalem aufgefunden hat, verehrend auf das Stückchen Holz von diesem höchsten Heil der Christenheit, von dem dasselbe gilt wie von allem Heiltum, daß jedes Teilchen dieselbe Kraft besäße wie das ungeteilte Ganze.

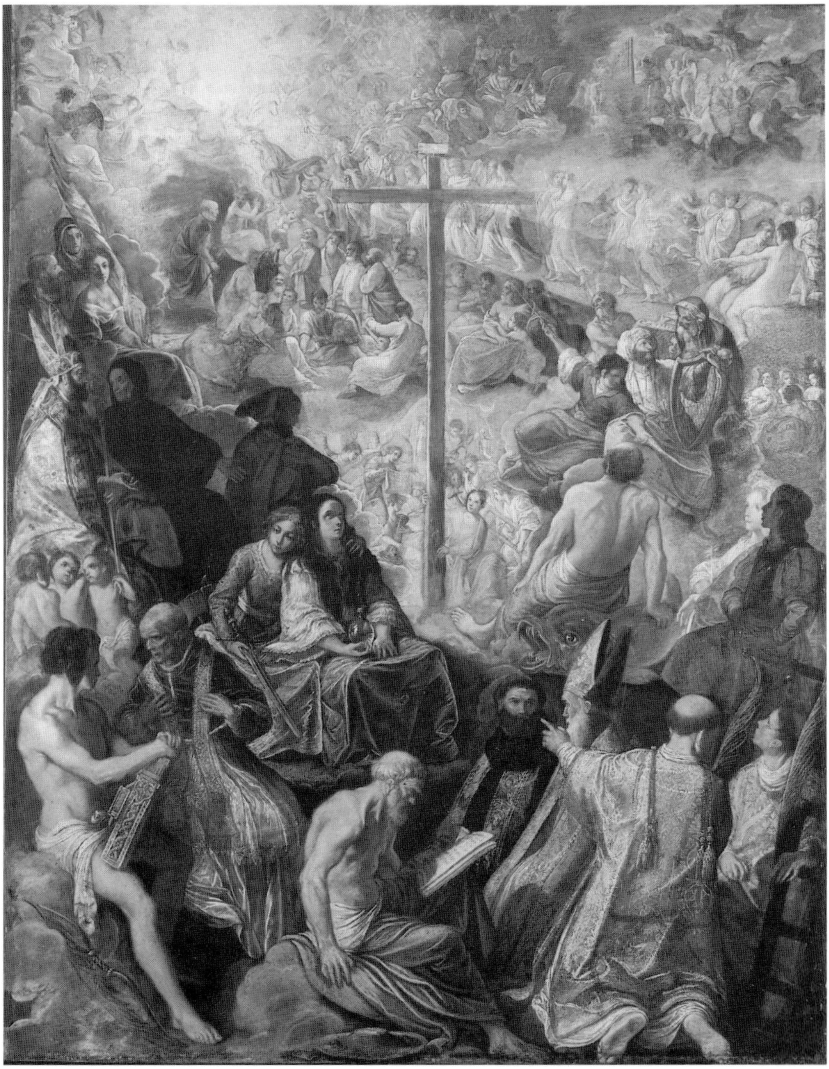

16 Adam Elsheimer, Die Verherrlichung des Kreuzes, um 1600.
Frankfurt am Main, Städelsches Kunstinstitut.

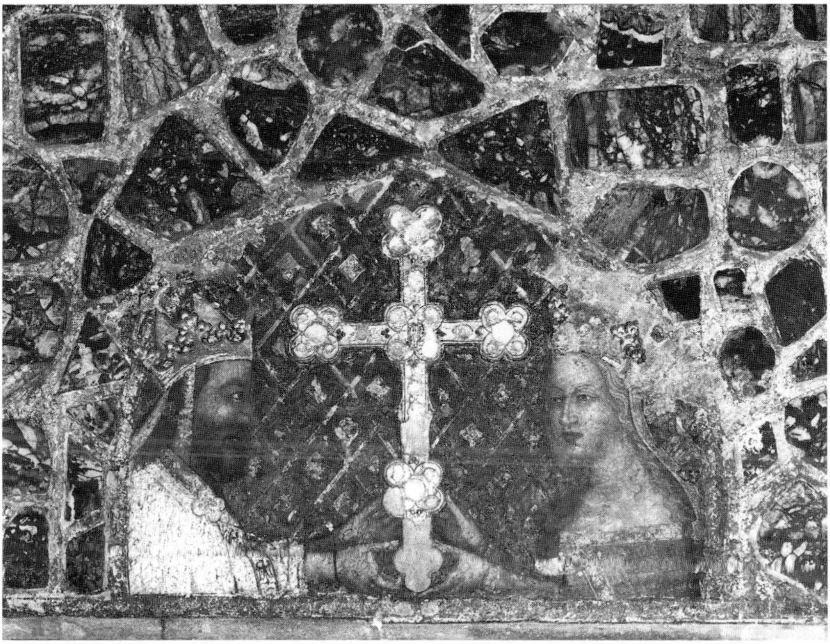

17 Kaiser Karl IV. und seine Gemahlin Anna von Schweidnitz verehren das Kreuz. Um 1360. Burg Karlstein, Katharinenkapelle.

Als zentrales Bild in die Szenenfolge der Passionsgeschichte eingeordnet steht die Kreuzesreliquie in ihrer konkreten Präsenz in der historischen Dimension als Zeichen des Heilsgrunds, in der soteriologischen als Zeichen der Heilsgegenwart, in der eschatologischen als Zeichen der Heilshoffnung und Parusieerwartung[172]. Dem Vorbild von Konstantin und Helena folgen späterhin in der Verehrung des Kreuzes auch alle, die sich auf die Nachfolge des römischen Kaisertums berufen. So weisen Kaiser Karl IV. und seine Gemahlin Anna von Schweidnitz – als Porträtbüsten im Profil gemalt – in der Katharinenkapelle auf Karlstein (Abb. 17), selbst bildnishaft in die karolinischen Edelsteinwände translociert, das große Kreuzreliquiar, in das Karl die vom französischen Dauphin geschenkte Kreuzreliquie mit unendlicher Behutsamkeit und Frömmigkeit einzusetzen im Begriffe steht[173]. So zeigen es die erstaunlichen Reliquienszenen in der Marienkapelle (an der Außenwand der Katharinenkapelle) (Abb. 18).

Im Verlauf des späten Mittelalters werden Gegenstände und Personen in zunehmend porträthafter Genauigkeit konterfeit. Gentile Bellini stellt Kardinal Bessarion kniend im Gebet vor der byzantinischen Staurothek

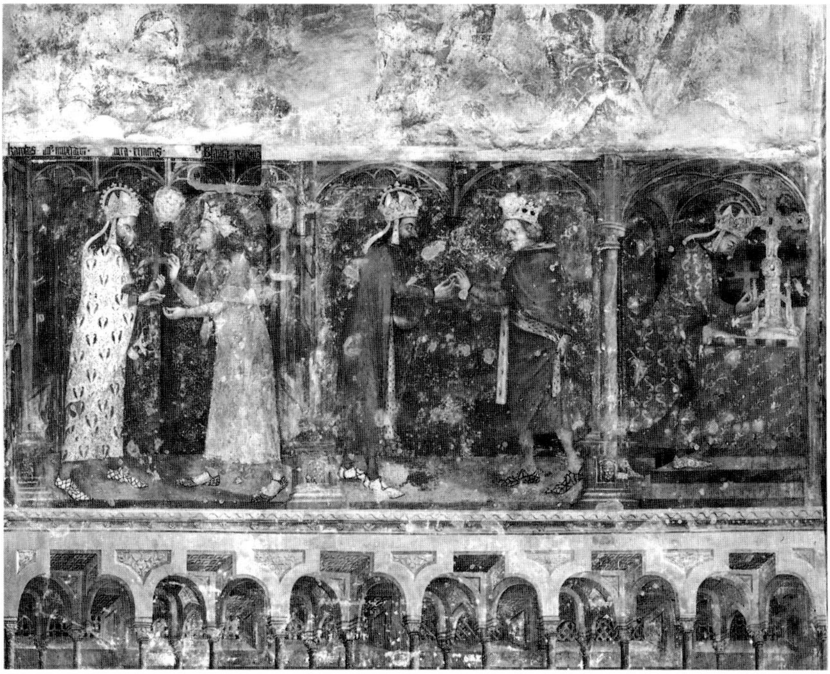

18 Kaiser Karl IV. empfängt Reliquien aus der Hand des französischen Dauphins und des Königs Peter von Zypern und Jerusalem und fügt die geschenkten Reliquien in das Kreuzreliquiar ein. Um 1357. Burg Karlstein, Marienkapelle.

dar[174], die bis heute in Venedig erhalten blieb[175]. Derselbe Maler schildert im Jahre 1496 die feierliche Prozession mit der Kreuzreliquie auf dem Markusplatz[176] (Abb. 19). Vor Bildern wie diesen werden einstige Wertschätzung und Verehrung der Kreuzpartikel abermals bewußt. Beides überträgt sich auch auf das Reliquiar, das die Kreuzpartikel birgt oder zum Anschauen zeigt und das mit der Reliquie eine eigenartige Symbiose eingegangen ist. Die kleine byzantinische Staurothek, von Konstantinopel nach Jaucourt[177] gelangt, belegt das Phänomen auf eindrucksvolle Weise. Ähnlich wie im Jahrhundert zuvor für zwei kostbare winzige Staurotheken aus Byzanz das Triptychon von Stablo mit den Bildermedaillons aus der Geschichte der Kreuzlegende auf den Flügeln entstand, so erhält jetzt in der Gotik die hochgeschätzte Staurothek mit der Kreuzpartikel aus Konstantinopel eine neue und wunderbare Präsentationsform: zwei kniende Engel halten sie empor, Kreuzesholz und Kreuzreliquiar werden gemeinsam zum Gegenstand inniger Verehrung. Die fromme Stifterin ließ

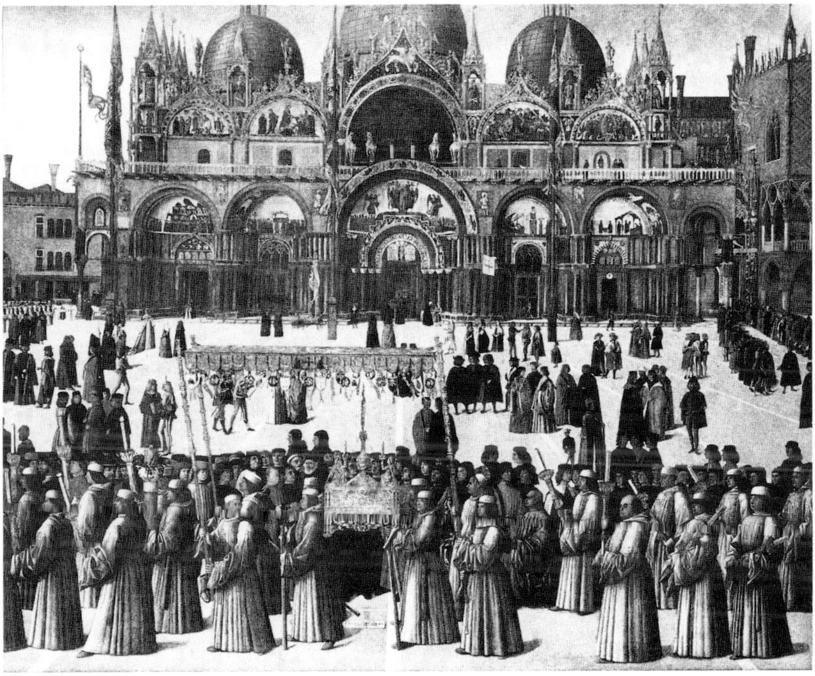

19 Kreuzprozession auf dem Markusplatz, Gentile Bellini 1496. Venedig, Accademia.

auf die Basis des auf einem Pfeiler liturgisch aufgestellten kleinen Tafelreliquiars die Inschrift setzen: „Dieses Heiligtum, das Partikel vom Wahren Kreuz enthält, ließ die Ehefrau, Madame Marguerite Darc, Ehefrau von Jaucourt, dergestalt ausstatten; bittet unsern Herrn für sie, die ihm ein gutes Leben und ein gutes Ende verdankt. Amen"[178].

Die Legende von der Auffindung und der Prüfung des Wahren Kreuzes[179] hatte sich schon früh ausgebildet. Verbreitung fand sie in verschiedenen Versionen. In der Grabrede für Kaiser Theodosius[180] berichtet Ambrosius: „Helena kam denn und begann die heiligen Orte zu besuchen. Da gab ihr der Geist ein, das Kreuzesholz aufzusuchen. Sie begab sich auf Golgatha, läßt den Boden aufgraben, das Erdreich wegnehmen: da stößt sie auf drei durcheinander liegende Marterhölzer, die der Schutt bedeckt, der Feind versteckt hat, doch Christi Triumph konnte nicht in Nacht vergraben bleiben. Sie ist ratlos, verlegen, doch der Heilige Geist gibt ihr einen sicheren Fingerzeig durch die Eingebung, daß zwei Schächer mit dem Herrn gekreuzigt wurden. Sie sucht nach dem mittleren Kreuzesholz. Doch möglicherweise hatte die Verschüttung die Kreuze durcheinandergeworfen, der Zufall sie durcheinandergebracht. Wieder liest sie den Bericht des Evangeliums. Sie findet, daß das mittlere Kreuz die Aufschrift auf der Stirne trug: Jesus von Nazareth, König der Juden. Hieraus konnte der wahre Sachverhalt erschlossen werden. Sie fand also die Aufschrift und betete den König, nicht fürwahr das Holz an; denn das wäre heidnischer Wahn und gottloser Aberglaube. Den vielmehr betete sie an, der am Kreuz gehangen, dessen Name auf der Überschrift gestanden; das Holz leuchtete auf, die Gnade erstrahlte." Etwas anders lautet die Überlieferung bei Theodoret von Cyrus: „Sie waren aber im ungewissen darüber, welches von ihnen den Leib des Herrn getragen und die Tropfen seines kostbaren Blutes aufgenommen habe. Doch jener so weise und wahrhaft göttliche Makarios, der Bischof der Stadt, löste den Zweifel in folgender Weise. Er berührte unter eifrigem Gebet eine vornehme, von einer langwierigen Krankheit befallene Frau mit einem jeden dieser Kreuze und entdeckte so die Kraft des Erlöserkreuzes. Denn kaum war dieses dem Weibe nahegekommen, so vertrieb es sofort die heftige Krankheit und gab der Frau die frühere Gesundheit zurück ... Von dem Kreuz des Erlösers aber bestimmte sie einen Teil für den kaiserlichen Palast, für den übrigen Teil aber ließ sie eine silberne Lade anfertigen und übergab sie dem Bischof der Stadt mit dem Auftrag, dieses Denkmal unserer Erlösung den künftigen Geschlechtern sorgfältig aufzubewahren."

Eine andere Version des Kreuzauffindungsberichtes – nicht Helena mit Hilfe des Bischofs Makarius von Jerusalem, sondern Judas Cyriakus habe durch sein ererbtes Wissen das wahre Kreuz aufgefunden – fand Aufnahme in Jakobus de Voragines ›Legenda aurea‹[181] und erlangte vor allem hierdurch im späteren Mittelalter größten Bekanntheitsgrad: „Da nun Helena nach Jerusalem kam, entbot sie die weisesten Juden zu sich, die man im Lande mochte finden. Die Juden aber erschraken gar sehr, als sie das hörten, und sprachen untereinander ‚Was meinet ihr, warum die Königin uns zu sich hat entboten?' Da sprach einer von ihnen mit Namen Judas: ‚Ich weiß, sie will von uns erfahren, wo das Holz des Kreuzes liege, an dem Christus gekreuzigt ward. Sehet zu, daß keiner von euch es verrate; denn wisset, so das geschieht, wird unser Gesetz verstört, und der Glaube unserer Väter wird zunichte'. Nun scheint es uns nicht gar glaublich, daß der Vater dieses Judas zur Zeit des Leidens unsres Herrn möge gelebt haben, da doch von dieser Zeit bis zur Zeit der Helena mehr denn zweihundert und siebenzig Jahre waren hingegangen; es sei denn, man spreche, daß die Menschen damals länger lebten denn heutigen Tages. Die Juden aber sprachen zu Judas: ‚Solche Mär haben wir noch nie vernommen. Doch so dich die Königin darum fragt, siehe zu, daß du ihr nichts davon offenbarest.‘ Da sie nun vor der Königin stunden, fragte Helena, wo die Stätte wäre, da Christus gekreuzigt ward. Sie aber wollten ihr den Ort nicht weisen. Da gebot sie, die Juden alle mit Feuer zu verbrennen. Da überantworteten sie ihr in großer Furcht den Judas und sprachen: ‚Dieser, o Herrin, ist eines Gerechten und Propheten Sohn und kennt das Gesetz wohl, er mag dir alles sagen, was du von ihm begehrst.‘ Da gab Helena den andern allen Urlaub und behielt allein Judam zurück und sprach zu ihm: ‚Tod und Leben sind vor dich gesetzet; siehe, welches du wollest: zeige mir die Stätte, die da heißt Golgatha, da der Herr gekreuzigt ward, auf daß ich sein Kreuz finde.‘ Judas antwortete und sprach: ‚Wie mag ich den Ort wissen, da seit der Zeit vergangen sind mehr denn zweihundert Jahr und ich zu der Zeit noch ungeboren war.‘ Sprach die Königin: ‚Ich schwöre dir bei dem Gekreuzigten, daß ich dich durch Hunger werde umbringen, du sagest mir denn die Wahrheit.‘ Also ließ sie ihn in einen trockenen Brunnen werfen, daß er darin Hunger litte. Da lag er sechs Tage ohne Speise, am siebenten aber bat er, daß man ihn herauszöge, so wolle er die Statt des Kreuzes zeigen. Man zog ihn heraus, und er ging an die Stätte und betete daselbt: da bewegte sich alsbald die Erde, und ein Rauch breitete sich umher von köstlichem Geschmack, also daß Judas voll Verwunderung in seine Hände schlug und rief: ‚Wahrlich, Christus, du bist der Welt Heiland.‘ Es war aber an demselben Orte, wie wir in der Historia Ecclesiastica lesen, ein Tempel der Venus, den hatte der Kaiser Hadrianus daselbst gebaut, daß, so ein Christ daselbst anbetete, es alsdann schiene, daß er der Göttin Venus diene; darum so ging niemand mehr zu der Stätte, und war sie fast ganz vergessen. Den Tempel ließ die Königin bis in den Grund zerstören und ließ die Statt ackern und pflügen. Darnach gürtete sich Judas und hub an, mit Kraft zu graben; und fand zwanzig Schritt unter der Erde drei Kreuze liegen, die brachte er alsbald herauf zu der Königin. Nun mochten sie aber das Kreuz Christi von den Kreuzen der Schächer nicht unterscheiden; darum legten sie die Kreuze mitten in die Stadt und warteten, ob der Herr seine Macht erzeige. Und siehe, um die neunte Stunde trug man einen toten Jüngling vorüber; da hielt Judas die Bahre an und legte das erste und zweite Kreuz über den Toten; aber er rührte sich nicht; aber da man das dritte auf ihn legte, ward der Tote alsbald lebendig.“

Zwar gibt auch Jacobus de Voragine der westlichen Makariusversion den Vorzug, nennt sie zuverlässiger und glaubwürdiger als die, die gewöhnlich

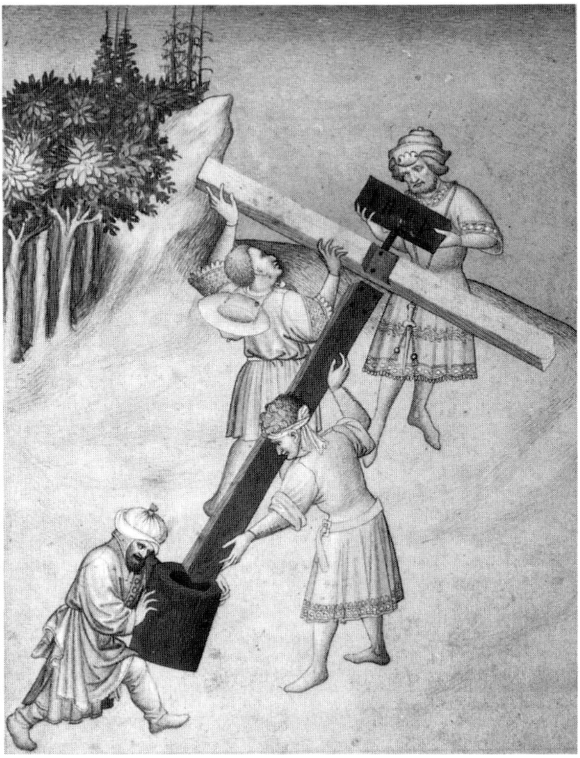

20 Die vier Holzarten vom Kreuze Christi.
Illustrationen zu den Reisen des Ritters John Mandeville,
um 1410/20. London, British Library, Ms. 24189.

im Gottesdienst der Kirche verlesen wird, erzählt dann aber doch die Geschichte von Judas Cyriacus. Vorher erwähnt die ›Legenda aurea‹, das Kreuz Christi sei von viererlei Holze gewesen: von Palmen, Zypressen, Oliven und Zedern. „Davon hat man den Vers ‚Ligna crucis palma, cedrus, cypressus, liva'. Es waren aber vier unterschiedliche Teile an dem Kreuze: das aufrechte Holz, das Querholz, die Tafel zu Häupten und der Stamm, darin es eingelassen war, oder, als Gregorius von Tours es schreibt: das Querholz, darauf Christi Füße ruhten; also mag jeglicher dieser vier Teile von einem der verschiedenen Hölzer gewesen sein." In einer der Illustrationen zu den Reisen des Ritters Jean Mandeville[182] finden sich die vier Holzarten des Wahren Kreuzes dargestellt: Der Stamm im Boden ist aus Zedernholz, das nicht fault, der senkrechte Balken aus Zypressenholz, das duftet und den Zerfall des Leichnams verzögern soll, der Querbalken aus

Palmenholz als Beweis für den Sieg, die Tafel mit dem *titulus* aus Olivenholz zum Zeichen für die Ruhe, die Jesu Tod bringen sollte (Abb. 20).

Das johanneische Wort vom Hinziehen aller durch das Kreuz zu Christus hin[183], auf das sich Rupert von Deutz bezieht, gelangt mitunter zur Darstellung auf monumentalste Weise, so im „Turm der heiligen Leiber" in Toulouse. In Chorumgang und Chorkapellen von Saint-Sernin sind Reliquienschreine mit Gebeinen der Heiligen aufgestellt. Zum kostbaren Inventarium gehört auch ein Kästchen, das wiederum ein Stückchen vom Wahren Kreuz enthält. Die Geschichte dieser Kreuzpartikel, für die in Limoges das Reliquiar[184] angefertigt worden ist, wird an seinen Außenwänden erzählt. Sie beginnt mit der Auffindung der drei Kreuze durch Judas, dem Helena in der Erde von Golgatha zu graben befahl. Vom Wahren Kreuz übergibt in der nächsten Szene der Abt des Josaphatklosters zu Jerusalem einem gewissen Raimundo Botardelli eine Partikel; dann besteigt dieser mit dem Heiltum in der Hand das Schiff und fährt übers Meer (Tafel IV), kommt nach Toulouse und übergibt dem Abt von Saint-Sernin die kostbare Reliquie. Ein Translationsbericht, der das irdische, weit jenseits des Meeres gelegene Jerusalem mit der Stadt verbindet, deren *pignora sanctorum* unter der Tour des Corps Saints[185], unter einem der großartigsten Türme und in einer der größten Wallfahrtskirchen der Christenheit ruhen.

Christusreliquien

„In Konstantinopel ist das Kreuz unseres Herrn Jesus Christus, sein nahtloser Rock und auch der Schwamm und jenes Rohr, mit dem dem Herrn Christus Essig und Galle gereicht wurden, als er am Kreuze hing." So heißt es in der Übersetzung der fiktiven Reisebeschreibung des Ritters John Mandeville von Laurentius von Březová[186], die im frühen 15. Jh. einem böhmischen Zeichner die Grundlage für seine Illustration abgab[187]: Vier Kleriker tragen innerhalb der Phantasieszenerie einer überaus prächtigen Stadt die höchsten Heiligtümer der Christenheit, eben das Kreuz, den ungenähten Rock, Dornenkrone, Schwamm und Rohr (Abb. 21). Dem Maler war offenbar weniger an einer authentischen Wiedergabe des Kaisers von Byzanz und der Stadt Konstantinopel gelegen als vielmehr an der Zeigung der großen Heiligtümer, die man zu seiner Zeit an bestimmten Tagen in Rom, Paris oder Prag zu sehen bekommen konnte. Den Christusreliquien widmet die Illustrationsfolge von Mandevilles Reisen überhaupt besondere Aufmerksamkeit. Allein 11 der insgesamt 28 Bilder beschäftigen sich mit ihnen. So erscheinen der König von Frankreich und der römische Kaiser (Abb. 22), jeder mit der Spitze der Heiligen Lanze, mit der auch der Kaiser von Byzanz dargestellt ist. Auf einem anderen Blatt stehen Kanoniker vor dem französischen König, einer von ihnen trägt in einem Kristallreliquiar die Dornenkrone Christi. Der hl. Ludwig hatte die nach Venedig verpfändete Krone im Jahre 1239 für 135 000 Livres gekauft und für sie zusammen mit den ebenfalls von ihm aus andächtiger Hinwendung zum Leiden des Herrn erworbenen Passionsreliquien – des Wahren Kreuzes, der Heiligen Lanze, des Purpurmantels, des Schwamms und des Leichentuchs – den unermeßlich schönen Reliquienschrein der Sainte-Chapelle erbauen und ausschmücken lassen (Abb. 86). Im Jahre 1063 war das Rohrgeflecht der Dornenkrone aus Jerusalem nach Konstantinopel überbracht worden, die Dornen des Zizyphus aber erfuhren, an viele Stätten verteilt, verborgen oder sichtbar in kostbaren Reliquiaren höchste Vereh-

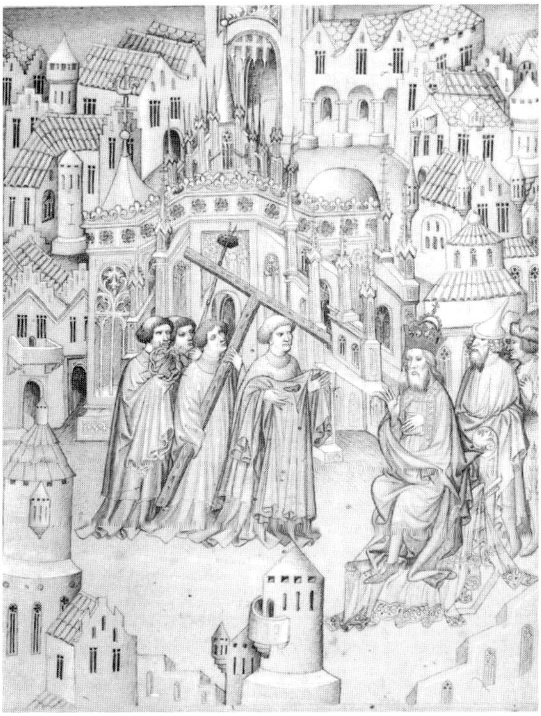

21 Die Christusreliquien in Konstantinopel.
Illustrationen zu den Reisen des Ritters John Mandeville,
um 1410/20. London, British Library, Ms. 24189.

rung[188]. Hauptsächlich im 13. Jh. fanden die *spinae Christi* auch Aufnahme in juwelengeschmückten Votivkronen, Stiftungen von Herrschern, die ihre staatspolitische Würde im Zeichen des Königtums Christi trugen[189]; wieder verbinden sich solch königliche Votivgaben nicht nur einmal mit dem Namen des hl. Ludwig[190]. Christusreliquien sind geheiligt, weil sie mit Christi Leib und Blut in direkten Kontakt gelangten. Erhalten bleiben konnten freilich nur Berührungsreliquien, denn vom Körper Jesu mußten auf Erden Überreste fehlen, ausgenommen allenfalls Nabelschnur, Vorhaut oder Milchzahn, doch zweifelten schon Kritiker des Mittelalters an der Echtheit solcher Überbleibsel, da man sie seinerzeit aufzubewahren kaum für wert befunden hätte. Die Gegenstände aber, mit denen Christi Blut in Berührung kam, waren die Passionswerkzeuge: das Kreuzesholz, die Kreuzesnägel, die Lanze des Longinus. Sie gehören zu den vom Mittelalter an häufig dargestellten *arma Christi*[191], unter denen sich oft die Bilder des

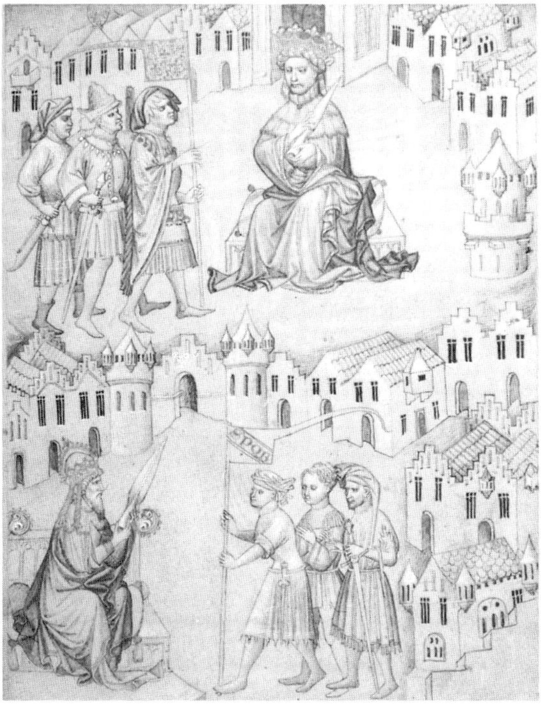

22 Der König von Frankreich und der römische Kaiser mit der Heiligen Lanze. Illustrationen zu den Reisen des Ritters John Mandeville, um 1410/20. London, British Library, Ms. 24189.

Gekreuzigten oder des Schmerzensmanns oder auch beide Christusbilder befinden, wie beispielsweise im Mittelbild einer kölnischen Tafel mit Szenen des Lebens Jesu[192]. Es sind *signa* und *eikonen* zugleich, Zeichen und Bilder[193], die der Passionsmeditation dienen. Den Instrumenten des Leidens und Sterbens Christi[194], die über- und nebeneinander, den ganzen Bildgrund füllend, angeordnet sind, ist auch die Veronika zugehörig, das Schweißtuch, auf dem Christus sein *vera ikon* hinterließ[195]. Alle Bildwiedergaben des *vera Ikon* beziehen sich auf jenes *sudarium,* das zu den großen römischen *brandea,* Berührungsreliquien, gehört.

Durch die Realpräsenz konkreter Reliquien innerhalb der signumhaften und abbildenden Darstellungen der Waffen Christi im Andachtsbild der *imago pietatis* erhält die Passion des Herrn über Glauben und Wissen um die Heilsgeschichten hinaus absolute Beweiskraft. Das kostbare Reliquiar für einen Dorn von der Dornenkrone Christi[196] (Tafel VI) zeigt vor dem im Verhältnis zu den heiligen Gegenständen übermächtig großen Bild des Schmerzensmanns ein vom knienden Engel getragenes kleines einsehbares Gehäuse, in dem sich ein wirklicher Dorn von der Dornenkrone befindet (vielmehr befand), und auch Kreuz und Geißelsäule sind zur Aufnahme von Reliquien gearbeitet. Andachtsbild und Reliquiar zugleich, verweist dieses aus Reliquienfrömmigkeit und Passionsmystik entstandene Goldschmiedewerk der *arma Christi* auf die Fragwürdigkeit gewohnheitsmäßiger Einteilung von Bildkunst in Andachtsbild und Kultbild. In solcherart Darstellungen der *imago pietatis*[197] und der *arma Christi* erheben originale Partikel der geheiligten Gegenstände, die in die nur im Abbild vorhandenen Objekte und Figuren einbezogen sind, das Andachtsbild in den Bereich des Kultischen, erfüllen es mit der Aura des Numinosen. Folgerichtig erscheinen im Missale der Sainte-Chapelle Reliquien und *arma Christi* einander zugeordnet[198].

Zu den bedeutendsten Stätten der Verehrung von Passionsreliquien gehört die römische Kirche S. Croce in Gerusalemme. Hier befindet sich auch das Gnadenbild des gregorianischen Schmerzensmanns[199], das – obgleich erst zu Ende des 14. Jh. dorthin verbracht – im ganzen Abendland zur Zeit des späten Mittelalters von Rom aus Verbreitung und Verehrung fand, sei doch Christus während der Messe Papst Gregor dem Großen in *forma de pietate* erschienen, wie die zahlreichen, immer wieder mit den *arma Christi* verbundenen Bilder der Gregorsmesse es bekunden[200]. In der Reliquienkapelle derselben Kirche schauen die Rompilger die *arma Christi*, die St. Helena aus Jerusalem mitgebracht und in ihrem Hause, dem Sessorianischen Palast, zugänglich gemacht hat. Es sind drei große Partikel vom Kreuz des Herrn, einer von den Nägeln, mit denen Christus ans Kreuz geschlagen wurde, zwei Dornen von seiner Dornenkrone und ein Teil der Tafel mit der Inschrift auf hebräisch, griechisch und lateinisch, die Pontius Pilatus über dem Haupte Jesu anbringen ließ[201]. Immer schon suchten die Wallfahrer die *arma Christi* von Santa Croce auf und nahmen Andenken mit sich nach Hause, Ab- und Nachbildungen von den heiligen Gegenständen, insbesondere vom Kreuznagel, meistens auch mit einem Zertifikat versehen, das bestätigte, „daß dieser eiserne Nagel, an dem mit einem roten Seidenband unser Siegel befestigt ist, an dem heiligen Nagel angerührt wurde, der in der Reliquienkammer der Basilika S. Croce in Gerusalemme aufbewahrt wird und einer von denen ist, mit welchem Unser Herr Jesus Christus ans Kreuz geschlagen wurde. Er ist so kunstvoll gearbeitet, daß er dem Original vollkommen ähnlich sieht"[202]. Auch die

Inschrifttafel auf dem erst in unserer Zeit wiederentdeckten Florentiner Kruzifixus des jungen Michelangelo in der Casa Buonarroti[203] gibt den Kreuztitulus von Santa Croce wieder, ein marginales Beispiel für die Bedeutung, die dem konkreten Gegenstand als historischem Zeugnis zugekommen ist. Santa Croce in Gerusalemme war ein Mittelpunkt der Verehrung der *arma Christi,* das „römische Calvaria", denn sogar auf mitgebrachter Erde vom Kalvarienberg steht Helenas Kapelle.

Zu einem anderen Mittelpunkt der Verehrung von Christusreliquien ist nach Jerusalem, Rom und Paris durch die „Staats- und Privatfrömmigkeit" Kaiser Karls IV. Prag mit seiner unweit gelegenen Burg Karlstein geworden, und anläßlich der Überführung der Insignien des Reiches nach Böhmen wurde von Innozenz VI. im Jahre 1353 für das ganze Heilige Römische Reich das Fest *De armis Christi* eingeführt, das am Freitag nach der Osteroktav begangen wird.

Die Gegenstände, die mit dem Leiden und Sterben Christi in Zusammenhang stehen, sind durch die Person des Heilands geheiligt. Dies überträgt sich auch auf deren an den originalen Reliquien berührten Kopien und Abbildungen, die in allen Bereichen und Schichten Verbreitung finden, in Kult und Andacht, in der Frömmigkeitssphäre des *sacrum imperium* ebenso wie im volksfrommen Brauchtum. An großen historischen Stätten im Abendland sind die Reliquien Christi Ziel der Pilgerschaft, Objekte der Heiligung, der Vermittlung göttlichen Heils und der Garantien himmlischen Schutzes. Nach Trier wallfahrtet man zum Heiligen Rock, der ungenähten Tunika[204], nach Aachen zu den vier Großen und den drei Kleinen Heiligtümern, zu denen die Windeln Christi, das Lendentuch des Gekreuzigten, Gürtel und Geißelstrick des Herrn gehören[205], nach Turin zum dort seit 1578 befindlichen Grabtuch Christi, derjenigen Herrenreliquie, deren Echtheitsfrage Theologen, Mediziner und Naturwissenschaftler wie keine andere bis in die jüngste Gegenwart beschäftigt[206].

Im Heiligen Römischen Reich ist nach dem Kreuz die zweitkostbarste Reichsreliquie die Heilige Lanze, die unter den ersten Ottonenkaisern sogar den ersten Rang eingenommen hat[207]. Lange war sie in der Ausstemmung des Holzkerns im Arm des Krönungskreuzes, das auch die Kreuzpartikel enthielt, eingesetzt gewesen. Die Heilige Lanze der Reichskleinodien[208] galt im Laufe des Mittelalters als Lanze Kaiser Konstantins, dann des hl. Mauritius[209]. Seit der Schlacht auf dem Lechfeld 955 war die Wunderkraft dieser Reliquie vollends erwiesen, „nach überkommener Sitte" wurde „die heilige und kreuztragende imperiale Lanze" Ottos III. beim Aufbruch nach Italien vorangetragen, „ein Kleinod, durch welches Gott das Irdische mit dem Himmlischen verknüpft", „um sich beständigen Sieg über sichtbare und unsichtbare Feinde zu verschaffen", wie Liutprand von Cremona[210] in seinem Geschichtswerk erklärt; heilsgeschichtliche Überhöhung politischen Geschehens, sakrale Legitimation des Herrschaftsanspruchs, Zeichen der Würde und herrscherlicher Macht, Krönungsinsignie von reichspolitischer Bedeutung.

Wie der Legende nach die hl. Helena Partikel der Kreuzesnägel in Lanze und Waffen Konstantins zum Unterpfand immerwährenden Sieges einschmieden ließ, so waren Waffen der Herrscher und *arma Christi* buchstäblich zusammengeschmiedet, wenn die Heilige Lanze der Reichskleinodien „auf dem Dorn Kreuze aus Nägeln trägt, die durch die Hände und Füße unseres Herrn und Erlösers Jesu Christi geschlagen waren". Aus Partikeln eingeschmiedeter Kreuznägel dürfte die Überlieferung den einen *clavus domini* gemacht haben, von dem die Inschrift auf der von einer Goldmanschette (mit der karolinischen Bezeichnung: LANCEA ET CLAVUS DOMINI) verdeckten Silbermanschette spricht: „Nagel des Herrn + Heinrich von Gottes Gnaden der Dritte, römischer Kaiser, Augustus, hat dieses Silberband anfertigen lassen zur Befestigung des Nagels des Herrn und der Lanze des hl. Mauritius".

Die Heilige Lanze der Reichskleinodien, zunächst mit dem Bedeutungsgehalt als siegbringender Waffe des Reiches erfüllt, dann nachdrücklicher als Passionsreliquie verehrt und als Lanze des Longinus gedeutet, ist – weil eine Flügellanze der Karolingerzeit – nicht mit dem Gegenstand identisch, den Helena der Kreuzlegende nach in Jerusalem aufgefunden hat und deren Spitze im Jahre 614 nach Konstantinopel gelangte. Später wurde auch der Lanzenschaft dorthin übertragen und die Reliquie in der Kapelle der Jungfrau Maria am Pharos das Mittelalter hindurch gezeigt, bis Sultan Bajasid II. sie im Jahre 1492 nach Eroberung der Stadt Papst Innozenz VIII. schenkte. Seither gehörte sie zu den Hauptreliquien der Peterskirche. Von der Reliquienloggia über Berninis Statue des Longinus wurde sie den Andächtigen zur Verehrung gezeigt. Die Lanzenspitze, zur Zeit der Lateiner von Konstantinopel nach Venedig verpfändet, aber erwarb König Ludwig der Heilige. War doch seit Karl dem Großen der Kult der Heiligen Lanze auch in Frankreich weit verbreitet, und ihr Besitz hatte für das französische Königtum ähnlich unermeßliche Bedeutung wie für das römische Kaisertum. Auf die gleiche Weise, wie mit ihr die Seite Christi geöffnet wurde, würde ihm die Pforte des Paradieses geöffnet werden, schreibt Gregor IX. im Jahre 1227 an Kaiser Friedrich II.

Die Lanze hat den Gekreuzigten auf dem Kalvarienberg (Abb. 23) durch-

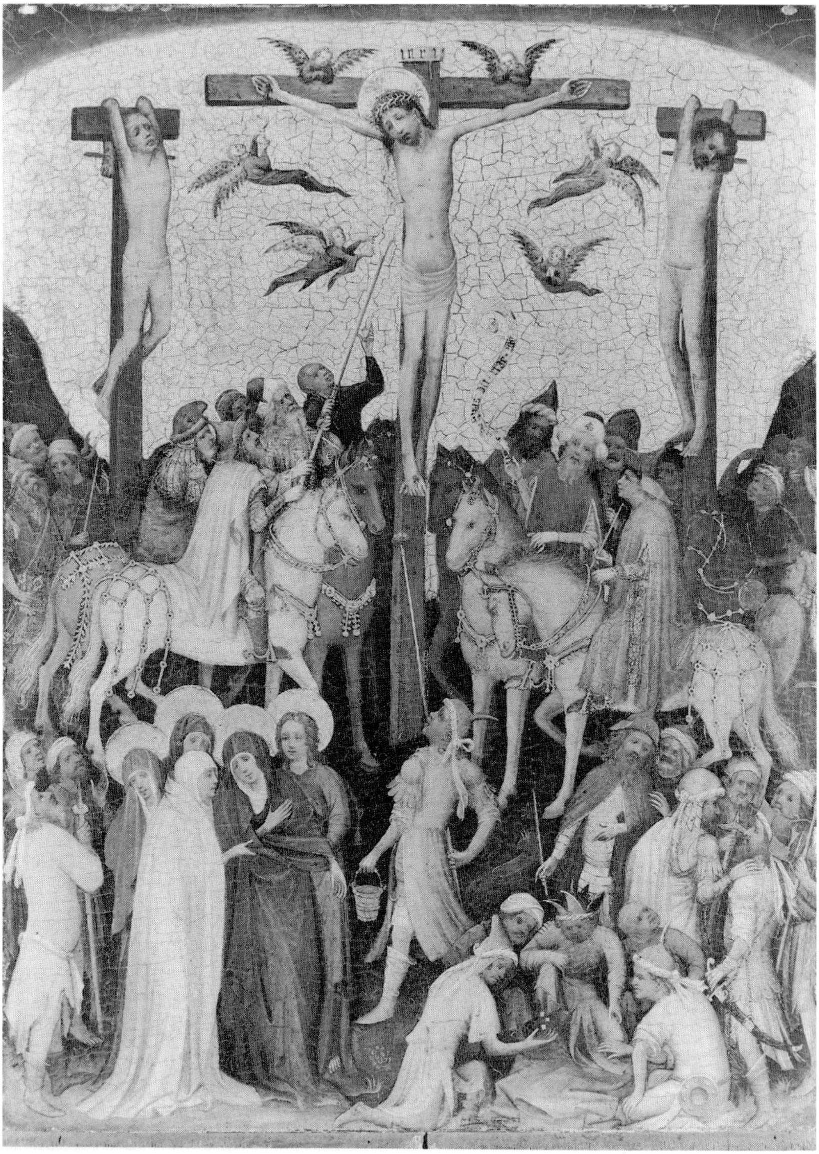

23 Kalvarienberg. Der blinde Longinus mit der Lanze und Arma Christi im Szenenbild verteilt. Veronikameister, um 1400. Köln, Wallraf-Richartz-Museum.

bohrt. Aus seiner Seite strömte das Blut, das den blinden Longinus wieder sehend machte, als dieser mit dem über die Waffe rinnenden Blut seine Augen berührte, wie in der Legenda aurea erzählt wird: „Longinus war ein Hauptmann. Mit anderen Soldaten stand er am Kreuze des Herrn und durchbohrte auf Befehl des Pilatus die Seite des Herrn. Und da er die Zeichen beobachtete, die geschahen, nämlich die Verfinsterung der Sonne und das Beben der Erde, glaubte er an Christus. Am meisten aber deswegen, wie einige sagen, weil aus Krankheit oder Alter seine Augen trüb geworden waren, und er sofort wieder klar sehen konnte, als er mit dem Blute Christi, das an der Lanze herunterrann, zufällig seine Augen berührte." Die Legende von Longinus hat freilich noch tieferen Sinn als den der Heilung einer Augenschwäche. Im ›Christus patiens‹, einem Passionsspiel aus dem hohen Mittelalter[211], salbt sich der Soldat, der Christi Seite durchbohrte, das Haupt mit dem herausströmenden Blut, und die Blutsalbung bewirkt Reinigung und Erleuchtung nicht allein der Augen, sondern vor allem der Seele. Im Passionsspiel legt der Verfasser des ›Christus patiens‹ Maria die Worte in den Mund: „Ein schrecklich Schauspiel neuer Art müssen meine Augen sehen: / Sehet, sehet doch das Blut des durchstochenen toten Leibes, / Sehet, sehet, wie es niederfließt im Doppelquell. / Ja, aus der Seite strömte gleich das Blut / Und unvermischt daneben Wasser, als sie durchbohrt war mit der Lanze / Eines jungen Kriegers aus dem feindlichen Ausonervolk. / Von dorther strömet noch der Doppelquell. / Der den Stoß geführt, erschrak und schrie laut auf: / ‚Wahrhaftig, Gottes Sohn ist dieser Tote'. / Er eilt hinzu und wirft sich nieder vor dem Kreuzesholz, / Zur Erde sinkt er nieder, besiegt von dem, was er geschaut. / An die Brust schlägt er und umfaßt den Boden, / Wo festgerammt der Schaft (des Kreuzes) steht, gerötet / Vom Blute, das noch aus der Seite (Jesu) rinnt. / Mit den Händen schöpft er von dem (blutigen) Quell / *Und salbt das Haupt sich*, wie es scheint, *zur Reinigung.*"

Das Blut, durch das Longinus sein volles Augenlicht wiedererlangte, sammelte er auf in einem Gefäß und kam mit diesem nach Mantua. Dort vergrub er während der Christenverfolgung den kostbaren Schatz, der im Jahre 1048 in Anwesenheit von Papst Leo und Kaiser Heinrich wieder geborgen wurde. Im späten Mittelalter erlangte Mantuas Kostbares Blut abermals besonders große Verehrung, und unter dem Eindruck des im Jahre 1459 neubelebten Heiligblut-Kultes fand das alte Bildgut der *imago pietatis* in neuer Form vor allem in Oberitalien weite Verbreitung[212]. Einen Teil der Mantuaner Blutreliquie erhielt Kaiser Heinrich III., der ihn zum Zeichen der Aussöhnung Graf Balduin von Flandern schenkte. Seine Tochter Judith, Gemahlin Welfs IV., stiftete diese Blutreliquie dem Kloster Weingarten[213], wo sie noch heute im Kreuzaltar unter der Kuppel zu sehen ist. Ihre Gnadenwirkungen werden den Pilgern in Asams Fresken von der Verherrlichung des Heiligen Blutes, das auf Longinus und die ganze arme Menschheit aus der Seitenwunde Christi strömt, auf wunderbar erhebende Weise mitgeteilt. Dies geschieht ungeachtet des schon im Mittelalter über die Blutreliquie heftig entbrannten Gelehrtendisputs[214]. Dabei ging es primär gar nicht um deren historische Echtheit, sondern um theologische Streitfragen. Das Blut, das Jesus am Kreuz als Preis für die Erlösung vergossen hat, sei nach der Auferstehung mit dem verklärten Leib wiedervereinigt, das Vorhandensein einer Blutreliquie würde der Integrität des Auferstehungsleibes widersprechen, so argumentierte auch Thomas von Aquin[215]; doch verteidigte z. B. ein für das Kloster Weingarten ausgearbeitetes Traktat „Über das Blut des Herrn" aus dem Jahre 1279, daß das eine und dasselbe Blut zugleich in Christus verherrlicht und auf Erden sichtbar sein könne. Und Jesus habe mit dem auf Erden zurückgelassenen Blut einen besonderen Sinn gehabt. „Wir mögen über das Heilige Blut lesen, wir mögen das lebendige Blut im Sakrament berühren, nie werden wir so in der Liebe zu Christus entflammt, wie beim Anblick seines Heiligen Blutes mit unseren leiblichen Augen."

Wie an Wallfahrtsorten üblich, erzählen auch in Weingarten Bilder und Texte Geschichte und Legende der Reliquie, vom Lanzenstich des Longinus, von der Verbergung des Blutes in Mantua, von der Offenbarung der Stelle des verborgenen Heiltums, von seiner Bergung in Anwesenheit des Papstes und des Kaisers, die je einen Tropfen des Heiligen Blutes erhielten, vom Kaiser, der seine Reliquie an Balduin von Flandern weitergab, von dessen Tochter Judith, die sie den heiligen Patronen von Weingarten, Martin und Oswald, schenkte, um die glückliche Heimkehr ihres zum Heiligen Grab nach Jerusalem aufgebrochenen Gemahls, Herzog Welfs, zu erlangen.

Reliquien vom am Kreuz vergossenen Blut Christi werden vielerorts verehrt; aus St-Maximin in der Provence brachte schon König Dagobert von Maria Magdalena der Legende nach unter dem Kreuze aufgesammeltes Blut ins Elsaß, von dem Rudolf von Habsburg in Straßburg welches erhalten und 1283 dem Kloster Weißenau[216] geschenkt hatte; auf die Reichenau kam die Pilgerin Swanahild mit Reliquien vom Kreuze und Blute Christi[217], vom Patriarchen von Jerusalem erhielt Ritter Theoderich eine Blutreliquie, die Brügges Heiligblutkult begründete[218], wie überhaupt in der Zeit der Kreuzzüge viele solcher Blutreliquien ins Abendland gelangten[219]. Über dem Grab der Stifterin des Klosters Wienhausen, der Herzogin Agnes, wurde eine von ihr in Rom beschaffte Blutreliquie verehrt und wirkte viele Wunder[220]. Namentlich im späten Mittelalter erhöhte sich die Zahl der Blutreliquien beträchtlich, denn zu solchen von Christi Passion und Kreuzestod kam neues Wunderblut hinzu, aus blutenden Hostien und mit Blut sich füllenden Kelchen, wie zur Bestätigung im großen Streit um die wirkliche Gegenwart von Leib und Blut Christi in der Eucharistie; besonders heftig entbrannte die Kontroverse um das Heilige Blut in Wilsnack[221]. Die Zeit der Gotik ist voller eucharistischer Wunder und Legenden. Die Hostie, die der zweifelnde böhmische Priester im Jahre 1263 während der Messe in den Leib Christi verwandelt, beginnt zu bluten[222]; im Dom zu Orvieto ist das Korporale mit den in der „Messe von Bolsena" entstandenen Blutstropfen ausgestellt und im großen Freskenzyklus der Kapelle gibt Ugolino di Prete Hario umfassenden Bildbericht zum wunderbaren Geschehen. Ein anderes Wunder des Heiligen Blutes ereignete sich um das Jahr 1330 zu Walldürn, als der Priester Heinrich Otto die Messe las und aus Unachtsamkeit den Kelch mit dem konsekrierten Wein umstieß, der Wein sich dabei blutrot färbte, auf das unter dem Kelch liegende Korporale ergoß und dabei das Bild des Gekreuzigten mit diesen umgebenden dornengekrönten Häuptern Christi ergab[223]. So steigerten sich – wie zur Visualisierung der Sakramentslehre – in Spätmittelalter und dann wieder nach dem tridentinischen Konzil Kult und Verehrung an zahlreichen Wallfahrtsstätten zum Heiligen Blut, von denen viele die Bezeichnung der Reliquie in ihrem Namen tragen.

Das heilige Blut habe Joseph von Arimathäa mit dem Kelch des Abendmahls Christi aufgefangen, mit dem Heiligen Gral[224], einem mit wunderbaren Eigenschaften ausgestatteten Edelstein, als welcher ein Achatkelch in der Kathedrale von Valencia verehrt wird. Für ihn wurde dort im 15. Jh. eine eigene prachtvolle Kapelle erbaut. Aus Jerusalem nach Rom gebracht, gelangte der Kelch nach Spanien und kam nacheinander nach Huesca, Jaca, San Juan de la Peña, Zaragoza und Barcelona, bis im Jahre 1437 die Übergabe an die Kathedrale von Valencia erfolgte. Der weite Weg des Santo Grial ist bezeichnend für die historischen Migrationen der über alles geschätzten Heiltümer Christi. Deren Itinerarien wie nicht anders die der Marien- und Heiligenreliquien sind voller Merkwürdigkeiten und Wunder, denkt man beispielsweise an die Casa Santa, die Engel von Nazareth über Dalmatien nach Loreto trugen, wie die aus dem 15. Jh. stammende Legende erzählt[225].

Ostensio reliquiarum

Es war ein Privileg der französischen Könige, an jedem Karfreitag in der Sainte-Chapelle den Gläubigen die Passionsreliquien zu weisen[226]. Der Brauch nimmt seinen Anfang mit Ludwig dem Heiligen. Auf einem Heiltumsstuhl stehend, hebt er mit den Worten *ecce crucis domini* das doppelbalkige Reliquienkreuz empor, und gleichzeitig wird in tiefer Ergebenheit die Dornenkrone Christi gezeigt (Abb. 24). Matthew Paris illustrierte auf diese Weise in seiner ›Historia major‹[227] den feierlichen Vorgang königlicher Heiltumsweisung. Sie fand statt im Jahre 1241, als Ludwig IX.[228] – der *rex piissimus,* der sich wie sonst kein anderer Herrscher an so zahlreichen Translationen von *corps saints* persönlich beteiligen sollte[229] und der eben in den Besitz der heiligsten Herrenreliquien gelangt war – von einem Gerüst aus unter freiem Himmel diese Zeigung der Christusreliquien vornahm[230]. Namentlich die Dornenkrone ist zur Insignie seiner königlichen Würde geworden. Ein Dorn von der Dornenkrone war in Ludwigs Königskrone eingefügt, deren Träger sich als Herrscher, aber als einer in der *imitatio Christi* verstanden hat. So besteht eine eigentümliche real-symbolische Beziehung zwischen dem Königtum Christi und Ludwigs Königtum, zwischen Gottes Dornenkrone und der Königskrone der französischen Monarchie, die bis zu ihrem Ende angedauert hat[231].

Aber auch anderwärts praktizierten Herrscher das liturgische Fest der Heiltumsweisung, insbesondere Kaiser Karl IV., dem Beispiel des hl. Ludwig folgend. Seine von ihm gegründete und mit vielen Kirchen und Klöstern ausgestattete Prager Neustadt erhielt durch die jährliche Zeigung der Reliquien des Reiches und des Landes einen ähnlich herausragenden Charakter höchster Sakralität[232]. Es ist nur eine Frage des Standorts, ob solch offensichtliche Verknüpfungen von Herrschaft und Heiltum stärker aus der Absicht sakraler Legitimation des Machtanspruchs oder aus staatspolitischer Frömmigkeitsauffassung erklärt werden.

Allenthalben gab es zu bestimmten Zeiten und in bestimmten Zeitab-

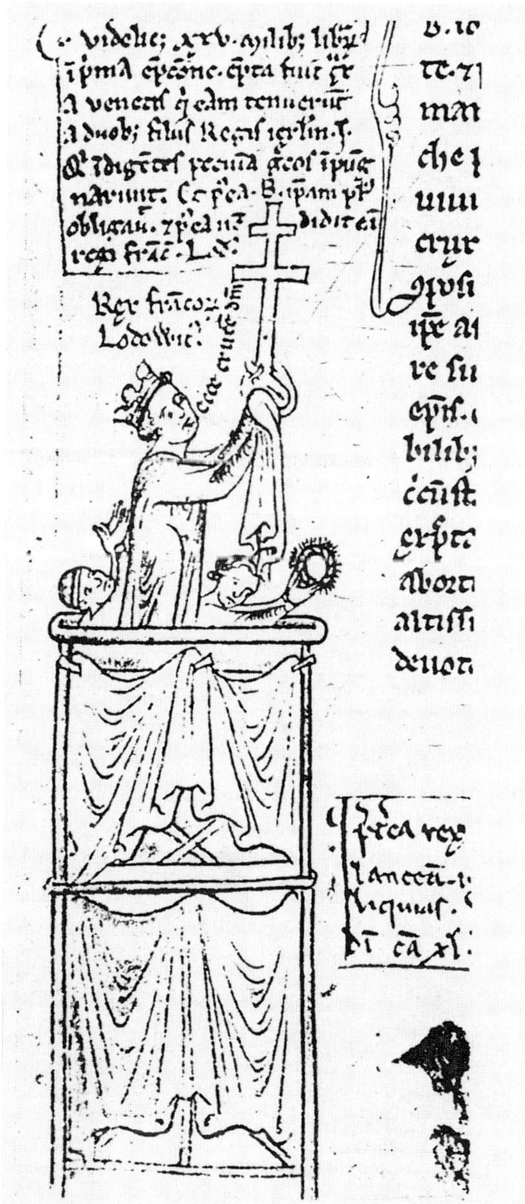

24 Heiltumsweisung von Kreuz und Dornenkrone durch König Ludwig den Heiligen. Chronica Majora von Matthew Paris, Mitte des 13. Jahrhunderts. Cambridge, Corpus Christi College, Ms. 16.

ständen Heiltumsweisungen[233], zu denen das Volk von weither zusammenströmte, um die Heiligtümer der Christenheit, „das hochwirdig kostparlich und merklich gross heilthumb und clainat" zu schauen und „darzu die pebstlichen grossen Römischen gnaden und aplass" zu gewinnen[234]. Ungeheuere Pilgerscharen kamen zur Zeigung der Andechser Reliquien nach München, zu deren Entdeckung eine Maus den Weg gewiesen hat[235]. Volksfeststimmung herrschte, hatte man doch bei der andächtigen Schau auch hier den Nachlaß zahlreicher Jahre der Pein im Fegefeuer[236] erlangt, den Ablaß, das *indultum,* und *Dult* heißt das Volksfest heute noch, das anderswo Heiltumsfest oder – wegen des Zusammenfallens der Heiligtumsfahrt mit dem Kirchweihfest – Heiltumskirmes genannt wird. Mit einer Heiltumsweisung verbunden ist eine in der römisch-katholischen Kirche des Mittelalters ausgeprägte Besonderheit, der *Ablaß*[237]. Seit der Jubeljahrfeier in Rom im Jahre 1300 stellte der Papst zunächst für jedes hundertste Jahr nicht nur einen vollständigen, sondern den vollständigsten Erlaß der Sünden in Aussicht[238]. Auch beim Anblick des Schweißtuchs Christi im Petersdom konnte man, „als oft man zeigt und sieht, 12 000 Jahr Antlaß und so viel Charreid" gewinnen, „und darzu vergeben ist das Dritteil aller Sünden"[239]. Allenthalben füllten sich die Pilgerstraßen Europas mit Wallfahrten[240], die nicht nur nach Rom und Santiago de Compostela zogen. Als Karl IV. zu seiner Krönung nach Aachen ritt, mußte er mehrere Tage in Bonn verweilen, bis die Straßen in die Stadt wieder passierbar waren. Das war im Jahre 1349, in der Zeit des Schwarzen Todes in Europa, der eben damals auch das Rheinland heimgesucht hatte.

Bald reichte auch kein Innenraum mehr aus, wenn die Menschenmengen während der Heiligtumsfahrt zum Aachener Dom drängten[241], zum großen, bis heute, zuletzt 1993, alle sieben Jahre stattfindenden *festum religiosum.* Deshalb – aber auch zur Einbeziehung der ganzen Stadtlandschaft in die *ostensio reliquiarum* – werden die Aachener Heiligtümer schon im 14. Jh. von Turm und Galerien des Domes aus nach allen Seiten hin gezeigt, und vor jeder der aufeinanderfolgenden Weisungen verkündet der *vocalissimus,* welches Heiltum das Volk als nächstes zu sehen bekomme. Um 1390 wurde die Ausrufung erstmals aufgezeichnet. Auf diesen Texten sollten alle späteren beruhen. Damals hießen die vier Großen Heiligtümer: „das heymde, das heilige cleit, das Maria, de moder Goitz, an hatte uf die heilge Cristnacht, doe unse lieve her Jesus Christus god und mynsche van ere geboren wart", „die wyndelen, die heilge doech, dae unse lieve her Jesus Christus ynne gewonden uf die heilge christnacht", „das doech, das heilge cleid, dae deme guden synt Johannes Baptista syn houft uf ave geslagen wart", „das doech, das heilge cleit, das unse lieve her Jesus Christus vor eme hadde ayn deme heilge crutz uf den guden vridach". Nur auf diese vier Reliquien – das Kleid Mariens, die Windeln des Heilands, das Enthauptungstuch Johannes des Täufers und das Lendentuch des Gekreuzigten – beschränkt sich die alle sieben Jahre vorgenommene Weisung von der Höhe des Domes herab[242] (Abb. 25). Auch ein Kupferstich von Abraham Hogenberg[243] gibt die „warhaffte Abbilltung" „Unser L. Frauwen Kirch zu Aach vom Kaiser Carolo Magno erbawt und gestifft sampt" (wie man glaubte) „der siebeniarigen Heiligtumbsfart" wieder. Manche Pilger sind mit den allbekannten tönernen Aachhörnern[244] ausgerüstet. „Da hätte man meinen sollen, die ganze Erde zittere von dem lauten Schall der Hörner und dem Rufen der Männer und Frauen, die ‚Barmherzigkeit' schreien, und es ist niemand da, dem nicht die Haare zu Berge stehen und Tränen in die Augen treten", berichtet der Metzer Bürger Philipp von Vigneulles als Augenzeuge der Heiligtumsfahrt von 1509. Die Gläubigen schauen hinauf zum Glokkenturm mit den Heiligtumskammern über den Wendeltreppen, wo die großen Heiligtümer während der Heiligtumsfahrt bewahrt und bewacht werden, die Fenster sind geöffnet, Bildteppiche ausgehängt, und von der Galerie zwischen Westbau und Oktogon wird das Marienkleid gezeigt.

Andernorts wies man die Heiligtümer vom eigens für die Heiltumsschau errichteten, balkengezimmerten und festlich hergerichteten, tuchbehangenen, überdachten Heiltumsstuhl aus. Sein Aussehen im späten Mittelalter sowie die Vorgänge während der Heiltumsweisung überliefern überaus anschaulich und lebendig spätgotische Holzschnitte, namentlich jene beiden des Nürnberger Heiltumsstuhls[245] (Abb. 26) und desjenigen von Hall in Tirol[246] (Abb. 27). Die „Form vnd gestaldt des heyltumbstuels" bei St. Stephan in Wien zeigt ein Holzschnitt im 1502 erschienenen Wiener Heiltumsbuch[247] (Abb. 28). Hier wurde 1486 ein steinerner gebaut, mit je acht Fensteröffnungen an den Langseiten und drei an den Schmalseiten des Gebäudes. Am Sonntag nach Ostern fand aus den Fenstern die Weisung der Wiener Heiligtümer statt, wie es der Holzschnitt des Heiligtumbüchleins veranschaulicht.

Die höchsten Reliquien des Reiches aber wurden vom Heiltumsstuhl in Nürnberg aus gezeigt. Kaiser Sigismund hatte 1424 die Kleinodien und Heiltümer „auf ewige Zeiten, unwiderruflich und unanfechtbar" der Stadt Nürnberg zur Verwahrung übergeben. Sie lagen im Heiliggeistspital in einem eigenen Heiltumsschrein, der an einer Kette im Kirchenraum hing, wenn Krönungsgewänder und Reichsinsignien nicht gerade zu Kaiser- und Königskrönungen nach Rom, Aachen oder Frankfurt am Main unterwegs

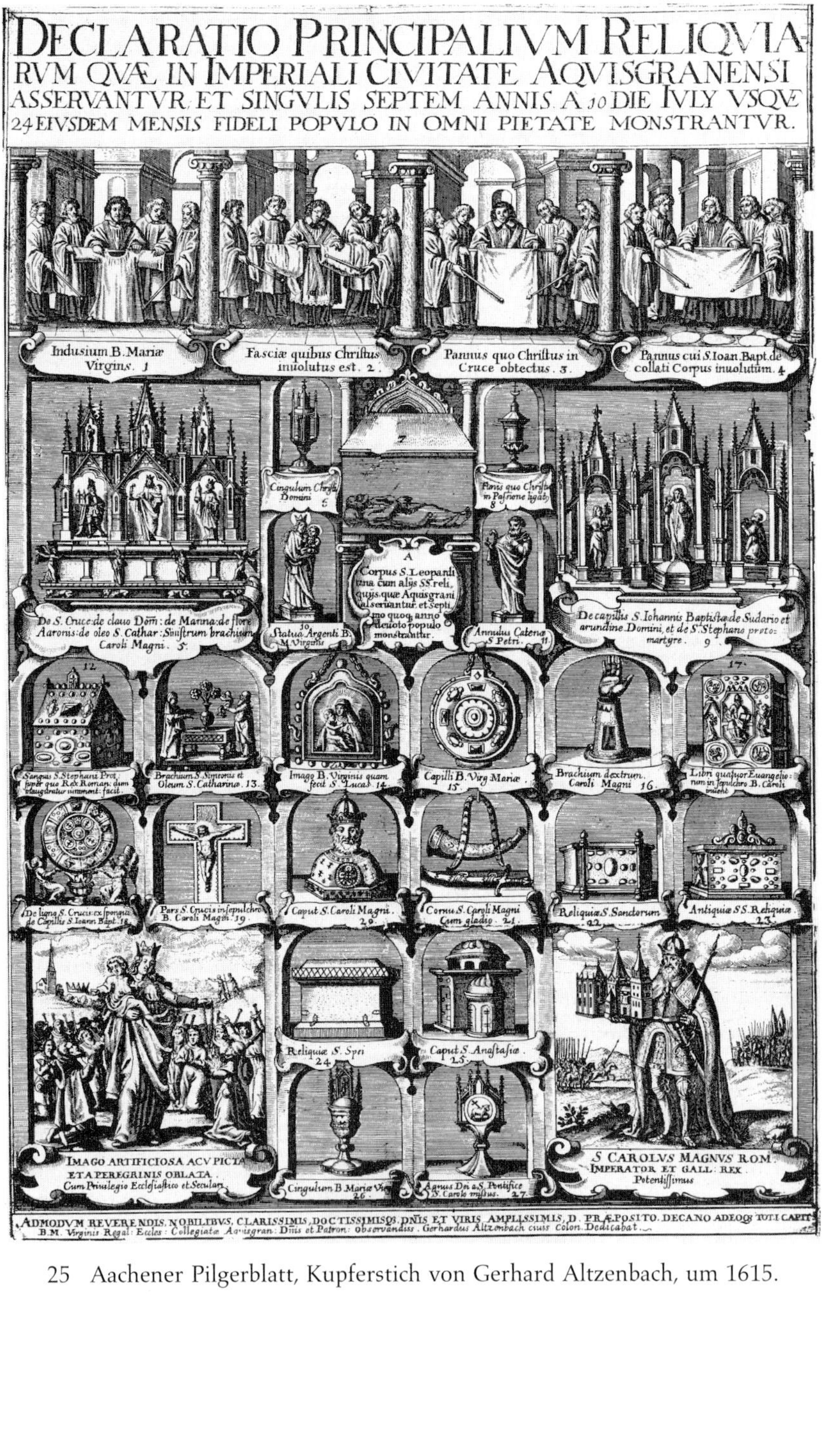
DECLARATIO PRINCIPALIVM RELIQVIARVM QVÆ IN IMPERIALI CIVITATE AQVISGRANENSI ASSERVANTVR ET SINGVLIS SEPTEM ANNIS A 10 DIE IVLY VSQVE 24 EIVSDEM MENSIS FIDELI POPVLO IN OMNI PIETATE MONSTRANTVR.
Indusium B. Mariæ Virginis. 1
Fasciæ quibus Christus inuolutus est. 2.
Pannus quo Christus in Cruce obtectus. 3.
Pannus cui S. Ioan. Bapt. decollati Corpus inuolutum. 4
De S. Cruce: de clauo Dñi: de Manna: de flore Aaronis: de oleo S. Cathar: Sinistrum brachium Caroli Magni. 5.
Cingulum Christi Domini 6
7
Funis quo Christus in Passione ligatus 8
De capillis S. Iohannis Baptistæ de Sudario et arundine Domini, et de S. Stephano proto: martyre. 9
10 Statua Argenti B. M. Virginis
A Corpus S. Leopardi una cum alijs SS. reliquijs quæ Aquisgrani asseruantur. et Septimo quoq anno deuoto populo monstrantur.
Annulus Catenæ S. Petri. 11
12
Sanguis S. Stephani Prot. super quo Rex Roman. dum inauguratur iuramnt: facit.
Brachium S. Simeonis et Oleum S. Catharinæ. 13.
Imago B. Virginis quam fecit S. Lucas. 14.
Capilli B. Virg. Mariæ. 15.
Brachium dextrum Caroli Magni 16.
17.
Libri quatuor Euangeliorum in sepulchro B. Caroli inuenti
De ligno S. Crucis: ex spongia: de Capillis S. Ioann. Bapt. 18
Pars S. Crucis in sepulchro B. Caroli Magni. 19.
Caput S. Caroli Magni. 20.
Cornu S. Caroli Magni Cum gladio. 21.
Reliquiæ S. Sanctorum 22.
Antiquiæ SS. Reliquiæ 23.
IMAGO ARTIFICIOSA ACV PICTA ET A PEREGRINIS OBLATA. Cum Priuilegio Ecclesiastico et Seculari.
Reliquiæ S. Spei 24
Caput S. Anastasiæ. 25.
Cingulum B. Mariæ Virg. 26.
Agnus Dei a S. Pontifice S. Carolo missus. 27.
S CAROLVS MAGNVS ROM. IMPERATOR ET GALL. REX. Potentissimus
ADMODVM REVERENDIS, NOBILIBVS, CLARISSIMIS, DOCTISSIMISQ. DNIS ET VIRIS AMPLISSIMIS, D. PRÆPOSITO, DECANO ADEOQ TOTI CAPIT. B. M. Virginis Regal: Eccles: Collegiatæ Aquisgran: Dñis et Patron: obseruandiss. Gerhardus Altzenbach ciuis Colon. Dedicabat.

25 Aachener Pilgerblatt, Kupferstich von Gerhard Altzenbach, um 1615.

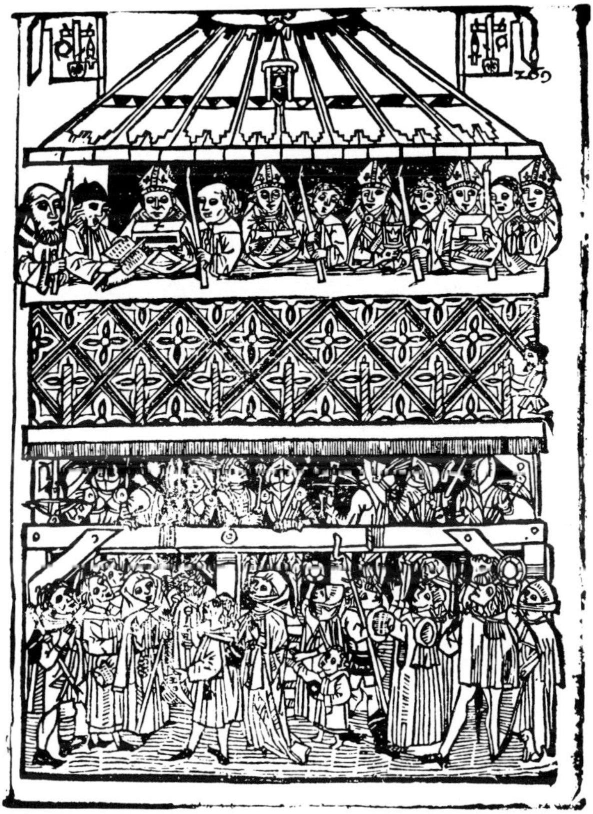

26 Weisung der Reichsheiltümer vom Heiltumsstuhl aus. Nürnberger Heiltumbuch von 1487.

waren[248]. Am zweiten Freitag nach Ostern wurden die Reichsreliquien (zu denen Heilige Lanze und Kreuzpartikel, dazu ein Span von der Krippe, ein Gewandstück Johannes des Täufers, Kettenglieder der Apostel Petrus, Paulus und Johannes, ein Stück vom Tischtuch und vom Schurztuch beim Letzten Abendmahl gehörten) und die Regalien (Reichsinsignien und Krönungsgewänder) auf dem Hauptmarkt gezeigt[249]. Hier stand der hölzerne Altan, in dessen Untergeschoß bewaffnete Ritter und Stadtknechte Wache hielten, während im Obergeschoß der Bischof von Bamberg mit der hohen Geistlichkeit für das versammelte Volk die festliche Zeremonie der Heiligtumsweisung abhielt.

Auch in Regensburg fanden seit 1487 jährliche Heiltumsweisungen statt. Nach dem Muster von Nürnberg hatte sie Herzog Albrecht IV. ins

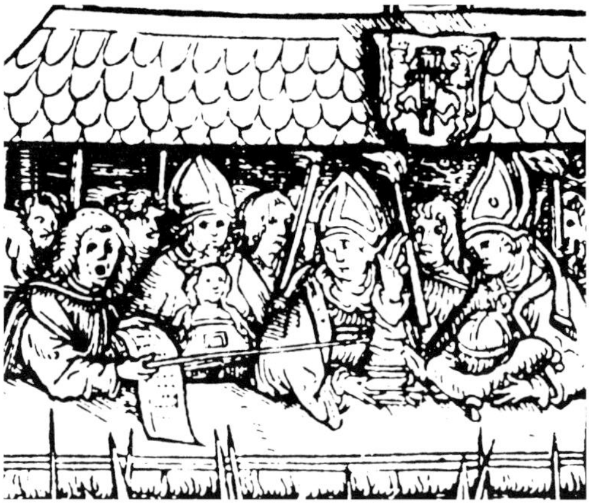

27 Ausrufung des Heiltums. Detail aus der Weisung des Heiltumsschatzes. Holzschnitt von Hans Burgkmair, 1509/10, im Haller Heiltumbuch. Hall in Tirol, Dekanats- und Stadtpfarramt St. Nikolaus.

28 Der Heiltumsstuhl im Wiener Heiligtumbuch von 1502.

Die form vnd gestaldt des heyltumbstuels.

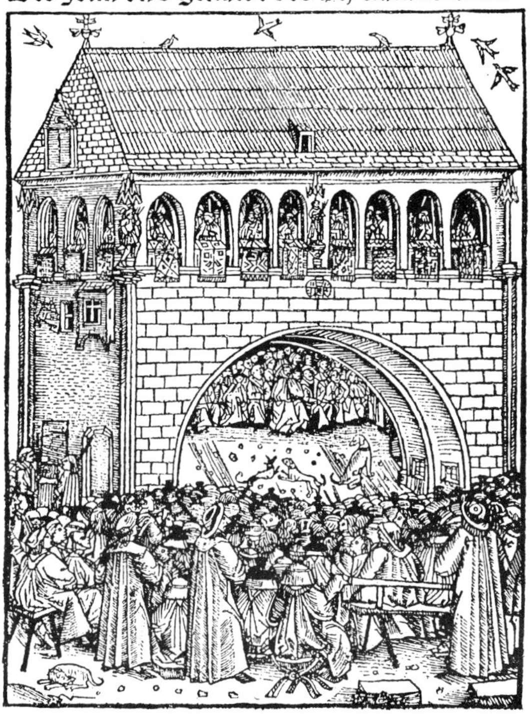

Leben gerufen, zur Mehrung der Bedeutung der Stadt und der Einkünfte. Der Herzog erwirkte von Innozenz VIII. eine päpstliche Bulle, deren Inhalt vielsagenden Aufschluß gibt über die Komplexität spätmittelalterlicher Heiltumsschauen und den Sinn und Zweck ihrer Einrichtungen offenbart: „Fürwahr befinden sich, wie Wir vernommen haben, in der Stadt Regensburg, und zwar in der Kathedrale wie in den anderen Stiften, Kirchen, Männer- und Frauenklöstern der Stadt, viele Reliquien von Heiligen, die aufs reichste mit Gold und Silber geschmückt sind. Diese Reliquien könnten Stück für Stück die allergrößte Verehrung durch die Gläubigen finden, wenn sie einmal im Jahr, am besten zur Zeit des Marktes, der im Monat September in dieser Stadt abgehalten wird und zu dem gewöhnlich sehr viele Besucher kommen, an einem hierfür besonders geeigneten Tag zu der genannten Kathedrale gebracht und den zu diesem Markt zusammengeströmten Christgläubigen gezeigt würden. Sicher würde dadurch die Andacht der Gläubigen hervorragend gefördert werden; gleichzeitig könnten die Christgläubigen selbst aber, von ihrer Frömmigkeit getrieben, einige Almosen fur die Kathedrale opfern, durch deren Hilfe die ganzen Kirchengebäude, die mit einem überaus teuren Bau begonnen und noch nicht vollendet sind, leichter fertigzustellen wären. Nachdem Uns das Heil der Seelen und die Erneuerung der Kirchen – zumal der herausragenden Kathedrale – am Herzen liegt, sind Wir der ergebenen Bitte geneigt, die Unser geliebter Sohn Albert, Pfalzgraf bei Rhein, Herzog in Ober- und Niederbayern und gegenwärtiger Herr dieser Stadt, diesbezüglich vorgebracht hat. Wir bestimmen deshalb, und dies im übrigen für alle zukünftigen Zeiten, daß an einem bestimmten, hierfür besonders geeigneten Tag, den der Bischof von Regensburg im Einvernehmen mit dem Herzog selbst festlegen möge, die Reliquien aller Heiligen zu der genannten Kathedrale gebracht und dem Volk gezeigt werden müssen. Der Bischof kann alle Prälaten, Vorsteher und Mitglieder der Klöster, Kirchen und anderer Orte in der genannten Stadt, auch wenn sie exemt sind, zur Herausgabe der Reliquien für diesen Zweck, unter Androhung kirchlicher Strafen, wobei Berufung nicht möglich ist, verpflichten und zwingen“[250].

Auch Ritter Florian Waldaufs Haller Heiltumsstiftung war mit päpstlichen Privilegien ausgestattet[251]. Der dortige Heiltumsstuhl stand gegen den Kirchplatz gekehrt; im Söller wieder wie in Nürnberg dichtgedrängt die Wachen in Helm und Harnisch mit Speeren und Hellebarden, im Obergeschoß die hohe Geistlichkeit, nebeneinander fünf Infulierte, jeder mit einem Reliquiar in den Händen, eine Reliquienbüste, ein Armreliquiar, eine Schädelreliquie auf Kissen, ein Ostensorium und ein Kreuzreliquiar.

Die Aufmerksamkeit konzentriert sich im Augenblick auf das Armreliquiar. Der *vocalissimus* – sein Mund ist groß geöffnet – verkündet gerade mit lauter Stimme den auf seiner Schriftrolle aufgezeichneten Text der Ausrufung, während er mit einem „vergulten steblein auf das gefes, darinn das Heilthumb stet" weist (Abb. 27). Einundzwanzig solcher Umgänge waren es in Hall – meist wurden sieben Reliquiare auf den Heiltumsstuhl in feierlicher Prozession getragen und nacheinander ausgerufen[252]. Unten steht das Volk der Bürger. Manche halten Spiegel hoch in Richtung auf die gezeigten Reliquien, und die Spiegel nehmen den Abglanz des Heiltums auf, fangen seinen Segen ein, den sie mit nach Hause nehmen wie die Pilgerzeichen[253], die oft an den Reliquien angerührt sind. Daheim werden solche von der fernen Wallfahrt mitgebrachten Zeichen gerne auf Kirchenglocken abgegossen, so daß die Gnaden der Heiltümer nun auch vom Kirchturm aus über Stadt und Land wirken und die heimatliche Welt beschützen. Fernzeigung und Massenandrang führten zu einem Wandel der Devotionalienformen, es entstanden ortsspezifische Heiltumsspiegel, Spiegelchen wurden in Pilgerzeichen eingesetzt. Gutenberg hatte in Straßburg eine ganze Fabrikation in Massenherstellung von Spiegelzeichen für die Aachener Heiltumsfahrt[254], die der Erfindung der Buchdruckerkunst noch vorausging. Alter Spiegelzauber lebt fort in dem vom Spiegel eingefangenen Abbild, obgleich das Hochhalten von Spiegeln und Brot bei der Zeigung der Heiligtümer in Aachen als abergläubische, wiewohl am Wallfahrtsort geduldete Praxis verurteilt wird.

An Ort und Stelle waren auch Holzschnitte und Kupferstiche zu erwerben, auf denen sich die besonderen Reliquien der jeweiligen Pilgerstätten abgedruckt fanden, mitunter – den auf Wallfahrten gerne im Zusammenhang aufgesuchten Heiligtümern entsprechend – auf einem Blatt vereint, wie man es auf dem ältesten erhaltenen Druck dieser Mehrorte-Wallfahrt sehen kann, das nebeneinander die Hauptreliquien von Maastricht, Aachen und Kornelimünster zeigt[255] (Abb. 29). Im obersten Fach wird jeweils auf den zu gewinnenden Ablaß hingewiesen, dann folgen in der ersten Spalte die Heiltümer von Maastricht, die „dry hymelische kleider", von Engeln für den Leichnam des heiligen Servatius gebracht, sein Bischofs- und sein Pilgerstab, mit dem er den Lindwurm getötet und die Quelle entspringen ließ, was auch die Bildkürzel beim Griff des Pilgrimstocks verdeutlichen, dann die Reliquienbüste mit dem Haupt des Heiligen und sein Kelch mit der Patene, schließlich das Kreuzchen aus Bergkristall, das der Evangelist Lukas für Maria gemacht hat und das die Muttergottes bis zu ihrer Himmelfahrt getragen hat und das Reliquiar mit dem rechten Arm des zwei-

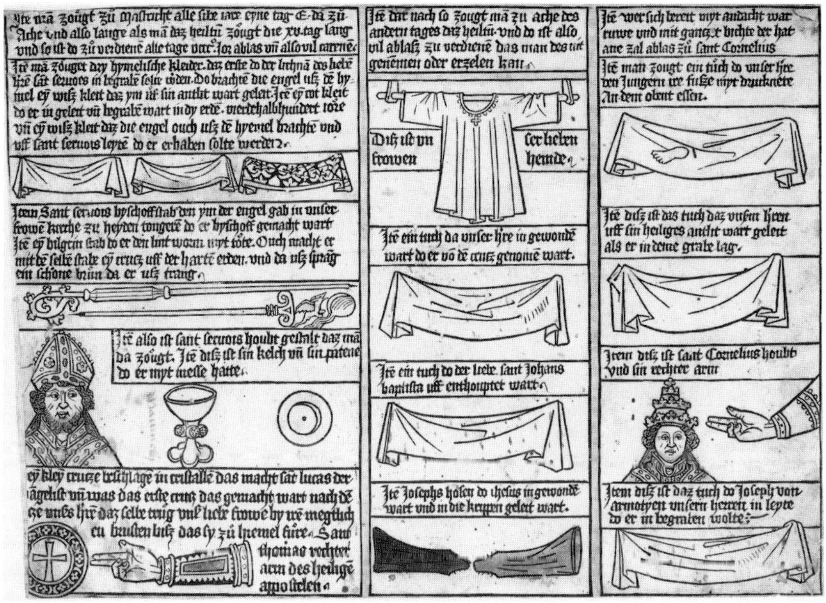

29 Die Heiligtümer von Maastricht, Aachen und Kornelimünster. Kolorierter Holzschnitt zur Heiligtumsfahrt 1468 oder 1475. München, Staatliche Graphische Sammlung.

felnden Apostels Thomas. In der mittleren Spalte die vier Großen Aachener Heiligtümer, das Hemd Mariens, das Tuch, mit dem Christus vom Kreuz genommen wurde, das Tuch, „do der liebe sant Johans baptista uff enthouptet wart“ und „Josephs hosen do ihesus in gewonde wart vnd in die krippen geleit wart“[256]. In der rechten Spalte sind die Reliquien von Kornelimünster zu betrachten: das Tuch von der Fußwaschung, das Tuch, das Christi Antlitz im Grab bedeckte, Haupt und rechter Arm des hl. Kornelius und letztlich das Tuch, in das Joseph von Arimathäa Jesu Leichnam einhüllte. Viele weitere Heiltumsblätter und Heiltumsbriefe der großen Pilgerstätten weisen ihre Reliquienbehälter und Heiligtümer vor, in Regalen übereinander dichtgereiht aufgestellt, numeriert und beschriftet. Auf den Andechser Heiltumsbildern[257], so zum Beispiel auf dem Heiltumsbrief von 1496[258], der ältesten Wiedergabe des großen, bis ins 18. Jahrhundert in zahlreichen Druckwerken (Abb. 30) aufgelegten Andechser Heiltumsaltars, entdeckt man unter den 107 aneinandergereihten Reliquiaren, gleichsam in der Predella, zahlreiche *corpora sancta,* noch verborgene Gebeine im heiltumsträchtigen Boden: „Item es ist zu mercken das auf dem

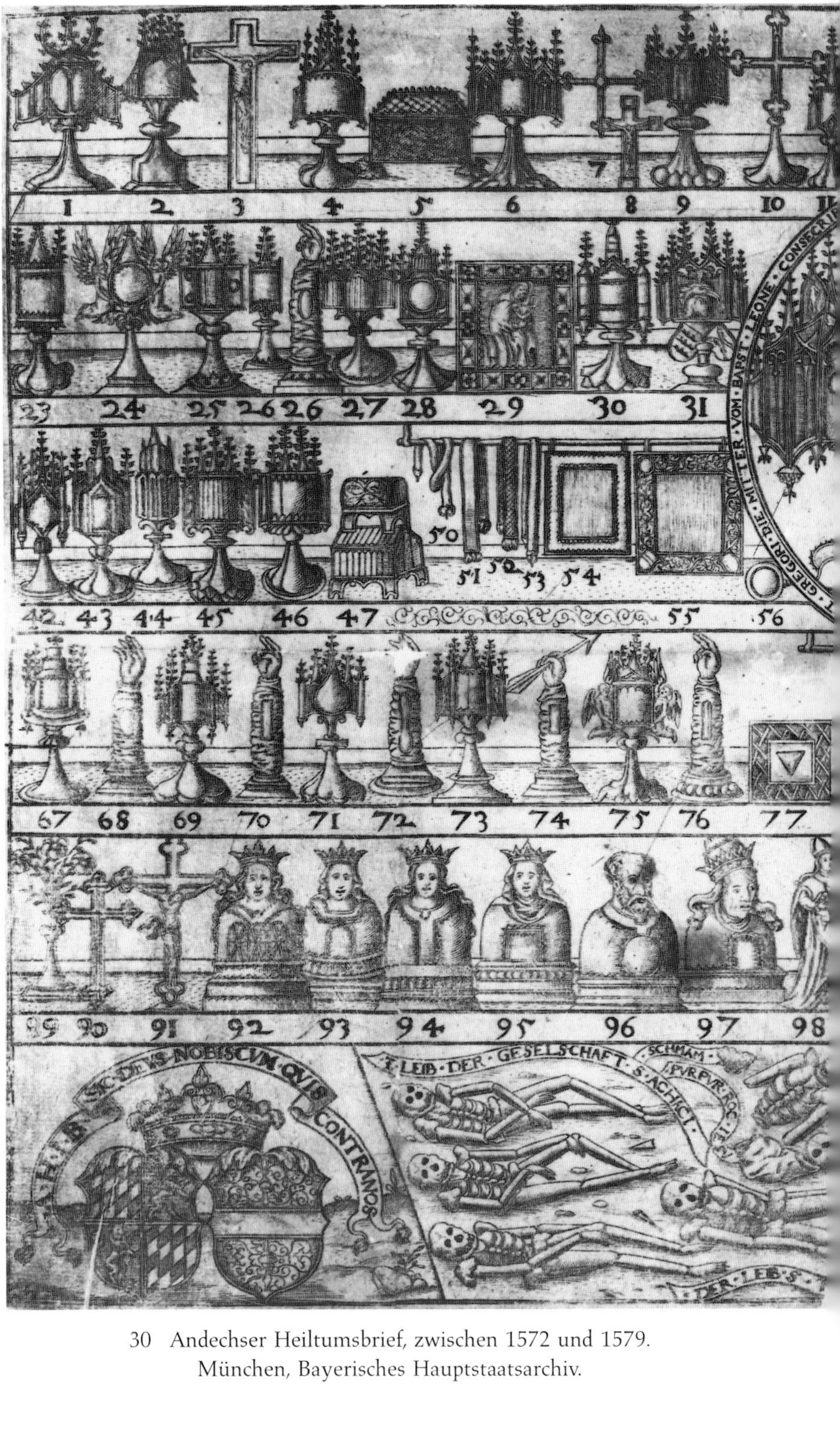

30 Andechser Heiltumsbrief, zwischen 1572 und 1579.
München, Bayerisches Hauptstaatsarchiv.

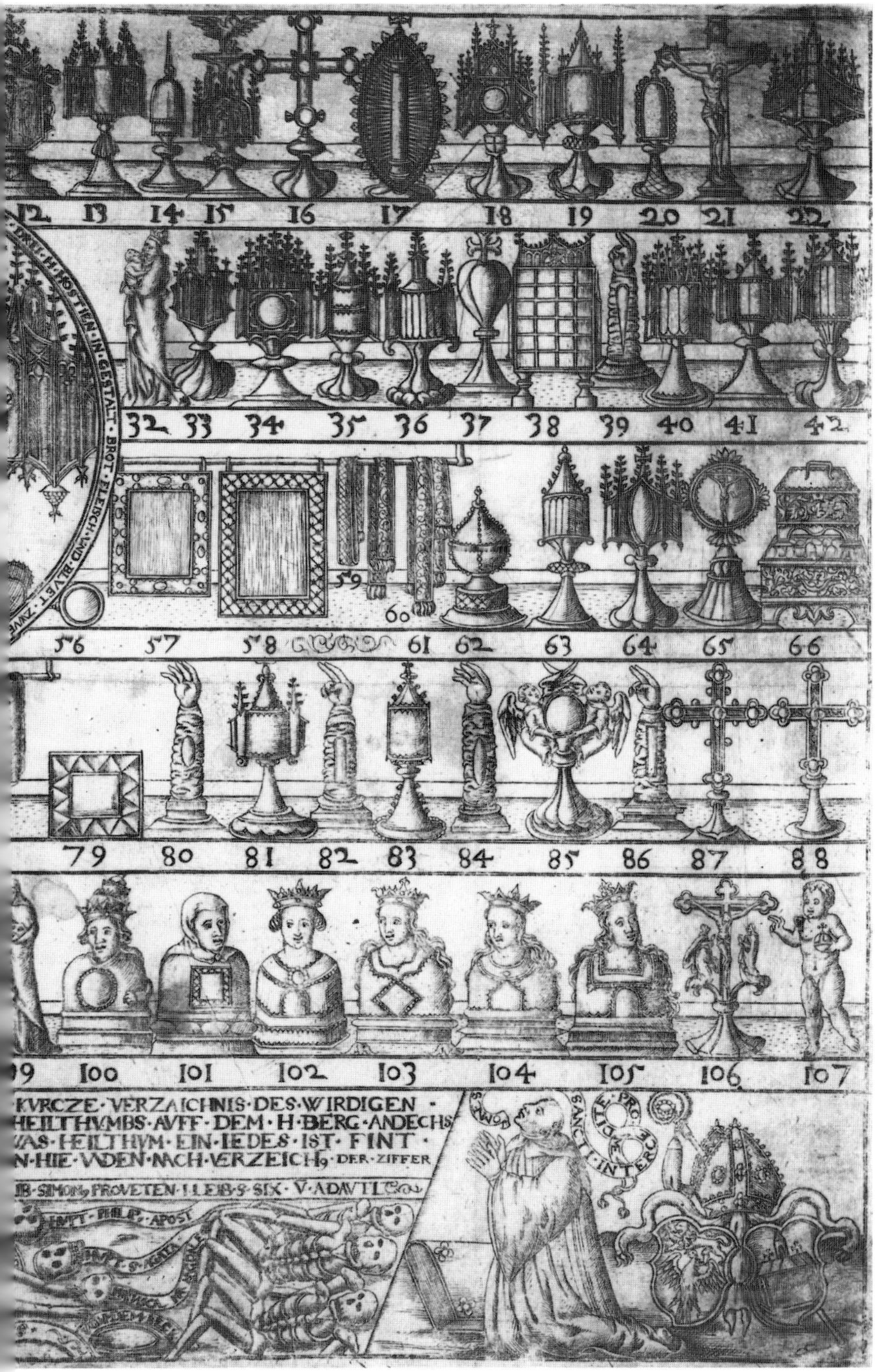
12 13 14 15 16 17 18 19 20 21 22
32 33 34 35 36 37 38 39 40 41 42
56 57 58 59 60 61 62 63 64 65 66
79 80 81 82 83 84 85 86 87 88
100 101 102 103 104 105 106
KVRCZE · VERZAICHNIS · DES · WIRDIGEN ·
HEILTHVMBS · AVFF · DEM · H · BERG · ANDECHS
WAS · HEILTHVM · EIN · IEDES · IST · FINT ·
N · HIE · VDEN · NACH · VERZEICH9 · DER · ZIFFER
IB · SIMON9 PROVETEN · I · LEIB · S · SIX · V · ADAVTI
APOST
SANCTI · INTERCE

hailigenn Perg ist noch verhannden viel treffentlich hailtumb". Eine Illustration in den Reisebüchern des Heinrich Hieserle von Chodau modifiziert die Darstellung zum Wallfahrtsbild auf den Heiligen Berg, unter dessen Monstranz mit den drei wunderwirkenden Hostien (in Gestalt Brot, Fleisch und Blut, zwei von Papst Gregor, die dritt vom Leone consec.) die Skelette der Heiligen ruhen und Passionsreliquien liegen[259].

Nach dem Muster der Pilgerblätter von Aachen[260] und Trier[261] ließ im Jahre 1671 Petrus Schonemann, Offermann der Kölner Domkirche, einen großen Kupferstich (Abb. 31) herstellen, der in einem Regal mit unterschiedlichen Fächern und eingesetzten Arkaturen die Reliquien zeigt, die im Dom aufbewahrt werden[262]. Es war wieder Ungarnjahr, so genannt, weil auch die Ungarn alle sieben Jahre zur Heiligtumfahrt nach Aachen zogen. Auf ihrer Station in Köln, am Peter- und Paulstag, wurden den Pilgern die Reliquien des Thesaurus der Metropolitankirche einzeln gewiesen: „1. Eine Monstrantz auß lauterem Golt, mit vielen köstlichen Edelgesteinen verziehret, in welcher die allervornehmste uns von Christo in seinem H. Fleisch und Blut unter den Gestalten des Brods nachgelassene Reliquien an den höchsten Fest-Tägen des Jahrs dem Volck pfleget aufgestellet zu werden. 2. Ein güldenes Creutz mit vielen unschätzbahren Edelgesteinen reichlich besetzt, in welchem ein mercklicher Theil vom Creuz Christi wird auffbehalten. 3. Ein grosser und sehr kostbarer Sarg von lauterem Golt und Edelgesteinen nach der alten Kunst herrlich außgemacht, und mit vielen Bilder rings umb besetzet, darin die gantze Leiber der H. H. dreyen Königen ruhen. Bilder, Medaillen, Rosenkräntz, und was dergleichen ist, so die H. H. Cörper berühret haben, dienen bey andächtiger Anruffung selbiger Heiligen, wider Gefahren auff den Reisen, Fallende Krankheiten, Hauptschmerzen, jähen Todt, Gifft und Zauberey etc. wie solches fast täglich Exempel beweisen. 4. Ein Sarg von gleicher Kostbarkeit, Grösse und Kunst, eben gestaltet wie vorige, mit Edelgesteinen besetzt, auff dem Sarg der H. H. dreyen Könige zierlich ruhend, in welchem auffbehalten werden die Cörper der H. H. Märtyrer Naboris und Felicis sambt dem Cörper des H. Gregorii von Spoleto. 5. Ein silberner Sarg ganz kunstreich nach der Weiß und Art dieser Zeit außgearbeitet, so in dem hohen Altar gestellet ist, in welchem der Leichnamb des H. Martyrers und Ertz-Bischofs zu Cöllen Engelberti wird auffbehalten. 6. Das Haupt des H. Pabst Silvestri, dessen Fest am letzten Decembris feyrlich gehalten wird. 7. Das Haupt des H. M. Gregorii v. Spoleto. 8. Das Haupt des H. Mart. Nabor. 9. Das Haupt des H. Mart. Felix. Seynd alle Silberne und übergöldete mit vielen köstlichen Edelgesteinen verzierte Brust-Bilder. 10. Ein längliches silbernes Ge-

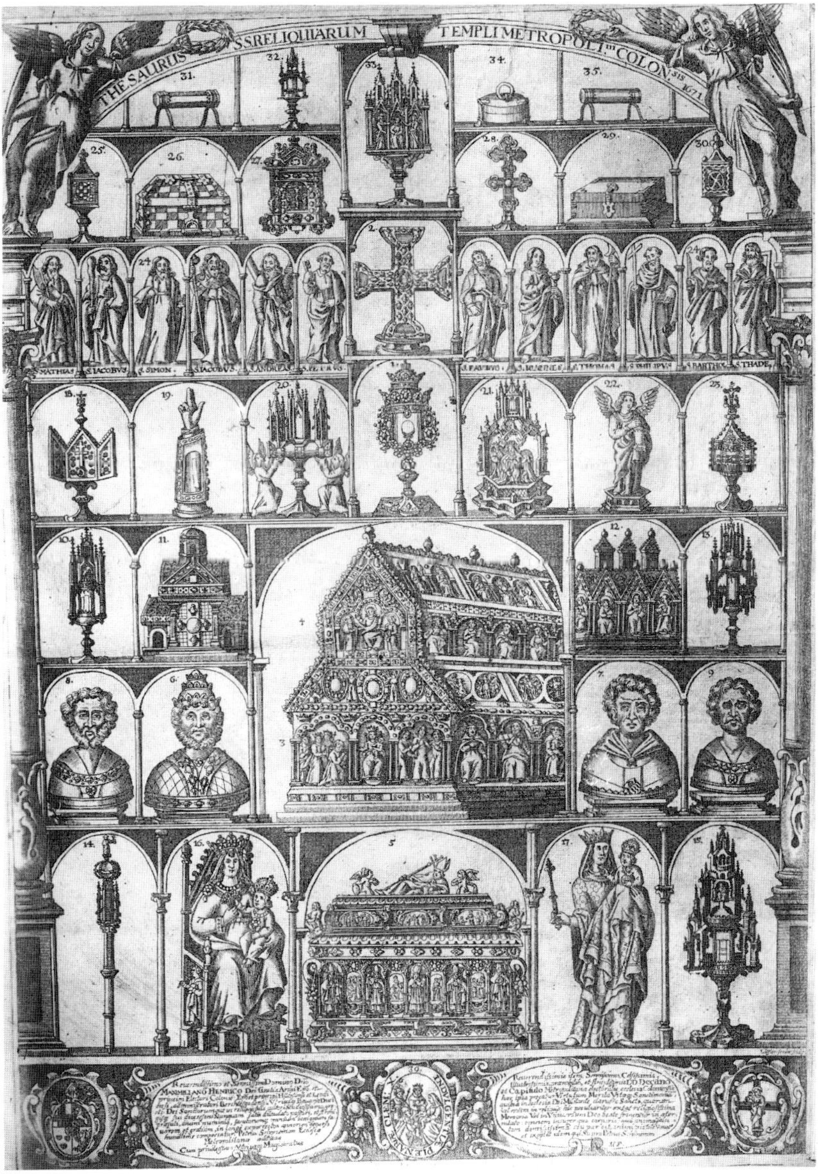

31 Thesaurus SS. Reliquiarum, Schatzverzeichnis des Kölner Doms
von Petrus Schonemann.
Kupferstich von Johann Löffler. Wallfahrtsblatt von 1671.

fäß, so täglich dem Priester zur hohen Maß wird vorangetragen: darin der Arm des H. Mart. Sebastiani, und etliche kleine Gebein des H. Apostels Bartolomäi, HH. MM Cosmä und Damiani, Joannis und Pauli, und des H. Bischoffs Blasii begriffen. 11. Ein kunstreiches Kästlein auß lauterem Golt in Gestalt eines Castels außgemacht, darin unterschiedliche Reliquien begriffen, und ein Corporal mit blutigen Zeichen, so Miraculöser Weiß von einem concecrirten Kelch herkommen. 12. Ein silberner Casten mit dreyen Thürmen, vorzeiten von einem Griechischen Käyser dieser hohen Thumbkirchen verehret, darin etliche Gebein der unschuldigen Kindlein von Bethlehem, ein Theil von der H. Mariä Magdalenä Haar, etliche Gebein des H. Mart. Victoris und andere Reliquien begriffen. 13. Ein längliches Gefäß, darin Reliquien von der H. Cordula, und anderen Jungfrauen auß S. Ursulä Gesellschafft. 14. Ein silberne Custodi in Gestalt eines Stabs, darin begriffen der oberste Theil des Stabs des H. Apostel Petri, mit welchem der H. Valerius S. Petri Jünger den H. Maiern ersten Bischoff zu Cöllen und Trier am 40 Tag nach dessen Todt zum Leben auferweckt hat. 15. Ein grosses silbernes Gefäß, darin der Armb des H. M. Agapiti und etliche kleine Gebein von St. Bartholomäo, S. Laurentio, vom H. Pabst und Mart. Stephano, S. Cäcilia, S. Balbina und S. Cäsario begriffen. 16. Ein grosses Bild der Mutter-Gottes, sitzend auf einem Thron: alles aus Silber und Golt mit Edelgestein verzieret, darin viele Reliquien seynd einverfasset. 17. Ein auffrecht stehendes Mutter Gottes bild, gleicher Grösse, Wertt und Zierde mit vorigem, dabey viele Mirackel und Wunderwercks geschehen, welches der Ertz-Bischoff zu Cöllen Reynoldus von Meyland mit den Cörpern der HH. dreyen Königen in die Mutter Gottes Capell der hohen Thumb-Kirchen in Cöllen übertragen hat. 18. Eine viereckige silberne übergüldete Taffel, darinnen ein Stücklein vom H. Creutz Christi nebst anderen Reliquien der HH. Aposteln. 19. Des H. Germani Bischoffs zu Paris Armb, sambt etlichen anderen Reliquien. 20. Der H. Jungfrau und Mart. Agnetis Armb. 21. Ein Gefäß, darin des H. Ertz-Mart. Stephani Gebein. 22. Ein Gefäß in Gestalt eines Engels, darin Reliquien vom Grab Christi. 23. Ein Silbernes mit Golt und Christal geziertes Geschier, darin etliche Glieder von der Kette des H. Apostels Petri, in welche ihn der König Herodes gesetzt, und der Engel hat auffgelöset. 24. Zwölf ansehentliche HH. Aposteln, darin viele HH. Reliquien eingefasset. 25. Ein Gefäß, darin unterschiedliche Reliquien. 26. Ein silbernes Kästlein, darin von der Erden, so Christus im Stall durch seine Geburt, im Garten durch seinen blutigen Schweiß und am Stammen des H. Creutzes durch sein häufig vergossenes Blut geheiliget hat. 27. Ein Täfflein in gestalt eines kleinen Altars aus lauterem Golt, gar künstlich außgearbeitet und mit Edelgesteinen besetzt, darin ein Stücklein von der Säulen, an welcher Christus gegeisselt worden, wie auch ein Theil vom Tisch und Schweißtuch, vom Creutz, Dörnen Cron, und vom Fähnlein des H. Mauritii. 28. Ein Creutz in gestalt der Creutzer von Caravaca, darin unterschiedliche Reliquien. 29. Ein helffenbeineres Gefäß, darin Reliquien von den HH. Machabäern. 30. Ein Silbernes Gefäß mit unterschiedlichen H. Reliquien. 31. Ein rundes auff vier Silbernen Füssen stehendes Gefäß, darin Reliquien vom H. Apostel Jacobus, H. Bischoff Nicolao, und H. M. Vincentio. 32. Ein Gefäß in gestalt einer Monstrantz mit Reliquien der H. Jungfrau und Mart. Agnetis, des H. Theodori, und H. Vincentii. 33. Ein köstliches Gefäß nach gothischer Kunst mit dreyen Thürmen außgearbeitet, darin von der Brust der H. Mariä Magdalena und ihr Finger begriffen. 34. Ein helffenbeineres mit Silber beschlagenes Gefäß, darin ein Glied des H. Ertz-Bischoffs und Mart. Thomä von Caltenberg. 35. Ein Gefäß, darin ein Theil vom Kleid der Mutter Gottes wird auffbehalten. 36. Abbildung von Pfennigen, so der HH. dreyen Königen Leiber haben angerühret, und mit vollkommenem Ablaß begnadet seynd."

Wo es Reliquiensammlungen gab, fehlten zumeist auch Reliquien- und Schatzverzeichnisse[263] nicht, und wo die großen Heiltumsweisungen stattfanden, wurden auch besondere gedruckte „Heilthumpuechlein" angeboten, denen in den letzten Jahren des Mittelalters – der Zeit der Hochkonjunktur im Reliquienwesen – ein erstaunlicher Absatz beschieden war. Nach Art der Heiltumsweisungen aufgebaut, verbinden sie die Ausrufungstexte des *vocalissimus* mit den vorgezeigten Reliquiaren, die die Reliquien enthalten, sie sind gleichzeitig sozusagen die illustrierten Drehbücher der Heiltumsweisung sowie deren Wiedergabe in Text und Bild[264]. Mit dem Büchlein in der Hand konnten die Weisungen besser verfolgt und auch daheim in andächtiger Betrachtung nachvollzogen werden. Die Heiltumsbücher von Nürnberg[265], Würzburg[266] oder Bamberg[267] (Abb. 32) zeigen die Reliquiare in schlichten Umrißholzschnitten, ausreichend zur Wiedererkennung der Monstranzen, Ostensorien, Armreliquiare, Kristallscheuern, Straußeneier und Trinkhörner, Reliquienbüsten und -statuetten und der verschiedentlichsten anderen Objekte und erklären knapp und kurz die Inhalte eines jeden Reliquiars; gelegentlich auch weiter ausholend, wie im sechsten Gang beim Heiligen Nagel, den zwei kniende Engel verehrend mit der Erklärung darbieten: „Das ist der Nagel einer mit dem die aller wirdigisten gelider Vnsers here Jhesum xpi durch wunt worden sein vnd also Sein heiliges plut dar aus geflossen hat dar vmb So merck ein ydlichs mensch mit was groser andacht vnd Innikeit vnd lieb er betrachten

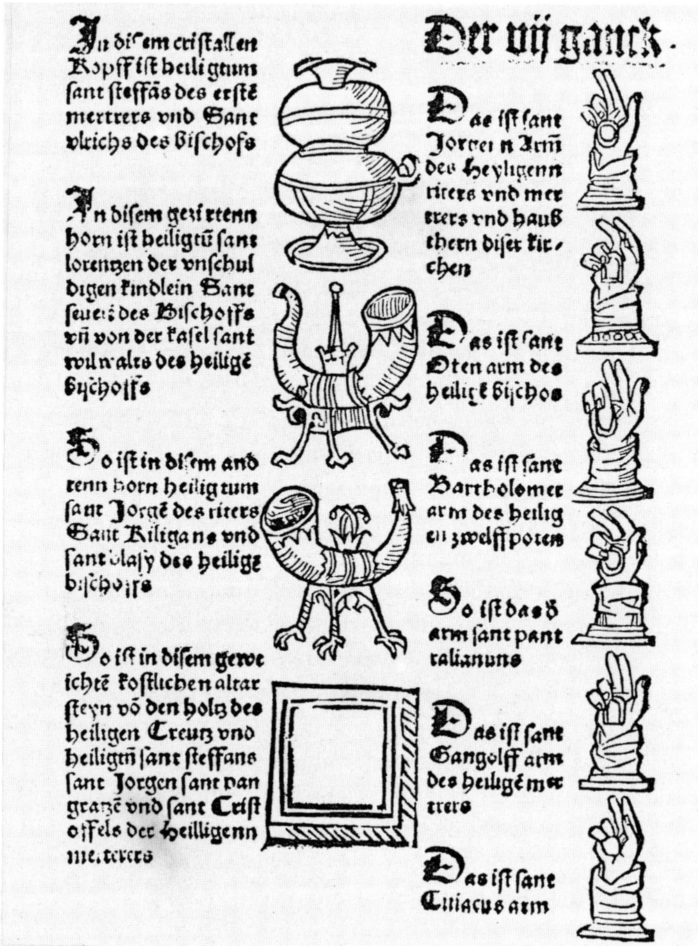
In disem cristallen
Kopff ist heiligtum
sant steffās des erstē
mertrers vnd Sant
vlrichs des bischofs
In disem gezierten
horn ist heiligtū sant
lorentzen der vnschul
digen kindlein Sant
seuer des Bischoffs
vñ von der kasel sant
wilnvalts des heiligē
bischoffs
So ist in disem and
renn horn heiligtum
sant Jorgē des riters
Sant Kiligans vnd
sant blasy des heiligē
bischoffs
So ist in disem gewe
ichtē kostlichen altar
steyn vō den holtz des
heiligen Creutz vnd
heiligtū sant steffans
sant Jorgen sant pan
gratzē vnd sant Crist
offels der heilligenn
mertrers
Der vij ganck.
Das ist sant
Jorgen Arm
des heyligenn
riters vnd mer
trers vnd hauß
thern diser kir
chen
Das ist sant
Oten arm des
heiligē bischos
Das ist sant
Bartholomee
arm des heilig
en zwelffpoten
So ist das
arm sant pant
talianuns
Das ist sant
Gangolff arm
des heiligē mer
trers
Das ist sant
Ciriacus arm

32 Bamberger Heiltumbuch, Hans Mayr, Nürnberg 1493.

sol dis groß wirdig heiligtum zu sehen das er also damit verdinen das im in solcher heilihkeit ab gewaschen werden die sunde darvmb Cristus der her sein plut vergossen hat."

Das Wiener Heiltumbuch von 1502 vereint auf einer Seite im vierreihigen Aufbau sogar drei Reliquiare in jeder Rubrik, wobei jeweils dem Bildchen ein Textblock beigegeben ist[268] (Abb. 33). Kaum etwas von all den in den Heiltumbüchern abgebildeten Goldschmiedearbeiten hat die Zeiten überdauert, und selbst die kleinen Holzschnittbildchen lassen ahnen, welche Fülle mittelalterlicher Goldschmiedekunst verlorenging. Aber das

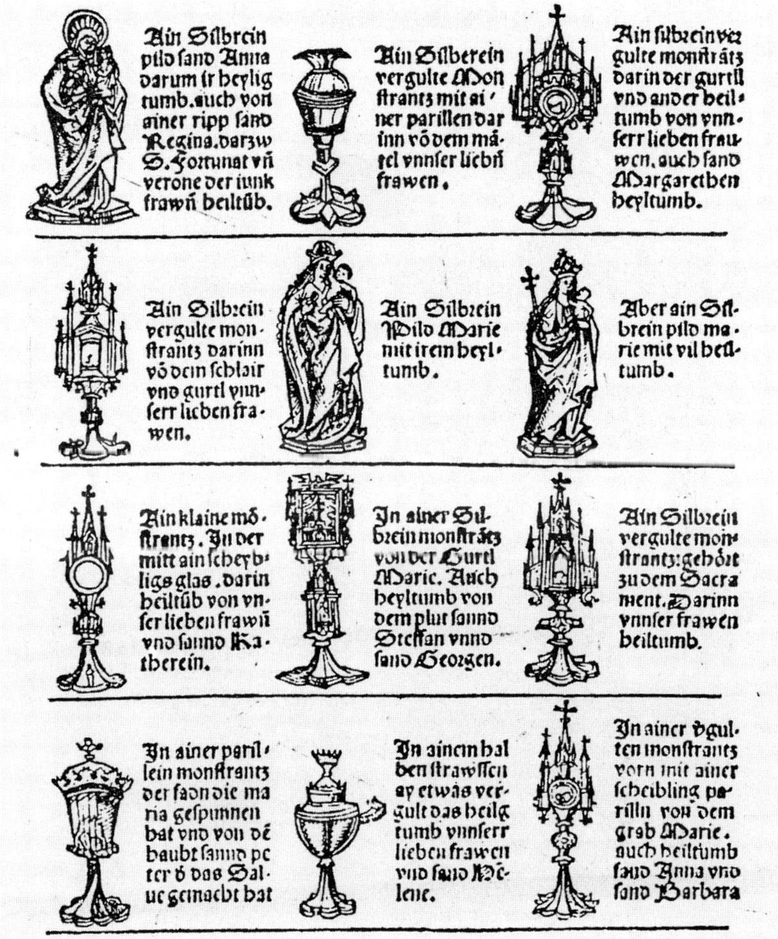

Ain Silbrein
pild sand Anna
darum ir heylig
tumb.auch von
ainer ripp sand
Regina.darzw
S.Fortunat vñ
verone der iunk
frawñ heiltũb.

Ain Silberein
vergulte Mon
strantz mit ai'
ner parillen dar
inn võ dem mã-
tel vnnser liebñ
frawen.

Ain silbrein ver
gulte monstrãtz
darin der gurtl
vnd ander heil'
tumb von vnn-
serr lieben frau
wen. auch sand
Margaretben
heyltumb.

Ain Silbrein
vergulte mon-
strantz darinn
võ dem schlair
vnd gurtl vnn'
serr lieben fra-
wen.

Ain Silbrein
Pild Marie
mit irem heyl'
tumb.

Aber ain Sil-
brein pild ma-
rie mit vil heil'
tumb.

Ain klaine mõ-
strantz. In der
mitt ain scheyb'
ligs glas. darin
heiltũb von vn-
ser lieben frawñ
vnd sannd Ka-
therein.

In ainer Sil-
brein monstrãtz
von der Gurtl
Marie. Auch
heyltumb von
dem plut sannd
Steffan vnnd
sand Georgen.

Ain Silbrein
vergulte mon'
strantz: gehört
zu dem Sacra
ment. Darinn
vnnser frawen
heiltumb.

In ainer paril'
lein monstrantz
der faden die ma
ria gespunnen
hat vnd von dẽ
haubt sannd pe
ter v das Sal-
ue gemacht hat

In ainem hal
ben strawssen
ay etwas ver-
gult das heilt
tumb vnnserr
lieben frawen
vnd sand He-
lene.

In ainer vgul-
ten monstrantz
vorn mit ainer
scheibling pa-
rilln von dem
grab Marie.
auch heiltumb
sand Anna vnd
sand Barbara

33 Wiener Heiltumbuch von 1502.

Wittenberger Heiligtumsbuch[269] (Abb. 34) übertrifft alle früheren im künstlerischen Anspruch, es ist nicht nur ein Reliquien- und Reliquiarverzeichnis. Kurfürst Friedrich der Weise hatte für die Stiftskirche Allerheiligen eine der größten Reliquiensammlungen überhaupt zusammengebracht und die Reliquien in mannigfache kostbare Gefäße aus den unterschiedlichsten Materialien und figürliche Goldschmiedearbeiten gefüllt. Dazu entstand ein illustrierter Führer durch die Schatzkammer der Reliquiensammlung und Begleitkatalog der Heiltumsweisung, den Lucas Cranach mit den schönsten Holzschnitten, Konterfeis der Reliquiare, versehen

dis heiligthumbs

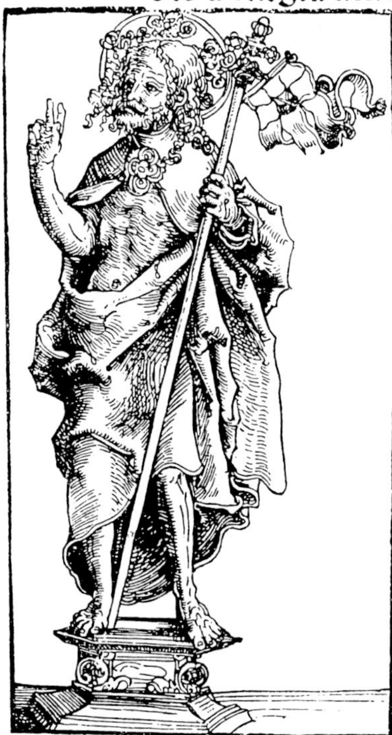

Zum xj. eĩ grosz
Silbern Bildt
der aufferstheung Christi

Vom Stein so auff dem
Grab Christi gelegen j. p.
Vom Grabe Christi xxij.
partickel.
Vom stein von welchem
Christus zu himel gefaren
ist. iiij. ptickel.
Sũma. xxvij. ptickel.

Ein Sarch mit Silber be
schlagen darinne sindt vi
zehn hundert vñ Acht vñ
sybentzig partickel heiliger
gepein lxxij. ptickel gestein
von heiligẽ stetten/welche
durch vorbleichen d schrif
fft aldershalben nicht mo
chten gelesen vñ namhaff
tig angezeigt werden.
Sũma CC. l. ptickel

Summa des letzsten ganges. CCC. xxxj. partickel
Sũma summarũ aller ptickel v. Tausent vnd v. ptickel.
Von itzlichem ptickel hundert tag aplas. Sint viij. genge hat itzli
cher gangk in sunderheit hundert tag/vnd ein Caren ablas Selig
sindt die sich des teilhafftig machen.

Gedruckt in der Churfurstlichen Stat Wittenbergk
Anno Tausent funffhundert vnd neun.

34 Wittenberger Heiligtumsbuch, 1509.

hat. Bei jedem Reliquiar wird auch die in ihm enthaltene Partikelanzahl genannt, bei jedem Gang die Summe der Reliquien addiert und zum Schluß die Gesamtzahl der Partikel mitgeteilt: „Summa summarum aller partickel v. Tausent und v. partickel. Von itzlichem partickel hundert tag aplas. Sint viij genge hat itzlicher gangk in sunderheit hundert tag, und ein Caren ablas. Selig sindt die sich des teilhaftig machen." Fünftausend und fünf Reliquien hatten sich also in des Kurfürsten Kollektion angesammelt, doch auch nach Erscheinen des Heiltumbuches war Friedrich weiterhin um Mehrung bemüht, bis im Jahre 1520 die Sammlung auf 19013

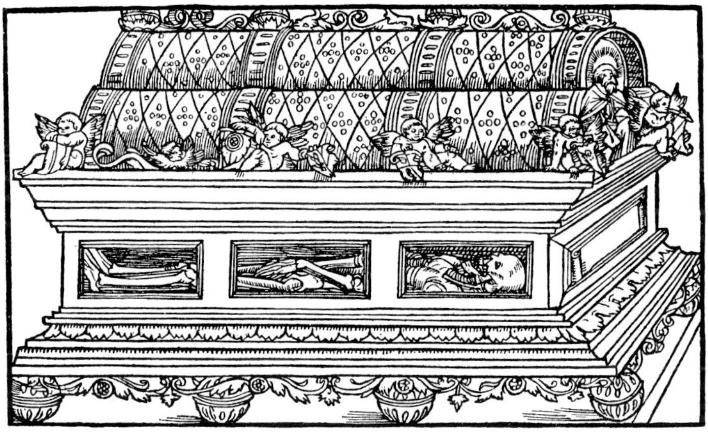

35 Hallisches Heiligtumsbuch von 1520:
Sarg mit dem Körper der hl. Margarethe.

Stück angewachsen war. Selbst dann hatte der Kurfürst seine Sammeltätigkeit noch fortgesetzt, nachdem er zu Allerheiligen des Jahres 1517 an der Haupttür seiner Schloßkirche die 95 Thesen wider den Ablaß angeschlagen fand, den auch seine Reliquiensammlung in so überreichem Maße vergab. Fünf Jahre später wurden die Ablässe für nichtig erklärt, jahrs darauf die Heiltumsweisung ganz abgeschafft, und nur das Heiligtumsbüchlein bewahrt die Erinnerung an eine der größten Reliquien- und Reliquiarschätze und an die Welt der mittelalterlichen Reliquienfrömmigkeit in Wittenberg, desgleichen an ihren gerade in den Entstehungsjahren der Sammlung so umstrittenen und besonderen Wert, den der Ablaßgewinnung.

Ähnliches Schicksal war auch der Reliquiensammlung des Kardinals Albrecht von Brandenburg beschieden, dessen nicht minder anspruchsvolles Heiligtumbuch im Jahre 1520 erschien: ›Vorzeichnuß und Zeichung des hochlobwürdigen Heiligthums der Stiftskirchen der Heiligen St. Moritz und Magdalena zu Halle‹[270] (Abb. 35). Neben der gedruckten Auflage aber gibt es noch einen handgeschriebenen Kodex[271], der die prachtvollen Reliquiare in großen Aquarellen und mit einer solchen Genauigkeit wiedergibt, daß die Kunsthistoriker die aus den unterschiedlichsten Zeiten und Bereichen stammenden Objekte – die ottonischen Elfenbeinplatten, die byzantinischen und siculo-arabischen Kästchen und Dosen, die rheinischen Tragaltärchen und das niederländische Schmelzwerk (Abb. 36) – zu bestimmen imstande sind[272]. Neben Gegenständen romanischer und goti-

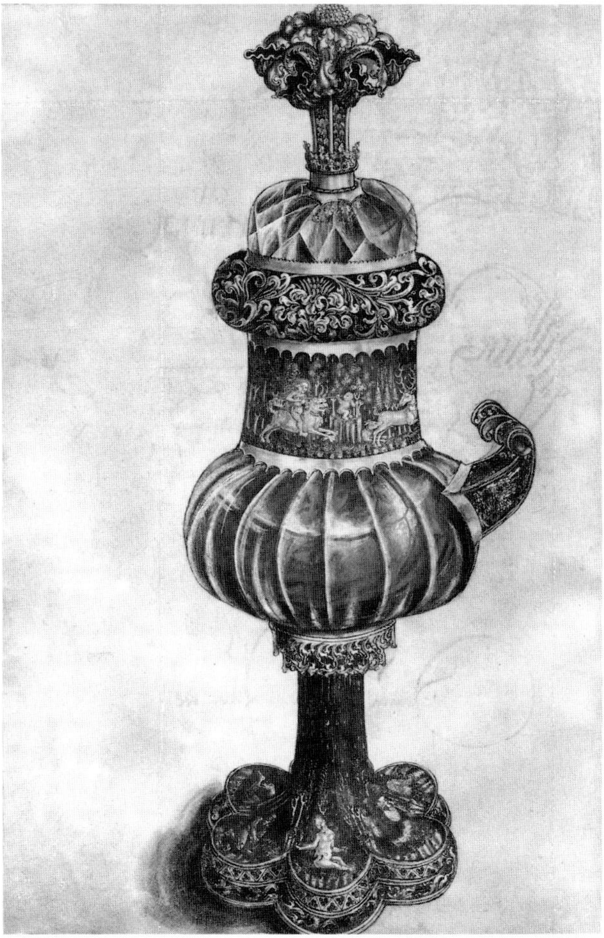

36 „Eyn Cristallenn kopff in Silber gefast, kunstlich vnnd wol geschmeltzt."
Hallesches Heiltum. Aschaffenburg, Hofbibliothek.

scher Schatzkunst befinden sich – viel zahlreicher – zeitgenössische Goldschmiedearbeiten ausgesuchtester Art, die der Kardinal bei namhaften Goldschmieden in Nürnberg, Augsburg, Mainz, Leipzig und anderwärts für seine Heiltümer in Auftrag gab. Andere Realien wieder gleichen jenen Gebilden aus Kunstblumen und Heiltum (Abb. 37), wie sie von spätgotischen Klosterarbeiten in Mecheln oder Ebstorf her bekannt sind, in denen zwischen an Paradiesgärtlein erinnernden zauberhaften Kunstblumenarrangements mit ihren *cedulae* versehene Partikel von Heiligen und Heili-

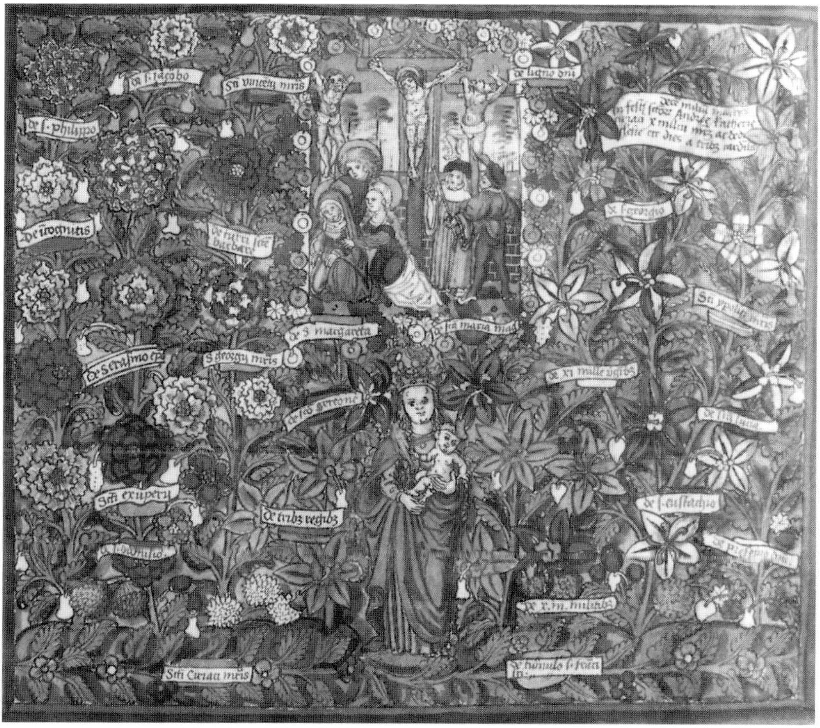

37 „Dye groste viereckige Taffel mitt eym glase Inn der mitte eyn gemahelt Crucifix vnnd Dorvnden eyn geschnittenn Marien Bilde". Hallesches Heiltum. Aschaffenburg, Hofbibliothek.

gen Stätten in großer Zahl eingesetzt sind (Abb. 155). Unter Werken kirchlicher Goldschmiedekunst sieht man mitunter auch ganz profane Gegenstände, z.B. einen Nautilus mit Weiblein in Hemd und schwarzem Samtbarett (Abb. 38); kurzum alles Besondere und Kostbare ist hier versammelt, was aus der Schatzkunst und Schatzkammerkunst zur Aufbewahrung von heiligen Reliquien in Prunk und Glanz dienlich war oder zumindest dem Kardinal als geeignet erschien.

Der Aschaffenburger Kodex ist ein privater Prachtkatalog – der Reliquien wie der Kunstschätze. Nicht selten empfindet man eine merkwürdige Diskrepanz zwischen den Reliquiaren und ihren Reliquien, das Reliquiar scheint eher als profanes Kunstwerk in eine Kunstkammer als in die Heiltumskammer zu gehören, doch die Grenzen der Verwendbarkeit sind unscharf und nicht klar bestimmbar, weder zwischen profan und sakral

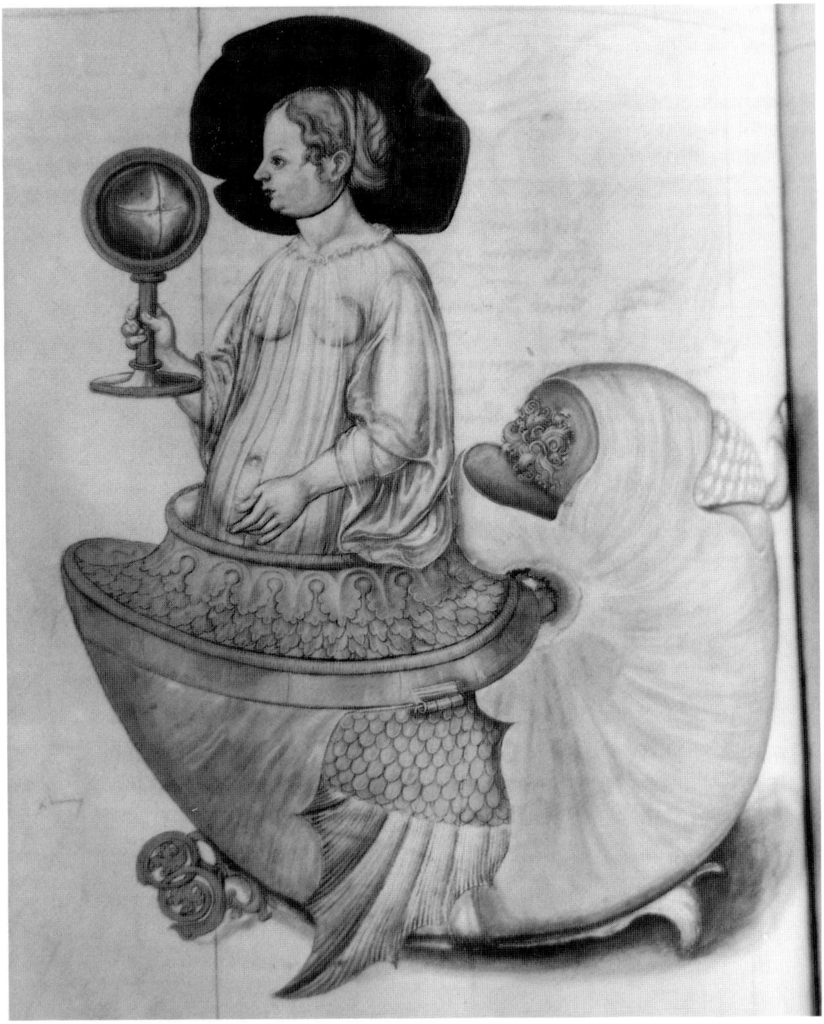

38 „Eyn Berlenn mutter In Silber gefast vnd vbergult, Vff der deckenn eyn Weybleyn In eym membde, mitt eym schwartzenn Sammet Pannet".
Hallesches Heiltum. Aschaffenburg, Hofbibliothek.

noch zwischen weltlicher und geistlicher Schatzkammer[273], zwischen dem Reliquiensammler und dem Kunstsammler, die beide dieselben bekannten Methoden des Erwerbs durch Kauf und Tausch und Entgegennahme von Geschenken anwenden, um nur von den seriösen Praktiken im Sammlertum der Zeiten zu sprechen[274]. Jedenfalls vereinigten sich in der Mentalität des Kardinals der übernommene Sinn alter Reliquienfrömmigkeit im Umgang mit den Heiligtümern und der Kunstverstand des Menschen der Renaissance, wie überhaupt die Psychologie des passionierten Sammelns offenbar von den Reliquiensammlern des Mittelalters auf die Kunst- und Antiquitätensammler der Neuzeit übergegangen zu sein scheint. Genau an der Schnittstelle der Weltepochen lebten die beiden leidenschaftlichen Reliquien- und zugleich Kunstsammler von Wittenberg und Halle.

So exorbitant wie die Reliquiensammlung des Kardinals gewesen ist, so imposant ist auch das dickleibige Buch, in dem das Hallesche Heiligtum in Bild und Text katalogisiert wurde. Die erstaunliche Vielfalt im Bezugsfeld *Reliquie und Kunst* wird erst bei vollständiger Durchsicht ganz bewußt, auch alle Abstufungen zwischen verborgenem und sichtbarem Heiltum treten beim Studium der mannigfachsten Gefäße und Gehäuse zutage. Da sieht man Reliquien im durchsichtigen Bergkristallkorpus eines Lämmleins (Abb. 39) oder einen Reliquienschrein mit dem Leib eines Unschuldigen Kindleins und mit 139 sonstigen Partikeln in blaugoldener Hülle[275], dem Predigerkloster zu Nürnberg für 800 fl. abgekauft, oder den großen (in der Aschaffenburger Stiftskirche erhaltenen) Sarkophag mit dem Körper der hl. Margarethe (Abb. 40), von dem es gerüchteweise hieß, der Kardinal habe im inliegenden Leichnam seine Geliebte als Reliquie verehren lassen[276]. Zur Betrachtung in doppeltem Sinn war dieser Prachtkodex gewiß bestimmt gewesen, einmal um in frommer Absicht und andächtig die Reliquien anzuschauen und die Ablaßzeiten nachzulesen, die mit der Heiltumsschau verbunden waren, zum andern, um die angesammelten Schätze und die Kunstfertigkeit, die Kuriosität und Seltsamkeit der Arbeiten zu bestaunen. Aber wenig nur wurde der Kodex benutzt, und kurz nach dessen Herstellung war ohnedies die Zeit der Heiltumsweisungen vorbei, in den einen Ländern für immer, in anderen bis zu ihrer Wiederaufnahme in der Gegenreformation. Als Reliquienverzeichnis des Kunstliebhabers, exklusiv zum eigenen Gebrauch in aufwendigster Art ausgeführt, ist der Aschaffenburger Kodex ein repräsentativer Katalog von Heiltum und Kunst zugleich.

Was mußte damals aber mehr faszinieren? Die Partikel der „lieben Heiligen", die sich schließlich auf 30 000 Stück beliefen und einen Ablaß summa summarum von 4 Millionen Jahren umfaßten, oder die prachtvollen verschiedenartigsten Objekte der Goldschmiedekunst, in welche die Partikel gelegt wurden oder die eigens für sie angefertigt worden sind? Der Foliant ist wohl geordnet, in Gänge eingeteilt wie die meisten Heiltumsbücher, aufgebaut nach dem System der Heiltumsweisung. Wie schon die

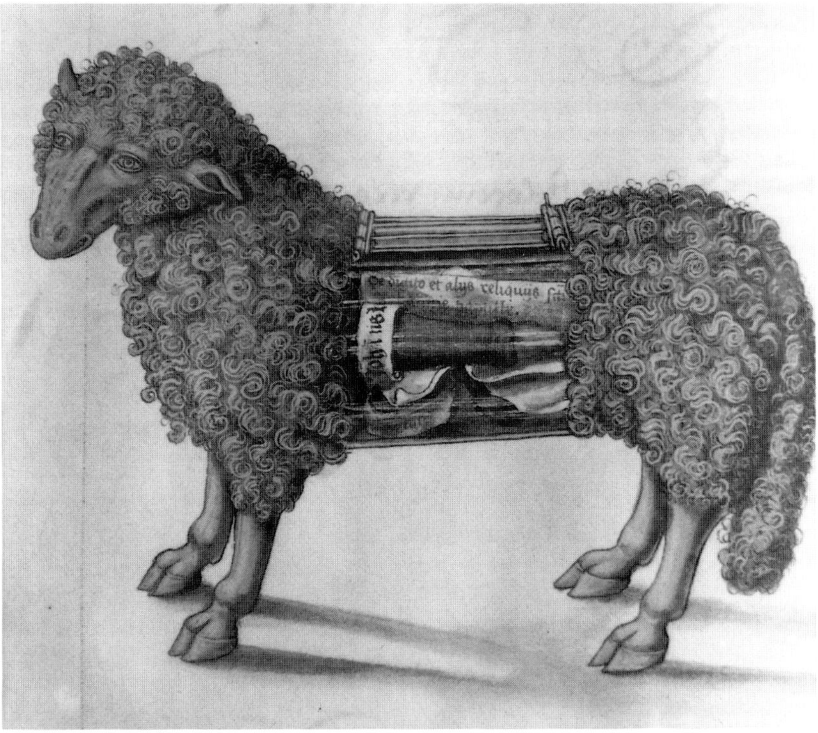

39 „Eyn silbernn vergult lemleyn mitt eynem Cristallen Corpus".
Hallesches Heiltum. Aschaffenburg, Hofbibliothek.

Vorrede programmatisch bezeugt, gibt der Text wieder, was der *vocalissimus* bei der Heiltumsweisung verkündet, einschließlich der vom Volk zu beachtenden Verhaltensweisen und der zu erwerbenden Ablässe: „Ewer liebe ynnd andacht Sollenn auch wissenn, das alle menschenn beydes geschlechts, szo alhyr erscheynen, ware rewe ynnd leyde yrer sunden habenn vnnd fuhrsacz Ire sunde zcw beichtenn vnnd zcw buessenn Vordienen von Iczlichem partickel dess hochwirdigen Heyligthumbs vnnd Cleynot, szo geczeigt vnnd vorkundigt wirdt, Vierthawsent Jhar, Dreythawsent eyn hundert vnns vierzick tage Ablas vnnd Achthundert Quadragen." Im ersten Gang, so kündigt die Vorrede an, wird Heiligtum gezeigt „der liebenn heyligen, welcher gebeyne durcheynander gemischt liegenn", „deßgleichenn Heyligthumb, welcher schrifft vnd czedeln vorblichenn vnd von alter gancz vnleszlich wordenn seyndt. Auch Agnus dej Vnd heiligthumb

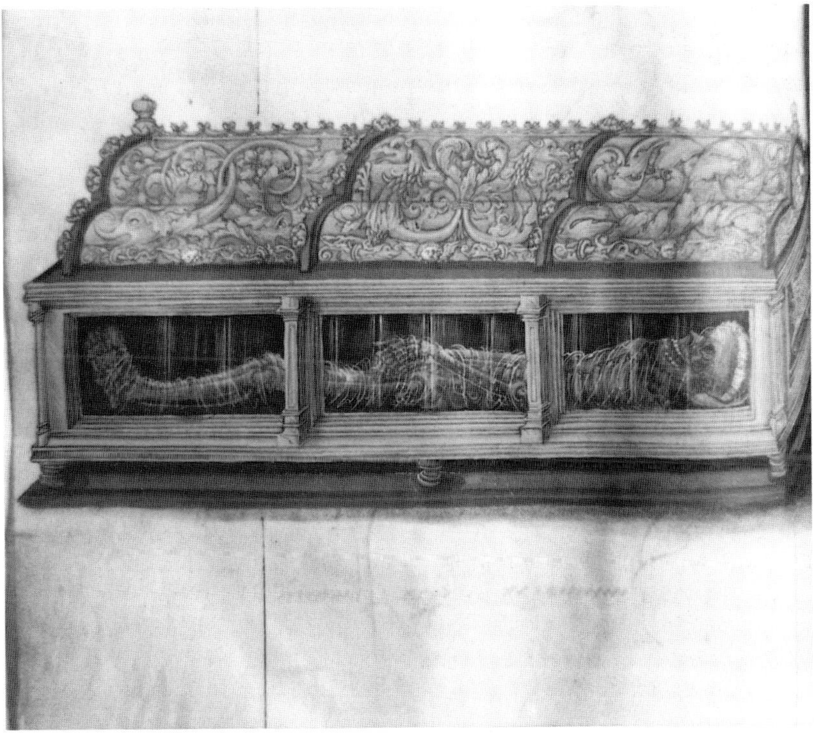

40 „In dem grossenn langenn vbergulten Sarche, Szo zcw den hoen festenn pflegt In der kirchen vor dem Chore zcw stehenn". Hallesches Heiltum. Aschaffenburg, Hofbibliothek.

vom heyligenn lande Vnnd was Bebstliche heyligkeit Iherlich benedicirt Vnd konige vnnd fursten domitt verehret". Im zweiten Gang folgen Reliquien, die sich auf göttliche Wunderwirkungen im Alten Testament beziehen, und Christusreliquien, im dritten Gang „wirdt geczeigt heyligthumb, was angehett vnd belangt dye hochgelobte keyserin dye Junckfrawenn marien", es folgen im vierten Gang Reliquien von Patriarchen und Propheten, im fünften von Evangelisten, den Zwölfboten und den Mitrichtern Christi am Jüngsten Tage, „im Sechsten ganze heyligthumb von der Heyligenn merterern, dye vmb Christus willen yr blutt vergossenn vnd leczlich yr leben dorvmb verlornn", im siebenten Gange Reliquien der heiligen Beichtiger, Bischöfe und Päpste, im achten der heiligen Jungfrauen und im neunten und letzten Gang der heiligen Witwen und Auserwählten. Der Betrachter lebt also selbst die ganze Heiltumsweisung nach, wann immer er den großen Kodex langsam durchblättert und sich vertieft in die Schau der Dinge, des Heiligen und der Kunst, in andachtsvoller Stimmung, nur nicht in so intimer Versenkung und Meditation wie beim Gebet des Kardinals in seinem kleinen kostbaren Stundenbuch[277], weil das gewaltige Heiltumsbuch viel zu repräsentativ und anspruchsvoll, monumental und denkmalhaft ausgefallen ist.

Zum Privatgebrauch dagegen eignet sich das Reliquienverzeichnis des Degenhart Pfeffinger von Salmanskirchen[278] (Tafel V, Abb. 41), das sich tatsächlich, innig und schlicht, wie es ist, als ein Buch zur persönlichen Andacht ausnimmt. Ein Inventarium von feiner Bild- und Schriftästhetik, erfüllt es eine unendlich naive Glaubensmentalität in der alten Form und bunten Frömmigkeit des Christenglaubens. Durch Zufall blieb das kleine Buch von eigentümlichem Reiz erhalten, im Jahre 1916 hat man es aus einer Altpapiersammlung gerettet. Die verzeichneten Reliquien dagegen sind spurlos verschwunden, bis auf eine einzige in späterer Neufassung des Salmanskirchener Reliquienschatzes, als dieser 1710 in neuen Kästen auf dem Hochaltar und auf den Seitenaltären aufgestellt und in einem kleinen Catalogus ediert worden ist, der den Titel trägt ›Templum Salomonis In Imagine Matris Amabilis unacum SS. Reliquiis denuo restauratum oder: Salomons=Kirchen Wiederumben hergestellt in dem Gnadenbild der lieblichen Mutter und vornemben Reliquien deren Heiligen Gottes‹[279]. Auch Pfeffinger wird seine Heiltümer in verschiedenen Gefäßen und Ostensorien aufbewahrt haben, doch in seinem Heiltumbuch sind nicht Reliquienbüsten, Armreliquiare, Statuetten und all die anderen „redenden" Reliquiare und sonstigen „stummen" Gefäße dargestellt, sondern die Reliquien selbst sind gezeichnet, aber komplettiert zumeist zu Halbfiguren, wie auch die Erden, Öle und Steine komplettiert sind zu Szenen und Orten und besonderen Stätten, von denen die Andenken aus dem Heiligen Land alle stammen. Diese einzufügen in den Reliquienschatz war seit alters her – wie schon mehrfach erwähnt – ständiger Brauch gewesen.

Pfeffinger, Erbmarschall von Niederbayern, stand in Diensten Friedrich des Weisen, den er 1493 auf der Pilgerreise ins Heilige Land begleitete und mit dem ihn auch die Leidenschaft des Reliquiensammelns verband. Auf dieser Reise hatte er den aragonischen Kannenorden, den Kreuzorden des Heiligen Grabes von Jerusalem und den Schwertorden von Nikosia erworben und eine überaus große Zahl von Heiltümern, die er in seinem Reliquien- und Ablaßbuch verzeichnen und mit köstlich anschaulichen, piktogrammähnlichen Bildchen, kolorierten Sepiazeichnungen, illustrieren ließ. Zu Beginn des Buches erscheint auf dem Titelblatt das Familienwappen,

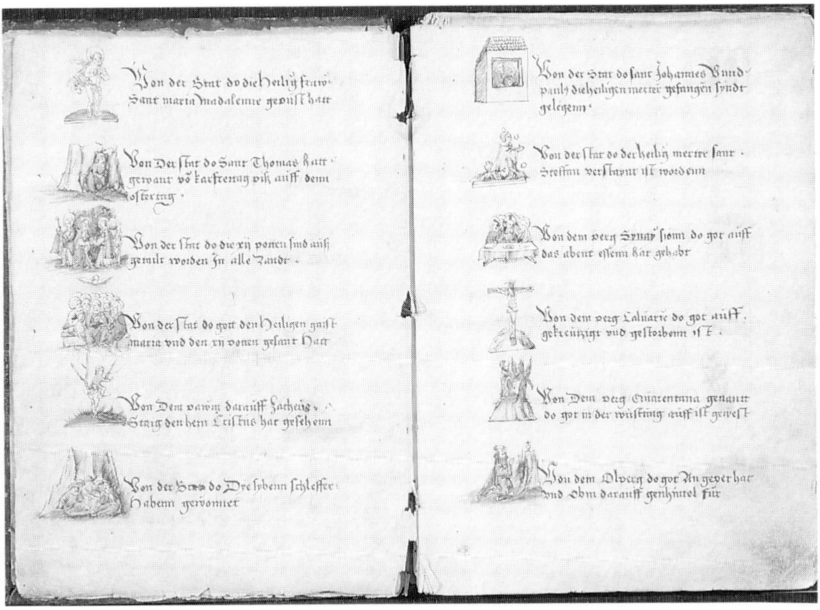

41 Heiltum- und Ablaßbuch des Degenhart Pfeffinger von Salmanskirchen. Zwischen 1511 und 1515. Mühldorf am Inn, Stadtarchiv.

durch die Insignien der erworbenen Ritterorden angereichert, während auf der Seite gegenüber sogleich das Reliquienverzeichnis anhebt.

„Anfencklich von dem Acker domastonne genant Darauß got Adam gemacht hat / Ayn stain von der stat do got mosi ist erschin in dem feurem pusch / Ayn großs taill der rütten mosi do mit er groß wunder gethann hatt / Ayn stuck von den fünf gyrstennprot die uberplieben do got funff tauset menschenn gespeist hat / Von dem Acker der pilgeram der umb 30 ist erkauft worden gotzacker genant / Ayn kerzen gemachet vonn dem ertrich darunter des Heiligenn plut Jhesu Cristi ist unter dem Creutz besprengt. Ist die kerzen domit angestrichen / Von der stat do die heilig frau Sant maria Madalenne gepüst hatt / Von der stat do Sant Thomas hatt gewant von karfreitag piß auf den ostertag / Von der stat do die xii potten sind außgetailt worden in alle landt / Von der stat do gott den Heiligen gaist maria und den xii potten gesant hat / Von dem paum darauff Zacheus staig den hern Christus hat gesehenn / Von der stat do dye syben schleffer haben gewonnet / Von der stat do sant Johannes und Paulus die heiligen merterer gefangen syndt gelegenn / Von der stat do der heilig merter sant Steffan verstaynt ist wordenn / Von dem perg Sion do got auf das abent essen hat gehabt / Von dem perg Calvarie do got auff gekreutzigt und gestorbenn ist / Von dem perg Quarentana genant do got in der wüstung auff ist gewest / Von dem Olperg do got angebet hat und obm darauff gen himel fur / Von der stat do unser frau ist verschidenn heiltum von ire / Von der stat do unser frau ist gen hymel gefaren und Sant Thoman die gürttel falenn lies / Mer ain groß mercklichs stuck von unser frauen grab / Mer von der kirchen unser frauen zu Betelehem heiltum von ire / Von dem stul unser frauen darauf sie geknyet hat heiltum / Von der heiligenn junckfrauen sant Katterina ole flissent aus irem grabe / Mer ain gepain und ayn wollen damit ir leib und plut ist getrucknett / Und vonn irem grab auch ole und mylch in aynem glaß ist wunderlich geflossenn aus irem payn / Eynem in gegenwertigkeit ains andechtigen vaters und lerers zu Paris / Von Sant Barbara ayn ganzer zan mer drey stuck heiltum von ire / Von sant Margareten zway michle gepain, mer vier stuck heiltum von ire / Von sant Ursula gepain ain tail jres rocks darynen sy erschossenn ist worden".

Wie Degenhart Pfeffinger, so zogen viele zu den großen Pilgerstätten der christlichen Welt, sammelten die seltsamsten Reliquien und stifteten sie ihren Kirchen und Klöstern; zum Beispiel ein gewisser Nikolaus Omichsel, Passauer Bürger. Auf seiner Wallfahrt ins Heilige Land, nach Rom und Santiago hatte er Heiltümer erworben – am letzteren Ort ist er im Jahre 1333 gestorben[280] –, die auf einem Pergamentrotulus verzeichnet sind, illustriert obendrein mit ganzfigurigen Gestalten derjenigen Heiligen, deren Reliquien sich im Reliquiar befanden, in dem einsehbar und lesbar das Reliquienverzeichnis angebracht war.

Die Gestalten und Formen, in denen Reliquien verborgen oder sichtbar gezeigt werden, waren niemals so mannigfaltig, freilich oft auch sonderbar wie im Mittelalter und insbesondere am Vorabend der Reformationszeit. Was aus den zahlreichen Heiltumsblättern und Heiltumsbüchern hier zitiert worden ist, weist auf den unerschöpflichen Reichtum von Phantasien und Assoziationen, Überlieferungen und Legenden, Vorstellungen und Geschichten hin, die an Knochen und Stoffresten, Steinchen und Erden hafteten.

Aber auch der Barock pflegte natürlich seine Reliquien zu inventarisieren und zu katalogisieren. Beispielsweise der ›Liber Sacrarum Reliquiarum et Supellectilis Argenteae Templi St. Michaelis Collegii Societatis Jesu‹ zu München, in dem in lavierten Federzeichnungen die von Herzog Wilhelm V. und seiner Gemahlin bis zu seinem Tod gestifteten Reliquien aufgeführt werden[281], oder das Heiltumverzeichnis von St. Georgenberg bei

Fiecht[282], das sich ›Athos Georgianus Divis Coelitibus‹ nennt und 1652 mit 122 Seiten und 80 Kupferstichen erschienen ist, oder das ›Sacrarium Ecclesiae S. Clementis in Iburgh in quo Reliquiae Sanctorum fideliter recensentur, Anno 1681‹[283] oder das ›Hierogazophylazium Monasterii Sti. Joannis‹ (das ist Heiligenschatzkästchen des Klosters St. Johann), zwei Folianten aus den Jahren 1696 und 1773, in denen die Reliquien des Toggenburgischen Klosters beschrieben und reich mit kolorierten Federzeichnungen versehen sind[284].

Neben der Weisung der Reliquien, der Heiltumsschau, wie sie Holzschnitte der Heiltumstühle in den Heiltumsbüchern zeigen, gehört als weitere, allgemein übliche Form des Zurschaustellens ansonsten meist in Sakristeischränken aufbewahrten Reliquiengutes seine Aussetzung auf dem Altar. Dies geschieht zu bestimmten Hochfesten und aus besonderen Anlässen. Das Basler Münsterheiltum beispielsweise wurde Weihnachten, Ostern, Pfingsten und Fronleichnam, am Heinrichstag, an Mariä Himmelfahrt und an Allerheiligen auf dem Hochaltar präsentiert[285]. Zwei Aufstellungsschemata aus der Zeit um 1500 blieben erhalten, das eine für die höchste Stufe der Feierlichkeit, das andere für die einfachere Stufe. In zwei Reihen übereinander wurden die Gegenstände auf dem Altartisch placiert, einschließlich der Goldenen Tafel, die in der oberen Reihe die Mitte einnahm. Eine nach dem Aufstellungsschema angefertigte Zeichnung (Abb. 42) verdeutlicht, daß bei solchen Aussetzungen auf den Altären auch präsentationsästhetische Überlegungen eine Rolle spielten. Kultische Bedeutsamkeit, rangmäßige Hervorhebung und Formprinzipien bei den nach Größe und Gestalt in Rhythmus und Harmonie angeordneten Gegenständen sind mit festlicher Inszenierung in Einklang gebracht. Die jüngeren der Ostensorien wurden sogar schon im Hinblick auf das Aufstellungskonzept in Auftrag gegeben.

Von den großen Heiltumsbriefen und Holztafeldrucken der Spätgotik bis hin zu den Pilgerblättern der Barockzeit zeigt sich immer wieder die Tendenz, die verschiedenartigsten Reliquiare im großen Schauprospekt durch Struktur und Ordnung zu einer eigenartigen kultischen Realie zusammenzufassen. Ganze Sammlungen können auf einem solchen Blatt abgebildet und verzeichnet werden, wie es der große Holztafeldruck des Heiltums von St. Ulrich und Afra zu Augsburg[286] belegt. Zwischen den Skeletten des Ossuariums in der untersten Zone die *corpora sancta* der Titelheiligen – Ulrich, Afra und Simpertus – in offenen Sarkophagen, darüber eine Reihe von Reliquienbüsten, dann vier Zonen von Reliquiaren, im dichten Nebeneinander, aber wiederum im alternierenden Rhythmus, in dem größere

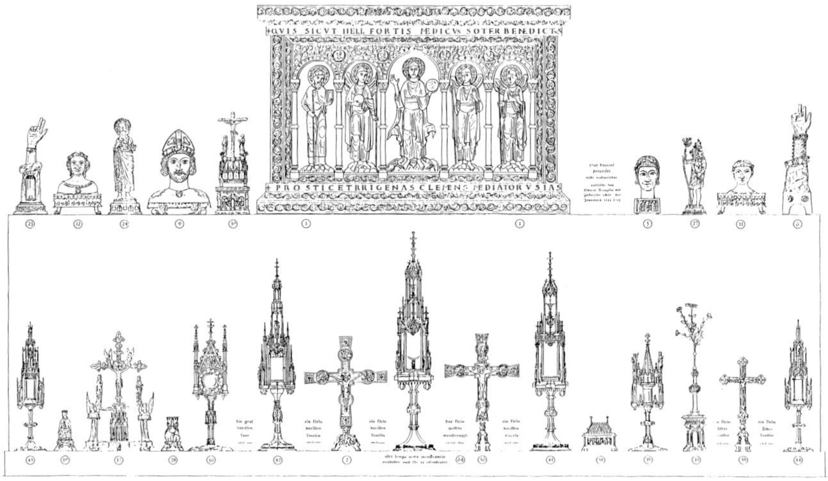

42 Aufstellung des Münsterschatzes von Basel bei höchsten Feierlichkeiten. Rekonstruktion von Rudolf F. Burckhardt.

Tafel- und Schreinreliquiare mit Ostensorien, Kreuzen und Armreliquiaren abwechseln. Längst schon freilich hatte sich in dieser Zeit neben der mobilen Form zeitweiliger Aussetzung des Heiltumsschatzes auf dem Altar – wie sie zum Beispiel auch auf einer der Tafeln im Legendenzyklus von St. Severin in Köln zu sehen ist (Tafel I) – das Schreinretabel mit Flügeln als Schranktüren etabliert, das den Reliquienschatz aufnahm und anstatt der praktizierten Aussetzung auf dem Altartisch durch einfaches Öffnen oder Schließen der Flügel das ganze Heiltum erscheinen lassen oder wieder verbergen konnte[287].

Die Formen der mobilen und der fest installierten ständigen Schaustellung gleichen sich in der Struktur wie im Ordnungsschema der Reliquiare. Sie bestanden in der Geschichte der Reliquienverehrung lange Wegstrekken nebeneinander. Überaus prachtvoll war bei außergewöhnlichen Gelegenheiten der Hochaltar im Kölner Dom mit seinen kostbaren Reliquien geschmückt: Das Pilgrimkreuz stand auf ihm, Petrusstab und Petrusketten waren ausgesetzt, Agnesarm und Germanusarm, eine Hierothek mit Reliquien der hl. Sebastian, Blasius, Cosmas und Damian, Johannes und Paulus und Bartholomäus, dann ein Engel mit Partikeln vom Heiligen Grab, ein Kästchen mit Palästina-Reliquien, dann standen da die Büstenreliquiare von Felix und Nabor, Gregor von Spoleto und Sylvester, schließlich Silberstatuetten der zwölf Apostel, Mariens und Petri[288]. Zusammen mit seinen vielen silbernen Leuchtern muß der Hochaltar mit den ausgesetzten Reliquien und Reliquiaren des Thesaurus ein unsagbar glanzvolles und festliches Bild geboten haben. Der Brauch, an hohen Feiertagen die sonst in Sakristei und Reliquienkammer aufbewahrten Reliquiare auf Altar oder Altären auszusetzen, ist vielerorts bis heute Bestandteil der Liturgie geblieben. Solch prachtvolle Verwandlung des Aussehens erzeugt eine feierliche Seelenstimmung. Es steigert im Schauen des sonst nicht präsenten festlichen Schmucks Andacht und Erhebung, wenn die silbernen Reliquienbüsten der hll. Kassian, Ingenuin, Albuin, Hartmann, Agnes, Ottilia und Christina an hohen Festtagen heute wie ehedem den Hochaltar des Brixner Doms zieren, in der Erzabteikirche St. Peter zu Salzburg die Altäre bei geöffneten Reliquientabernakeln im Festschmuck prangen, oder wenn die großen und kleinen silbergefaßten und vergoldeten Reliquienkalender (Abb. 78), ansonsten in der Sakristei aufbewahrt, den Hochaltar der Stiftskirche zu Waldsassen schmücken. Solche Wandlungsformen des Erscheinungsbildes mittels des mobilen Reliquienschatzes und der Reliquiengarnituren gehören ebenso zum liturgischen Umgang mit dem Heiltum der Kirche wie ein weiteres Phänomen der Reliquienfrömmigkeit – das feierliche Umherziehen mit dem Heiltum in der Prozession.

Reliquienprozessionen

Wie der Pilger unterwegs ist zu den Stätten, an denen die Heiligen in ihren Reliquien präsent sind, so bleiben auch diese nicht ständig zu Hause, sondern ziehen durch Straßen und Fluren und zum gegenseitigen Besuch in Stadt und Land. Das fromme Volk begleitet sie in feierlicher Prozession und säumt die Wege, um die Schreine zu schauen, in denen die *pignora sanctorum* liegen. Auf Tragegerüsten – *fercula* nannten die Römer solche Requisiten beweglicher Schaustellung – werden die Heiligen *in praesentia* oder im Abbild weithin sichtbar über den Häuptern der Gläubigen mitgeführt. Der Zug ist oft prunkvoll inszeniert, in einer Form der heiligen Schau, die allenthalben begangen wurde oder noch begangen wird. Solche Mitführung und Vorführung von Heiltümern und Bildern bei Prozessionen im Kult- und Festbrauchtum des Kirchenjahres entsprechen im gewissen Sinn den *pompae* der Antike[289], aus denen vieles ins Prozessionsgut des Mittelalters[290] eingegangen ist, wie auch die Bittprozession der römischen Liturgie, die *litania maior,* als christliche Nachfolgerin der Robigalien aufgefaßt werden kann, deren Prozessionsweg in Rom sie sogar übernahm.[291] Weitere Gelegenheiten, feierliche Umzüge zu begehen, boten seit der Spätantike und im Mittelalter die Translationen von Märtyrerleibern[292] und in der Barockzeit von Katakombenheiligen[293]. Deren alljährliche Gedächtnisfeier verbindet sich mit einer Prozession, an der wiederum die Heiligen selbst teilnehmen. Über aller Vorführung von Pracht und Prunk der Bilder und Schreine, die mitunter festlichen Umgängen aneignen, liegt der eigentliche Sinn der christlichen Reliquienprozessionen in der Absicht, an ihren Festtagen, bei der jährlichen Wiederkehr der Translatio und zur Kirchenweihe, insbesondere aber in Zeiten der Not Hilfe und Fürsprache von den in ihren Reliquien mitgeführten und präsenten Heiligen zu erwirken[294]. Darin gleichen sich Reliquienprozessionen in allen Regionen. In vielen sind sie bis heute lebendiges Gut religiöser Kultur geblieben. Rudolf und Hubert Kriss haben als Augenzeugen beschrieben,

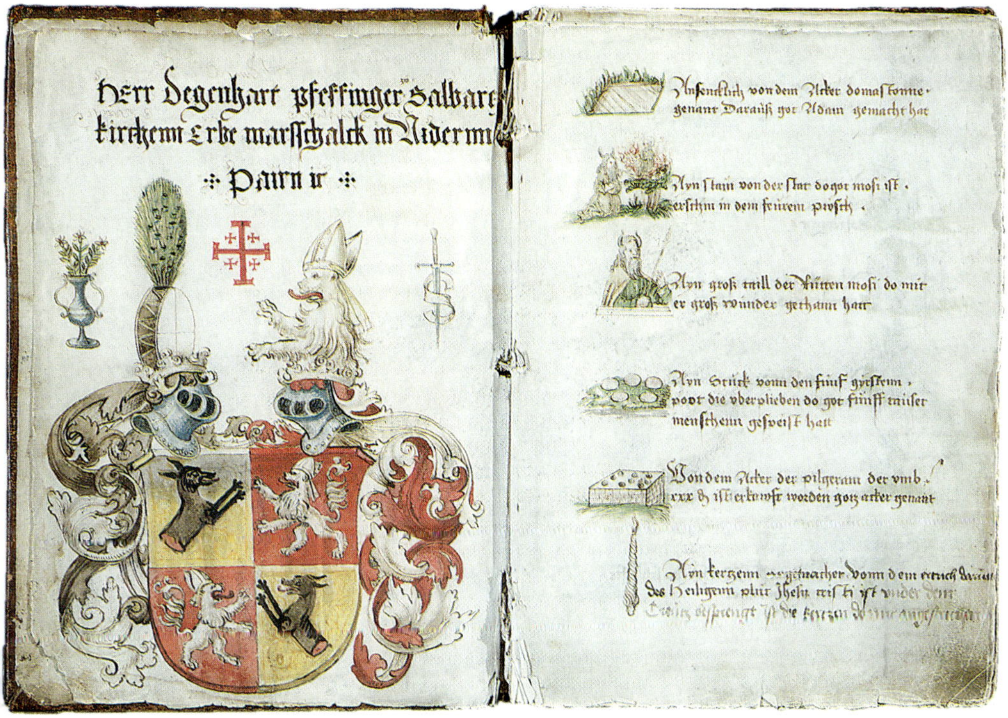

Heiltum- und Ablaßbuch des Degenhart Pfeffinger von Salmanskirchen.
Zwischen 1511 und 1515. Mühldorf am Inn, Stadtarchiv.

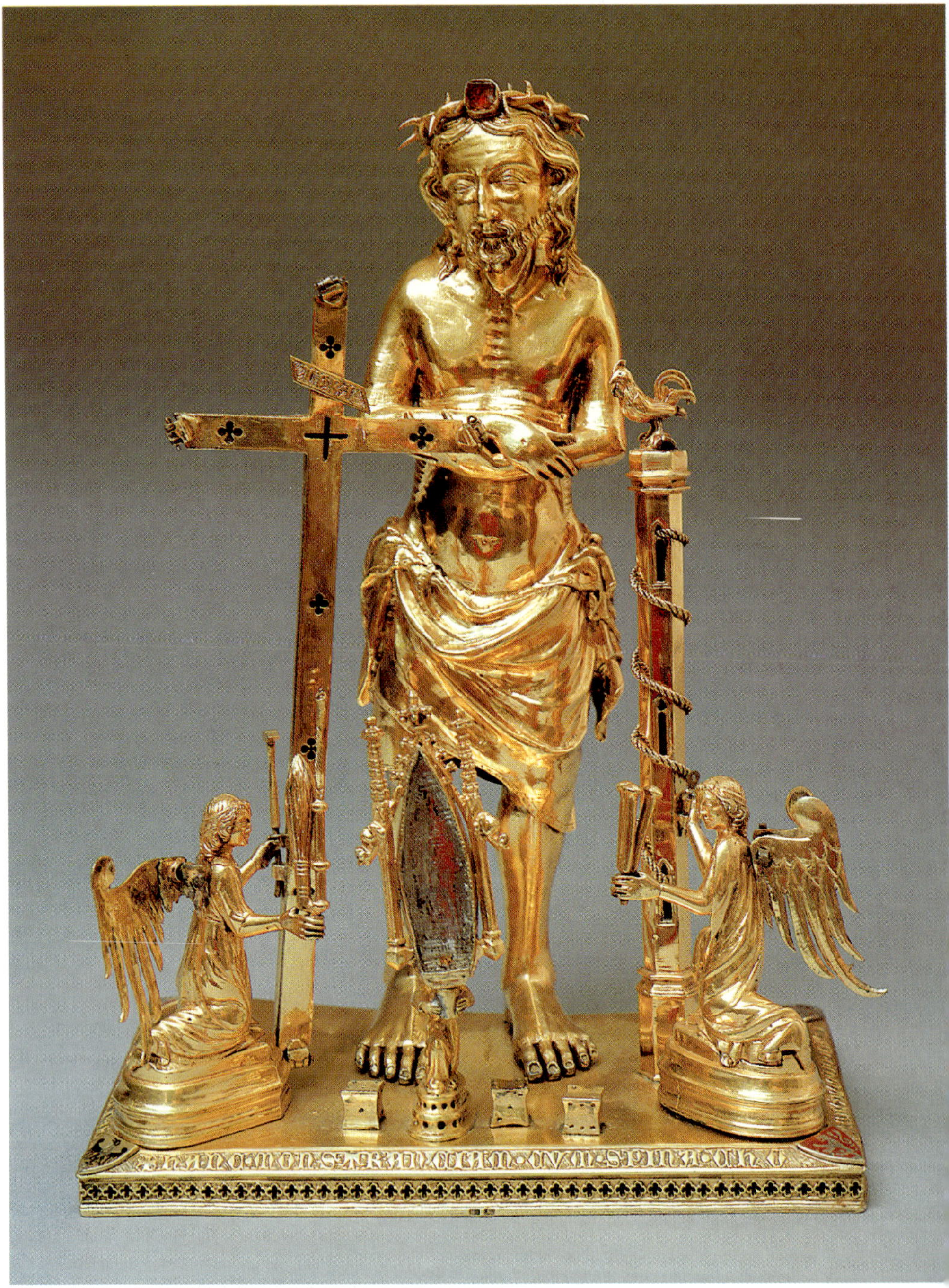

Reliquiar für einen Dorn von der Dornenkrone Christi, Prag, 1347/49.
Baltimore, Walters Art Gallery.

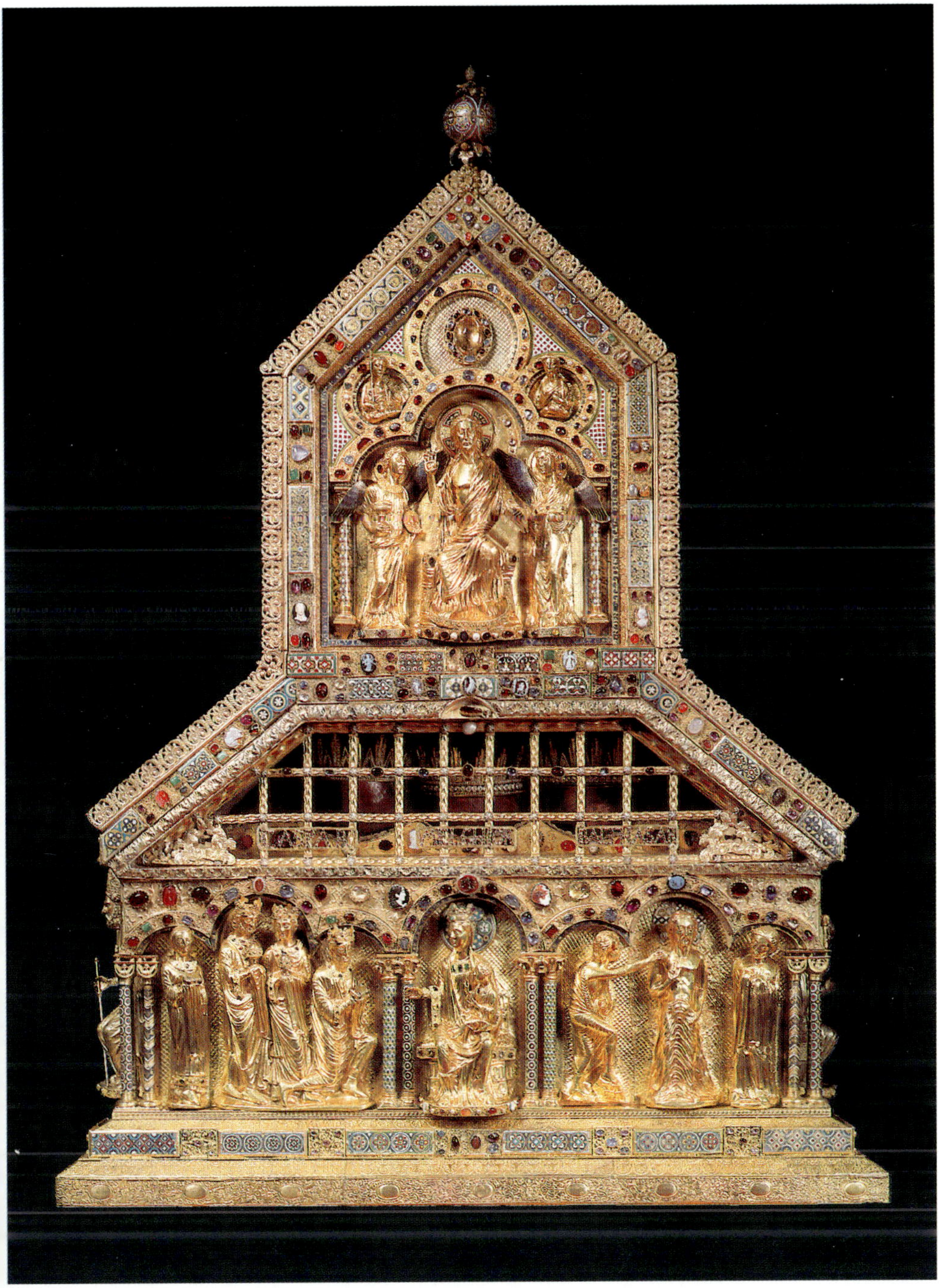

Dreikönigenschrein, um 1180 bis um 1230. Köln, Dom.

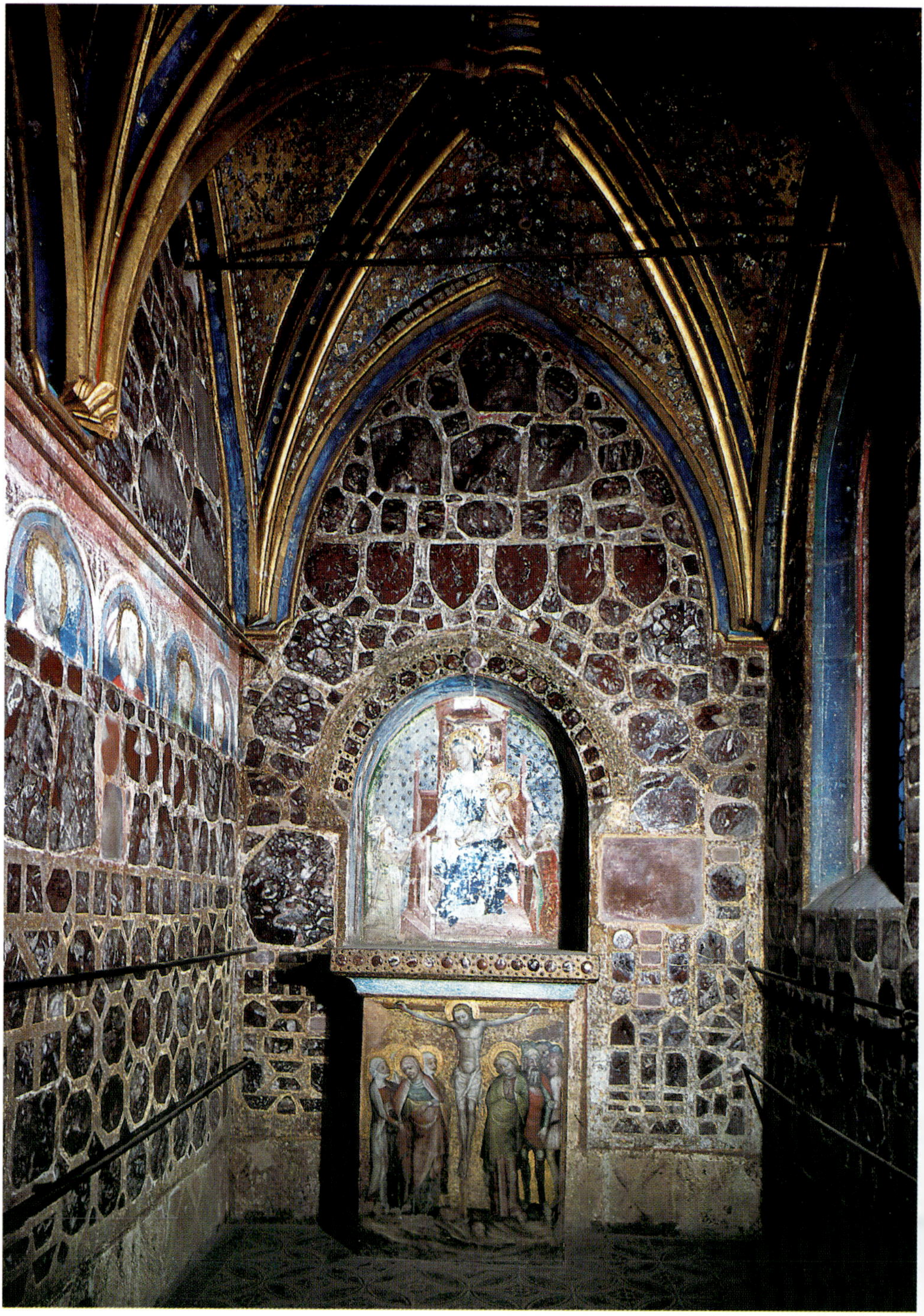

Katharinenkapelle. 1356/60. Burg Karlstein.

was sie auf den Ionischen Inseln erlebten. Die von ihnen geschilderte Prozession auf Kephalonia in den fünfziger Jahren gleicht dabei auffällig derjenigen, die auf dem barocken Silberschrein des hl. Gerasimos in dessen Klosterkirche dargestellt ist[295]:

„Gegen elf Uhr trat die Prozession ins Freie. Die Kranken, Geistesgestörten und alle die, die sonstwie einen Gnadenerweis erwarteten, saßen bereits in langer Reihe im Staub. Gleich zu Anfang war das Durcheinander am größten, da die Prozession erst in der Allee Gelegenheit hatte, sich breiter zu entfalten. Dem Sarge voran schritten die Priester, deren seidene Prunkgewänder in allen Farben in der Sonne schimmerten. Die hohe Gestalt des Metropoliten in seinem blauseidenen Kultgewand und der mit Edelsteinen verzierten Krone erschien wahrhaft ehrfurchtgebietend im besten Sinne des Wortes. In einigem Abstand folgten die Träger des Schreines. Indes die Priester an der langen Reihe der Kranken vorbeischritten, wurde der Sarg, in Tragstangen hängend, unmittelbar über sie hinweggetragen. Während sich die meisten von ihnen dabei ruhig verhielten, wobei sich aber im Ausdruck ihrer Gesichter Hingabe und Vertrauen um so deutlicher widerspiegelten, benahmen sich viele Geistesgestörten in der verschiedensten Weise ekstatisch. Frauen, über deren Leib der Heilige eben erst hinweggetragen worden war, sprangen lachend und weinend empor, stießen verzückt stets neue Gebetsanrufungen aus, um sich unmittelbar darnach ein zweites und drittes Mal vor dem Sarg des Heiligen zu werfen. Auch der Tobsüchtige, den wir bereits in der Kirche kennengelernt hatten, ließ dies zweimal geschehen. Epileptische Frauen, die sich in Krämpfen wanden, wurden von ihren Angehörigen festgehalten, ein anderer Tobsüchtiger lag, an Händen und Füßen mit eisernen Ketten gefesselt, am Ende des Prozessionsweges vor der Platane. In ihrem Schatten stellte man den Schrein auf den Brunnen, und der Metropolit verrichtete einige Gebete. Währenddessen stürzten sich die Gläubigen wie wild über die weitausladenden Äste der Platane und rissen büschelweise das Laub herunter, so daß die Enden der unteren Zweige danach völlig kahl aussahen. Das Bild der vielen aus der Menge emporgereckten Hände, junger, kräftiger Hände von Burschen, die allein imstande waren, die ziemlich hohen Äste im Sprunge zu erreichen, gehört genau so wesenhaft zum Bild dieser Prozession, wie jenes der abgearbeiteten, runzeligen Hände alter Frauen, die hernach die Büschel grünen Laubes andächtig an sich drückten."

Wie der hl. Gerasimos auf seiner Insel verehrt wird, so der hl. Dionysios Melita auf Zakynthos und der hl. Spyridon auf Korfu, wohin der im 4. Jahrhundert lebende Bischof von Zypern nach der türkischen Eroberung

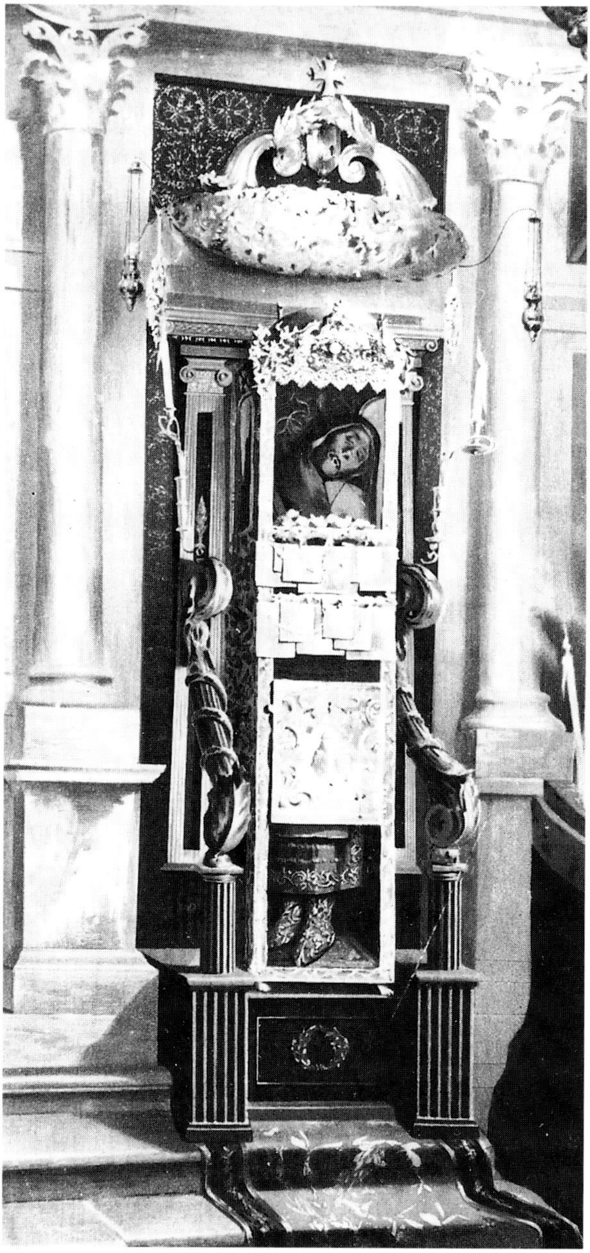

43 Das Reliquiar des hl. Spyridon in Ajios Spiridon in Korfu. Gemälde von Vikentios Bokatsiampis 1883. Privatbesitz.

von Konstantinopel gelangte und fortan Korfu wiederholt vor großen Heimsuchungen und Gefahren bewahrte. Viermal im Jahr wird der Heilige in seinem silberbeschlagenen teilverglasten Schrein, aufrecht hängend im Gestell, auf eigenem Thron zur Verehrung ausgestellt (Abb. 43) und durch die Stadt getragen (Abb. 44), ansonsten liegt er innerhalb desselben im geschlossenen Silbersarkophag. „Jährlich erhält er neue Pantoffel. Man sagt, er würde sich jedes Jahr ein Paar Schuhe durchlaufen, weil er, um seine Pflicht als Schutzpatron der Insel zu erfüllen, die ganze Zeit herumlaufen müsse. Wer Phylachta verlangt, bekommt Abschnitzel von den alten Pantoffeln, und auf Verlangen auch einen weißen Wollfaden, der am Sarge des Heiligen abgemessen wurde. Der Brauch, sich Öl aus den Ampeln mitzunehmen und im gläubigen Vertrauen gegen Krankheiten und sonstige Übel zu verwenden, ist, wie überall in Griechenland, so auch hier eingebürgert. Ferner sind als Wallfahrtsandenken die üblichen Zelluloidanhänger mit dem Bilde des Heiligen, daneben aber auch plastische Kopien und Ikonen mit der Darstellung des Reliquienschreins erhältlich"[296].

Reliquienprozessionen in unserem Jahrhundert fallen zumeist allerdings nicht mehr so festlich aus wie prunkvolle Schreinsprozessionen der Barockzeit. Besonders zahlreich sind die Schilderungen, in denen die Kölner mit ihren Reliquien durch ihre Stadt zogen[297]. So beschreibt Aegidius Gelenius die große Bittprozession, die im Frühjahr 1634, also in der drangvollen Zeit des Dreißigjährigen Krieges, stattgefunden hat: „Die Stadt wurde gleichsam in einen weiten Tempel umgewandelt, Prozessionen folgten auf Prozessionen, deren eine die andere an Feier und Heiligtümern zu übertreffen suchte. Gewiß war noch nie den heiligen Reliquien ein so unbedingtes und allgemeines Vertrauen geschenkt worden als in jener bedrängnisvollen Zeit. Ohne Unterschied hierfür geflüchtete oder hier ruhende, wurden die vorhandenen in ihren stattlichen Behältern, sofern sie nur tragbar oder unbeschädigt waren, in der Mitte der Prozessionen mit fürstlichem Gepränge als Siegeszeichen durch die Straßen getragen. Der zweite Zug, den Heiligtümern gewidmet, stellte eine Kette von Triumphzügen dar, wahrhaft königlich und von so tiefer Einwirkung auf die Gemüter, daß die Erinnerung an ihn noch lange Jahre nachher als Merkwürdigkeit im Munde der Gedichte fortlebte. An der Spitze befand sich das 78 Pfund Silber schwere vergoldete Wunderkreuz der Augustiner, dann wogten in malerischen Gruppen 23 Heiligensärge von Silber, Gold und Edelsteinen glänzend auf den Schultern von Priestern dem erstaunten Auge vorbei. Geistliche in prangenden Kirchengewändern, Jünglinge in Engelkleidern mit Lichtern und duftenden Weihrauchgefäßen, vornehme

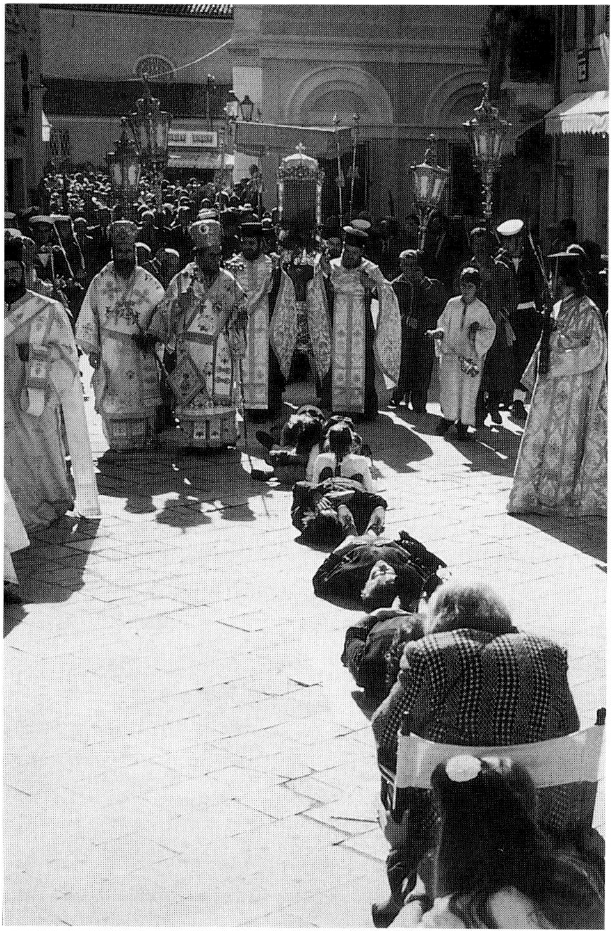

44 Spyridon-Prozession in Korfu 1994.

Bürger mit Wachsfackeln und vom Rate abgesandte Diener mit großen strahlenden Schildlampen umgaben in Menge und glücklicher Anordnung jeden der heiligen Körper. Schimmernde Kreuze, fliegende Fahnen und hoch an zierlichen Stäben flatternde Tafeln mit dem Namen des nachfolgenden Heiligen trennten die einzelnen Gruppen."

Nicht selten finden sich über solche Reliquienprozessionen, deren Ordnung und Abfolge selbstverständlich genau festgelegt und geregelt ist, detaillierteste Aufzeichnungen, so zum Beispiel über jene, die am 31. Mai 1579 in Köln stattgefunden hat. Ein Teilnehmer aus der dortigen Stiftskirche St. Cäcilien gibt in seinem Manuskript erschöpfend Auskunft über den ganzen Verlauf der Prozession, über die genau festgelegten Stellen, an denen die Züge der Pfarrgemeinden zur Hauptprozession gestoßen sind, die sich dann geschlossen in den Dom begab, wo auf einem Podium wie nachher nochmals in St. Maria im Kapitol alle Reliquienschreine ausgesetzt wurden[298]. Vor der ersten Vesper läutete man mit der großen Glocke so lange, „biß unsere Canonici, Vicarii, Officiantes, mit sampt dem Pastor, Capellain, Schoilmeister mit den Jungen bei ein anderen waren; do leut man zu samen mit drei den meisten glocken so lang, biß das heylichtumb alle ausgesetz war". Alsdann sang der Schulmeister mit den Schülern „Isti sunt sancti", dann trugen „die Heren S. Evergisli Caß und den stab mitz auf das gebeers und umb die Caß alle anderen borstbilden, die wir finden". Die Vesper begann mit der Antiphon „Evergisle martyr preciose", und es folgte das Hochamt. Nach diesem verließ man schnell die Kirche, voran gingen die Schüler, mit dem silbernen Kreuz an der Spitze, dann kamen die Herren, jeder mit einer Reliquienbüste in den Händen, die Mehler Mönche trugen den Reliquienschrein des Evergislus. „Negst den Heren folgen sechs menner mit den tortschen, und gaent gleich vur der Cassen ordtentlich, und unsere tortschen tragt man fur, welche war 6, jedere eine von 10 pfundt, und ahn jeder tortsch hengt das wapfen S. Evergisli und ein schuttel darunden, dar das wachß in drupfet. Darnach folgen 6 tortschen, welche ein ersamer Rat der Stadt Coeln laest tragen. Darnach 2 tortschen, welche ein ersam Gewantmecher Ampt heest tragen. Darnach folgt S. Evergislus gleich nach, und das borstbildt Evergisli traget der Canonichen einer. Nachdem folgen die Mehler, die brengen auch 6 tortschen mit, und gaint also zu der hallen duir hinauß uber das Closter, durch das Pisterey geßogen, hindurch die Hosengaß biß ahn den Roßkampf. Ist dan sach, das S. Albin noch nütt da ist, beiden wir so lang, biß er kumpt. Ist er aber erst dar, beiden sei so lang, biß wir komen. Alsdan gaent die Schoeler S. Peter vur, darnegst S. Mauritii, darnegst die Jungen S. Apostelen, und darnach folgen unsere Heren, und unsere Caß und darnegst die broederschaft. Dan folgen die Heren S. Apostolen, darnegst die Heren S. Panthaleon, und darnach die Kaß S. Albini, und gaent dan nach ordtnung biß auf der Sternengassen ort fur den Rosenbaum. Da haben wir ein gesteigers gemacht mit 2 bencken und 2 thwelen. Da nemen wir dan unsern Herrn das heiligtumb ab und satzen das auf die vursch.benck, auf welchen bencken setz man 4 halbe pfundt kertzen mit den wapfen S. Evergisli. Ist dan S. Severin noch nit da, so beiden wir so lang, biß er kumpt. Ist er aber erstlich da, wart er, biß wir kommen, und einer von unseren·Heren reucht die Caß auf dem ort. Und als wir dan bey einander seint, gaent alle die Jungen vur, und darnegst von S. Apostolen, darnegst die Heren von S. Panthaleon, darnegst die Heren von S. Jurgen, darnegst die Heren von S. Severin. Darnach folgt das gelucht Evergisli, darnach S. Evergislus Caß mit den bruederen, darnegst das gelucht Albini, und folgentz S. Albins Caß. Darnegst das gelucht Severini, und S. Severins Caß, darnach das volck, so darzu geordtnet worden. Also setzen wir uns in ordtnung bey dem Rosenbaum auf der Sternengassen ort und gaent nach dem Doim. Und die Heren von S. Augustinen staent vur ihrer kirchen mit ihrem heilichtumb, und einer von den hern gaet mit einem reuchfaß umb die Caß und reuchet 3 mahl nach ein anderen. Und die Hern von S. Anthonius staent mit ihrem heilichtumb auf Hellen ort, und darneben staint die Heren von S. Alban mit ihrem heilichtumb. Und die Heren von den Creutzbroderen staint mit ihrem heilichtumb under Wapfenstickeren, und die Heren von S. Columben mit ihrem heilichtumb auf Graloch ort. Die Hern von S. Laurentz staint mit ihrem heilichtumb auf dem Salmnacken. Und die Heren von den Minerbruederen staent mit ihrem heiligtumb under Spermecher, und die Predigerheren mit ihrem heilichtumb ahm Höff bei der Hachtpfortzen. Und als wir dan ahn den Hoff kommen, seint Cunibertus und Agilolphus nitt da, beiden wir so lang, biß sei kommen. Seint sei aber erstlich dar, warten sei, biß wir kommen. Alsdann gaent wir ordentlich durch die Hachtpfortz zu dem Doim in langs die heilige drei koningen biß auf das Chor; dar stehet ein gesteiger mit twelen und gulden stucken umbhangen, dar setz man nach ordtnung die Patronen auf, biß die Doimhern bereit seindt, mit dem hochwirdigen Sacrament außzugehen. Und dan gaent wir nach ordtnung nach S. Marien" und durch die Hachtpforte hinaus, die Orden gehen vor, die Prälaten nach, dann die heiligen Patrone, das Altarsakrament, anschließend der Rat der Stadt und die Bürger. Die Prozession zieht über den Altermarkt zu „S. Groiß S. Martin: dafur stehet die kaß S. Eliphii, und die Hern staent mit ihrem heilichtumb darbey. Und die van S. Brigiden staent na darbey mit ihrem heiligtumb. Vort under Kesteren uber dem Heumart, da staent die Heren van S. Klein S. Martin mit ihrem heiligtumb. Dan vort uber dem Maltzbuchel biß zu S. Marien in die kirch, da ist vur dem hohem altar in dem choir auch ein gesteiger gemacht mit tapiten und thwelen umbhangen, da setzt man die Patronen, biß die Hohe Miß auß ist. Alß dan gaent sey auß nach ordnung mit den Patronen und dem heiligen Sacrament biß auf der Sternengassen ort, da unser altair stehet. Da segnen sich die Patronen ein entgegen dem anderen. Da stait daß heilige Sacrament tuschen. Und alß die segenung geschen ist, gaent de Herren van S. Severin mit ihrer kassen heim. Und S. Albin und S. Evergislus mit ihren Herren nach der Sternengassen, biß sey kommen auf daiß ort bey dem Roskamp. Da segnen sich S. Albinus und S. Evergislus auch. Und S. Cunibertus und Agilolphus gaent mit sampt dem heiligen Sacrament hin heim. Alß wir dan kommen auf daß Cloister mit unserem heiligtumb, alß dan luden myr mit 3 den meisten glocken, biß S. Evergislus und daß heiligtumb widder mitzen in der kirchen stehet. Und nach der Vesperen setzen wir ehrlichen wedderumb in, alß wir es empfangen haben, und geben den Junckfrauen ein zeichen. Alß dan singen die Junckfrauen etlich verß auß der Sequentien Evergisli. Und wan daß auß ist, singet der Rector mit den Schoeleren Responsum ‚Iustum deduxit' cum versu. Darunder dragen unsere Canonici, Vicarien, Officianten daß heilichtumb widderrumb in die heilichtumbs kammer."

Anschaulicher als in solchen Berichten und Prozessionsordnungen können Präsenz und Verehrung, Wirkung und Teilnahme der Heiligen am kirchlichen und öffentlichen Leben der Vergangenheit – oftmals auch der Gegenwart – nicht zum Ausdruck gebracht werden. Vielerorts hielt oder hält man am überkommenen Brauchtum fest; erst heutige begründet erhobene konservatorische Bedenken bringen es mit sich, daß die in ihrem Bestand gefährdeten großen Schreine und Reliquiare aus dem Verkehr gezogen werden müssen. Aber noch ist die große Kölner Bittprozession des Jahres 1985 in lebendiger Erinnerung, das langsame Vorbeischweben der über den Mitgehenden unter Baldachinen erhöhten Reliquienschreine, das Glockengeläut und die von allen Seiten dem Neumarkt sich nähernden, erst von fern noch unbestimmten, dann immer mächtiger anschwellenden Gesänge und Gebete, die die ganze Stadt erfüllten. Auch die Kölner Schreinprozession aus dem Jahre 1948 hat sich tief im Gedächtnis eingeprägt (Abb. 45). Sie bewegt sich über den Alter Markt, Unzählige säumen den Weg, stehen auf Trümmerhügeln und schauen zu, wie der Schrein der Heiligen Drei Könige und die anderen Kölner Reliquienschreine durch das zerstörte Köln gefahren werden. Seit Jahrhunderten gehören solche Reliquienprozessionen nicht allein zur Frömmigkeitsgeschichte der betreffenden Städte, sondern überhaupt zur Geschichte ihrer Kultur.

Ihr komplexer Charakter verdeutlicht sich noch mehr, betrachtet man exemplarisch einen anderen Festumzug, der im Jahre 1700 zur Jahrhundertfeier der Heiligen Kapelle zu Hall in Tirol inszeniert wurde. Er zeigt, wie antikes Prozessionswesen und mittelalterliches Translationsbildgut über die Zeiten hinweg zusammenwirken. Auf zwei Tafeln ist dieser denkwürdige Festzug festgehalten worden[299]. Alle Reliquien des Haller Heil-

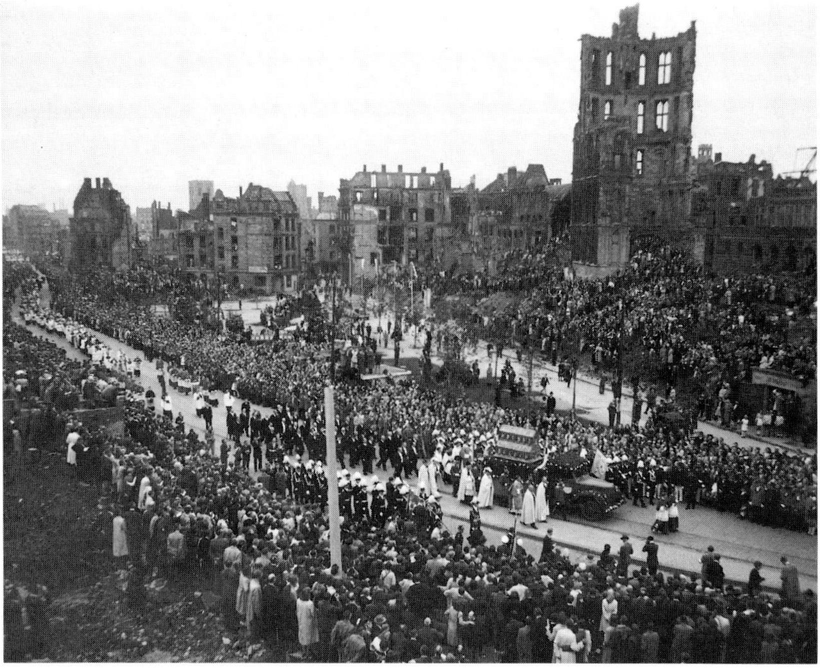

45 Kölner Schreinprozession im Jahre 1948.

tumschatzes werden mitgetragen, die *corpora sancta*, die Reliquienbüsten und die heiligen Häupter. Aus der Reliquienprozession aber wird ein historisch-allegorischer Festzug, in dem nicht nur die Märtyrer *in praesentia* mitgeführt werden, sondern „selbst" mitgehen, dargestellt von lebenden Zeitgenossen, die als Heilige verkleidet sind. St. Ursula führt die Schar der heiligen Jungfrauen an, dann folgen Reliquien und wieder als Heilige verkleidete Personen, die hl. Margaretha und weitere Jungfrauen mit Aureolen um das Haupt, aber auch Tugenden- und Laster-Symbole werden von Kindern getragen, Reitergruppen wechseln mit Fußtruppen ab. Eine Gruppe wird angekündigt als die der überwundenen Tyrannen, die römischen Christenverfolger treten in Türkenkleidern auf, fand doch der Festzug nach dem Sieg über die Türken statt. In Gruppen gehen alle mit, voran jeweils die Christenverfolger – Diocletian, Maximin, Maximian, Decius, Julian Galba und Vespasian –, ihnen nach ihre Opfer, und der ganze Festzug wird angeführt vom Kreuz, der Kreuzreliquie und der hl. Helena, die das Kreuz wiederaufgefunden hat. Vom Umgang mit Reliquien gibt dieser Festzug ein eindringliches Zeugnis ab – ein Schauspiel voller Akteure und

Requisiten, voller Sinnbilder und Allegorien, voller Geschichte und Gegenwart.

Auch die große Reliquienprozession, die zweihundert Jahre zuvor stattgefunden hat, ist uns in Wort und Bild erhalten geblieben. Waldauf, der Stifter, hat die Überführung seiner Heiltumsammlung aus der Schloßkapelle in Rettenberg in die Heilige Kapelle nach Hall selbst beschrieben, und auch den zur Illustration des Heiltumbuchs angefertigten Holzschnitten eignet etwas vom Charakter historisch getreuer Wiedergabe an[300]. Den Zug eröffnen Hellebardenträger, die schon vor der Stadt angelangt sind, dann folgen Männer, die Kreuze, Fahnen, brennende Kerzen und Prozessionsstangen tragen, nach ihnen kommen Jungfrauen, die auf Stäbe gesteckte Windlichter halten, es folgen fahnentragende Ministranten und eine Schar von Sängern, dann ein Zug von Priestern mit Reliquiaren der verschiedensten Gestalt – Kästchen, Ostensorien, ein Haupt auf Kissen –, jeder trägt einen Gegenstand vor sich her, unter Traghimmeln die Äbte mit großen Ostensorien in den Händen, zwischen ihnen wieder von Fakkelträgern und Musikanten begleitete Reliquienträger, abermals mit Kästchen, Häuptern auf Kissen und Reliquienbüsten, bis am Ende des Zuges Ritter Waldauf, der Stifter, mit seinem Gefolge eben erst sein Schloß verläßt, während die Prozessionsspitze inzwischen bereits die Stadt erreicht hat (Abb. 46).

Solche Festzüge vermochten natürlich das schaufreudige Volk zu fesseln und in Hochstimmung zu versetzen. Auch prägten sie die Mentalität der Menschen, wie es beispielsweise noch in Jan Nerudas „Wenzelsmesse" (›Kleinseitner Geschichten‹ 1878) so schön zum Ausdruck gelangt, wenn er als Kind, im Veitsdom eingeschlafen, die Prozession, die er träumt, schildert: „aber sonderbarer Weise konnte ich mir dem Rumpf und die Beine nicht dazu denken, nur die Büsten schwebten, dennoch schienen sie zu schreiten ... Dann die Gebeine des hl. Sigismund, nur einige Knöchelchen auf einem roten Kissen, aber auch das Kissen scheint zu schreiten ..." Im „Schatzbehalter", dem „schrein der waren reichtůmer des heils vnd ewyger seligkeit", gedruckt bei Anton Koberger zu Nürnberg im Jahre 1491, führt Christus selbst die aus der Kirche kommende große Reliquienprozession an und „kumpt" mit ihr „einem pilgram" entgegen[301] (Abb. 47).

Wie das Translationsbild einer ikonologischen Bearbeitung bedarf, so gilt dasselbe nicht minder für die Ikonographie des Prozessionsbildes, das vom ersteren nach Form und Aussehen freilich kaum zu trennen ist und mit diesem in gemeinsamer Typik und Optik eine außerordentliche Aspekte-

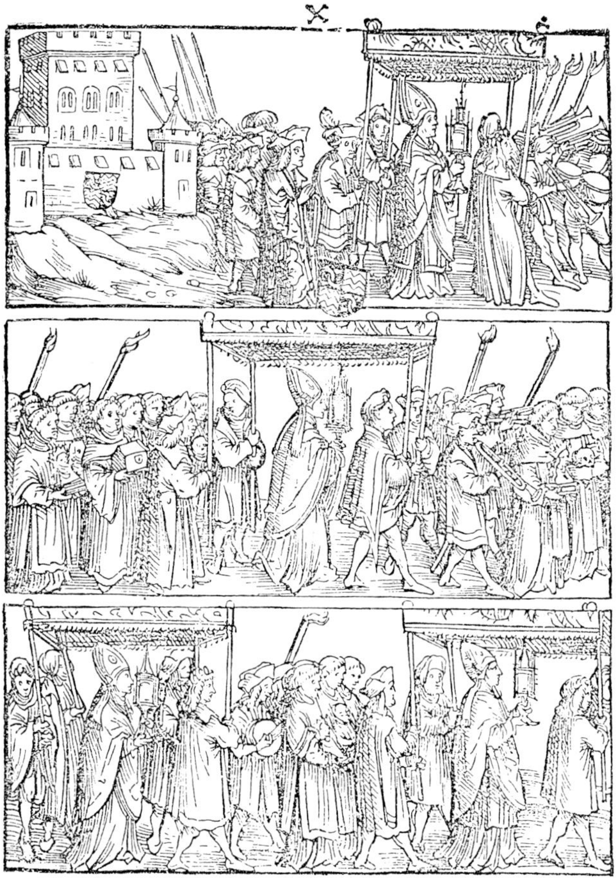

46 Übertragung der Reliquiensammlung Florian Waldaufs von Schloß Rettenberg nach Hall im Jahre 1501. Holzschnitt Nr. X im Heiltumbuch der Waldauf-Stiftung. Hall in Tirol, Dekanats- und Stadtpfarramt St. Nikolaus.

vielfalt aufweist. Diese reicht bis zur Parodie der Reliquienprozession im alten Topos der verkehrten Welt in marginaler Illustration: Ein Löwen-Mensch und ein Hund in geistlicher Gewandung tragen auf dem Traggestell einen Reliquienschrein, ein Vogel-Mensch als Sänger folgt dieser humorvollen Abbreviatur im französischen Psalter des späten 13. Jh.[302].

In den Miracula S. Fidis beschreibt Bernhard von Angers[303], wie zur Synode von Rodez Konvente und Kanoniker die Reliquien ihrer Heiligen in Schreinen und Statuen mitgebracht haben. In *prato Sancti Felicis,* am Fuße des Berges, auf der sich die Stadt erhebt, wurde ein Lager aufgeschla-

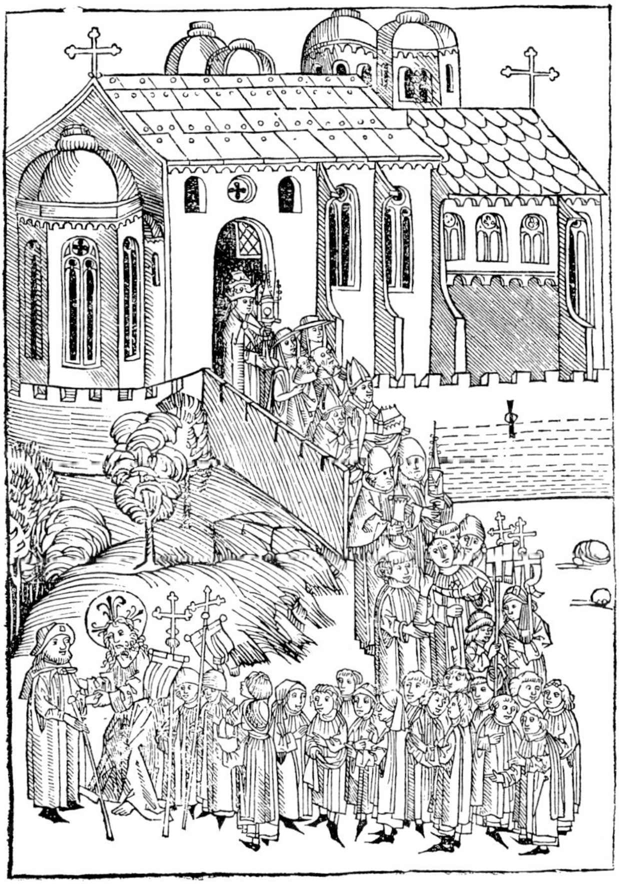

47 Christus kommt mit Reliquienprozession einem Pilger entgegen. Aus dem „Schatzbehalter", gedruckt bei Anton Koberger zu Nürnberg im Jahre 1491.

gen, und unter Zelten und Pavillons waren die Heiligen in ihren Reliquiaren verteilt, die *maiestas* des hl. Marius, des hl. Amandus, der hl. Fides von Conques (Abb. 101), der Schrein des hl. Saturnin aus Toulouse und ein goldenes Marienbild. Solche Zusammenkünfte der Heiligen in ihren kostbaren Behältnissen gehören maßgeblich zum Frömmigkeitsbild des Mittelalters. Namentlich zu Einweihungen von Kirchenneubauten kamen die *corpora sanctorum* in goldenen und gemmengeschmückten *thecae* zusammen, wie zum Jahre 1070 vom flandrischen Kloster Hasnon berichtet wird[304]. Oder am Tag vor dem Kirchweihfest werden die Reliquien unter einem Zelt außerhalb der Kirche aufgestellt, wo sie die ganze Nacht über verehrt werden, wie es die Miniatur zur Liturgie des Kirchweihfestes in einem Metzer Pontificale anschaulich illustriert[305].

Selbst die noch so großen und schweren Reliquienschreine trägt man mit den Gebeinen der Heiligen durch die Straßen der Stadt oder von einem Ort zum andern. Wie die Israeliten mit der Bundeslade, die Gottes Präsenz darstellte, umherzogen, so werden diese Schreine getragen, die die Reliquien der Heiligen als Unterpfänder Gottes umschließen. Als beispielsweise Erzbischof Anno „heftigere Schmerzen auf das Ende hin drängten, gedachte er der Patrone, durch die er schon ehedem Hoffnung auf die Himmelsbürgerschaft geschöpft hatte, und ließ sie einige Tage vor seinem Tode zur Mutterkirche bringen; sich selbst befahl er auf einen Sessel zu setzen und ihnen entgegen zu tragen. Die Erde war gerade von frischen Regenfällen sehr naß und an dem Ort, an dem er trotz Krankheit unter freiem Himmel ausharrte, solange die eintreffenden Reliquien vorbeizogen, hatte sich von überall her Wasser gesammelt und stellenweise Kot angeschwemmt. Wie er nun den einzelnen Schreinen mit gesenktem Haupt achtungsvoll Ehre erwiesen hatte und schließlich die Gebeine des hl. Severin nahe vor sich sah, brach er in lautes Weinen aus und stürzte sich von seinem Sessel vornüber vor den ehrwürdigen Schrein in den Unflat, so daß das weiße, überaus kostbare Gewand größtenteils von der Drecklache besudelt wurde. – Danach brachte man die Leiber der Heiligen unter Lobgesängen in die große Basilika des Apostelfürsten und hielt über den himmlischen Schätzen Nachtwachen bis zum frühen Morgen; dann ließ sich auch der Mann Gottes von Dienern in den Tempel tragen und bat, rasch eine Meßfeier zur Sühne für seine Sünden zu halten. Als die Träger schließlich die hochheiligen Gebeine auf ihre Schultern gehoben hatten, breiteten die Kämmerer zu seinen Füßen verschiedene prachtvolle Decken aus, die man sogleich den Patronen als Ehrengaben des Erzbischofs darbrachte"[306]. Noch eindrucksvoller gestaltet sich die liturgische Totenfeier wenige Zeit später. Nach dem Totenamt im Dom und der ersten Nachtwache wird Annos Leiche in einer mehrtägigen Prozession durch die Kölner Kirchen getragen und zwischen den Reliquien der Heiligen jeweils aufgebahrt, in St. Kunibert zwischen den Schreinen der beiden hl. Ewalde. Dann aber kommen die Heiligen in ihren Schreinen zum irdischen Abschied nochmals in den Dom, wo die Leiche im Westchor vor dem Altar aufgestellt wurde, der Schrein des hl. Severinus auf dem Altar, die anderen Schreine zu den Seiten[307]. Freilich waren es damals im Jahre 1075 noch nicht jene großmächtigen goldenen Reliquienschreine, die insbesondere in der Region an Rhein und Maas im 12. und 13. Jh. für die Gebeine der Heiligen in den Goldschmiedewerkstätten geschaffen wurden; aber das Beispiel des Umgangs mit den Reliquien der Kölner Patrone aus Anlaß des Sterbens und der Totenfeier des Erzbischofs zeigt abermals, wie viel und oft sich die Heiligen unterwegs befanden, ihre goldenen Häuser herumgeführt oder herumgetragen und natürlich auch strapaziert wurden. Dennoch lag in der Liturgie der Reliquienumgänge und -prozessionen eine ganz maßgebliche Funktion der Reliquienschreine. Deshalb auch waren diese auf Mobilität und Tragbarkeit hin eingerichtet, auf daß ihr Glanz nicht allein das Kirchengebäude, sondern die ganze Stadt und das ganze Land erfüllen könne.

Goldene Häuser der Heiligen

Den *pignora sanctorum* bereitet man die kostbarsten Häuser, die Goldschmiede zu errichten vermögen, weil es den Heiligen gebührt, in herrlichen Schreinen zu ruhen, in irdischen Abbildern der himmlischen Wohnstatt. Auch Cäsarius von Heisterbach erklärt seinem Novizen den Himmel *unter dem Bilde eines goldenen Schreins,* an dem die Heiligen in Nischen sitzen. Im Schauen des Goldes und der farbigen Steine begegnet der Mensch dem verklärten Glanz des Heiltums und wird teilhaftig des Geschauten in den Räumen und Schichten der Verehrung, während der feierlichen Prozession oder am heiligen Ort der Kirche. Allerdings haben schon Zeitgenossen sich gegen diese kostbaren Särge der Heiligen ausgesprochen, so Guibert von Nogent[308], wenn er sagt: „Durch die Pracht jener Schreine wird der irdische Sinn der Menge gefesselt und betört. Es sollen keine herrlichen Schreine von Gold und Silber für die Reliquien angefertigt werden, weil nicht einmal die stolzesten Könige sich einfallen ließen, goldene und silberne Särge für ihre Überreste herstellen zu lassen." Ganz anders dagegen lesen sich die Anschauungen von Abt Suger von Saint-Denis, der selbst als Bauherr die Baugeschichte des von ihm begonnenen Neubaues beschrieben hat[309]: „Inzwischen dachten wir vor allem an die Übertragung der Gebeine unserer Schutzherren, der heiligsten Märtyrer und anderer Heiliger, die in verschiedenen Kapellen an mehreren Stellen der Kirche verehrt wurden, und gelobten, ihre geheiligten Schreine, vor allem die unserer Schutzherren, prächtig herzurichten. Wir wählten den Ort aus, an den sie zu überführen wären, um sie den Blicken der Nahenden in würdigerer, mehr in die Augen fallender Weise zeigen zu können, und bemühten uns mit Gottes Hilfe, sie durch den kunstvollen Fleiß der Goldschmiede besonders auszeichnen zu lassen. Nachdem wir mit solchen Mitteln für einen würdigen Schmuck gesorgt hatten, ließen wir zur Sicherheit eine ordentliche Mauer um sie herum erbauen, die wir außen, damit das offenliegende Steinwerk nicht Anstoß errege, mit gegossenen und nur vergoldeten Tafeln aus Kupfer bekleideten, nicht so, wie es eigentlich angemessen gewesen wäre. Denn die von uns allen erprobte hochherzige Gesinnung so bedeutender Vorfahren verlangte, ihre geheiligte Asche zur Kennzeichnung ihrer Verdienste *in kostbarerem Stoffe zu bergen, als wir vermochten, nämlich in glänzendem Gold, in einer Fülle von Rubinen, Smaragden und anderen Edelsteinen.* Eines aber bestimmten wir zu auserlesener Gestaltung: Einen besonders prächtigen Altar wollten wir, um darauf Gott zu opfern, vor den Leibern der Heiligen dort errichten, wo ein solcher noch niemals gewesen war"[310].

Die geheiligte Asche kostbar in Gold und Edelsteinen zu bergen, stand Abt Suger im Sinn; Guibert, fast ein Zeitgenosse Sugers, argumentiert dagegen: „Steht nicht der Satz in der Schrift: Staub bist du und zum Staube wirst du wieder werden; in keiner Weise findet sich das Wort: Gold und Silber bist du, und zu Gold und Silber wirst du wieder zurückkehren"[311]. Indes – ungeachtet solcher Reliquienkritik[312] – blieb gerade das Hohe Mittelalter die große Zeit der Elevationen von heiligen Leibern und der Errichtung von großen Reliquienschreinen, die sich nirgendwo in solcher Vielzahl erhalten haben wie im Kölner Erzbistum an Rhein und Maas[313]. In der Zeit, als in Köln der großartigste aller Reliquienschreine und das gewaltigste Werk mittelalterlicher Goldschmiedekunst entstand, der Schrein der Heiligen Drei Könige[314] (Tafel VII), arbeitete man im Aachener Goldschmiedeatelier an der Erstellung des Schreins für die Gebeine des heiligen Karl[315]. Im Jahre 1215 wurden diese in den neuen prachtvollen Sarkophag gebettet. Mit welcher Solennität der Akt der Schreinsschließung erfolgte, spürt man noch deutlich aus der Niederschrift in der Chronik von Saint-Jacques zu Lüttich: „Am Montage ließ der König, nach feierlicher Abhaltung der Messe, den Leichnam des heiligen Karl des Großen, den sein Großvater, Kaiser Friederich, aus der Erde erhoben hatte, in einem überaus prachtvollen Sarkophag, welchen die Aachener aus Gold und Silber angefertigt hatten, niederlegen; alsdann ergriff er einen Hammer, legte den Mantel ab, stieg mit dem Werkmeister auf das Gerüst und schlug vor aller Augen in Gemeinschaft mit dem Meister die Nägel, die am Sarge staken, fest und sicher ein".

Die Erhebung des heiligen Patrons aus seinem Grab „zur Ehre der Altäre" ist ein herausragender Topos, der oftmals anschaulich, jeweils in Stil und Ambiente der eigenen Zeit, geschildert wird, zum Beispiel auf dem Tafelbild der Exhumation des hl. Hubertus[316] (Abb. 48). Im kostbaren Schrein wird die neue Ruhestätte des Heiligen sein. Die stille Würde und Heiligkeit des Vorgangs ist den Gesichtern der Beteiligten anzusehen, in

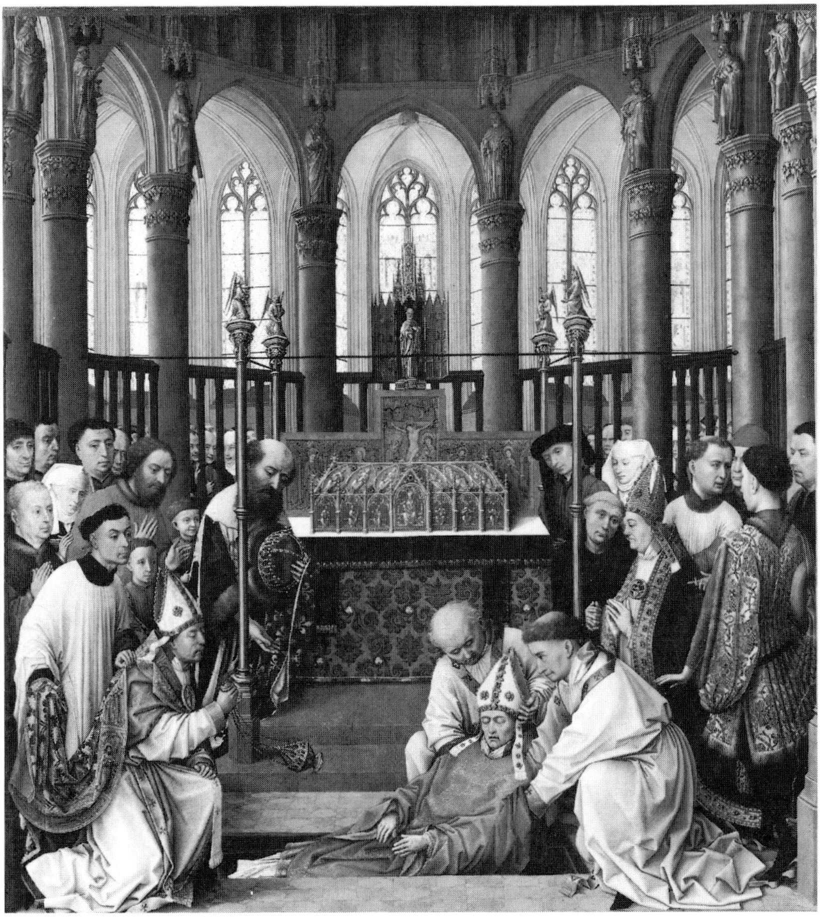

48 Exhumation des hl. Hubertus. London, National Gallery.

denen eine Seelenstimmung von ernster Sammlung und gelöster Freude zum Ausdruck gelangt, wie man es an den Physiognomien der nahe Stehenden oder der durch das Gitter aus dem Chorumgang hereinschauenden Volksmenge ablesen kann. Oft erscheint der Reliquienschrein des Heiligen auf dem Altar ausgesetzt. Menschen in Not, Bedrängnis und Krankheit knien vor ihm, erbitten flehentlich Schutz und Hilfe. So zeigen es eine der Tafeln aus dem Bilderzyklus der Severinslegende (Tafel I), die Predella des Agilolphusaltars im Kölner Dom[317] oder die Tafel vom Anfang des Quattrocento in der Galleria Nazionale zu Rom[318]. Die Aussetzung des Schreins auf dem Altar dient der *heilbringenden Schau*[319], durch das Schauen wird man des Heils teilhaftig, auch durch das *Berühren des Schreins*, in dem die Gebeine des Heiligen ruhen, oder durch das *Unterschreiten oder Durchkriechen*, wodurch man etwas von der heilbringenden Kraft, die von den Reliquien ausströmt, erlangen kann. Deshalb auch pflegt man oft, den Reliquienschrein frei auf Säulen hinter dem Hochaltar aufzustellen. Der Leib des hl. Liudger z.B. wurde im vergoldeten Schrein auf zwei Säulen beigesetzt, so daß der Schrein mit seiner Stirnseite auf dem Altar aufruhte,[320] den Leib des hl. Lambertus ließ Bischof Albert in Lüttich in einen auf vier Säulen ruhenden Schrein übertragen[321]. Solche Aufstellungsformen der mit dem Altar verbundenen und hinter ihm auf Säulen ruhenden Reliquienschreine gehörten nicht selten zum festen Bestand der Kircheneinrichtung. In St. Ursula in Köln standen auf einem Säulenunterbau in Verbindung mit dem Altar mit niedrigem Retabel drei nebeneinander[322] (Abb. 49), in St. Severin in Köln ruhte der Schrein auf vier Säulen direkt im Anschluß an den großen Steinaltar[323] (Abb. 50). Er stand im vergitterten Gehäuse, denn die Sicherung vor Diebstahl und Raub war im Mittelalter nicht minder erforderlich als zu späteren Zeiten. Der Schrein in St. Albans befand sich auf hohem steinernen Podest hinter dem Altar im Presbyterium. Er wurde eigens aus dem Watching Chamber bewacht, aus einem eingestellten hölzernen Kustodenzimmer[324]. Auch der prachtvolle Unterbau für den Schrein des hl. Edward des Bekenners in der Kathedrale von Westminster ist mit dem Altar verbunden[325]. Bezeichnenderweise steht auch die Bundeslade in dem Raum, in den Jean Fouquet die Szene von Mariä Verkündigung verlegt, hoch hinter dem Altar auf vier Säulen, und der Maler kann sich diese nicht anders vorstellen als unter dem Bild eines mittelalterlichen Reliquienschreins[326] (Abb. 51).

Ein solcher Schrein erscheint in der Gestalt eines goldenen Hauses, das mit einem Giebeldach versehen ist. Aber seltsam, daß die heiligen Geschichten und Heiligenviten auf dem Hausdach zur Darstellung gelangen, in Rundbildern mit Grubenschmelz wie auf dem Heribertschrein[327] oder in getriebenen Relieffeldern. Klappte man ein solches Dach wie beispielsweise das des Albinusschreins[328] (Abb. 52) in die Senkrechte, so ergäbe sich ein Aufriß ähnlich dem der Arkaden und mit Bildzyklen versehenen Obergaden in romanischen Kirchen. Die Ikonographie der Schreine folgt einem bis in Einzelheiten genauestens durchdachten Gedankengebäude, in dem sich Heiligenpräsenz, lokale historische Begebenheiten und Heilsgeschichte in überzeitlichem Zusammenhang miteinander verbinden. Der Heilige steht oder thront wie vor dem Eingang zu seinem eigenen Haus, seinem Tempel und Sarkophag. Geschichte, Gegenwart und Ewigkeit ver-

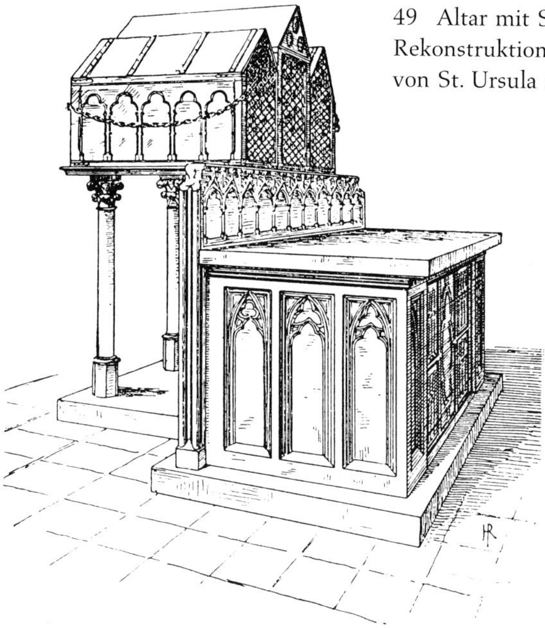

49 Altar mit Schreinen.
Rekonstruktionszeichnung des Hochaltars von St. Ursula in Köln.

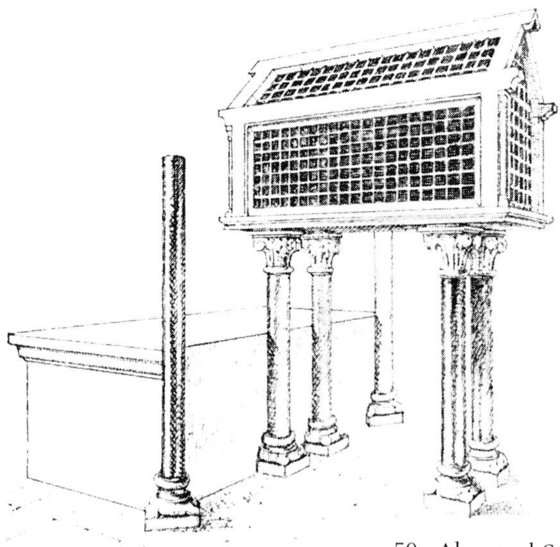

50 Altar und Schrein.
Rekonstruktionszeichnung der Anordnung in St. Severin zu Köln.

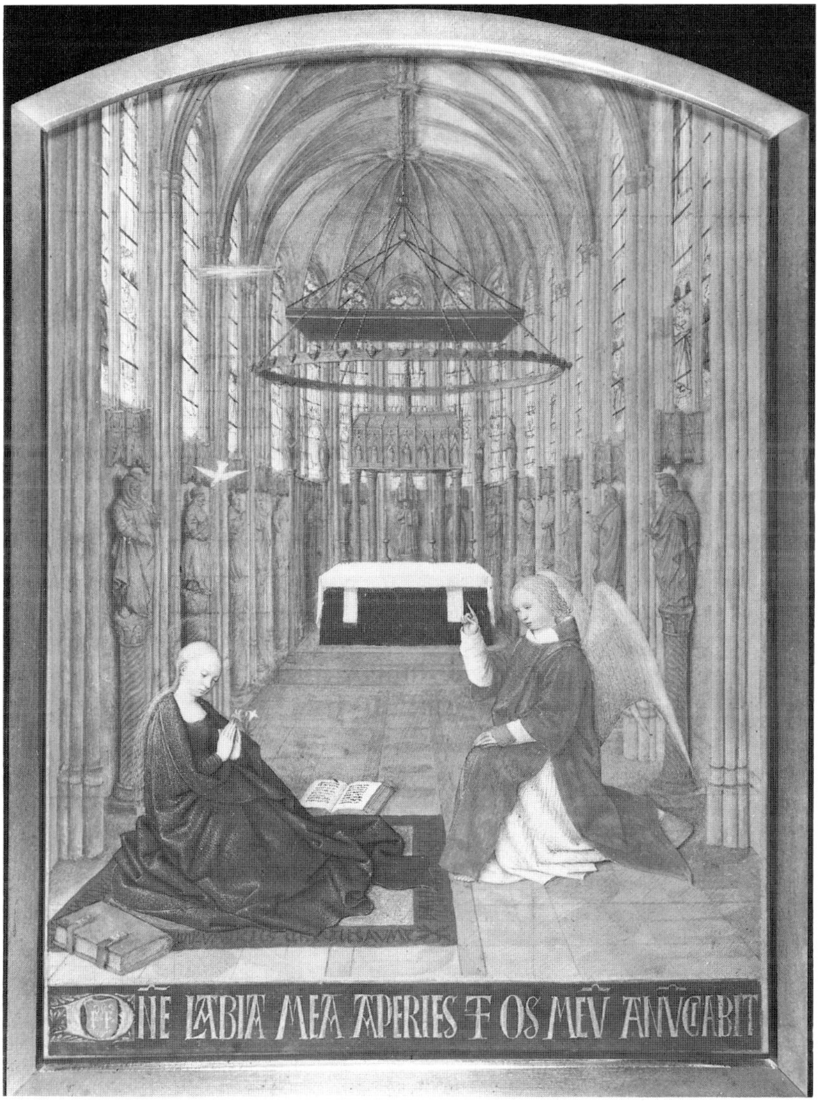

51 Verkündigung an Maria. Stundenbuch für Etienne Chevalier von Jean Fouquet. Chantilly, Musée Condé.

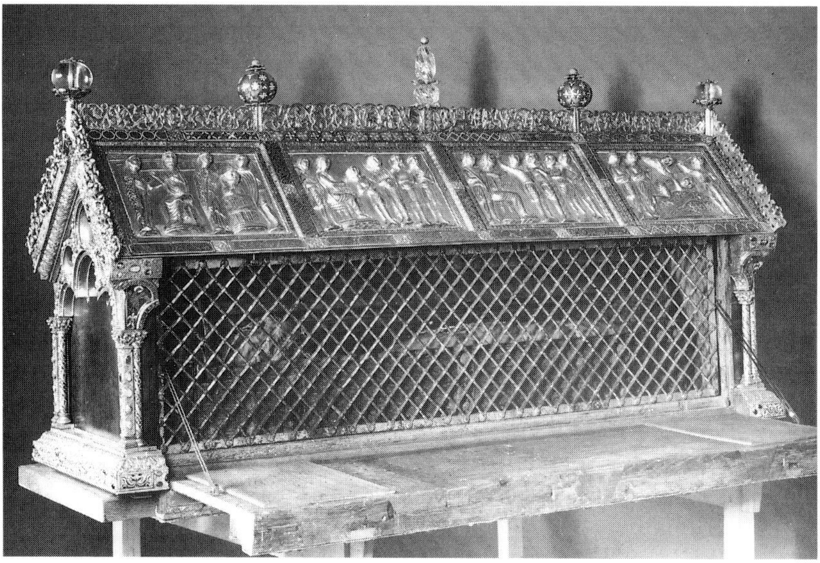

52 Schrein des hl. Albinus, um 1186. Köln, St. Pantaleon.

einen sich zum Bildmanifest in der immateriellen Wirkung kostbarster Materialität.

Die Gestalt des Schreins ist angesiedelt zwischen Bauwerk und Reliquienkasten, zwischen Architektur und transportablem Schaugerät. An ein Schatzhaus der Antike mag man sich erinnern oder an ein Bauwerk der Renaissance, aber Fassaden dieser Art hat es in der wirklichen Architektur niemals gegeben. Vielmehr muten die Schreingestalten an wie eigenständige Epiphanieprospekte, die aus zarten Architekturgliedern und edelsteinbesetzten Pilastern errichtet sind (Abb. 53). Der erblühte, festliche Reichtum des Aufrisses mit dem Kleeblattbogen z. B. am Annoschrein mag an die Üppigkeit spätromanischer rheinischer Bauten erinnern, mehr an das Innere als an das Äußere, wie auch das Faltdach der rheinischen Kuppelreliquiare[329] (Abb. 54) weniger die Außenansicht byzantinischer Kreuzkuppelkirchen wiedergibt, als die Innenansicht einer Kirchenkuppel gleichsam ins Äußere umkehrt. Solche Umkehrbarkeiten und Korrespondenzen von und mit der Architektur bezeichnen merkmalhaft diese Großreliquiare, die weder als Gerät noch als Gebäude, vielmehr als eigenartige Realie im Wesens- und Wechselbereich von Reliquie, Bauwerk und Bild entstanden und als hausförmige Sarkophage mit edelstein-, filigran- und emailgeschmückten Epiphaniefassaden in vollkommener Schönheit erstrahlen.

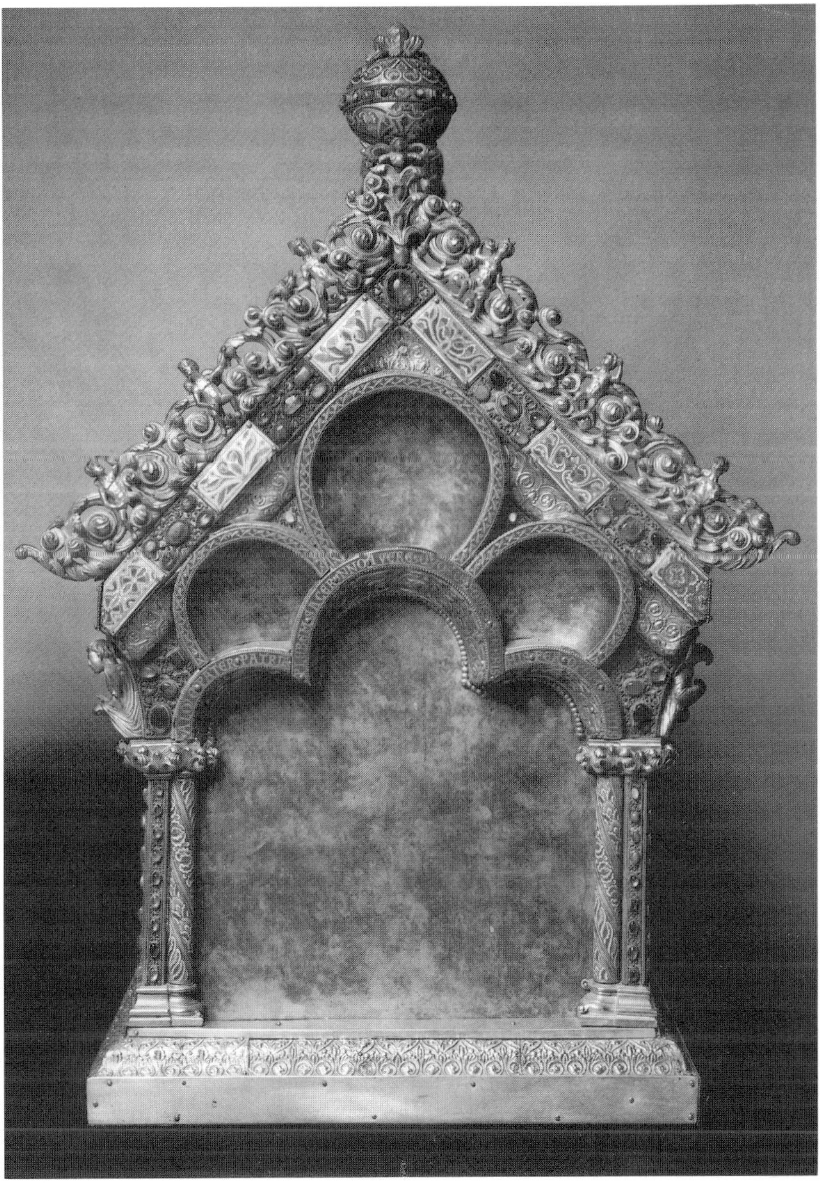

53 Schrein des hl. Anno, um 1183. Siegburg, Abtei St. Michael.

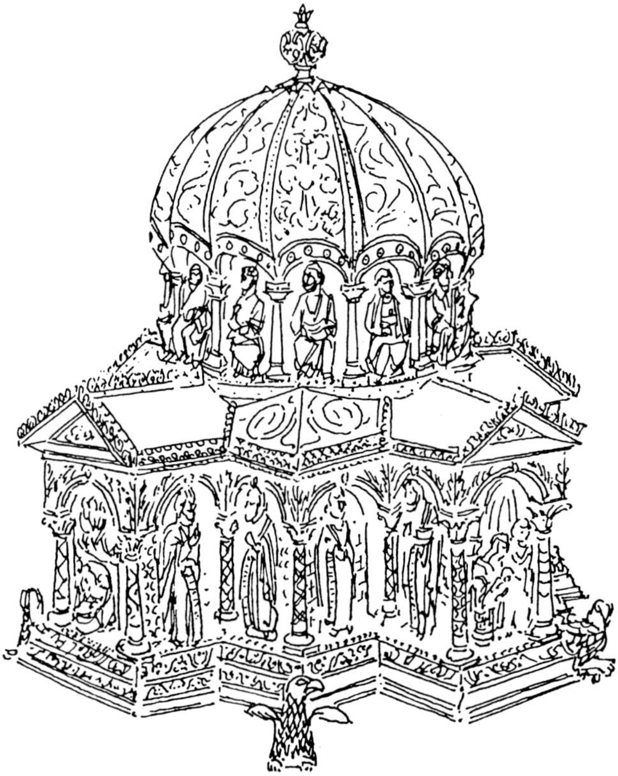

54 Kuppelreliquiar im Welfenschatz. Köln, um 1180.
Berlin, Kunstgewerbemuseum.

Aufschlußreich ist auch das Verhältnis der Schreine nach ihrer Größe und Gestalt (Abb. 55). Unter allen dominiert der Dreikönigenschrein (Abb. 56). Neben ihm wirkt der Maastrichter Servatiusschrein fast klein und als schlichte Hausform ohne architektonische Durchgliederung. Der Heilige mit den Engeln steht unter dem eingeschnittenen Kleeblattbogen, das Bildfeld ist reich gerahmt und der Giebelkamm wird als weitere Rahmung herabgezogen. Ein solcher Rahmenbau mit Satteldach und an den Stirnseiten mit herabgezogenen Kämmen ist charakteristisch für die maasländische Form der Schreine; an diejenigen in der Schatzkammer von Notre-Dame in Huy im Maasgebiet[330] sei erinnert, in der sich eine ähnlich zahlreiche Gruppe befindet wie im Rheinland in der Schatzkammer von St. Servatius zu Siegburg. Die enge Stilverflochtenheit maasländischer und rheinischer Goldschmiedekunst zeigt auf besondere Weise der Schrein

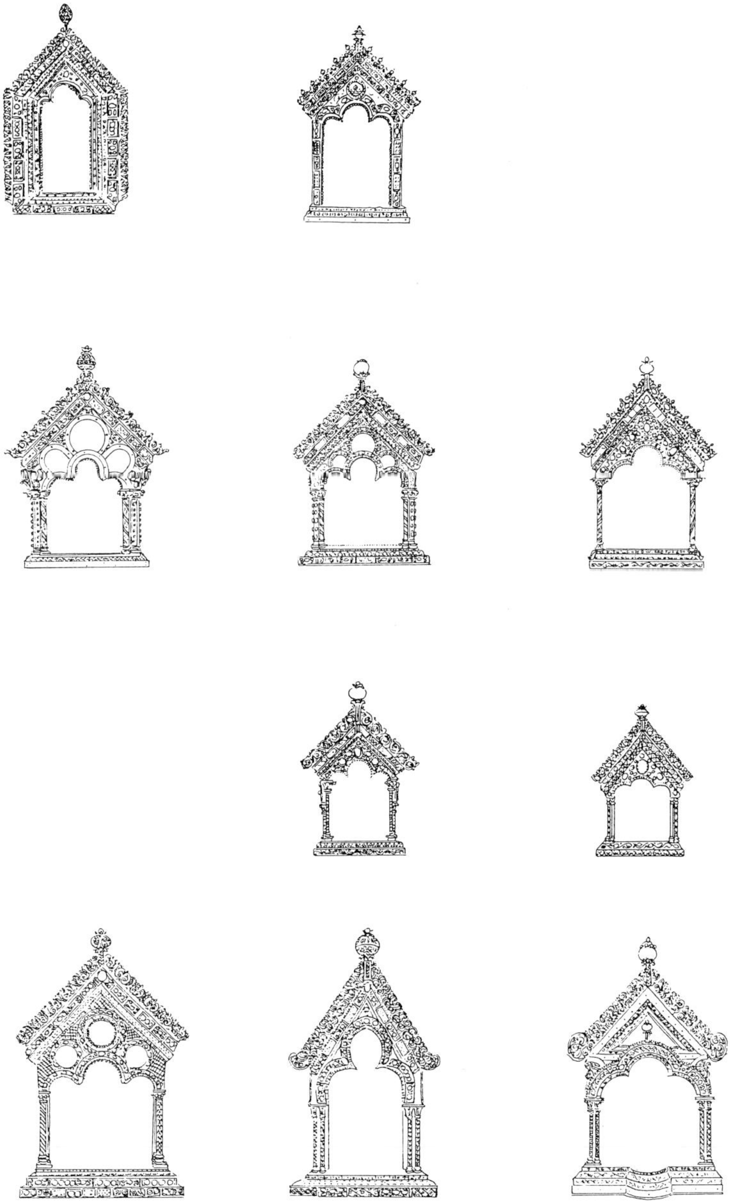

55 Servatiusschrein in Maastricht, Heribertschrein in Deutz, Annoschrein in Siegburg, Albinusschrein in Köln, Mauritius-Innocentius-Schrein, Benignusschrein und Honoratusschrein in Siegburg, Karlsschrein und Marienschrein in Aachen, Marienschrein in Tournai.

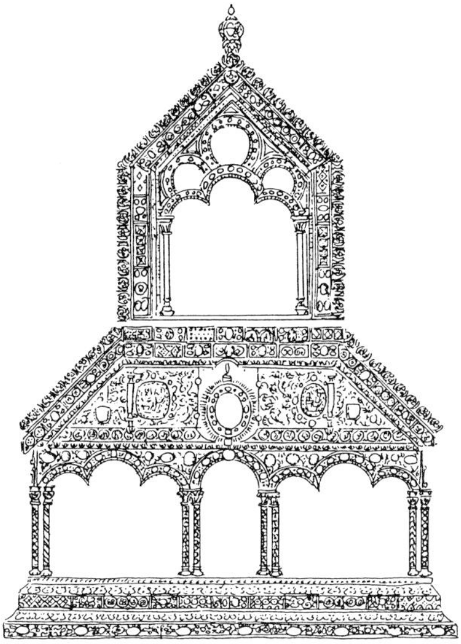

56 Dreikönigenschrein im Kölner Dom.

des hl. Heribert in Deutz. Anders als am Servatiusschrein ist das vorkragende Dach vom Kasten abgehoben und der Kamm umläuft nicht rahmend auch die Seiten, sondern bleibt auf das Dach beschränkt. Der Aufbau erscheint somit architektonischer, wie zunehmend in der Folge die Schreingestalten architektonisiert werden. An der basilikalen Stirnseite des Dreikönigenschreins folgt der obere Teil wieder dem unarchitektonischen Prinzip der gleichmäßigen Flächenrahmung, der untere Teil dagegen der architektonischen Gestaltung, die am Annoschrein ihre klassische Vollendung findet. Dieser gibt das unmittelbare Vorbild für den Albinusschrein ab, und auch die Siegburger Schreine, der Mauritius- und Innozentiusschrein, der Benignus- und der Honoratusschrein, weisen sich als vereinfachte Nachfolger des Annoschreins aus. Großartigste Werke der Goldschmiedekunst stehen weiters in der illustren Reihe, der Aachener Karlsschrein, der ebenfalls dort befindliche Marienschrein und der Marienschrein in Tournai.

Auch im farbigen Erscheinungsbild zeigt sich dieselbe Wechselbeziehung zwischen Baukunst und Schreinkunst wie beispielsweise im Motivschatz der Kapitellplastik, deren Repertoire am besten die wie immer gearteten Zusammenhänge zwischen Baubetrieb und Goldschmiedeateliers veranschaulichen kann. Die schmuckfrohe Welt der spätromanischen Kirchen, die schon beim farbigen Fußboden beginnt und alle Wandflächen innen und außen einbezieht, ist das korrespondierende Ambiente der in diesen Gebäuden aufgestellten oder aufgestellt gewesenen großen Reliquienschreine. Der Anblick der zauberhaftesten Formen und der vielgestaltige Ornamentschatz im Figürlichen und Vegetabilischen erinnern sogleich auch an den optischen Reiz, den zum Beispiel in romanischen Kreuzgängen inkrustierte Doppelsäulchen erzeugen. Farbige Schmelze auf goldenem Grund in feinsten Abstufungen, Email in Blau, Violett mit Weiß, das alles bildet im Verein mit dem vorherrschenden Gold eine vornehm abgestimmte Farbigkeit im unausschöpflichen Reichtum der zierlichsten Details.

Natürlich ist ein solcher Reliquienschrein mit seinen tausenden Einzelteilen nicht das eigenhändige Werk nur eines genialen Meisters, dem bei der Ausführung etliche Gesellen zur Seite gestanden hätten. Vielmehr bildet er – nach einheitlichem Programm und Entwurf – ein Kompositum aus unzähligen Einzelstücken, die nicht allesamt in eigenem Atelier hergestellt zu werden brauchten, sondern mitunter sogar aus Spezialwerkstätten bezogen werden konnten. Erstaunlich, wie die Kunstgeschichte, ansonsten eher skeptisch gegenüber einem in unzähligen Fällen nachgewiesenen Künstlerbewußtsein im Mittelalter[331], sich ängstlich an durch vergleichende Stilforschung kreierte Œuvres von Künstlerpersönlichkeiten festklammert! Doch manche Problematik löst sich auf, sobald man sich von der Vorstellung der Autorschaft eines einzigen reisenden, nicht gleichzeitig an zwei weit voneinander entfernten Orten tätig sein könnenden Meisters befreit und überlieferte Namen eher im Sinne von Firmenbezeichnungen denn als Belege von Eigenhändigkeit der Ausführung begreift. Überhaupt kommt der Produktionsskala innerhalb einer *fabrica* gewiß weit größerer Spielraum zu, als zumeist angenommen wird. Bildprogramm und Inschriften sind überdies an den geistlichen, theologisch gelehrten Auftraggeber gebunden. Was im Ergebnis ein Gesamtkunstwerk von höchster Vollendung darstellt, ist zusammengesetzt aus vielen Einzelstücken in verschiedenen Goldschmiedetechniken, mit denen der schlichte Holzkasten vollständig beschlagen wird, so daß von diesem selbst nichts mehr sichtbar bleibt und statt des schmucklosen Holzhauses ein Gebäude aus Gold und Edelstein erscheint.

Monographische Bearbeitungen dieser großen Schreine sind seit langem besondere Desiderata der Kunstgeschichte, aber nur der Maastrichter Servatiusschrein hat bisher eine dem wissenschaftlichen Anspruch auf dem Stand der heutigen Forschung genügende Darstellung erhalten[332]. Selbst vom Dreikönigenschrein existiert bislang keine derartige Publikation, die alle Aspekte der Theologie, der Historie, der Reliquienkunde, der Ikonologie, der Stilkritik und der Technologie einbezöge.

Die Gebeine ruhen unsichtbar im Innern der Gehäuse, im verschlossenen Sarg. Doch den Blicken entzogenes Heiltum kann auch einsichtbar gemacht werden. Auf dem Häupterbrett im Dreikönigenschrein (Tafel VII) liegen die drei gekrönten Häupter der Könige, die der Pilger hinter dem Gitter erblickt, wenn die verdeckende Trapezplatte abgenommen wird. Es sind nicht mehr die ursprünglichen Kronen, die Kaiser Otto IV. zusammen mit Gold und Edelsteinen für die Stirnseite des Schreins gestiftet hatte. Die Verwandelbarkeit der Ansichten verdient deswegen besonderer Hervorhebung, weil der unmittelbaren Anschaubarkeit der Reliquien, der Häupter wie ganzer Skelette, vom Mittelalter bis in die Barockzeit im Frömmigkeitsumgang der Menschen mit ihrem Heiltum eine entscheidende Rolle zukommen sollte. Deshalb auch wurde eine Langseite des Albinusschreins nachträglich zum Aufklappen eingerichtet (Abb. 52). Oder die Stirnseite des Osnabrücker Reginenschreins hatte man mit zu öffnenden Flügeltüren versehen[333], so daß die aufeinandergeschichteten Heiligenhäupter erblickt werden konnten. Auch der Kölner Makkabäerschrein besitzt Flügeltüren. Werden diese geöffnet, dann erscheinen hinter dem Gitterwerk die Häupter der „heiligen Körper der sieben Makkabäer und deren heilige Mutter Salomone“[334]. Immer stärker ist den Pilgern daran gelegen, die Gebeine der Märtyrer mit eigenen Augen auch *wahrzunehmen*, nicht nur um ihre Präsenz im verschlossenen Schrein *zu wissen*. Sind die Gebeine doch *„wertvoller als kostbare Steine und schätzbarer als Gold“*. Deshalb bereitet man ihnen als Wohnstatt goldene Häuser, Abbilder des ewigen Glanzes in der Himmelsstadt. Mitunter errichtet man auch ein noch größeres und prächtigeres Schreinsgebäude als Ersatz des alten wie für St. Remaklus in Stablo[335] (Abb. 57).

Späterhin nimmt gelegentlich der Schrein die Gestalt einer gotischen Kathedrale an, die selbst ein Abbild des Himmlischen Jerusalem darstellt. Der Gertrudenschrein von Nivelles, bis zu seiner Zerstörung im Zweiten Weltkrieg in der Tour de Ste-Gertrude durch die Stadt gezogen, ist formal kein Sargkasten mehr im Sinne der überkommenen Reliquienschreine, sondern ein vollkommenes Abbild der gebauten Kathedrale, wie fortan viele Reliquiare das Aussehen von Miniatur-Bauwerken annehmen und die verglasten Kapellen- und Chorarchitekturen oft als große Reliquienschreine erscheinen.

Auf welche Weise ein so großes Reliquiengehäuse wie die Châsse de Ste-

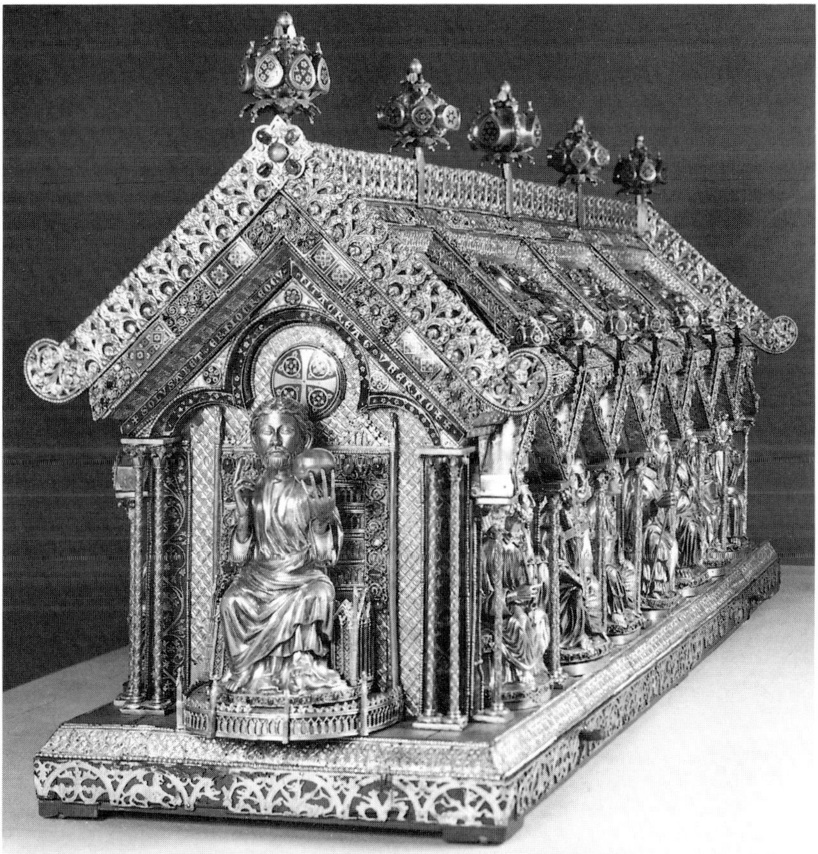

57 Remaklusschrein, 1263–1268. Stablo, Fabrique de la Collégiale.

Gertrude entstand, was Auftraggeber und Goldschmiede miteinander vereinbarten und wozu sie sich gegenseitig verpflichteten, ist aus dem erhalten gebliebenen Vertrag herauszulesen: „Alle, die leben und die diesen Text sehen und hören werden, sollen wissen, daß das Kapitel von Nivelles mit dem Goldschmied Nikolaus von Douai und dem Goldschmied Jakob von Nivelles übereingekommen ist, einen neuen Schrein für die heilige Gertrud von Nivelles zu verfertigen, und zwar so, daß die besagten Goldschmiede den Schrein so lang machen sollen, wie der alte ist, und länger, wenn erforderlich, und Breite und Höhe entsprechend, mit vier Giebeln, nach der Zeichnung, die der Goldschmied Jakob von Anchin gemacht hat, und mit Verbesserungen durch besagten Meister Jakob oder einen anderen

Meister, wie es für das Werk erforderlich sein wird; denn anderes Metall wird nicht verwendet außer *Gold und Silber sowie Edelsteinen,* welche die Meister so einsetzen sollen, wie man sie ihnen liefern wird. Welches Gold oder Silber man den Meistern auch liefern wird, sie müssen es auf ihre Kosten läutern, und der Abfall beim Läutern geht zu Lasten der Kirche, und der Läuterungsofen gehört der Kirche, und die Kirche wird das Blei zum Läutern liefern. Und die beiden Meister müssen das Werk gut und zuverlässig anfertigen. Und die Figuren werden sie in Relief und in Rund so einsetzen, wie es für das Werk erforderlich sein wird. Und das ganze Werk muß von zuverlässigem Gewicht sein, weder zu leicht noch zu schwer, wie es für das Werk erforderlich sein wird, nach dem Urteil von Meistern und Arbeitern. Und für jede Mark Silber, welche die besagten Nikolaus und Jakob an das besagte Werk legen, werden sie 20 Sous Pariser Münze erhalten, gerechnet zu 4 Löwener Heiligen, und die Mark wird 13 Sous und 3 Denare Sterling wiegen; das ist die Mark von Troyes. Und nach der besagten Abmachung werden sie mit dem Gold der Kirche vergolden und mit ihrem Quecksilber. Und vor dem Vergolden soll man das zum Vergolden fertig bearbeitete Silber wiegen, um zu wissen, wieviel Gold darin eingegangen ist; doch sollen sie auf keinen Fall die Erlaubnis erhalten, eigenes Gold an das Werk zu legen. Und außerdem ist besprochen, daß das besagte Werk 350 Mark Silber enthalten muß, etwa 20 Mark mehr oder weniger, ohne Trug. Und die besagten Arbeiter sollen so arbeiten, daß sie von jetzt bis etwa zu Beginn der Fastenzeit einen der mittleren Giebel fertiggestellt haben, und etwas von der Seite, und die erforderlichen Pfeiler, ohne die Figuren. Und wenn dann dem Kapitel das Werk nicht wohlgefällt, kann es sich von dem vorstehenden Vertrag zurückziehen, wenn es will; es darf dies aber nicht tun, um die Goldschmiede aus dem Vertrag zu entlassen und andere einzustellen, obwohl sie willens und in der Lage sind, das Werk in der besagten Art gut auszuführen. Und wenn sie weiter arbeiten, sollen sie das Werk nach Art und Gewicht des besagten Giebels ausführen, nach dem Urteil der Arbeiter. Und sie dürfen nicht aufhören, für das Kapitel zu arbeiten, außer wenn dieses es will oder wenn ihnen das Material ausgeht, und die besagten Meister sind gehalten, beständig an dem Werk zu arbeiten, wenn das Kapitel es will, mit soviel Arbeitern, wie das Kapitel will und wie sie für das Werk notwendig sein werden. Und sie sollen für den Abfall bei der Bearbeitung 4 Sterlinge für jede Mark verarbeitetes Silber erhalten. Und man muß ihnen Geld zur Bezahlung der Arbeiter geben, wie es erforderlich sein wird. Und sie werden die Wände dem Kapitel abliefern, sobald sie fertiggestellt sind. Und

Jakob muß auf seine Kosten einen jungen Mann einstellen, der besagtem Nikolaus gegenüber ebenso zuverlässig ist wie Nikolaus, wenn Nikolaus oder das Kapitel es will. Und Jakob muß Nikolaus eine angemessene Wohnung zur Verfügung stellen, solange er an der Arbeit ist, und solches Werkzeug, wie er selbst hat. Und um diese Abmachungen zu festigen und zu bekräftigen, haben wir, das besagte Kapitel von Nivelles, für uns auf diese Urkunde unser Siegel gesetzt, und ich, besagter Nikolaus, habe für mich und besagten Jakob, meinen Partner, mein Siegel gesetzt. Und wir haben auch den Goldschmied Meister Jakob, Mönch aus Anchin, sein Siegel setzen lassen. Dies geschah im Jahre 1271 der Fleischwerdung Jesu Christi, am Sonntag vor dem Fest des heiligen Matthäus, des Apostels und Evangelisten“[336].

Sakrale Bausubstanz

Wie im geschlossenen Reliquienschrein, so sind auch in jedem Altar Reliquien verborgen[337]. Sie liegen im Altarsepulcrum, häufig in Bleikästchen, wie z. B. einstens in jenem des Kanonikus von St. Kunibert in Köln (Tafel XII), im Hochaltar der Pfarrkirche zu Kendenich (Abb. 58) oder in einem auf Füßen stehenden kirchengestaltigen Reliquiar in Limburg an der Lahn[338] (Abb. 59). Auch dieses ist ganz mit Heiltümern gefüllt und besitzt sogar eine offene Laterne, damit die Kraft des Heiltums ungehindert in den Altar ausströmen kann. Es trägt eine Inschrift, die in freier Übersetzung lautet: „Groß ist der Schatz, / Wenn klein auch das Haus. / Die Menge heil'ger Gebeine fügte mit milder Hand / Heinrich, der Graf und Gründer, / hinzu seinem stattlichen Tempel. / Frieden in Kraft / und Segen des Heils / bescheren den Frommen, / die durch die Taufe geweiht, / des Herrn treugläubige Zeugen." Ist das Reliquiar, das kleine Haus, in der Miniaturausgabe eines Kirchengebäudes, mit großem Schatz angefüllt, der aus kleinen Partikeln besteht, so kann auch der Kirchenbau selbst in allen seinen Teilen mit unsichtbaren Reliquien ausgestattet sein, die unter dem Fußboden, in den Pfeilerkapitellen, in der Kuppelschale, im Kirchturm verborgen liegen. Schon zu Beginn des 7. Jh. hatte Papst Bonifatius IV. ganze Wagenladungen von Märtyrergebein im Boden des Pantheon beisetzen lassen und den antiken Tempel zur Kirche Sta. Maria ad Martyres umgewandelt, aus deren Weihetag das Fest Allerheiligen entstand. In derselben Vorstellungswelt einer Sakralisierung des Gotteshauses in Grundriß und Aufriß liegt, wenn unter dem Marmorpflaster des Kapellenbodens der hier schon öfter genannten Waldaufstiftung in Hall, deren Nordwand heute noch mit von Heiligen Häuptern vollbesetzten Glasschränken (Abb. 137) gefüllt ist, der Boden „ganz uber und uber bestreuet, bedeckt, geeret und gewirdigt mit vil hochwirdigem heilthumb, nemlich mit vil gepainen von den heiligen peichtigern und martrern auch mit staub und aschen von den gepainen aus der gesellschaft der Aindlifftawsent Mayde und andern vil

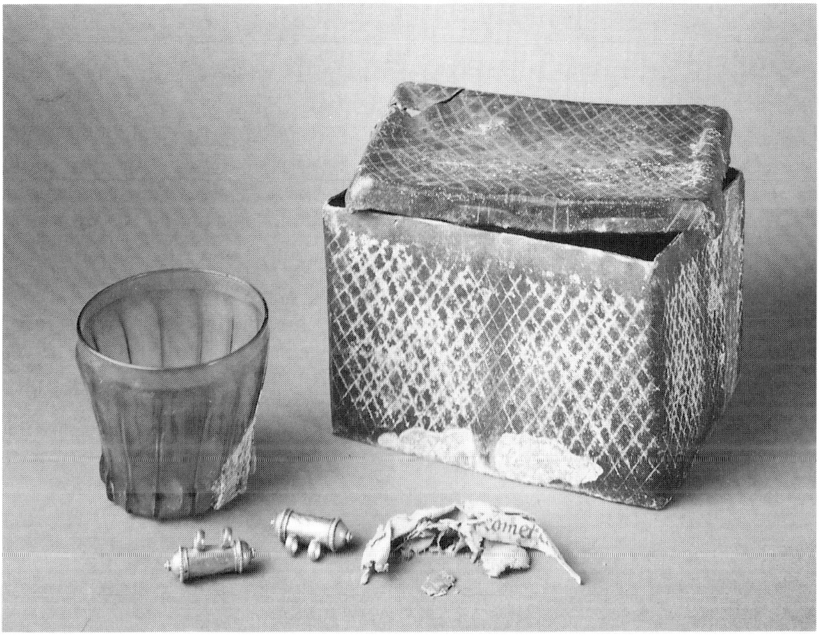

58 Bleikästchen aus Kendenich mit Glasbecher, Goldkapseln und Leinenbeutelchen. Bonn, Rheinisches Landesmuseum.

lieben heiligen und darzu auch mit dem heiligen erdrich und verstocktem pluet von sand Vrsulen grab und der Aindlifftawsent Mayde aus der heiligen stat Cöln"[339]. Also steht und geht man auf Heiltum und heiligem Erdreich. Damit es aber nicht verunehrt werde, durften in dieser Kapelle keine Leichname bestattet werden, wie dies auch in dem Kölner Stift verboten war, aus dem zum Teil das Heiltum nach Hall gebracht worden war. Besagte doch die dortige Inschrift des Clematius: „wenn aber jemand unter der so großen Majestät dieser Basilika, wo die heiligen Jungfrauen für den Namen Christi ihr Blut vergossen haben, irgendjemandes Leichnam bestattet, mit Ausnahme der Jungfrauen, so wisse er, daß er mit ewigen Höllenfeuern bestraft wird"[340].

Daß die Einbringung von Reliquien in die Architektur während des Bauvorgangs nichts Außergewöhnliches darstellte, bestätigt auch jene Quelle des 10. Jh., die von der Kuppelkonstruktion der Hagia Sophia in Konstantinopel berichtet: „Indem man die Kuppel zu wölben begann, legte man zwölf Ziegel, und je zwischen zwölf Ziegeln hielt der Priester ein Gebet für die Konstruktion der Kirche, und sie machten Öffnungen, in die sie

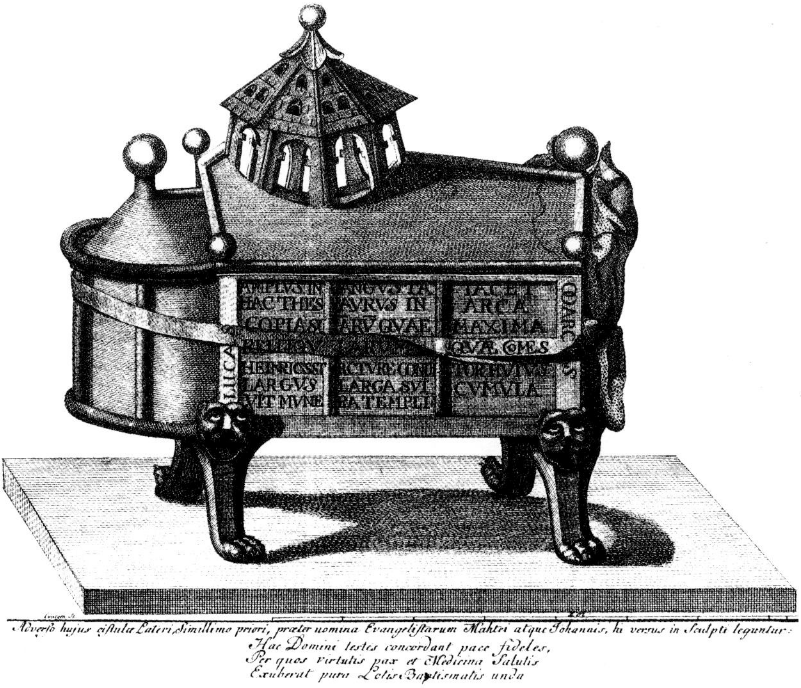

59 Bleireliquiar, 1235 bei der Weihe des Hochaltars des Limburger Doms verwendet. Wiedergabe in J. M. Kremer, Originum Nassoicarum Pars Prima Historica. Wiesbaden 1779.

Reliquien von allen Heiligen legten, bis die Kuppel zugewölbt war." Auch in jeder Säule im Erdgeschoß und auf der Empore seien Reliquien eingesetzt worden[341]. Wenn diese Nachrichten auch ungesichert scheinen, so zeigen sie doch, wie im byzantinischen Mittelalter die Einbringung von Heiltum in den Kirchenbau als kultischer und liturgischer Bestandteil des Bauvorgangs empfunden werden konnte. Im lateinischen Westen ist die Bergung von Reliquien in Kapitellen bedeutender Kirchengebäude häufig erwiesen[342]. So sind in den Würfelkapitellen der Langhaussäulen von St. Michael in Hildesheim Reliquien eingelassen, deren Heiligennamen sich auf den Kämpferstücken unmittelbar über den Würfelkapitellen eingegraben finden. Ein Jahrhundert später wurden in derselben Stadt beim Bau der Godehardikirche in die Kapitelle der Säulen ebenfalls Reliquien eingeschlossen, was, da keinerlei Hinweise durch Quellen oder Inschriften gegeben waren, erst 1962 entdeckt werden sollte, als beim Wirbelsturm

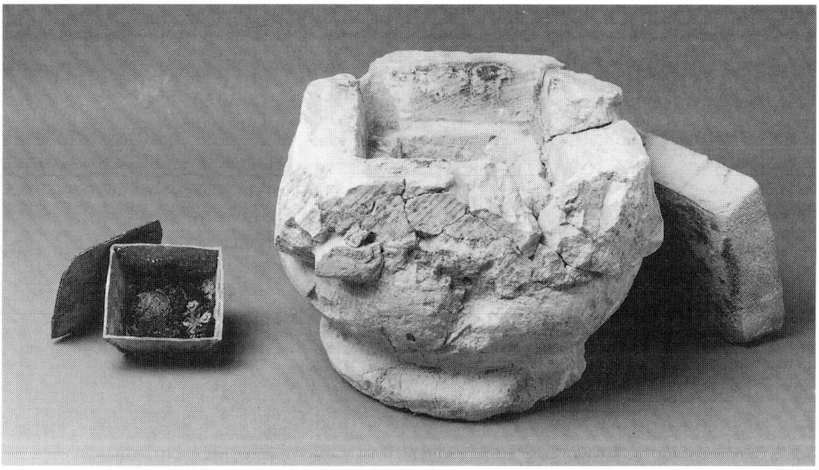

60 Reliquienkapitell, 12. Jahrhundert. Ruppichteroth-Winterscheid, St. Servatius.

Säulen der Nordseite umstürzten und sich dabei die Kämpfer von den Kapitellen lösten. Da zeigte sich, daß die Kapitelle ausgehöhlt waren und daß sich in den Vertiefungen glasierte Krüge befanden, die angefüllt waren mit Knochenmehl, Gebeinresten und Seidenfragmenten[343]. Ein in den barocken Neubau vom Vorgängerbau seiner Hochschätzung wegen übernommenes romanisches Reliquienkapitell in Winterscheid[344] (Abb. 60) ist bei Bauarbeiten im Scheitel der barocken Apsis vermauert aufgefunden worden. Die Einsetzung von Reliquien in Kapitelle – den architektonischen Kern- und Kraftpunkten des Baues – zur Heiligung des Mauerwerks der Ekklesia wird gewiß viel öfter erfolgt sein, als uns bis heute bekannt ist. Erfuhr man erst durch eine Unwetterkatastrophe von der Existenz eingeschlossenen Heiltums in den Säulenkapitellen von St. Godehard, so kennen wir denselben Brauch aus dem Magdeburger Dom Ottos des Großen: „auch kostbaren Marmor nebst Gold und Gemmen befahl der Kaiser nach Magdeburg zu bringen. In alle Kapitelle der Säulen befahl er sorgfältig Überreste der Heiligen einzuschließen"[345]. Nicht anders ließ noch Philipp II. in Türme und Turmkugeln des Escorial Reliquien einmauern und eingießen, damit diese das Bauwerk schützten und vor Unheil bewahrten und es – wie es im Stiftungsbrief heißt – auf immer und ewig erhalten bleibe[346].

Reliquienzonen im Kirchenraum

Unsichtbar ruhten die *pignora sanctorum* in den Säulenkapitellen des Magdeburger Doms, doch heiligten sie die *ecclesia maior,* die der Gründer des Stifts zu seiner kaiserlichen Grablege bestimmt hatte. Nach der Feuersbrunst, die am Karfreitag des Jahres 1207 den ottonischen Bau zerstörte, fand zwei Jahre später die Grundsteinlegung zur ersten gotischen Kathedrale in Deutschland statt. Weithin sichtbar wurden die antiken Säulen aus Marmor, Porphyr und Granit unter der Chorempore eingesetzt. Nach Karl des Großen Vorbild hatte sie Otto der Große als Signa des Imperialen für seine Kirche in Magdeburg aus Italien herbeischaffen lassen. Mit den verehrten Gebeinen des kaiserlichen Stifterpaars und mit Reliquien und Werken der Kunst waren sie aus den Trümmern der abgebrannten Kirche gerettet worden. Über den Säulenschäften der Antike und unter den Skulpturen der Gotik wurde nunmehr der kostbare Reliquienschatz in den Kleeblattbogennischen über den östlichen Arkaden des Sanctuariums ausgestellt. Antike Spolien, frühgotische Skulptur der Standbilder der heiligen Patrone und der Reliquienschatz der Kirche verbinden sich zu einer neuartigen Innenschauwand der Architektur[347] (Abb. 61).

Untergebracht war der Magdeburger Reliquienschatz „oben im Chor", „in vier mit Eisen verwahrete Kasten / so voller Reliquien gewesen / welche die Kayserl. im Auszuge mitgenommen / von diesen Reliquien ist Anno 1501 durch D. Sebastian Weynmannen ein weitlaeufftiger Bericht in Druck heraus gegeben worden"[348]. Gerne wüßten wir, aus welcher Zeit die nicht mehr existierenden Reliquien-Schaukästen stammten und ob diese erstaunliche Heiltumsinszenierung bereits im ursprünglichen Chorprogramm des gotischen Doms vorgesehen und ausgeführt war. Die Kästen selbst hatten die Kaiserlichen im Dreißigjährigen Krieg nicht mitgenommen[349], wohl aber damals noch vorhandene Reliquiare aus dem freilich schon dezimierten einstigen Bestand. Im Verband und in Wechselbeziehung mit einer nunmehr – im gotischen Chor unterhalb der Statuen

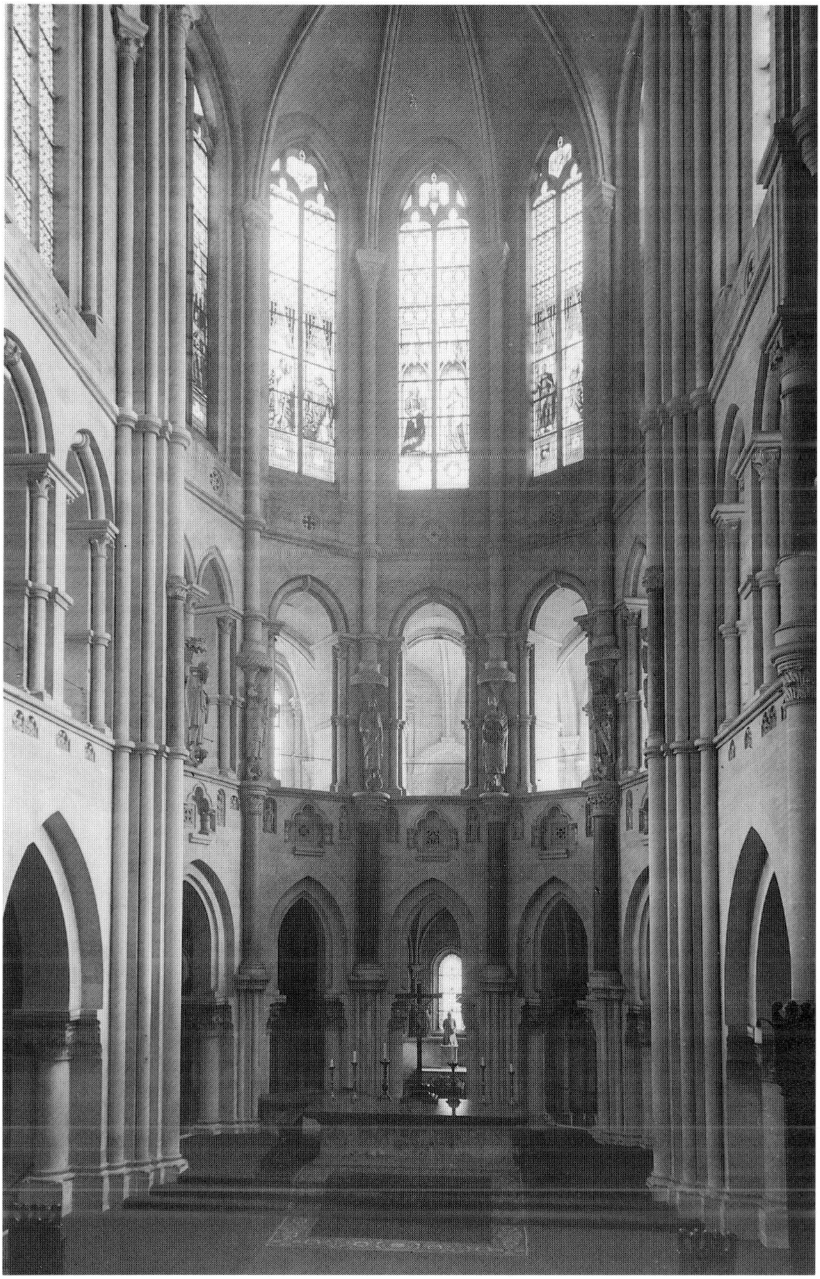

61 Domchor zu Magdeburg, 1209–um 1240.

der heiligen Patrone – ständigen Präsentation des Heiltums stand die großartige Liturgie des an besonderen Formen reichen Magdeburger Reliquienkults, zu dem auch die Heiltümeraufstellung auf dem Kaisergrab des Stifters und am Hochaltar des Domes gehörte[350]. Zur Memorie des Kaisers wurden auf der Marmorplatte der Tumba an die dreißig Reliquiare und Plenarien in Kreuzform angeordnet, das Kopfreliquiar des hl. Mauritius, mit der Krone des kaiserlichen Stifters versehen, wurde über dem Haupt Ottos placiert. Desgleichen baute man zu den Hochfesten auf dem Hochaltar stufenförmig und symmetrisch die Schreine, Kästen, Plenarien, Reliquiare auf, und in einer Krone hing eine taubenförmige Kristallpyxis, die abermals Mauritiusreliquien enthielt. Doch war alles verhängt mit seidenem Tuch. Die Enthüllung fand erst statt, wenn der Klerus das Te Deum anstimmte. Dann zeigte sich mit einem Mal die ganze Pracht der Reliquiare, „der Apostel glorreicher Chor", „der Martyrer strahlendes Heer", wie es im ambrosianischen Lobgesang lautet, und der Dom war erfüllt von jener großen Feierlichkeit des Hymnus, in dem es weiter heißt: „Aeterna fac cum Sanctis tuis in gloria numerari" – „Unter die Schar Deiner Heiligen lasse uns zählen im Reiche der ewigen Herrlichkeit". Das irdische Abbild eben dieser erwarteten und ersehnten himmlischen Herrlichkeit offenbarte sich den im Selbstverständnis des Glaubens Lebenden im Schauen des Glanzes und in der Erfahrung der Realpräsenz der Heiligen.

Die Gebeine von „der Martyrer strahlendem Heer" wurden in den Friedhöfen ausgegraben und in transparenten Glaskästen eingerichtet, so daß man nicht nur um die reale Präsenz der Heiligen – verborgen in Behältnissen oder eingemauert in der Architektur – wußte, sondern mit eigenen Augen die Überreste der Märtyrer auch wahrnehmen konnte. Im Viktorsdom zu Xanten[351] standen auf den Chorschranken Reliquienschreine mit Gebein, das als von Märtyrern der Thebäischen Legion aus der Kohorte des hl. Viktor stammend gedeutet und verehrt wurde (Abb. 62). Obgleich seit dem Mittelalter ganz wesentlicher Bestand einer einzigartig geschlossenen Chorausstattung, hatte man beim Wiederaufbau nach den Zerstörungen des letzten Krieges eine Restaurierung bzw. Rekonstruktion dieser Reliquienschreine in den Wiederaufbau nicht einbezogen. So fehlt heute – wie der Vergleich mit alten Aufnahmen zeigt – ein entscheidendes Element des historisch gewachsenen, aus dem Mittelalter überkommenen präsentationsästhetischen Konzepts, dessen Wiederherstellung sich Denkmalpflege oftmals zur Aufgabe macht, doch nicht selten ohne sich bewußt zu sein, daß Zeugnisse und Phänomene des Reliquienkults nicht minder zum Gesamtbild des Ensembles gehören als Altäre, Bilder und Statuen.

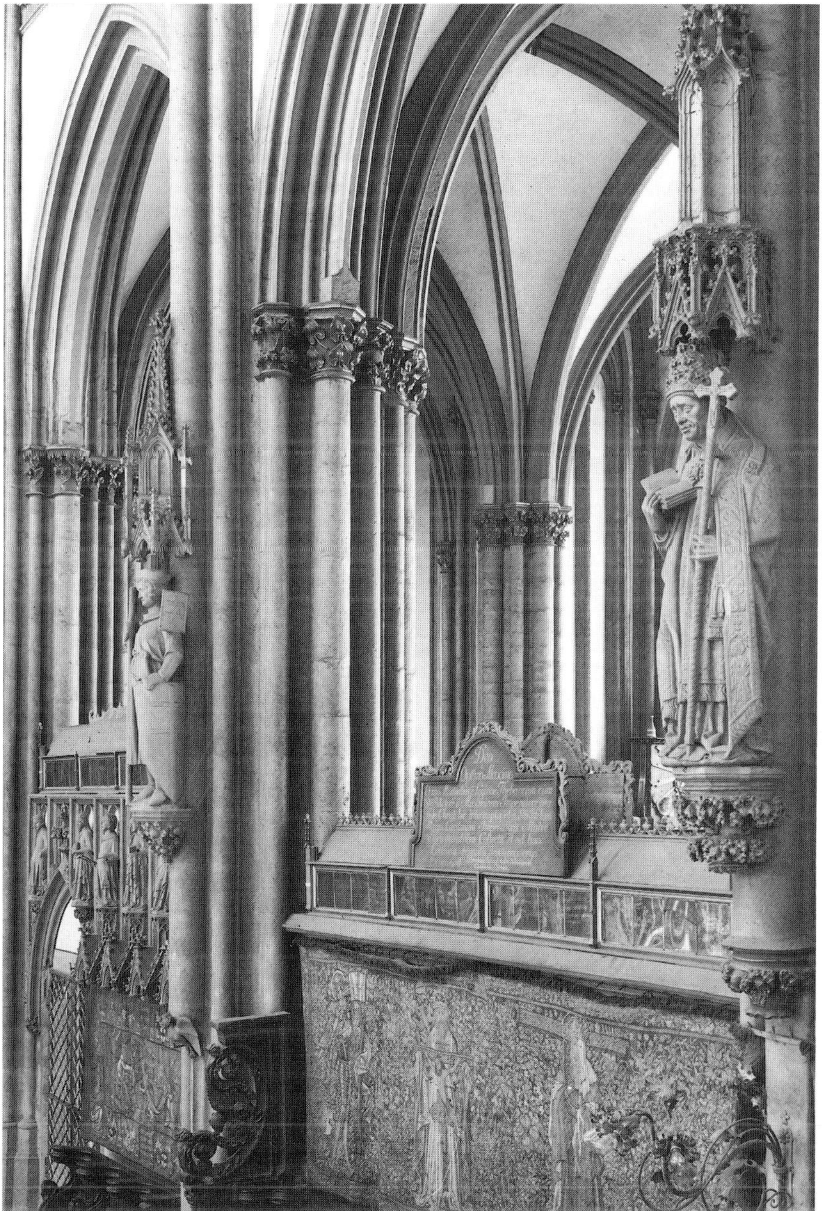

62 Chor mit Chorschranken, Chorgestühl, Teppichen und Reliquienschränken in St. Viktor zu Xanten. Vorkriegszustand.

Über den Chorschranken befanden sich vier in der Länge der Interkolumnien maßgefertigte Schreine aus Eichenholz, die zum Chorinnern hin verglast waren. Der Kartäuser C. Palingh restaurierte sie 1713 und versah sie mit großen Inschrifttafeln. In den Jahren 1471–73 verzeichnete Fabrikmeister Vaeck Ausgaben für Reliquienschmuck, in dieser Zeit werden die Reliquienbehälter angeschafft worden sein. Je ein Schrein stand über den Chorgittern (einer blieb fragmentarisch erhalten), angefertigt, als 1474/75 eine Stiftung für neue Reliquienbehälter erfolgte. Ähnliche Schreine mit Satteldach und verglasten Vorderseiten befanden sich auf Trägern an den Sockelwänden des Chorpolygons, während über dem Tympanon des Portals der nördlichen Chorschranken auf eisernen Trägern ein Schrein stand, der in einer Abrechnung des Jahres 1392 als über dem Choreingang befindlich genannt wird. In der Rechnung werden ein gewisser Adolphus, wahrscheinlich der Schreiner, und der Schmied Wynandus als Handwerker genannt[352]. Rot gefaßt und vergoldet, mit blauem Satteldach und mit aufklappbarer Vorderseite, ist dieser noch aus dem Ende des 14. Jh. stammende Kasten vermutlich der älteste in der Reihe der Schreine, in denen auf ansteigenden Lattenrosten symmetrisch angeordnet glasperlengeschmückte Gebeine dekorativ geschichtet waren und das Innere des Sanctuariums bewohnten. Mit der Ausrichtung auf den Reliquien- und Hochaltar über dem Märtyrergrab des hl. Viktor ergab sich ein einziges großes architektonisches, bild- und statuengeschmücktes Reliquiar. Innerhalb des ikonologischen und liturgischen Chorprogramms erhält die permanente Schaustellung von menschlichem Gebein eine neue, ins Gesamtbild integrierte ästhetische Qualität. Zwar gehört die Realpräsenz von Schädeln und Knochen der im Gräberfeld ausgegrabenen Skelette für die heute der „Gegenwart der Toten" verlustig gewordenen Lebenden zu den schwer zugänglichen Vorstellungen. Deshalb auch sind vielerorts, sogar an in der historischen wie legendären Situation begründeten Stätten wie Xanten – was *ad Sanctos* heißt –, Selbstverständnis und Sinn für Präsentationen menschlichen Gebeins weitgehend verlorengegangen.

Die Gebeine der Märtyrer der Thebäischen Legion befanden sich in Kästen über den Köpfen des im Chorgestühl sitzenden Klerus. Sie, die irdischen Überreste, die von Kraft und Heiligkeit erfüllt bleiben, „weil sie lebendige Glieder Christi und Tempel des Heiligen Geistes waren, die von demselben zum Ewigen Leben erweckt und verherrlicht worden"[353], erscheinen nicht als *memento mori*, sondern als Heiligenpräsenz in der Verbundenheit der auf Erden noch Befindlichen mit den in die Ewigkeit schon Eingegangenen. Sichtbare Zeichen der Glorie Gottes, sind sie zugleich ständige Anwesende bei der eucharistischen Feier auf dem Altar, den sie im Sanctuarium flankieren und umgeben. Insofern verdient die Placierung der Reliquien über dem Chorgestühl besondere Aufmerksamkeit. Sie erinnert an eine Miniatur auf fol. 150v im Psalter Heinrichts VI. von England[354], die ein mit das Stundengebet betenden Mönchen vollbesetztes Chorgestühl zeigt, auf dem sich fünf Büsten befinden, Totenschädel mit angegliedertem Rumpf aus Knochen, mit Haupt und Schultern einhüllendem Umhang, nach Ausweis ihrer Kopfbedeckungen Päpste, Fürsten und Kardinal (Abb. 63). Es sind die verstorbenen Stifter und Wohltäter des Klosters, deren am Morgen und am Abend im Chorgebet gedacht wird und die in stummer Anwesenheit körperhaft zugegen sind, von den Lebenden sich unterscheidend nicht nur durch ihre Darstellung als Tote, sondern auch durch ihren vergrößerten Maßstab. Ein Bild der Gemeinschaft der Lebenden und der Toten. Nichts anderes bedeutet, wenn über dem Chorgestühl, über den Köpfen der Mönche und Kleriker, die Häupter und Knochen der Heiligen und Märtyrer versammelt sind, als Gegenwärtige aus der Gemeinschaft der Heiligen, in deren „Schar im Reiche der ewigen Herrlichkeit" die im Chorgestühl Sitzenden aufgenommen zu werden bitten. Folgerichtig ist deshalb, wenn die Zone über und neben dem Chorgestühl oftmals den durch ihre Reliquien anwesenden Heiligen eingeräumt wird. Beispielsweise erfahren wir aus der Abtschronik von Kloster Altenberg, daß Abt Rouffer zur Aufnahme von Heiltum bei den Stühlen im Möchschor einen neuen steinernen Behälter errichten ließ; hier mag Jongelinus, der Geschichtsschreiber des Ordens, die Reliquienberge gesehen haben, von denen er spricht; um 1640 zählte er auf den 26 Altären der Klosterkirche 483 ausgestellte Heiligenhäupter[355]. So sind alle im Gotteshaus präsent und im *credo* vereint – die Lebenden, die Verstorbenen und die Heiligen.

Dem Chorgestühl zugeordnete Zonen verglaster Reliquienschränke finden sich auch in der Prämonstratenserklosterkirche Steinfeld in der Eifel. Sie stammen aus der Zeit der unter Abt Michael Kuell erfolgten barocken Innenausstattung[356]. Desgleichen schließen im Birgittenkloster Marienbaum eingebaute Reliquienglasschränke an ein Chorgestühl der Spätrenaissance an. Sie enthalten Arrangements überaus köstlicher Klosterarbeit aus künstlichen Blumen, textilem Schmuckwerk, Miniatur-Stoffbüsten, Heiligenbildchen, Figürchen und Reliquien[357].

Am eindrucksvollsten aber bot sich dem erstaunten Auge die dem ausgehenden 17. Jh. angehörende Reliquienzone über dem Chorgestühl von St. Gereon zu Köln[358] (Abb. 64) dar, neben St. Viktor in Xanten der ande-

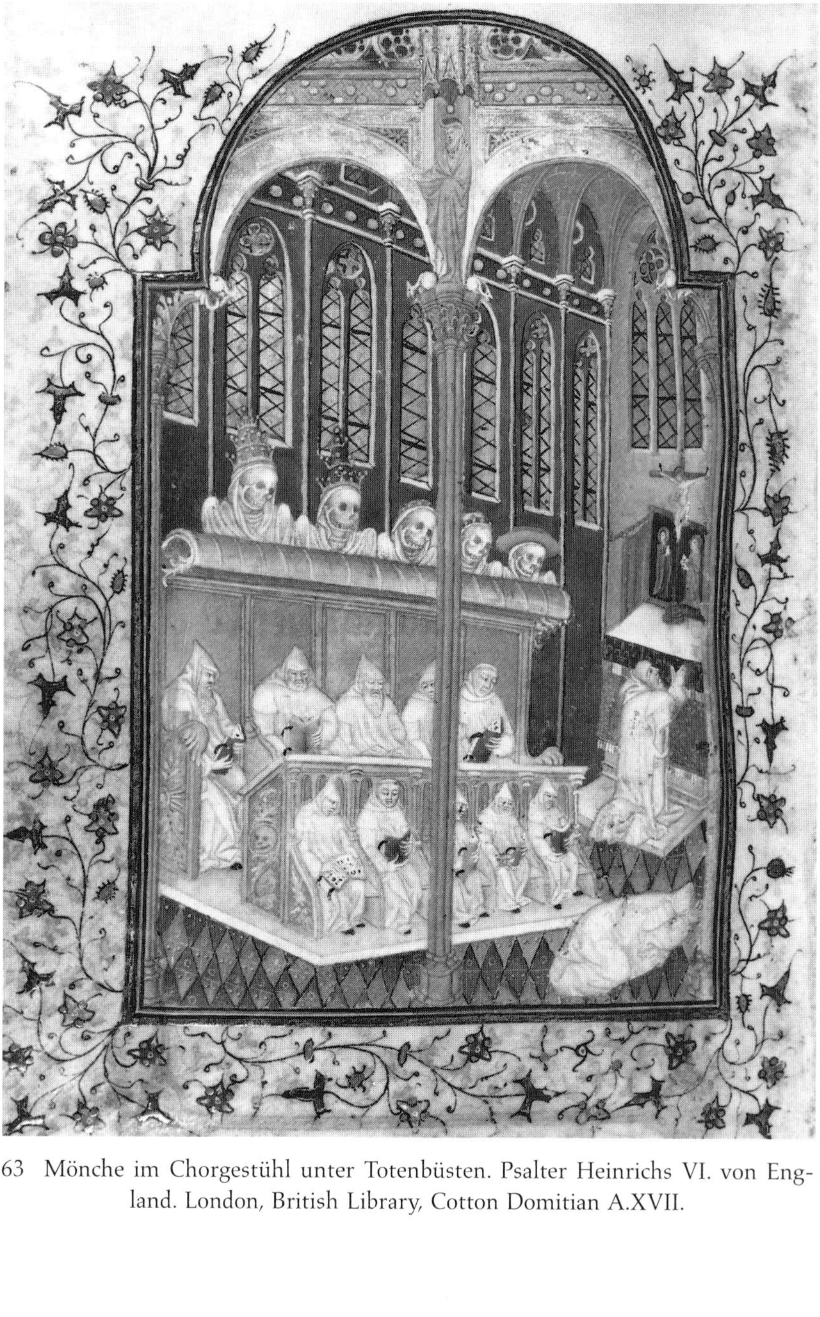

63 Mönche im Chorgestühl unter Totenbüsten. Psalter Heinrichs VI. von England. London, British Library, Cotton Domitian A.XVII.

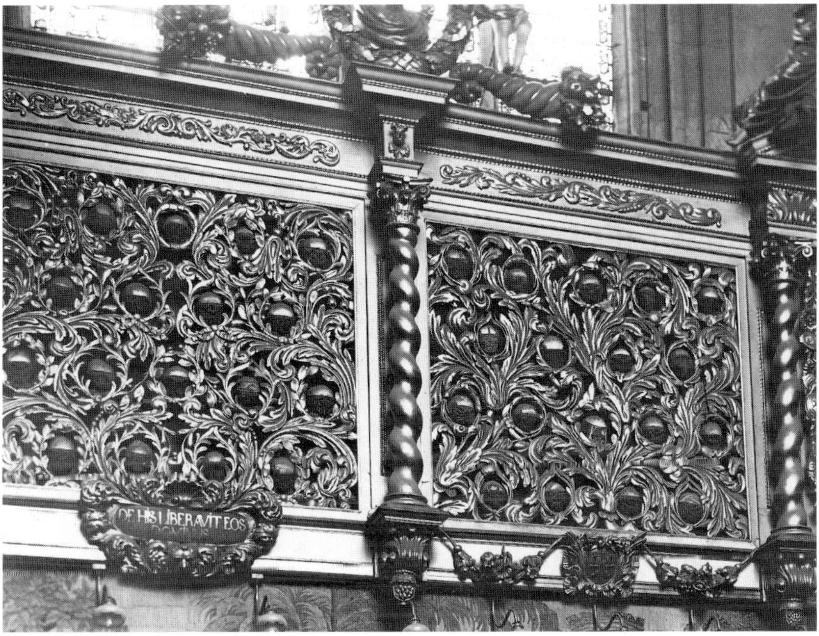

64 Reliquienzone über Chorgestühl. Köln, St. Gereon (kriegszerstört).

ren großen rheinischen Kirche von Märtyrern der Thebäischen Legion. Heute erinnert sich kaum einer noch an den gewaltigen Eindruck, den die in Akanthus gefaßten und aus ihm herausragenden Reliquienschädel erweckten. „Custodit dominus omnia ossa eorum" – „der Herr bewahrt alle ihre Knochen", meldete eine der Kartuschen dieses großen Reliquiariums mit der sinistren Schädelpräsentation, die auch die Bogenfelder der Chorportale einbezog. Die Reliquien der Heiligen des Himmelsheeres, die mit ihrem Märtyrertod das ewige glorreiche Leben empfingen, Hirnschalen der heiligen Legionäre, sind „wie glatte Mugeln brauner Edelsteine" in goldenem Gerank gefaßt. Statuen der Soldatenführer, zum Jüngsten Gericht posaunenblasende Engel, Personifikationen der christlichen Kardinaltugenden, umkränzte Märtyrerbüsten mit Putten und Füllhörnern und Inschriften in den Kartuschen weisen den ernsten Sinnzusammenhang der zahlengewaltigen Schädelversammlung aus.

Ein weiteres Beispiel der Zurodnung von Reliquienzone und Chorgestühl führt uns nach Portugal, ins einstige Klarissinnenkloster Madre de Deus[359] im Osten von Lissabon. Der dortige Nonnenchor ist ein Raum von klösterlicher Festlichkeit und Anmut, Kunst und Andacht. Azulejos und

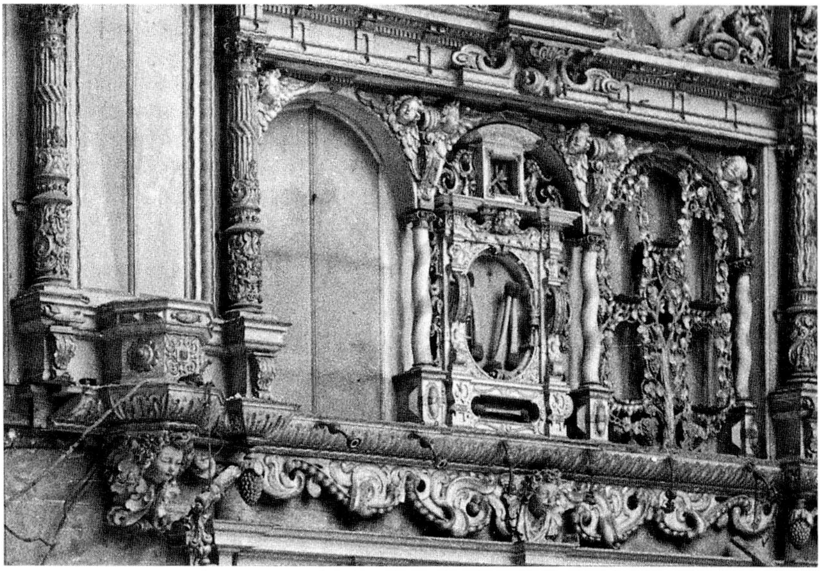

65 Reliquienzone im Chor. Köln, St. Mariae Himmelfahrt (kriegszerstört).

Gemälde füllen alle Decken und Wände aus. Seitlich des Allerheiligsten am Choraltar erweitern Durchblicke in die Kirche die goldene und farbige Pracht. Über einem zweireihigen Gestühl im sonoren dunklen Holzton zieht sich ein reich geschnitztes vergoldetes Band von Wandschränken über die drei Seiten des Raumes mit 22 Vitrinen (Abb. 66), durch deren verglaste Türen, mit reichem Kartuschenschnitzwerk verziert, man den klösterlichen Reliquienschatz vor rot ausgestattetem und mit goldenen Zweigen und Blumen besetzten Hintergrund betrachten kann: Halbfiguren mit Brustreliquien, Reliquienbüsten mit zumeist wohlerhaltener Fassung, ein gotisches Figürchen mit Palme und Buch, Armreliquiare, Ostensorien, gekrönte Schädel mit gekreuzten Knochen, Phylakterien und Kunstblumen, Wachssakramentalien und Kontaktreliquien. Auch im Sokkelband der Reliquienzone sind oder waren hinter verglasten kleinen Reihennischen Reliquiensplitter eingelegt. Das Ganze stellt in goldener Zone die Gemeinschaft der Heiligen in Bild und Heiltum über der Gemeinschaft der im Chorgestühl sitzenden Klarissinnen dar. Im andächtigen Raum klösterlicher Frömmigkeit ist der Konvent mit den *pignora sanctorum* vereint.

Doch nicht allein in Verbindung mit dem Chorgestühl besitzen Reliquienzonen ihren sinnenfälligen Ort. So hingen im Chor von St. Ursula in Köln zwischen den Diensten elf große 1656 gestiftete Wandreliquiare, die im 18. Jh. im Zuge einer neuen Wandgestaltung ersetzt wurden. Einer dieser 1656 gestifteten Kästen blieb bis zur Zerstörung im Zweiten Weltkrieg erhalten. Angebracht im nördlichen Kreuzarm der Kirche, war er mit der Inschrifttafel versehen, die Stiftung und Jahreszahl nannte, und in 128 Kästlein eingeteilt, in deren jedem sich das Haupt einer der Elftausend Jungfrauen aus der Gesellschaft der hl. Ursula befand[360]. Allein im Chor der Kirche wären demzufolge an die 1400 Häupter ausgestellt gewesen. Doch lange schon vor dieser Inszenierung bargen die Chorwände Schädelreliquien und Knochen. So schildert Thomas Coryat das Bild, das sich im Jahre 1608 geboten hat: „Wiederum ist der ganze obere Teil des Chores ringsumher angefüllt mit ihren Gebeinen. Die Schädel liegen darunter. Die meisten in Gehäusen aus schwarzem Taft, die mit kleinen Sternchen geschmückt sind, was einen Anblick gewährt wie funkelnde Sterne am Firmament"[361]. Ein halbes Jahrhundert früher, 1551, berichtet der Engländer Ascham[362] von Schädeln „in Sammet und Seide eingeschlossen, ordentlich in Kästen untergebracht mit so vielen Gebeinen, ebenfalls ordentlich gelagert, daß Bücher nicht schöner in einer Studierstube stehen könnten". Während der Bauarbeiten im Zuge der Regotisierung traten unterhalb der Chorfenster Mauernischen zutage, die zur alten Bausubstanz des 13. Jh. gehörten und in denen – wiederum mehrfachen Veränderungen im Laufe der Zeit unterzogen – abermals Häupter und Knochen der *virgines colonienses* gelagert waren[363]. So stellt der gotische Chor von Anfang an einen monumentalen Reliquienschrein dar, in den Wandnischen eingebaut sind, deren Reliquien den Reliquienaltar (Abb. 49) umgeben, wie es ähnlich in der prachtvollen Reliquiarzone im Chor von St. Mariä Himmelfahrt, der Kirche der Kölner Jesuiten – besonders eifriger Betreuer ursulinischer Reliquien –, in Fortführung mittelalterlicher, im 17. Jh. wieder stark hervorgetretener und wiederaufgelegter Formen eindrucksvoll visualisiert werden sollte[364] (Abb. 65). Während die Gebeine der verstorbenen Jesuiten in der Gruft unter der Kirche ruhen, sind die Gebeine der Heiligen über ihnen in Reliquiaren beigesetzt, verbunden zum triumphalen Band beiderseits des Hochaltars. Sichtbar sind sie nur an Festtagen, sonst bleiben sie verschlossen hinter Bildern in arkadischen Landschaften spielender biblischer Geschehnisse. Nahm man die Gemälde ab, so verwandelte sich das Gesamtbild im Chor zur Festtagserscheinung mit feierlich prachtvollem Reliquienschmuck um den strahlenden Hochaltar der Eucharistie.

Nischen mit eingestellten Reliquiaren wechselten mit solchen, in denen sich jeweils fünf gefaßte Häupter im geschnitzten und vergoldeten Wein-

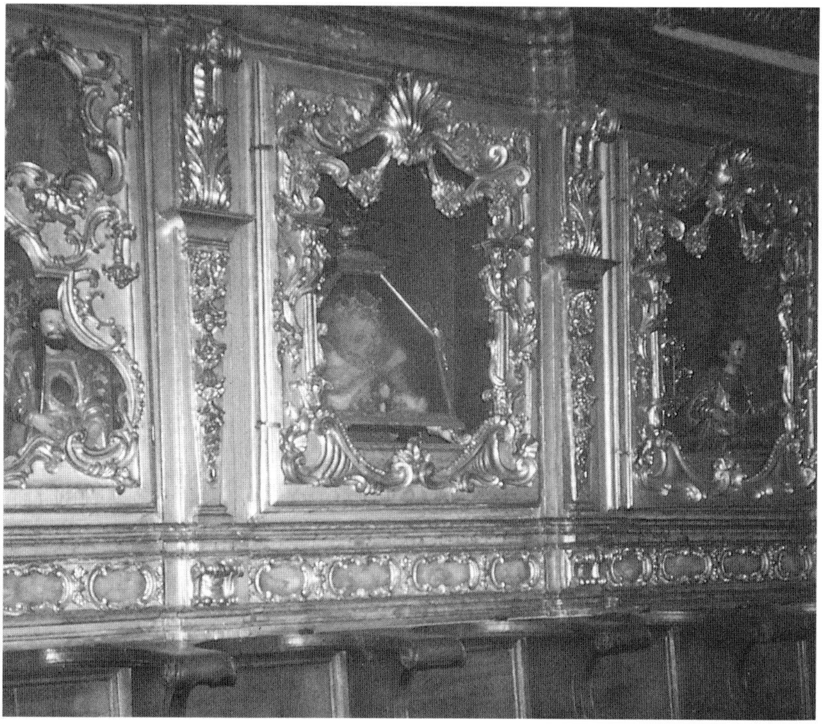

66 Reliquienzone über Chorgestühl. Chor der Klarissinnen in Madre de Deus zu Lissabon.

laub befanden[365]. Diese Nischen waren bereits in der Bauplanung konzipiert, sie gehören zur Ikonologie des Raumes und zur Wanddekoration der Kirche. Von Gemälden verschlossen, ruhen die Reliquien in einer Zone jenseits des Sichtbaren, auf die in Paradiesvorstellungen die stillen arkadischen Landschaften mit ihren kleinfigürigen heiligen Szenen vorausweisen. Reliquien und Reliquiare sind einbezogen in ein ästhetisches Dekorationssystem, in einem großen prächtigen Zusammenhang der *ornamenta ecclesiae.* Die reiche Polychromie der Reliquiarzone – Gold, Silber und Farben auf schwarzem Grund – steigert sich gegenüber der Farbigkeit des Kirchenraums vor dem Triumphbogen bei zunehmender Farbfestlichkeit zum Hochaltar hin, der im größten farbigen und goldenen Reichtum erstrahlt. Wie das vielstöckige Schauretabel mit auswechselbaren Leinwandgemälden über dem *sepulcrum gloriosum* sich in die Höhe bis zum Gewölbe der barocken Gotik aufbaut, so flankiert den Altar in der Breite auf einheitlicher Etage das große Band der Reliquiensepulcra zum geschlossenen Ensemble liturgischer Ordnung und Festlichkeit. Im prachtvollen *theatrum sacrum* des jesuitischen Kirchenchors umgeben die weit ausholenden, einfassenden Arme des Reliquiarbandes das Allerheiligste in der im mechanischen Expositorium ausgesetzten Monstranz. Ähnliche Einbringung barocker Reliquienpräsenz in Chorbereichen von Jesuiten- und anderen Kirchen folgen. Die Aachener Jesuitenkirche bildet die zeitliche und formale Parallele[366], und in die Nachfolge des Kölner Konzepts gehörte auch die Wanddekoration im Chor der Paderborner Jesuitenkirche und in Alt St. Heribert in Köln. Alle diese Reliquien-Inszenierungen aber wurden im Zweiten Weltkrieg zerstört, und um eine Rekonstruktion des historischen, zur Ausstattung maßgeblich gehörenden Bestandes zeigte man sich nur wenig bemüht.

Noch aber mag man einige Zeit in Köln verweilen, weil nirgendwo sonst die Kirchenräume an Wänden und Flächen so verschwenderisch mit Reliquien besetzt waren wie in dieser Stadt, von der z.B. noch im Jahre 1790 Georg Forster schreibt[367], daß „nirgends der Aberglaube in einer schauderhaffteren Gestalt als in Kölln erscheint. Jemand, der aus unserm aufgeklärten Mainz dahin kommt, hat in der That einen peinigenden Anblick an der mechanischen Andacht, womit so viele tausend Menschen den Müssiggang zu heiligen glauben, und an der blinden Abgötterei, die der Pöbel hier wirklich mit Reliquien treibt, welche den ächten Religionsverehrern unter den Katholiken selbst ein Ärgernis geben. Wenn die Legende von den elftausend Jungfrauen auch so wahr wäre, wie sie schwer zu glauben ist, so bliebe doch der Anblick ihrer Knochen in der Ursulakirche darum nicht minder scheusslich und empörend. Allein, dass man die Stirne hat, dieses zusammengeraffte Gemisch von Menschen- und Pferdeknochen, welches vermuthlich einmal ein Schlachtfeld deckte, für ein Heiligthum auszugeben, und dass die Köllner sich auf diese Heiligkeit todtschlagen lassen, oder, was noch schlimmer ist, den kühnen Zweifler selbst leicht ohne Umstände todtschlagen könnten: das zeugt von der dicken Finnsterniss, welche hier in Religionssachen herrscht."

Auch über den Portalen des Langchors von St. Gereon, dem Memorialbau der thebäischen Märtyrer, befanden sich bis zu ihrer Vernichtung 1942 große, aus der Spätgotik stammende Wandreliquiengehäuse, die dort im Jahre 1899 angebracht und „mit hübschen Kämmen verziert und neu vergoldet"[368] worden sind. Vorkriegsphotographien zeigen in der Ausschnittvergrößerung deutlich, daß in den vielzelligen, durch vorgesetztes Maßwerk gegliederten Wandregalen reihenweise Schädelreliquien unterge-

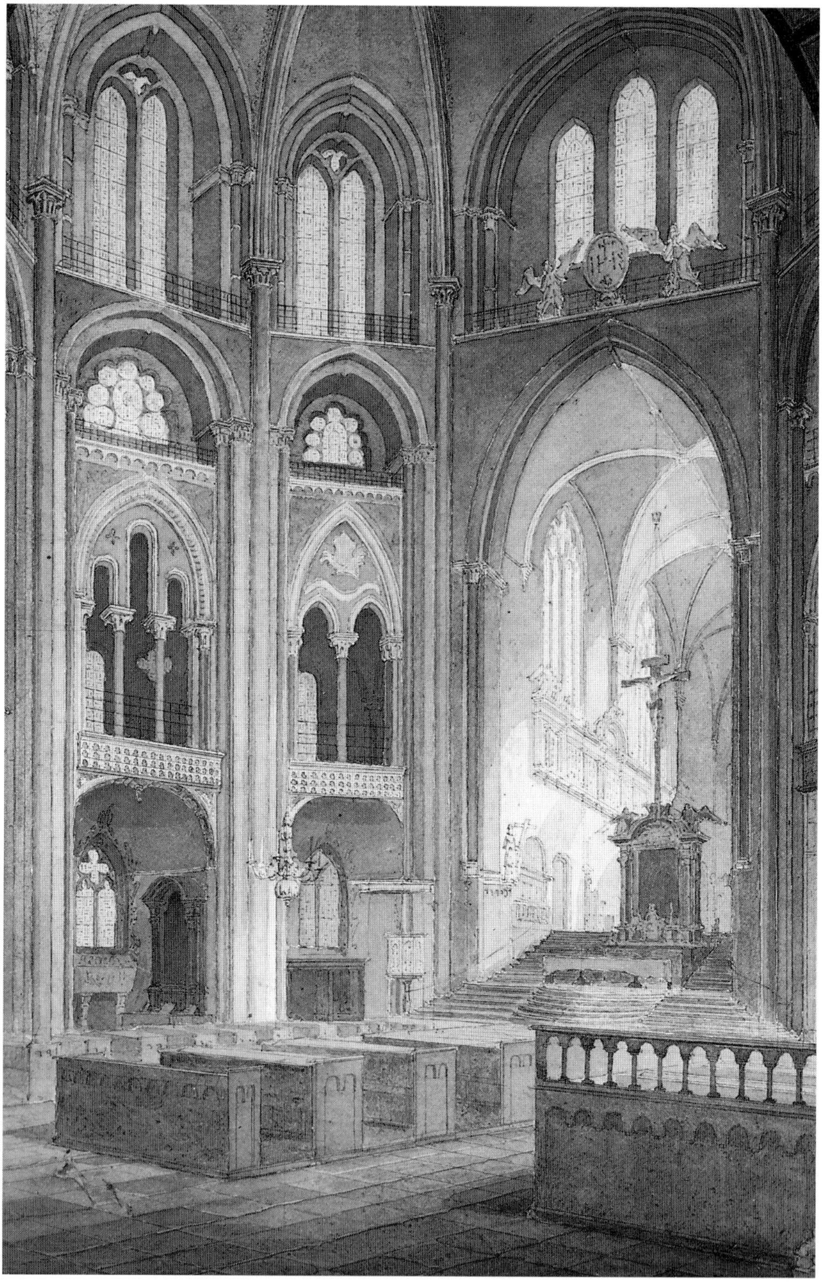

67 Dekagon und Langchor von St. Gereon zu Köln. Aquarell um 1838.

bracht waren[369]. Diese Kästen hingen ursprünglich an anderer Stelle, nämlich vor den Emporen des Dekagons (Abb. 67). Wieder war eine höchst eindrucksvolle Situation gegeben[370]. Die Häupter der Märtyrer umkränzten die ehrwürdige Stätte, von der schon Gregor von Tours berichtet, daß die „dort wohnenden Leute sie gewöhnlich ‚die goldenen Heiligen' nennen, weil die Kirche in bewunderungswürdig gearbeiteten Mosaiken golden erstrahlt". Die aus dem Boden Ausgegrabenen erscheinen an den Wänden des Gotteshauses präsent, ihre Schädel sind erhoben über den Köpfen der Gemeinde, die des Schutzes und der Fürbitte bedarf und zu den verehrten *pignora sanctorum* als den Unterpfändern der Heiligen emporschaut. Nicht anders waren im südlichen Seitenschiff von St. Ursula riesige lange Reliquiengehäuse angebracht[371], und auch längs der Emporenbrüstung im Mittelschiff und an der Brüstung der Jungfrauenchorempore mußten sich solch vergoldete Kästen, angefüllt mit in goldbestickten Stoff gehüllten Schädeln, befunden haben. Wohin das Auge auch schweifte, in den Chor, in die Seitenschiffe, ins Mittelschiff und auf die Emporen, überall begegnete es Reliquienbüsten der heiligen Jungfrauenschar, aber ebenso deren Schädel in Nischenreihen und Wandregalen. Diese eigentümliche Form der Kölner Reliquienpräsenz konnte natürlich am überwältigendsten an den Massen-Martyrerstätten der thebäischen Legionäre und der Sozietät der hl. Ursula zum Ausdruck gelangen, doch war sie auch sonst allenthalben in der Stadt vorhanden.

So mag man an die ebenfalls zerstörten Wandreliquienschränke von St. Kunibert[372] erinnern, in denen zwischen kölnischen Reliquienbüsten übereinander in Gefachen Reliquienschädel angeordnet waren, während im Obergeschoß Fächer mit geschichteten Knochen jeweils mit drei Schädelkammern nebeneinander abwechselten und die Außenseite ein mit Knochen angefülltes Feld eingenommen hat. Sogar über Stephan Lochners Altar der Stadtpatrone in der Kölner Ratskapelle befanden sich ähnliche Häupterschränke, mit hölzernen Flügeln versehen. Sie enthielten 36 „Heiligthums-Häupter und in der Mitte ein übergoldetes Jungfern-Brustbild und ein Heiligthums-Kistchen unter dem Brustbilde"[373]. Die Realpräsenz der Heiligen stand in unmittelbarem Kontakt mit den auf dem Flügelaltar Abgebildeten, entstammten doch die auf den Tafeln gemalten Heiligen denselben Gesellschaften wie die Häupter in den darüber befindlichen Wandkästen[374].

Als die ältesten uns erhaltenen Zeugnisse dieses großartigen, über die Zeiten der Gotik und des Barocks reichenden Wanddekors erweisen sich aber die Reliquienregale des Kölner Doms[375] (Abb. 68). Sie werden bedeckt

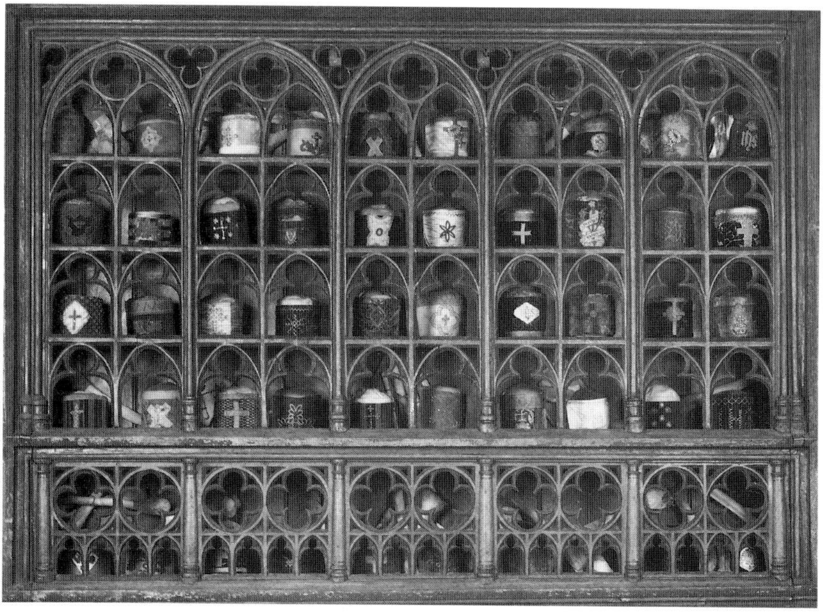

68 Wandreliquienregal um 1300 im Kölner Dom.

von in edler frühgotischer Maßwerkzier durchbrochen geschnittenen Tafeln, einst gefaßt in vornehmem Farbdreiklang von Gold, Rot und Blau. Durch die ehedem verglasten Öffnungen schauten mit suggestiver Anziehungskraft die wiederum in kostbare Stoffe eingehüllten Schädelheiltümer. Früher befanden sich diese Reliquienkästen in der Alten Sakristei des Doms, der heutigen Sakramentskapelle. 280 Häupter waren an den Wänden versammelt und umgaben den Raum in dreiseitiger Anordnung über umlaufenden Steinbänken. Vielleicht hatte indes der Raum ursprünglich auch als Kapitelsaal gedient; gleich aber, ob Sakristei oder Kapitelsaal, die Anwesenheit der großen Zahl heiliger Häupter muß von tiefer Eindringlichkeit gewesen sein. Bei der Vorbereitung zum Gottesdienst, bei der Messe am Altar des hl. Thomas von Canterbury, bei den Versammlungen des Kapitels, immer war die Gemeinschaft der Heiligen zugegen.

Noch bevor man die ersten großen Flügelretabel als Reliquienschreine schuf, begann man – nach Ausweis des Maßwerks der Domreliquienschränke um 1300 –, die *pignora sanctorum* in großen Wandschränken auszustellen. Die Kunstgeschichte hat diesem bedeutsamen Faktum kaum Aufmerksamkeit geschenkt. Aber die Gattung der großformatigen „Heiligendeposita" erweitert nochmals den Aspektereichtum des reliquieneinschließenden Kircheninventariums der Gotik. In ihrem Reihen- und Parzellencharakter nach Art vielstöckiger Häuserfassaden zeigt sich eine Tendenz zur Ausbreitung der Massengesellschaft der durch ihre Häupter und Knochen präsenten Heiligen, integriert in das Dekorationssystem und in die ornamentale Konstruktion des neuen Stils.

Vor dem Hintergrund der dargelegten Zusammenhänge von Reliquienzonen über Chorgestühlen, in Kenntnis der immerwährenden Bergungen von Schädeln und Knochen in den vermeintlichen Märtyrerfriedhöfen der Stadt, die in Deutz gelagert und im Verfügungsrecht des Erzbischofs standen, will man auch die Vorstellung nicht ausschließen, im großen neuen Bauwerk der Gotik könnten an den altersgleichen Chorschrankenwänden vor Anbringung der Chorschrankenmalereien – in deren Bildern die Reliquienthematik abermals breiten Raum einnehmen sollte – die Reliquienregale gehangen haben, bevor sie kurze Zeit später in die Sakristei verlegt wurden. In Reihen wären dann über den Häuptern der im Chorgestühl sitzenden Kleriker die Märtyrerschädel präsent gewesen, in großen Mengen, als Massenzeugnis für die Unzählbarkeit der Unterpfänder der himmlischen Heerscharen. Deren Präsentation im Chor stünde als Erweiterung der Reliquientraditionen im Alten Dom mit seinen *capsas reliquiarum sanctorum virginium* des alten Marienchors; Erweiterung in der Multiplikation dank der verfügbaren alten und neuen Mengen und der neuen Präsentationssysteme im Stil der gotischen Kathedrale[376]. Offene Reliquienschränke mit Querbrettern zum Aufstellen der Reliquien sind freilich keine liturgische Erfindung erst der gotischen Zeit, im Kirchenschiff von Qualb Lauzeh, einem der bedeutendsten Denkmäler der syrischen Kirchenbaukunst, waren solche schon vorhanden[377], doch die Ausschmükkung ganzer Wände als eigener Reliquienzonen im Kirchenbau nimmt ihren Anfang eben in der Epoche, zu deren besonderen Merkmalen die *ostentatio* gehört. Wie am herausragenden Kölner Beispiel erläutert, läßt sich mit Reliquienkästen gestaltete Wanddekoration kontinuierlich von der Gotik bis in den Barock verfolgen, in dem vor allem die Jesuiten „Reliquienpräsenz und Wanddekoration"[378] zu eindrucksvollsten Symbiosen brachten.

In Jesuitenkirchen[379] wird man auch anderwärts in Kenntnis des gegenreformatorischen Gedankenguts und der intensiven Reliquienverehrung des Ordens der *milites Christi* die überraschendsten Inszenierungen von Reliquienpräsenz in der Wanddekoration erwarten dürfen. Erwähnt seien in diesem Kapitel exemplarisch nur zwei. In Gesù Nuovo in Neapel sind die Seitenwände der Kapelle von S. Francesco de Geronimo in fünf Reihen mit 68 vergoldeten Reliquienbüsten des Domenico di Nardo in aufwendigster Dekoration besetzt. Zwischen den Büstenreihen befinden sich jeweils in Kunstblumen und Zierat eingebettete Schädel und Knochen. In mit den Reliquienbüsten alternierenden Zonenreihen bilden sie die Baldachine für die Büsten, die in marmorierte Nischen eingestellt sind. Das ganze üppige Arrangement wird auf jeder der beiden Seitenwände von einem riesigen Rahmen eingefaßt, und zuoberst halten Engel die große Krone der Märtyrer über die Heiligenbüsten und über das verzierte Gebein. So sieht man sich in Neapel mit einem Dekorationsmodell konfrontiert, das in seiner Kombination von Heiligenbüsten und Gebeinreliquien an die Wandausstattung der Goldenen Kammer von St. Ursula in Köln (Tafel IX) erinnert. Die plastische Bild-Präsenz der dichtgedrängten Büsten im Wechsel mit ornamental angeordnetem Knochenschmuck ergibt im Bezugsfeld von Reliquie und Kunst, von Bild und Heiltum eine Schaufront von ganz eigentümlicher Auratik, Magie und Ästhetik.

Das zweite Beispiel führt nochmals nach Lissabon, in die Igreja São Roque[380]. Beiderseits des Presbyteriums sind in zwei großen Nischen hinter Glas Reliquien und Reliquiare stufenförmig aufgebaut, Reliquienbüsten übereinander, in der linken Nische männliche, in der rechten weibliche, flankiert von Armreliquiaren und zylinderförmigen Gebilden der verschiedensten Größen, dann Tafelreliquiare, Heiliges Antlitz, Christkind und Kruzifix, Heiligenhäupter auf Kissen. Alle Reliquiare und Reliquien sind symmetrisch angeordnet und wohl gruppiert, die *pignora sanctorum* nach Geschlechtern getrennt; ein präsentationsästhetisches Konzept, wie es nicht anders seit dem Mittelalter von temporären Heiltumsschauen her bekannt ist. Aber daß die Igreja São Roque dem Eintretenden als ein einziges Reliquiarium erscheint, rührt nicht nur von den beiden vollgefüllten Reliquiennischen links und rechts des Chorraums her. Drei der mit portugiesischem Barock überreich ausgestatteten Kapellen der Kirche tragen an ihren Seitenwänden Gruppen von Reliquiaren, die ins Schmuckwerk der vergoldeten und gefaßten, die Wandflächen einnehmenden Holzschnitzerei integriert sind und zusammen mit den schönsten Azulejos der Sockelzonen und Paneele das Gesamtbild einer außerordentlich prächtigen und festlichen Farbigkeit ergeben. In der Capela do Santíssimo ist die linke der beiden flachen Seitenwandnischen in der oberen Etage mit Armreliquiaren gefüllt, in der unteren mit Tafelreliquiaren, die rechte Wandnische ist mit Reliquienbüsten besetzt. Auch im Altaraufbau stehen an den Seiten je vier kleine Reliquienbüsten übereinander. Unzählige Engelswesen beleben und umschwirren die gewundenen Säulen wie auch die der Wanddekorationen der weiteren Kapellen mit zahlreichem Reliquienschmuck in jeweils verschiedenem Arrangement. In der Capela de Nossa Senhora da Doutrina sind die holzgeschnitzten goldenen, über Azulejos aufgerichteten Wände mit rechteckigen Nischen ausgestattet, in der ein Kranz kleiner Reliquienbüsten eine größere in der Mitte umkreist. Die dritte Kapelle, die Capela de Nossa Senhora da Piedade, stellt wiederum Reliquienbüsten und Armreliquiare zur Schau. Dreierlei Fassungen ergeben einen besonders vornehmen Farbakkord: Aufbau und Dekor in Gold, Reliquiare in Silber, das Inkarnat der hundert kleinen Engel und Heiligenfiguren polychrom. Claudio Laprade hat zu Beginn des 18. Jh. diese üppige Dekoration geschaffen[381]. Eine ganze Reliquiensammlung ist in dieser Lissaboner Jesuitenkirche in Nischen und an Kapellenwänden präsentiert, die Collection des D. Joao Borgia, der sie aus Ungarn und Böhmen, aus Rom und Köln zusammengebracht und im Jahre 1587 der Kirche geschenkt hat. Als Gesandter Philipps II. von Spanien am Hof Kaiser Rudolfs II. begann er im deutschen Sprachgebiet Reliquien insbesondere jesuitischer Heiliger zu sammeln und setzte diese Leidenschaft später in Rom fort; 1606 gaben die Jesuiten ihrem Förderer und Stifter im Hauptchor seine Sepultur. So ruht der Reliquiensammler inmitten seiner im irdischen Leben gesammelten Heiltümer. Als *ornamenta ecclesiae* schmücken sie Nischen und Wände, schönstes Beispiel präsentationsästhetischer Konzepte von Reliquieninszenierungen im westlichsten Land des alten Kontinents. Konzentrierter sind Reliquienpräsenz und Reliquienthematik nur noch in spezifischen Heiltumskapellen und Heiltumskammern visualisiert, über die ein eigenes Kapitel handelt. Doch zuvor soll im Anschluß an die Realie der Wandreliquienregale ein weiteres typisches Kirchenmobiliar zur Sprache kommen: das große Reliquienretabel der Gotik mit seinen zahlreichen Diminutivformen.

Reliquienaltäre der Gotik

Den in der Zeit der Frühgotik aufgekommenen Wandreliquienregalen nächstverwandt sind die großen, mit beweglichen, aufklappbaren Flügeln versehenen Retabel, in deren Schreinen und auf deren Flügelinnenseiten schautafelartig Reliquien und Figurales in mannigfachen Arrangements erscheinen. Die Anfänge dieser neuen, hauptsächlich im deutschen Sprachgebiet verbreiteten Gattung von Kirchenmobiliar decken sich zeitlich auffällig mit den ältesten Wandreliquienregalen. Auch typen- und motivgeschichtliche Zusammenhänge verbinden beide Arten.

Die Kunstwissenschaft setzt diese im frühen 14. Jh. entstandene Spezies in Beziehung zu den vorher schon gebräuchlichen Reliquienschränken, aus denen der Flügelaltar als Reliquienschrein[382] hervorgegangen sei. Die praktischere und pragmatische Art des Zeigens und Verschließens des Reliquienschatzes zum einen und die Verwandelbarkeit von Schauseiten bei liturgischem Gebrauch[383] zum andern bilden die beiden hauptsächlichen Merkmale der neuartigen Kunstgattung. Wie die Einbeziehung der Reliquienwandregale in die Kunstgeschichte des Reliquienkults, so erweitern die Untersuchungen im Bezugsfeld von Flügelaltar und Reliquie[384] abermals den vielschichtigen Aspektereichtum des Phänomens.

Einstmals bestanden ungleich mehr gotische Reliquienflügelaltäre, als heute bekannt oder erschließbar sind. Über das Aussehen des einstigen Hochaltars der Zisterzienserklosterkirche Marienfeld, von dem nur die Tafelbilder des Johann Koerbecke erhalten blieben, wären wir beispielsweise gar nicht informiert, hätte sich nicht ein Bericht von Pater Hermann Hartmann aus dem Jahre 1715 erhalten[385]: „Die Altartafel war wie üblich auf der Mensa des Hochaltars aufgestellt, in der Breite diese um $1^1/_2$ oder 2 Fuß auf jeder Seite überragend. In der Höhe erreichte sie noch nicht den untersten Teil jenes großen Ostfensters, war also in Höhe und Breite fast quadratisch. Dieser Mittelteil des Altars war in durchbrochener und halb erhabener Arbeit kunstgerecht mit verschiedenen Figuren so gearbeitet, daß die innerhalb der Tafel untergebrachten 24 heiligen Schädel der Ursulagesellschaft und andere Gebeine außen durch Fensterchen sichtbar waren. In der Mitte dieser inneren Tafel stand in einer Nische die schöne Statue der Jungfrau Maria, auf einem Thron sitzend und das Jesuskind auf dem Schoße tragend. Gleich neben dieser Statue waren auf jeder Seite je zwei wunderbare Schädel, von denen oben berichtet wurde, aufgestellt. Die anderen folgten in der gleichen Ordnung auf jeder Seite zu sechs, und die übrigen heiligen Reliquien waren unterhalb angeordnet. Diese Innentafel war ganz vergoldet und nach zwei Jahrhunderten unversehrt und unverändert, daß nichts von der Vergoldung verschwunden oder herabgefallen war. Sie erschien bis in die letzte Zeit den Besuchern so prächtig, daß sie Bewunderung und Andacht erweckte. Wenn die Sonne schien, wurde man durch den hellen Glanz fast geblendet. An der vergoldeten Mitteltafel waren zu ihrer Zeit – am unteren Rande mit ihr abschließend – zwei Flügeltafeln angebracht, die mit überaus prächtigen Bildern der Mysterien des Lebens Christi außen und innen bemalt waren. An Wochentagen waren einfach alle Flügel geschlossen, an Sonntagen und Duplexfesten oder, wie wir sagen, an Tagen mit zwei Messen wurden lediglich die ersten Flügel geöffnet. Dann war die ganze, auf beiden Seiten gemalte Passion zu sehen. An Feiertagen endlich wurden auch die zweiten Flügel geöffnet (durch welche dann die erstgenannten zugedeckt wurden), welche die glorreichen Geheimnisse Christi darstellten. Dann war auch die prächtige, vergoldete und wunderbar zur Andacht stimmende Innentafel zu sehen".

Die Beschreibung hebt alle entscheidenden Merkmale des spätgotischen Flügelaltars hervor, auf dem sich Bilder und Reliquien miteinander verbinden und der durch Öffnen und Schließen der Flügel sein Aussehen bis zu drei gänzlich verschiedenen Schauseiten verwandeln kann. Dies Öffnen und Schließen des Flügelaltars erfolgte wohl nicht als Akt zur Machtdemonstration des Klerus vor einer eingeschüchterten Gemeinde, wie auch innerhalb der westdeutschen Kunstwissenschaft vor nicht langer Zeit mitunter apodiktisch erklärt worden ist[386]. Vielmehr läßt sich der durch bewegliche Flügel ermöglichte Schauwechsel aus der liturgischen Ausrichtung nach dem Festkalender des Kirchenjahres und nach den Stundengebeten des Tages begreifen, deren Inhalte auch die Außenseiten des Marienfelder Altars verbildlichten. So wandeln sich Zonen der Andacht zwischen Stundengebet und heiliger Schau, von Christi Passion zu den glorreichen Geheimnissen bis zur Realpräsenz der Heiligen im goldenen Reliquienschrein.

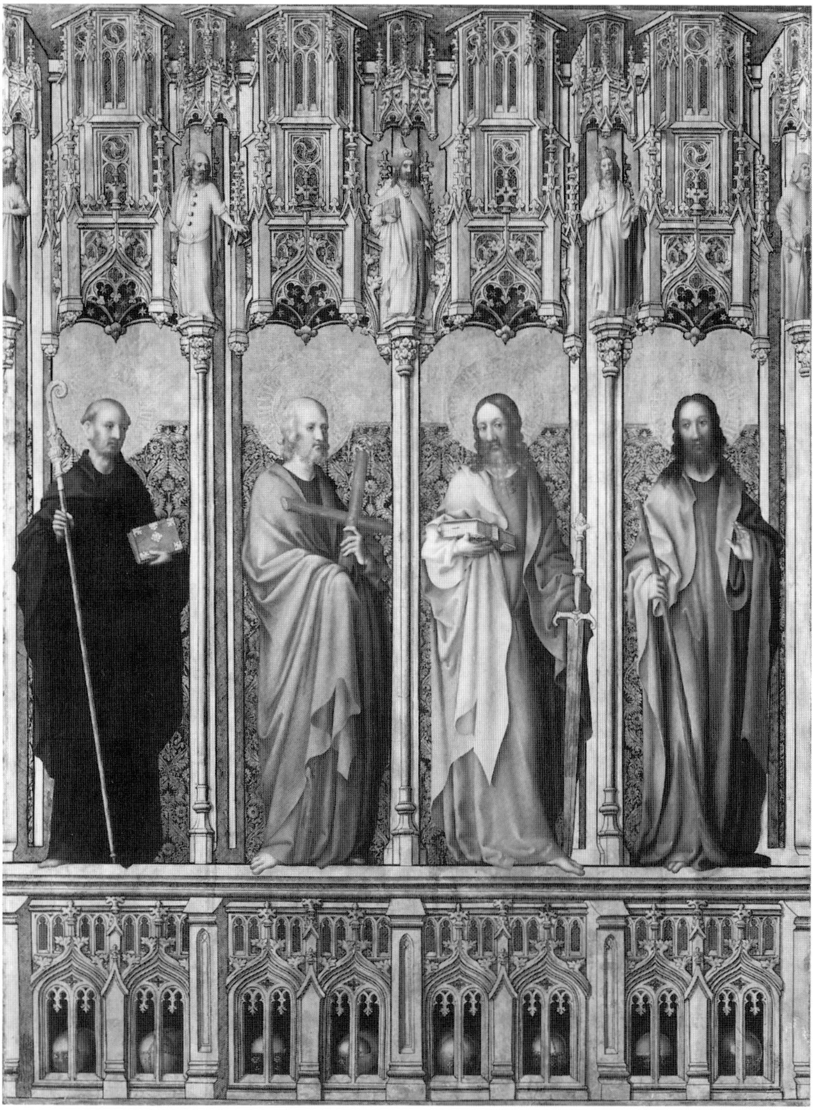

69 Gemalte Schädelreliquien unter Apostelfiguren.
Flügel des Heisterbacher Altars, Mitte des 15. Jahrhunderts.
München, Alte Pinakothek.

Auch die allein erhaltenen Tafeln des Heisterbacher Altars[387] (Abb. 69), wie der Marienfelder Altar ebenfalls um die Mitte des 15. Jh. und in einem Zisterzienserkloster entstanden, verraten ähnliche Sachverhalte. Die Innenseiten der Flügel der Festtagsansicht zeigen nämlich in der Sockelzone unter den Füßen der ganzfigurigen Apostel hinter durchbrochen gebildetem Maßwerk aufgereihte Heiligenschädel. Wenn die in der Malerei fehlenden Apostel als Statuen im Schrein standen, so darf man folgern, daß auch im Schrein unter den Skulpturen hinter Maßwerk Schädelreliquien lagen, wie es die Tafelbilder offenbaren. Auf den Flügeln wird also im gemalten Abbild fortgesetzt, was im Schrein als Retabelarchitektur, als Skulptur und als Heiltum in der Realität vorhanden war. Einst vermutete Goethe mit großer Intuition, die gemalten Schädel des Heisterbacher Altars seien Abbildungen solcher, die sich in einem in der Kirche irgendwo aufgestellten Reliquiarium befunden hätten[388]. Indes könnte dieses Reliquiarium im Altar selbst gesucht werden, eben in der untersten Retabelzone, unter den geschnitzten Statuen Christi (oder seiner Kreuzigung) und der sechs auf den gemalten Flügeln fehlenden, weil im Schrein als Skulpturen stehenden Aposteln. Statuen und Reliquien erscheinen gleichermaßen in der Realität und im Abbild – die Malerei der Flügel als Prolongation der Schreininhalte. Andererseits könnte man auch spekulieren, das Kloster Heisterbach hätte ähnlich wie die Zisterzienserklosterkirche von Altenberg[389] eine so große Zahl von Heiligenschädeln aus St. Ursulas Gesellschaft besessen, daß alle im Hochaltar gar nicht Aufnahme zu finden vermochten, im Kirchenraum Verteilung fanden und in der Sockelzone des Altarretabels ihre abbildende Darstellung erfuhren. Tatsächlich erhielten die Heisterbacher Zisterzienser schon vor 1240 ursulanische Reliquien und 1328 holten sie abermals im feierlichen Zuge Köpfe aus der Schar der Elftausend ein[390].

Der Heisterbacher Altar steht in der Tradition der Kölner Malerei und in der Nachfolge von Stefan Lochners Kunst. Auch in der Predella von dessen Altar der Kölner Stadtpatrone befanden sich zwei Häupter, ein Heiligtumstäfelchen und ein Heiligtumskistchen, abgesehen von den 38 Häuptern in den Schränken über dem Altar mit auf den Bildtafeln dargestellten Heiligen der Ursulagesellschaft und der Thebäischen Legion[391]. Dies zeigt, wie die Reliquienpräsentation der Flügelretabel des 15. Jh. in der Kontinuität jetzt keineswegs verdrängter Konzepte steht, die das 14. Jh. so mannigfaltig ausgebildet hat, im Doberaner Altar[392], im Cismarer[393], in jenem zu Marienstatt[394], im Kölner Klarenaltar[395], im Altenberger Altar[396], im Coesfelder Altar[397], im Altar der Nürnberger Jakobskir-

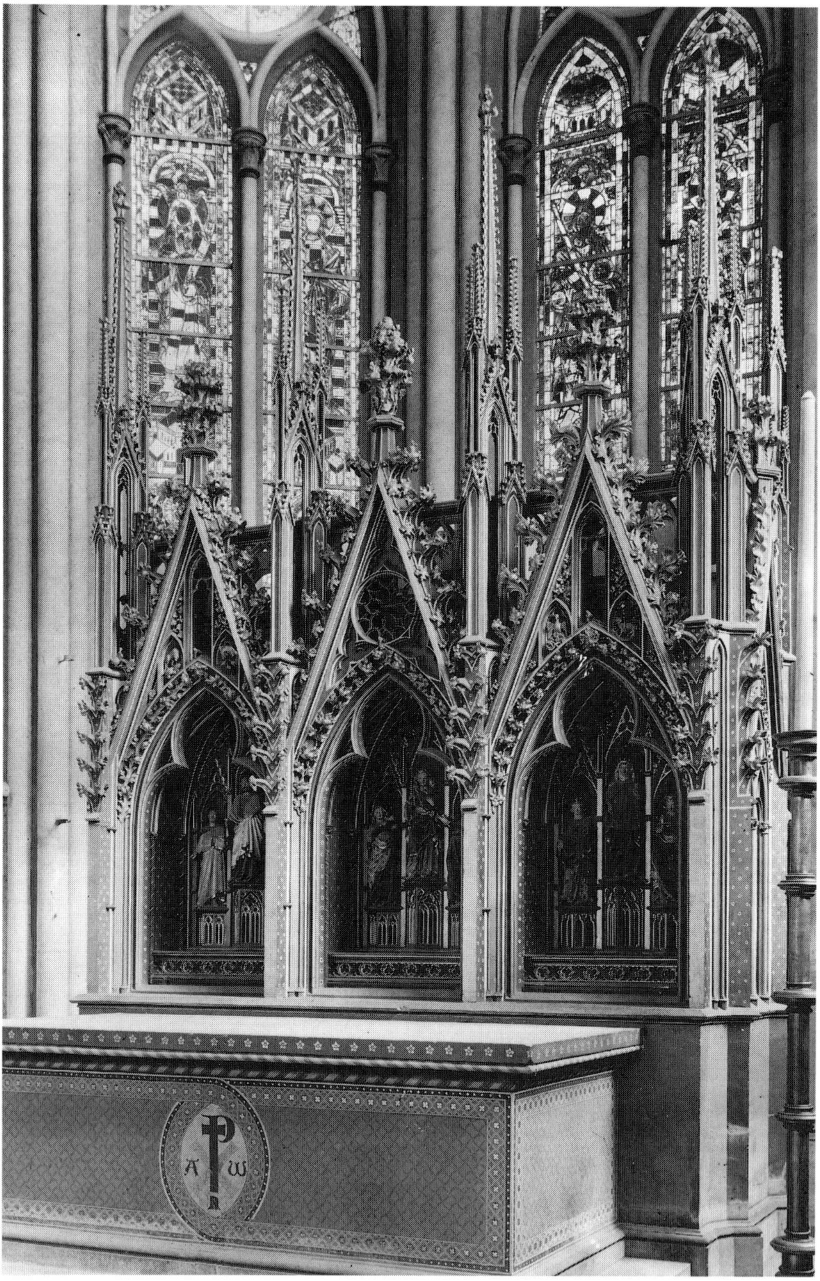

70 Hochaltar (Weihe 1290) der Elisabethkirche zu Marburg.

che[398], im Altar aus Schloß Tirol[399] und im nur in aquarellierter Zeichnung überlieferten Altar des Zisterzienserstifts Stams[400].

Jedes dieser ganz aus Holzmaterial hergestellten Altarretabel besitzt seine eigene Individuation, doch auch gemeinsame Merkmale, die sie mit Gegenständen aus ihrer Umgebung, in denen Reliquien aufbewahrt und gezeigt wurden, verbinden, eben mit der Gattung der Wandreliquienregale, deren älteste aus der Zeit um 1300 stammen, und mit der Gattung der Sakristeischränke wie jenem in Doberan, der (ohne seinem etliche Jahrzehnte später angebrachten Giebel) noch dem 13. Jh. angehört.

In steinerner Form war schon der Hochaltar der Marburger Elisabethkirche[401] (Abb. 70) zur Präsentation von Reliquien und Reliquiaren eingerichtet worden. Er ist eines der ersten Altarretabel (um 1290), das gleichzeitige Formen der Architektur in genauer Stilkongruenz aufnimmt. In seinen drei wiederum dreifach gegliederten Arkadennischen stellte man das Haupt der hl. Elisabeth und Reliquienbüsten aus. Eine komplizierte Sicherheitsvorrichtung – vor den Reliquien emporgeschobene Sperrgitter aus Metall – diente dem Schutz vor deren Diebstahl.

Auf die individuelle Vielgestaltigkeit der zur Reliquienaufnahme bestimmten Gebilde im weiten Bezugsfeld von Reliquienschreinen der Romanik und den frühen Flügelaltären der Gotik weisen auch Werke hin, deren ursprünglicher Zustand in späteren Zeiten völlige Veränderung erfuhr, so bereits im 15. Jh. der Mindener Altar[402] und der Altar in der Klosterkiche von Loccum[403] (Abb. 71), dessen Umwandlung im 19. Jh. erfolgte. Der einstige Hochaltar im Dom zu Minden hatte die Form eines halbierten Reliquienschreins mit einer Schauseite und einer offenen Rückseite und mit einem Satteldach in der Querachse, das über dem Mittelbau durchschnitten war. In der zur Schaufront ausgebildeten Breitseite saßen und standen unter den Arkaden die Heiligen in zwei Geschossen übereinander. Dieses Reliquienretabel, das so offensichtlich seine Abkunft von den Reliquienschreinen – wie dem der hl. Elisabeth in Marburg – und ihrer Aufstellungsart im Altarzusammenhang zeigt, wurde zur Predella eines gewaltigen Flügelaltars umgearbeitet, blieb aber als „Sarg" des großen neuen Altaraufsatzes immer noch Reliquiar, wenngleich es sein originales Erscheinungsbild vollständig verändert hat.

Der im Objekttypus sehr verwandte, doch weitaus größere Reliquienaltaraufsatz im Kloster Loccum stellt ein weiteres Produkt im gestaltenden Prozeß vom Reliquienschrein zum Altarretabel dar. Hinter den Arkaden aus spätromanischen Architekturformen angebrachte Klappen erlaubten die eingesetzten Heiltümer je nach den liturgischen und kultischen Be-

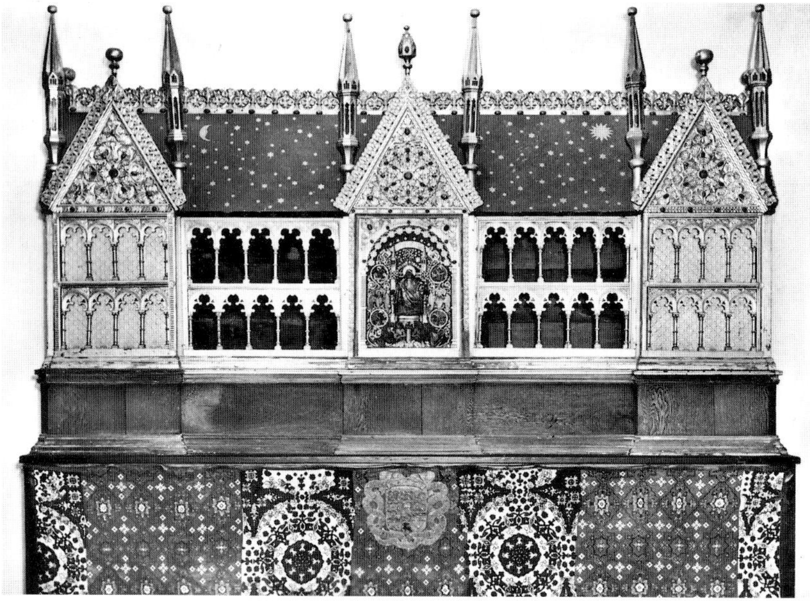

71 Reliquienaltaraufsatz in der ehem. Zisterzienserklosterkirche zu Loccum. 13. Jahrhundert (verändert im 19. Jahrhundert).

dürfnissen zu präsentieren oder zu verbergen. Indes lagen in solchen einstens auch reich gefaßten und vergoldeten Gebilden aus spätromanischer Zeit, die von den Reliquienschreinen Gestalt und Formen entlehnten und für neue Konzepte der Reliquienbergung und -präsentation verwandten, keine zukunftsbestimmenden Ansätze. Diese fanden sich im Entstehungsprozeß des Flügelaltars, dessen hauptsächliche Vertreter hier unter dem Gesichtspunkt ihrer Reliquienpräsentation betrachtet seien.

Zum Beleg für die These, der Sakristeischrank bildete den Vorläufer des gotischen Flügelaltars, wird der Doberaner Reliquienkasten (Abb. 72) herangezogen, dessen Inneres fünfreihig in jeweils vier Fächern aufgeteilt ist. Ursprünglich stand er auf dem Hochaltar, bis an seine Stelle der große Flügelaltar (Abb. 73) trat. Dessen Kernstück ist in sieben Kammern eingeteilt, die mittlere ist vorne offen, die seitlichen sind in zwei Geschossen mit durchbrochenen maßwerkgefüllten Arkaden versehen. In diesen und auch in den Nischen am unteren jüngeren Teil waren die Reliquien und Reliquiare aufgestellt. Verschließbare Klapptüren an der Hinterwand ermöglichten den Zugang. Zur Erstellung dieses großen Flügelaltars hatte offensichtlich eine um 1300 erfolgte Erweiterung der Reliquiensammlung

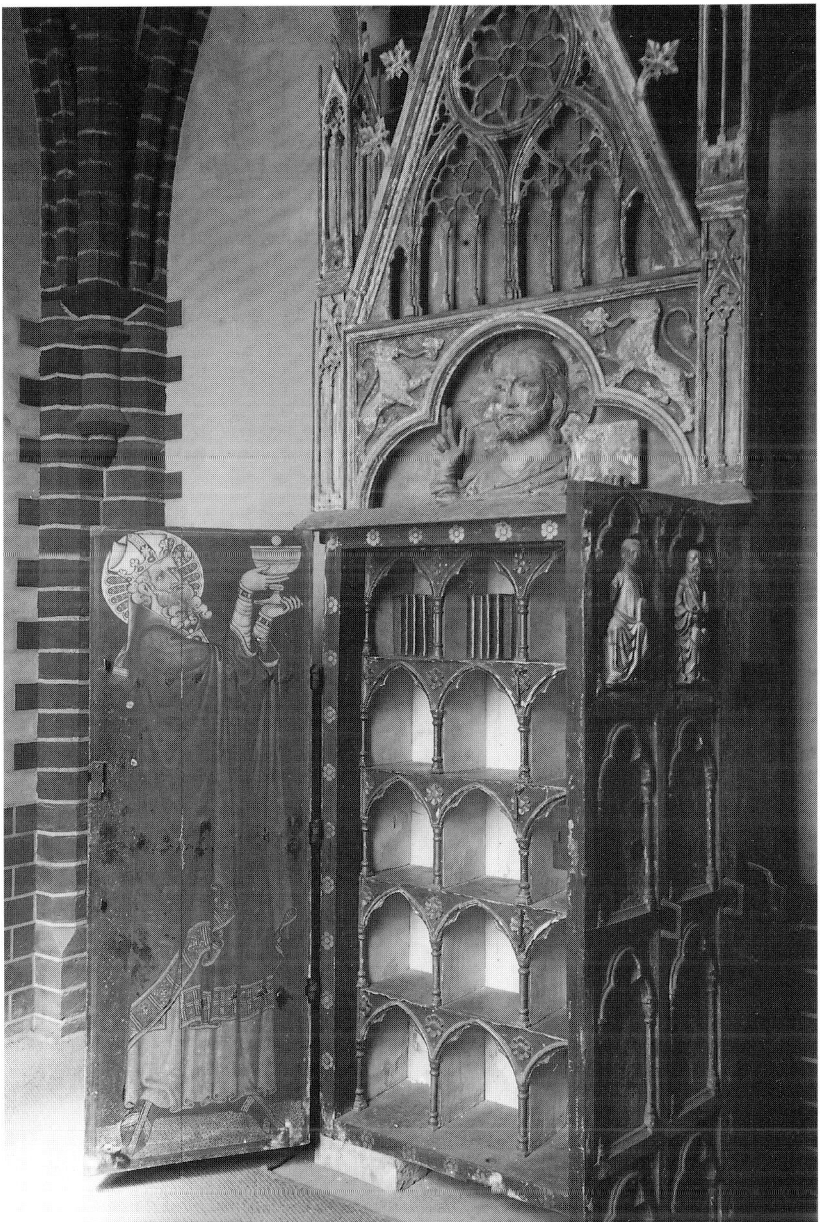

72 Reliquienschrank, zweite Hälfte des 13. Jahrhunderts. Doberan, Klosterkirche.

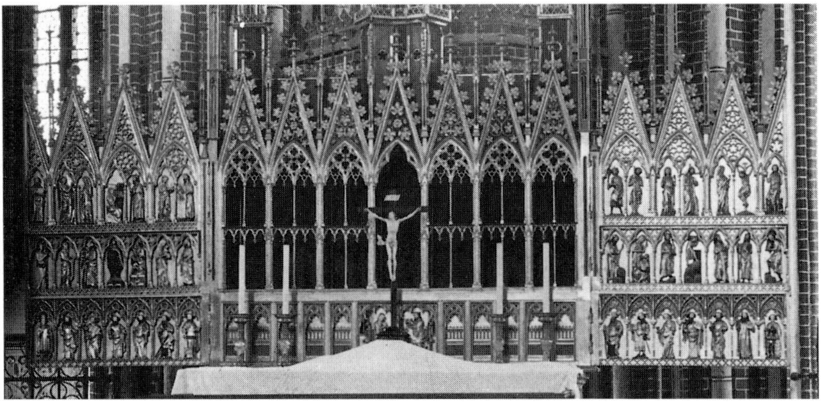

73 Reliquienaltar, um 1310. Doberan, Klosterkirche.

beigetragen. Der alte Schrank erwies sich als zu klein, der neue Flügelaltar übernahm den Platz des nur wenige Jahrzehnte älteren Reliquienschranks. In die Art des Inhalts gewähren die Archivakten Einblick, die 1552 bei der Säkularisation des Klosters angefertigt worden sind. Danach befanden sich im Flügelaltar nicht allein Reliquien, sondern auch Kleinodien und kirchliche Gerätschaften, alles, was eben zum Kirchenschatz gehörte – eine im Hochaltarretabel ausgestellte Schatzkammer, die sichtbar wurde, sobald sich die Altarflügel öffneten.

Auch die Benediktinerklosterkirche Cismar erhielt ihr großes Flügelretabel (Abb. 74), nachdem im Jahre 1296 die Schenkung neuer Reliquien zur schon vorhandenen Heiligblutreliquie erfolgt war. Rückwand und Seitenwände des Schreins sind ganz mit Reliefdarstellungen der Inkarnation und der Passion Christi besetzt. Der Mittelschrein wird wieder in Fächer durch Zwischenwände aus durchbrochenem Maßwerk aufgeteilt. Heute fehlen die Querbretter, welche die fünf Nischen in der Waagrechten halbierten. Der Cismarer Reliquienschatz fand seine Aufstellung also vor den Reliefbildern, was die Präsentationsästhetik des Mittelalters keineswegs beeinträchtigte. Doch mag sein, daß nur eine temporäre Aussetzung an Hochfesten beabsichtigt war, ähnlich den nur zeitweisen Reliquiarinszenierungen auf den Altären (z.B. Abb. 42). Jedenfalls erglänzte bei geöffneten Flügeln der ganze Heiltumsschatz im Schrein vor der polychromen Folie der Andachtsbilder der Menschwerdung und des Erlösungstodes Christi.

Eine modifizierte Form der Reliquienpräsentation im Flügelaltar bildete sich im Rheinland heraus. „Für ein besonders schönes Retabel des Hochaltars" der Zisterzienserklosterkirche Marienstatt (Abb. 75) machte der

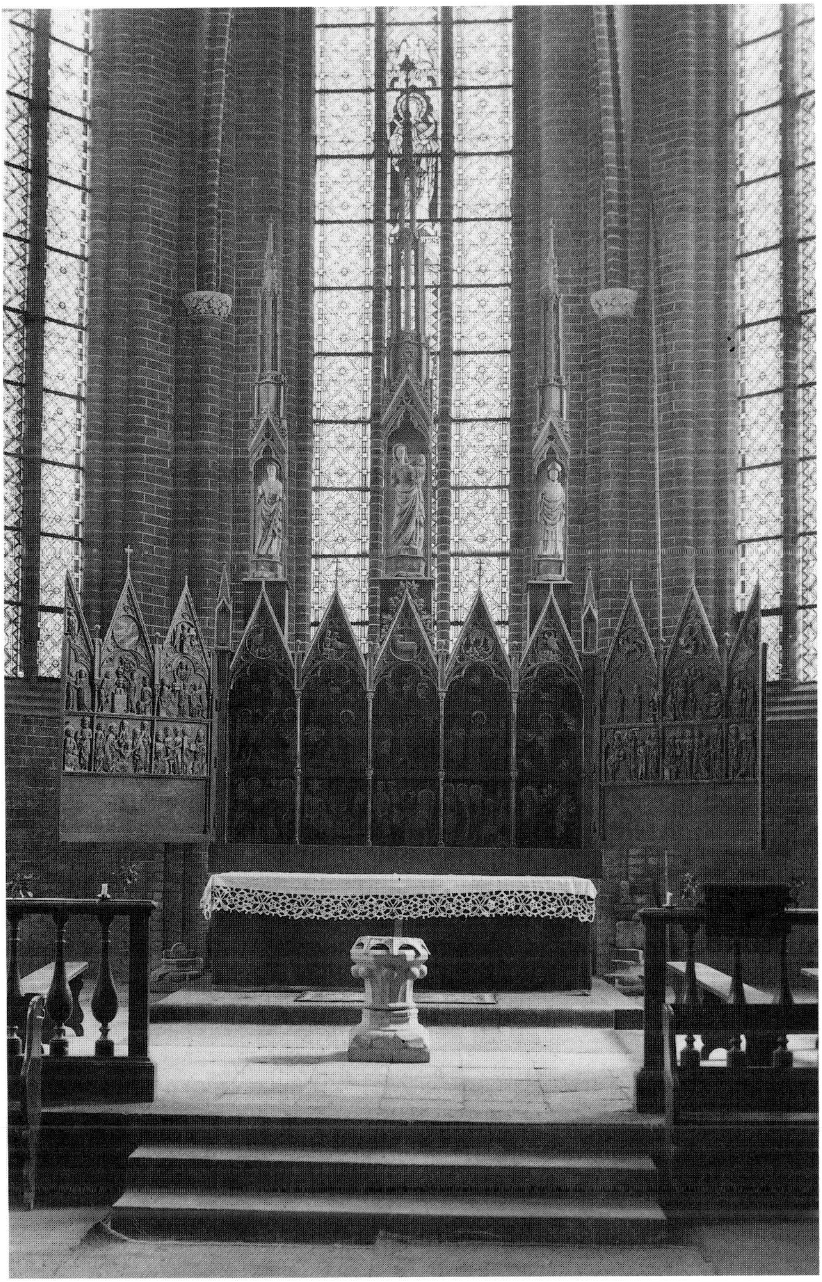

74 Flügelaltar um 1310/20. Cismar, ehem. Klosterkirche.

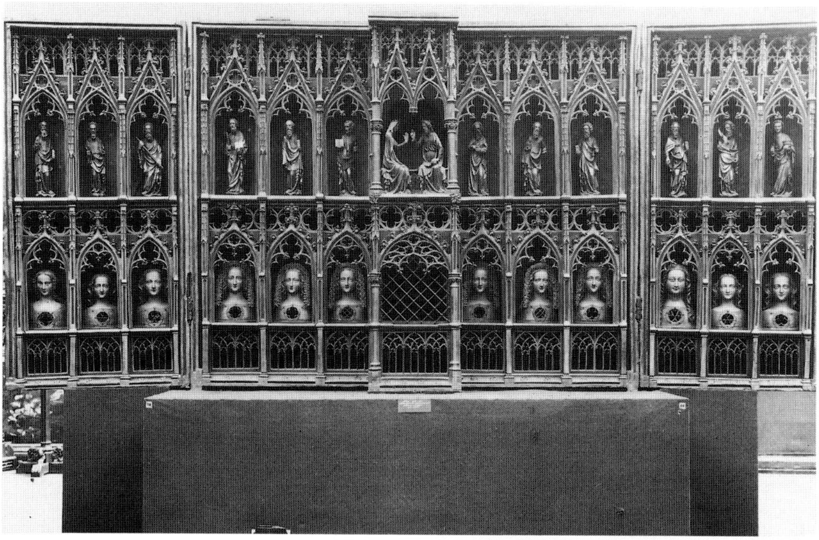

75 Reliquienaltar, gestiftet 1360. Marienstatt, Zisterzienserklosterkirche.

1360 verstorbene Hachenburger Schultheiß eine Stiftung von 100 Mark[404]. Wieder prägen maßwerkverzierte Arkaden, die sich über Mittelteil und Flügel gleichmäßig erstrecken und die Zonen und Nischen für Reliquien, Reliquiare und Statuetten rahmen, die architektonische Gliederung. Kleine Apostelfiguren mit der Marienkrönung in der Mittelachse stehen im oberen Geschoß, im unteren sind Reliquienbüsten gereiht – Agathe, Agnes, Barbara, Birgida, Caecilia, Catharina, Cordula, Juliana, Lucia, Ursula und eine heilige Jungfrau unbekannten Namens, über deren vornehme Abkunft aber ihre Inschrift Auskunft gibt: *virginalis milicie – nobilis prosapie.* In der Sockelzone hinter durchbrochenen gotischen Maßwerkarkaden lagen wiederum Schädel und Gebein, desgleichen in den oberen Arkadenzonen. Bei geschlossenen Flügeln ließ sich von den Schmalseiten des Schreins und der Flügel das unterste Reliquiengefach herausziehen, die Reliquienfächer im Mittelteil und die oberen in den Seitenteilen des Schreins waren duch kleine Türen von der Rückseite her erreichbar.

Ein Retabel von außerordentlicher Größe stifteten dem Kölner Klarissinnenkloster die in den Konvent eingetretenen Töchter des Grafen Reinald von Geldern, Isabella und Philippina (Abb. 76). Auch dieses war zur Aufnahme des klösterlichen Reliquienschatzes bestimmt gewesen, den

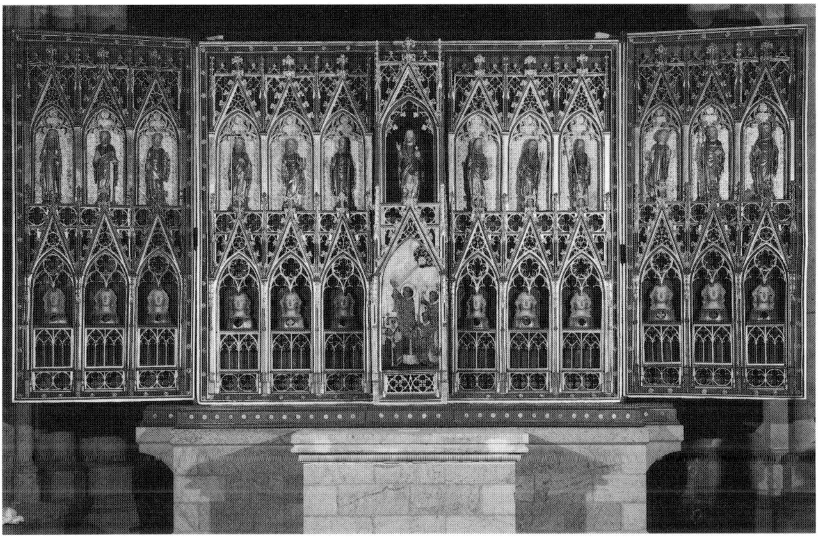

76 Klarenaltar, Hochfeiertagsöffnung, um 1360. Aus dem Franziskanerinnenkloster St. Klara in Köln. Köln, Dom.

man teils in den Büsten der ursulanischen Jungfrauen und teils hinter dem Maßwerk der unteren Zone eingebracht hat. Die letzte Herrlichkeit erscheint erst beim dritten Wandel des Flügelaltars, wenn Alltagsschau und Feiertagsschau der Tafelbilder die Hochfeiertagsschau der vergoldeten und polychrom gefaßten Reliquiare und Skulpturen freigegeben haben. Zugleich stellt der Klarenaltar eines der frühesten Beispiele für das ins Altarretabel eingebundene Tabernakel dar, in dem die Eucharistie aufbewahrt wird, deren Herzeigen in der Monstranz aus neuerwachter Fronleichnamsfrömmigkeit in ähnlicher Schaumentalität beruht wie das Öffnen und Präsentieren der innersten, festlichsten und strahlendsten Sicht.

Nicht im Sockel des Retabels, sondern in seiner oberen Hälfte befindet sich die Reliquienzone im Coesfelder Altar, während die Heiligenstatuetten im unteren Teil aufgestellt sind. So folgen diese Retabelaltäre des 14. Jh. keinem bestimmten Schema, sondern jeder einzelne ist unterschiedlich ausgebildet, mit verschieden lokalisierten und verschieden großen, auch verschieden gewichteten Reliquienzonen; im ausgewogensten Verhältnis stehen Skulptur und Reliquie zueinander im Marienstatter und im Kölner Klarenaltar.

Wie insbesondere die Beispiele in Köln, Doberan und Cismar anschaulich belegen, führte der Reliquienbesitz bzw. die Schenkung oder die Erweiterung des Reliquienschatzes zur Errichtung dieser frühen Reliquienflügelaltäre, deren unterschiedliche Erscheinungsbilder sich aus mannigfachen Komponenten zusammensetzen. Eine der Komponenten ist der alte Reliquienschrank, wie der bekannte Sakristeischrank von Doberan beweist. Eine andere ist die Gepflogenheit, den Reliquienschatz der Kirche an hohen Festen auf dem Altar auf Gerüsten und in besonderen Arrangements auszusetzen und öffentlich zu zeigen, die Gegenstände der Verehrung wirkungsvoll zu inszenieren. Das Altarretabel mit beweglichen Flügeln gestattet eine festere Form der Installierung bei größerer Ökonomie und Praktikabilität der Zurschaustellung. Eine weitere Komponente ist die Tradition der Placierung von Reliquienschreinen auf oder hinter der Altarmensa, die nunmehr der Flügelaltar übernimmt. Eine letzte Komponente bilden die Reliquienregale mit vorgeblendeter Maßwerkbedeckung, in denen Heiligenschädel und Heiligengebein zum Anschauen geschichtet sind. Des weiteren kommt den zusammenklappbaren Flügeln Schutzfunktion und Sicherung des Inhalts zu. Am wichtigsten aber ist die Verwandelbarkeit von Schauseiten zur andächtigen Betrachtung der Lebensgeschichte Christi, Mariens und der Heiligen in Andachtsbildern, die das Stundengebet und das liturgische Jahr der Kirche begleiten. Überreste der Heiligen und zu verehrende Gegenstände aus deren irdischem Aufenthalt werden in großer Zahl eingebracht als kostbares Heilsgut, als *pignora sanctorum,* mit denen ihre plastischen und gemalten Bilder korrespondieren. Bei geöffneten Flügeln erscheint über dem Altar des Opfertodes Christi in ausgebreiteter Ikonostase die Gemeinschaft der Heiligen in der golden verklärten Realpräsenz ihrer *pignora,* zugeordnet den skulptierten Abbildern und gemalten Darstellungen innerhalb der Architekturformen der gotischen Kathedralfassade, in deren Formen die innerste Schauseite ja selbst gebildet ist.

Während am alten, seit der Romanik tradierten Reliquienschrein in Hausform das Bildprogramm sichtbar an seinem Äußeren angebracht wird, die Reliquien dagegen unsichtbar im Innern verborgen liegen, ist der Flügelaltar als Reliquienschrein ganz anders konzipiert. Die gesamte Schaufläche bei zweiter bzw. dritter Wandlung des Retabels teilt sich in Zonen von Reliquien, Statuetten und Büsten, die wiederum Reliquien enthalten. Kennzeichnend ist – wie bei den Wandreliquienregalen – der Reihen- und Parzellencharakter. Oft bleibt das Heiligengebein durch eng gestelltes Maßwerk dicht vergittert, so daß dieses weniger deutlich einsichtig gemacht wird als die strahlend goldenen Reliquienbüsten oder die Stand-

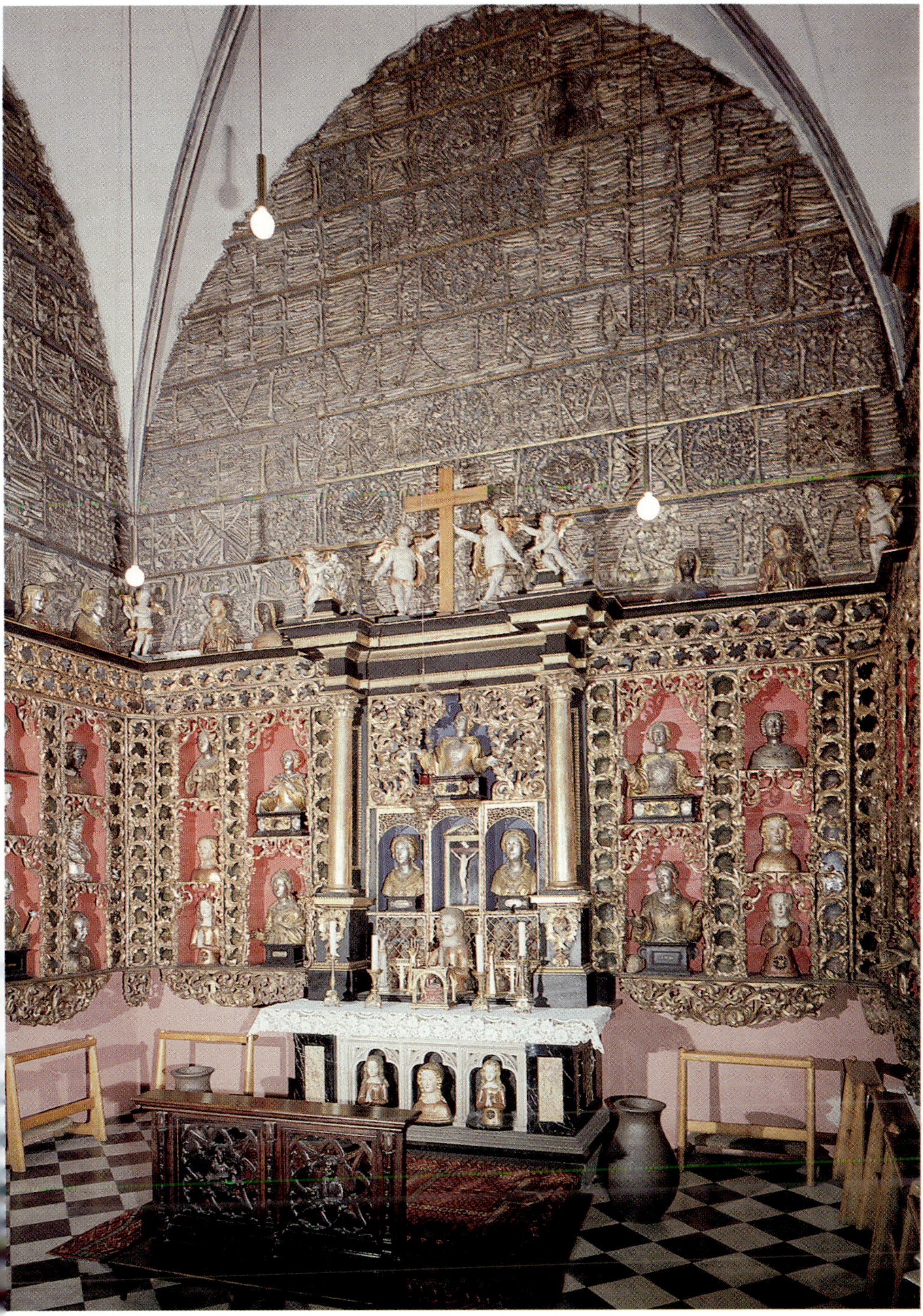

Goldene Kammer in St. Ursula zu Köln, 17. Jahrhundert.

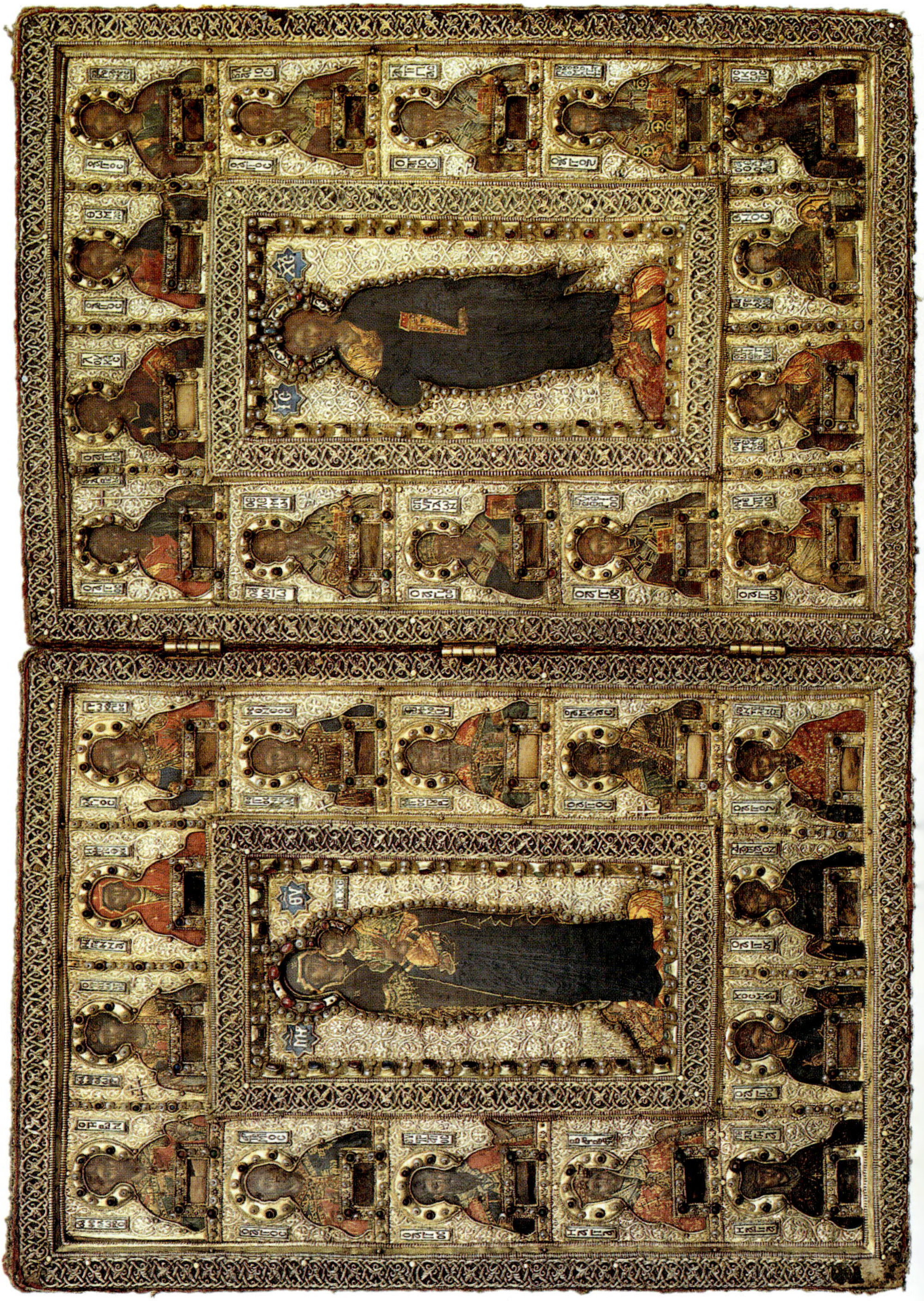

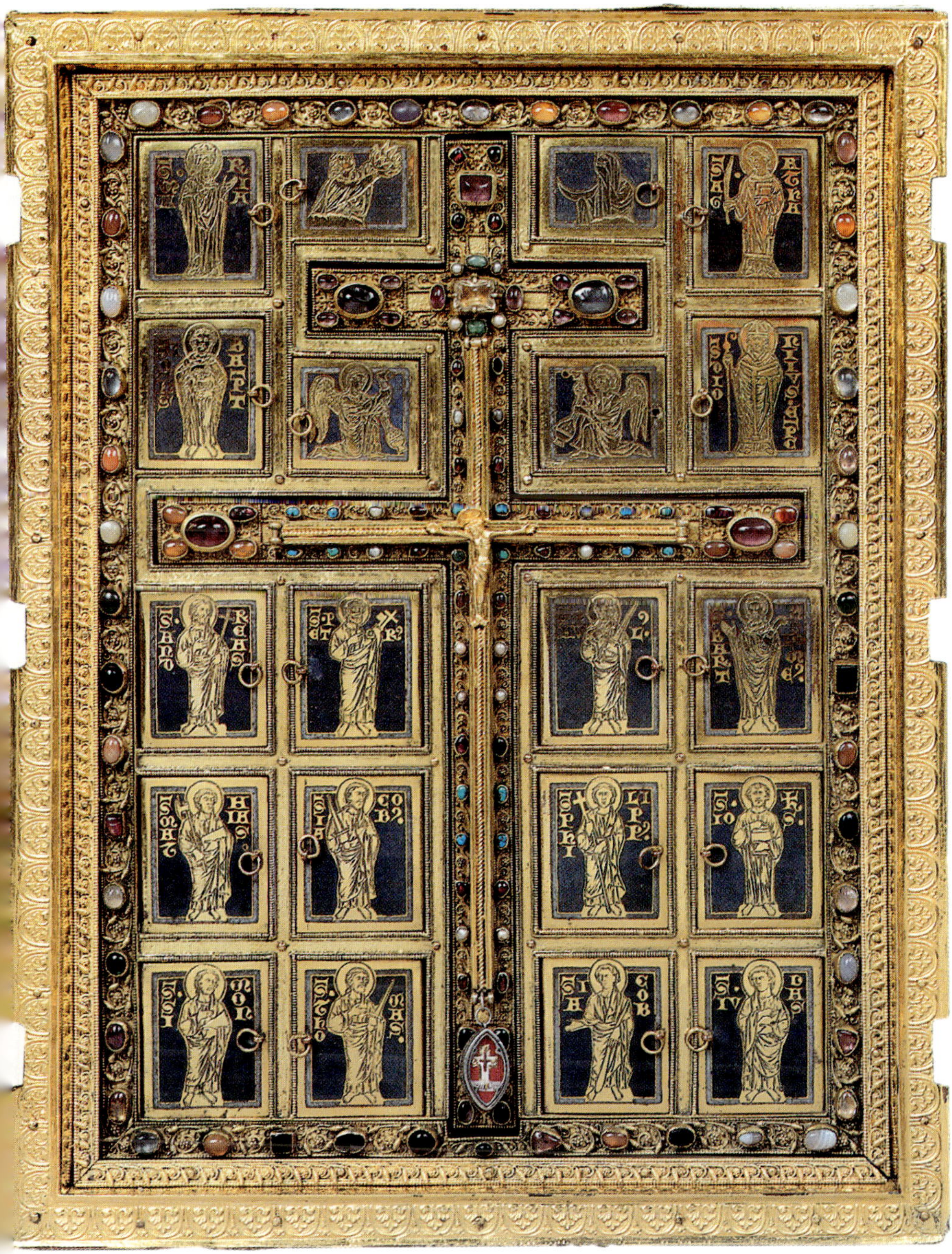

Kreuzreliquiar. Trier, um 1230. Mettlach, St. Luitwinus.

< Reliquien-Diptychon der Despoten von Epiros. Meteora, zwischen 1367 und 1384. Cuenca, Schatz der Kathedrale.

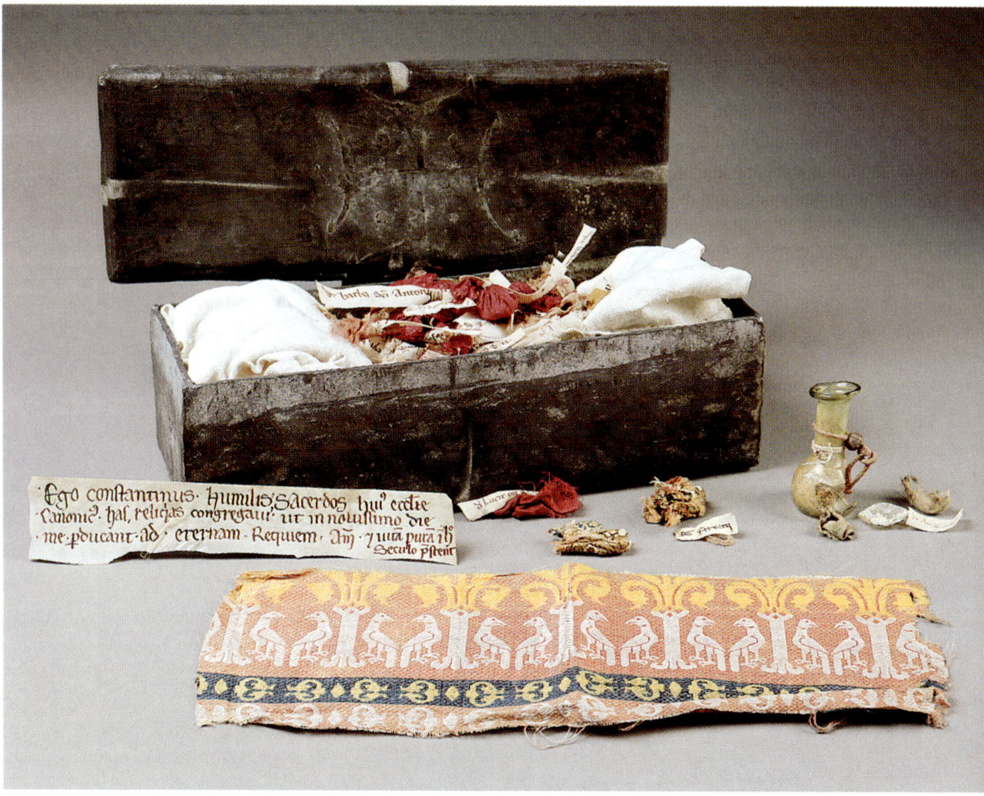
Ego constantinus. humilis sacerdos hui eccle
canonic. has, reliqias congregaui. ut in nouissimo die
me pducant ad eternam Requiem. Am. 7 uita pura ih
seculo pstent

Bleikästchen mit von Kanoniker Constantinus gesammelten Reliquien. Aus dem Sepulcrum des Hochaltars (geweiht 1226) in St. Kunibert zu Köln.

und Sitzfiguren. Die geschichteten Knochen befinden sich zumeist in abgedunkelter Zone hinter der Maßwerkverspannung. Beide Präsentationsformen indes – in Nischen sichtbare *cranea* und hinter diaphanem Dekorationssystem gelagerte *ossa* – bleiben nebeneinander bestehen; Ausbreitung einer Massengesellschaft der durch ihre Häupter und Knochen real-präsenten Heiligen, die dargeboten werden zur Anschauung in mehrstöckigen Fassaden.

Im Flügelaltar der Gotik ist eine ganze Anzahl von Möglichkeiten der Reliquien-Verfügbarkeit gegeben: in und ohne Verbindung mit dem gemalten und skulptierten Bild, oft als Figureninhalt, zugleich von weiteren Reliquien gerahmt, sowohl sichtbar als auch verschlossen. Die Gestaltungsform bedient sich einer *ars multiplicata,* bei den Flügelaltären wie bei den großen Wandschränken, bei den Tafelreliquiaren der verschiedensten Formate, bei Diptychen und Triptychen, eingeordnet der Systemimmanenz der Gotik, deren Dekorationsordnung und ornamentale Konstruktion alles und jedes bestimmt.

Die besonderen Affinitäten der Heiligtumsschränke und Reliquienflügelaltäre – Sichtbarmachung und Verbergung der Mengen- und Reihenpräsentationen – regen an zu einem Ausblick auf die Gattung der kleinformatigen Reliquienaltärchen und Tafelreliquiare, deren Kongruenz mit den großen Reliquienflügelaltären evident ist, nicht zuletzt unter dem Gesichtspunkt der Parzellierung von Schauflächen. Ein Tafelreliquiar des Kölner Schnütgen-Museums zeigt aus dicker Eichenholzplatte ausgehöhlte und mit Leinen ausgelegte Vertiefungen[405]. Darin sind die Heiltumssplitter gebettet, mit beschrifteten Pergamentzetteln versehen und mit transparenten Hornplättchen bedeckt. Von ähnlicher Beschaffenheit zeigt sich ein Diptychon im Osnabrücker Domschatz, dessen Tafelinnenseiten mit 60 Reliquienkammern ausgestattet sind, auf jeder Seite in sechs Reihen zu je fünf Kästchen[406] (Abb. 77). In den Reliquiengräben finden sich kleine Glasgefäße, Knochensplitter, Stoff- und Sandpartikel. Affinitäten zu den großformatigen Heiligtumsschränken zeigen sich selbst im kleinformatigen Reliquienkalender wie jenem des Kardinals Albrecht von Brandenburg zu Aschaffenburg[407], der Splitter von Knochen der Heiligen und von den heiligen Orten für jeden Tag des Jahres enthält[408]. Parzellenartig ist auch hier die Aufteilung. Man schlägt in diesem Reliquienkalender die Tafeln um wie in einem Buch, wie man ein Diptychon oder Triptychon schließt oder öffnet oder im Festkalender des Kirchenjahres die Flügel des Bild-Reliquien-Retabels. Die Reliquienkalender sind abermals eine neue Spezies im Bezirk von Schauen und Andacht, von Frömmigkeit und Kunst. Feinste

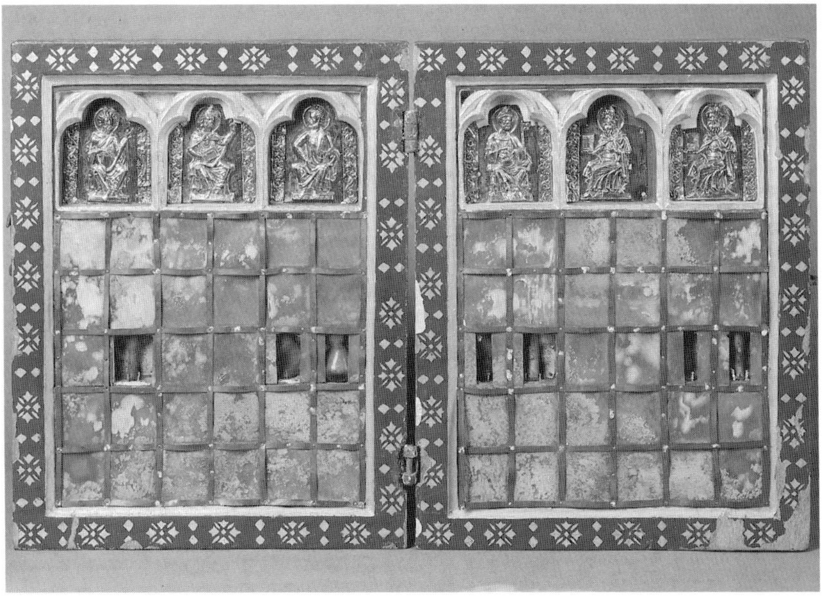

77 Reliquiendiptychon, 15. Jahrhundert (mit Stanzarbeiten des 13. Jahrhunderts). Osnabrück, Domschatz.

Goldstickerei auf den Seidenborten mit rosa und blauem Grund, erlesen gestickte Köpfchen und kleine grüne Perlchen in Goldkugeln bilden die kostbare Rahmung der kleinen, mit *cedulae* versehenen Reliquienfelder. Auch auf den Altären werden solche sehr kunstvoll gefaßten und eingerichteten Reliquienkalender aufgestellt (Abb. 78). Kaum weiß man, was mehr zu bewundern ist: die Findigkeit der Sammler, für jeden Tag des Jahres die entsprechenden Namenstagsgebeinsplitter zusammenzubringen, auch wenn den Sammlern ganze Reliquienbörsen zur Verfügung standen, oder die Glaubensnaivität der Reliquienbesitzer, jedes Partikelchen stamme ganz gewiß von dem auf der *cedula* bezeichneten Heiligen oder vom angegebenen heiligen Ort.

In der differenzierten Gruppe der kleinen Flügelaltärchen erscheinen Reliquien in mannigfachen flächendeckenden oder nur rahmenden und teilenden Kammerstrukturen, wobei immer wieder die lipsanographischen Übereinstimmungen mit den großen Reliquienaltären aufmerken lassen. Ein Kölner Flügelaltärchen ist als sechsstöckiges Reihenreliquienwohnhaus en miniature ausgebildet und von Flügelbildern flankiert[409] (Abb. 79). Solche kleinen Objekte hatten ihren Platz in der Sphäre des Privaten, die

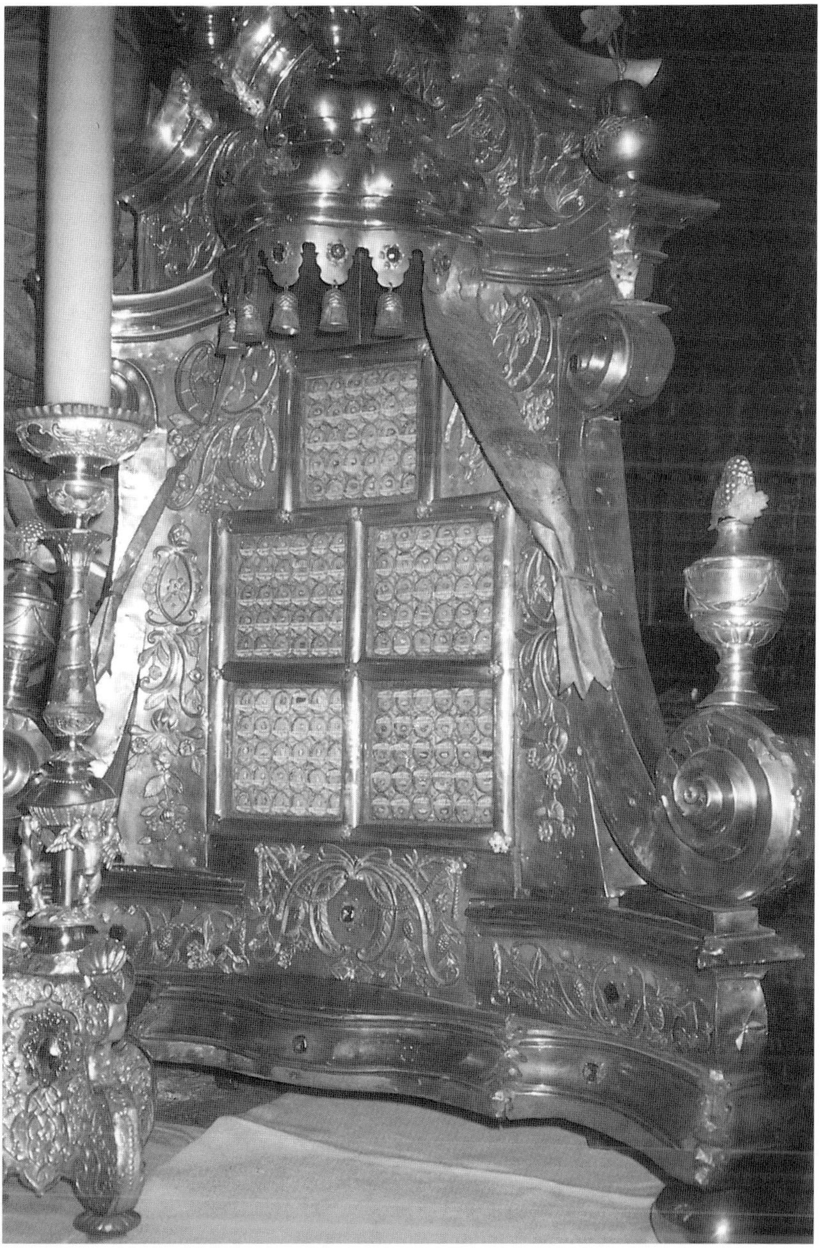

78 Reliquienkalender. Festschmuck des Hochaltars in der ehem. Zisterzienserabteikirche zu Waldsassen.

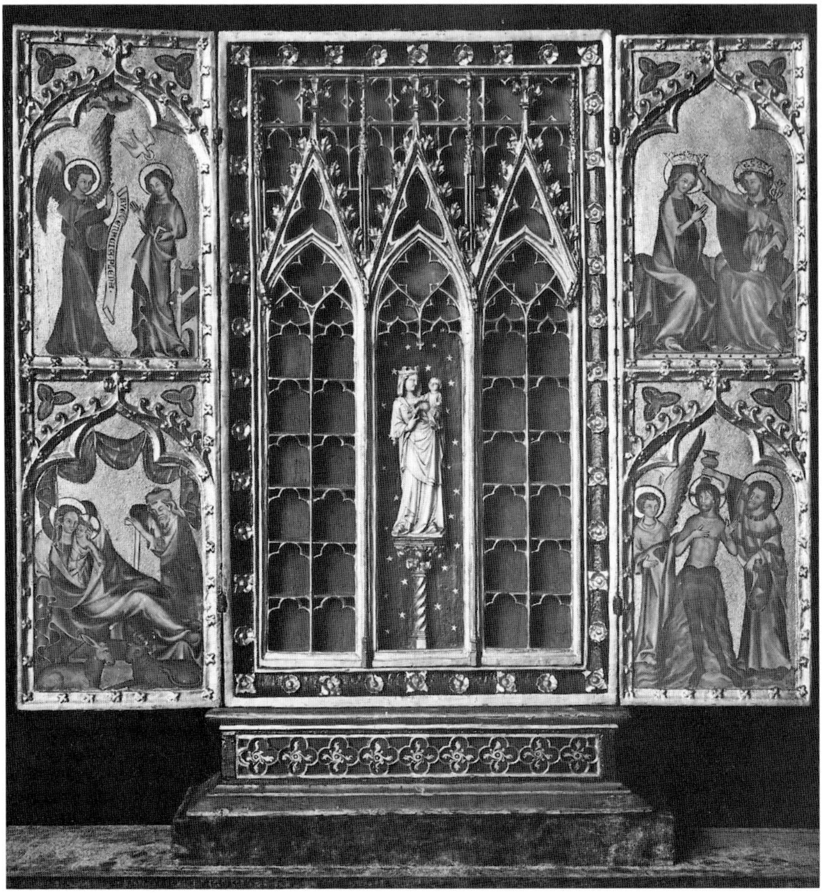

79 Reliquienaltärchen, Köln, um 1330. München, Bayerisches Nationalmuseum.

großen Flügelaltäre dagegen gehören der Gemeinschaft und Öffentlichkeit an. Beide Spezies aber verbindet derselbe Zweck. Sie dienen der Andacht und der Verehrung von Bild und Heiltum.

Auf den Flügelaußenseiten eines der Reliquienklappaltärchen sind in Bogenreihen übereinander die Heiligen in ihrer Gemeinschaft abgebildet, während die Innenflächen gänzlich mit Kreuz- und Vierpaßmaßwerk in ornamentaler Musterung der Aufnahme von Reliquiensplittern aller Heiligen dienen[410] (Abb. 80). Solche Beispiele zeigen wieder die Affinität der ganz kleinen und der ganz großen einst voll belegten Gehäuse, deren Reliquien zum andächtigen Anschauen gesammelt werden. Diesen zugehörig

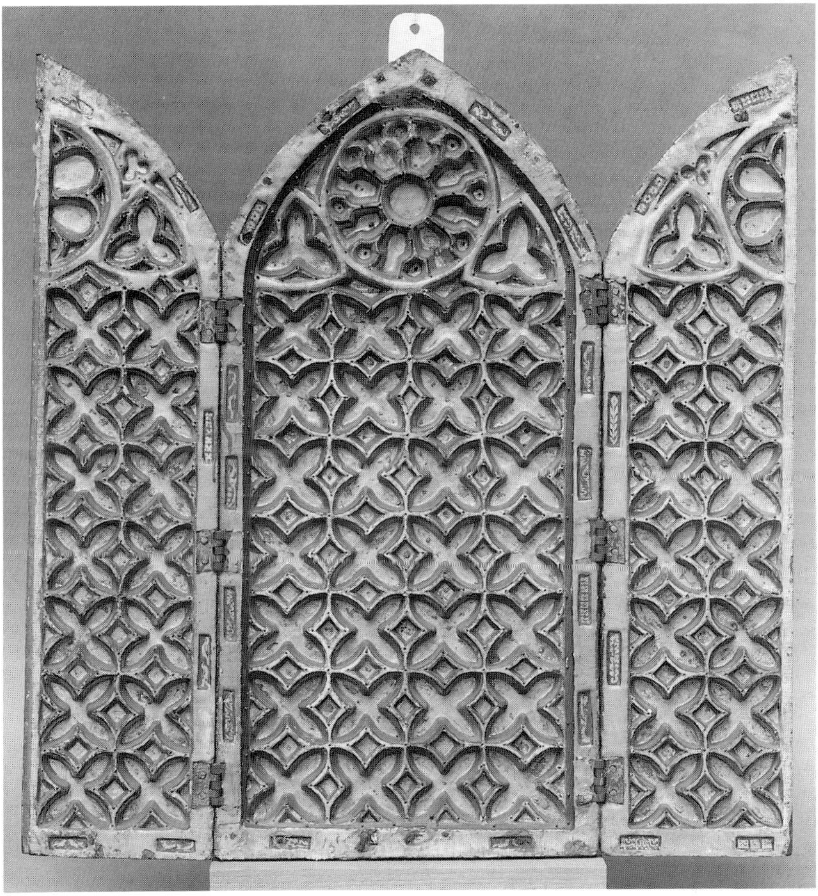

80 Reliquientriptychon, Köln, 14. Jahrhundert. Köln, Erzbischöfliches Diözesanmuseum.

ist auch ein Tafelreliquiar im Westfälischen Landesmuseum zu Münster (Abb. 81). Gegenüber den in kostbaren Reliquiaren und wunderbaren Reliquienschreinen der Romanik verschlossenen Heiltümern bildet die Unterbringung in materiell wenig anspruchsvollen Holztafeln und Holzaltärchen der Gotik – wiewohl diese in ihrer polychromen Ästhetik durch eigene Nobilität ausgezeichnet sind – geradezu eine Alternative, gleich ob als Folge reliquienkritischer Haltung gegenüber der oft beanstandeten Pracht der goldenen Reliquienschreine.

In die nämlichen Zusammenhänge, doch mit wieder anderer Placierung der Heiltümer, nämlich in der Doppelturmgruppe des Gesprenges, weist

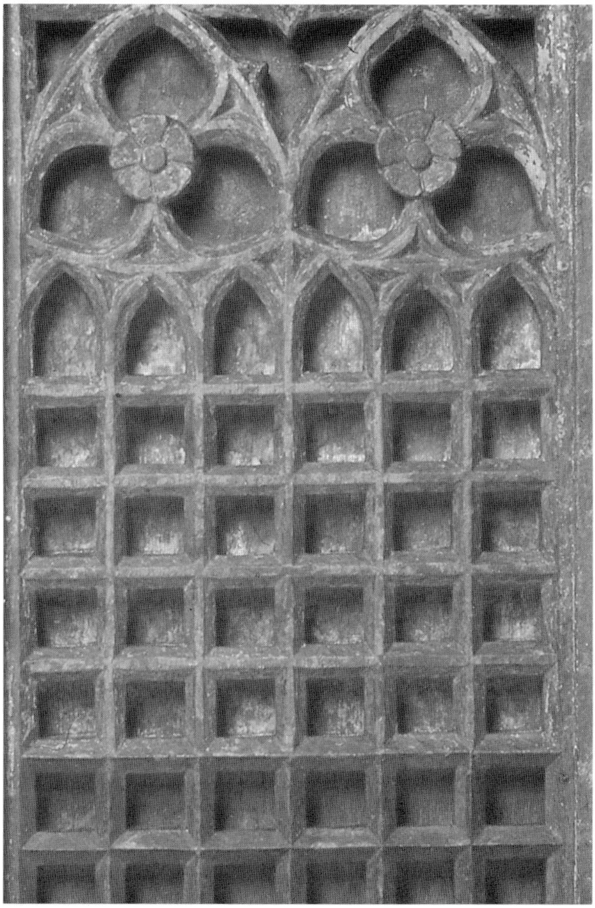

81 Tafelreliquiar. Münster, Westfälisches Landesmuseum.

das kölnische Altärchen aus der Mitte des 14. Jh., der Kleine Dom genannt, das sogleich an eines der schönsten Werke gotischer Goldschmiedekunst, das Aachener Dreiturmreliquiar (Abb. 123), erinnert und das abermals die oft hervorgehobene Gemeinsamkeit im Erscheinungsbild aller künstlerischen Techniken belegt[411].

Zwei große Reliquienaltarretabel befinden oder befanden sich in Tirol. Vom Stamser Altar (Abb. 82) ist nur eine aquarellierte Zeichnung überliefert, und zwar in der Stiftschronik des P. Wolfgang Lebersorg (um 1610), die mit einer kurzen Beschreibung Aufschluß über Gestalt und Künstler bringt[412]. Danach ist der Abt Heinrich Grussit aus Überlingen

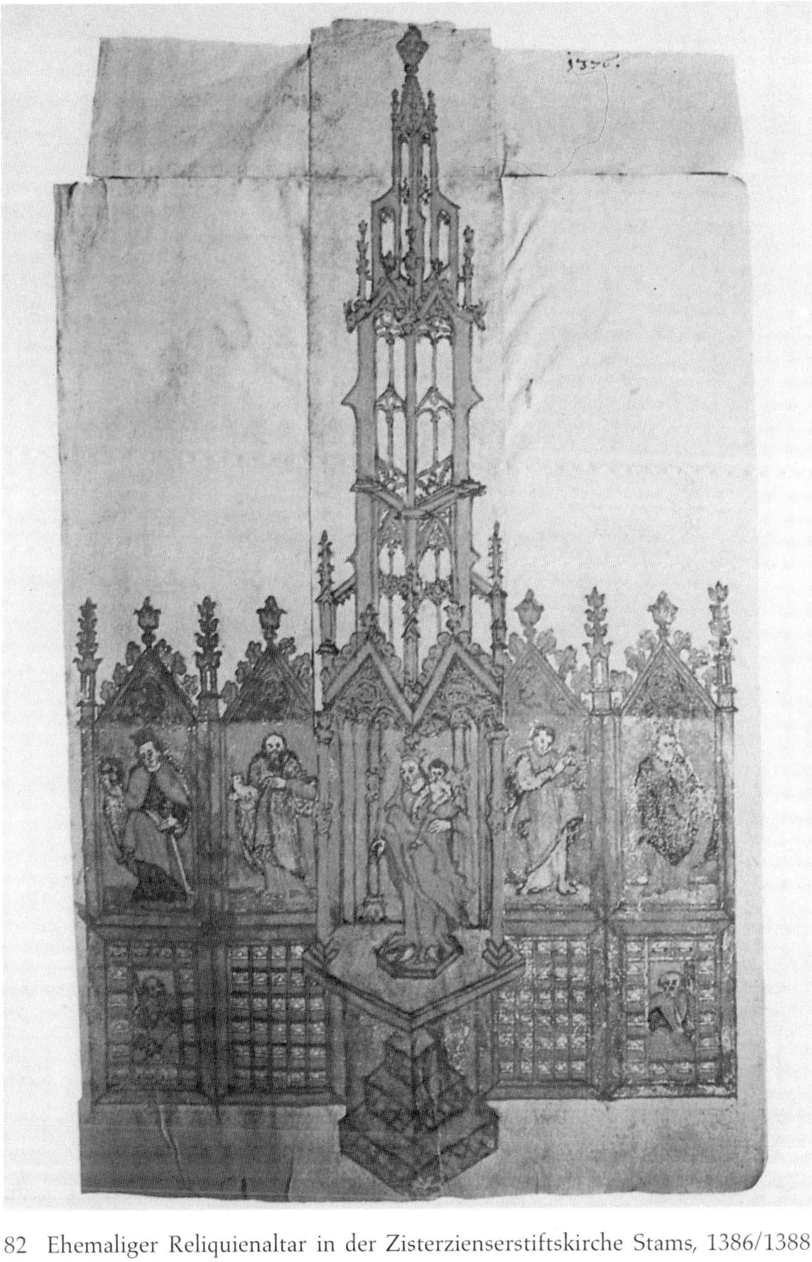

82 Ehemaliger Reliquienaltar in der Zisterzienserstiftskirche Stams, 1386/1388. Aquarellierte Zeichnung in der Stiftschronik von Wolfgang Lebersorg, um 1610. Stams, Stiftsbibliothek.

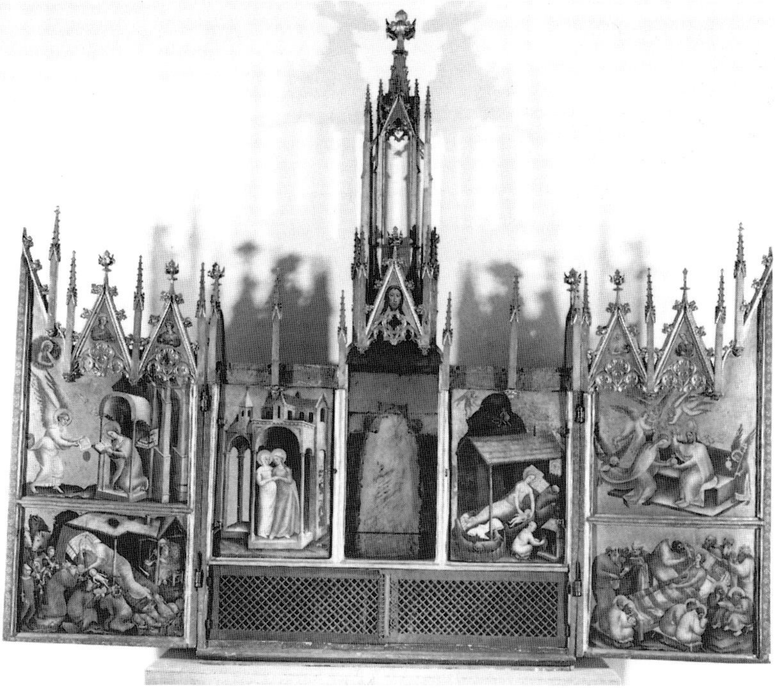

83 Reliquienaltar aus Schloß Tirol, 1370–1372. Innsbruck, Tiroler Landesmuseum Ferdinandeum.

Schöpfer des Werkes, das 1386 begonnen und 1388 vollendet war[413]. Besonderes Interesse beansprucht der Aufbau des Altars, der zusammengesetzt ist aus Baldachinturm mit Muttergottesstatue auf vorspringendem fünfseitigen Sockel und rückwärtiger dreizoniger Tafel. Unter den Statuen besetzen Reliquienkästen die untere Zone, in schachbrettartiger Parzellierung, mit den Bildern der hl. Petrus und Paulus in der Mitte. Solche Reliquientafeln erinnern an die zahllosen im Strukturschema entsprechenden Religiosa, wie sie vom späten Mittelalter bis in den Barock und bis in noch jüngere Zeiten in Gebrauch geblieben sind[414].

Tritt in Stams die Reliquienzone als flache Täfelung unter den Statuen auf, so überrascht im Reliquienaltar aus Schloß Tirol (Abb. 83) die eigenartige Integration von Bildwand, Flügeln, Reliquienschrein und Reliquien[415]. Einstens befanden sich vielleicht im unteren vergitterten Fach mit rückwärtiger Zugangsmöglichkeit wieder „capita integra holoserico rubo inclusa de 11 000 virginibus“, von denen ein Visitationsprotokoll des

Jahres 1638 berichtet. In den mit Türchen versehenen Fächern waren die Reliquiare untergebracht. Schon aus diesem kurzen Überblick über die großen Reliquienaltäre des 14. Jh. ist zu ersehen, daß sie ihre individuellen Formen aus ganz unterschiedlichen Traditionen angenommen haben.

Spätere Beispiele wie die Lüneburger Goldene Tafel[416] zeigen wiederum ihre Korrespondenz mit dem Brauch temporärer Reliquienaufstellung von der Art jener Basler mit der Goldenen Tafel (Abb. 42), wie eine solche auch im Xantener Altar als hohes Kultgut eingesetzt war. Die Form, in der das im Heiltumsschrein Gezeigte präsentiert wird, beweist nachdrücklich das hohe Maß der Eignung des Flügelaltars, Kirchenschätze wirkungsvoll zur Geltung zu bringen. Dieser hat nicht aufgehört, Schatzgerät zu sein[417]. Das gilt nicht anders für den ehemaligen Hochaltar des Essener Münsters[418]. Die Nischen des Schreins und der Predella waren mit Reliquien gefüllt, zumeist mit Schädeln in roten bestickten Samthüllen. Alles war durch rote (erneuerte) Eisengitter abgeschlossen. Im Retabel hatten auch die großen Kleinodien aus ottonischer Zeit des ehrwürdigen Damenstifts Aufnahme gefunden. Ebenso geschah es im großartigen Renaissance-Altar des Xantener Viktorstifts[419] (Abb. 84), da sich im neuen Retabel um den vorgotischen Reliquienschrein des hl. Viktor im Zentrum der großen Schreinschautafel die silbernen Reliquienbüsten und in der Predella doppelstöckig in Nischen die Schädelreihen gruppieren, während die Doppelflügel bei zweimaliger Wandlung Bilder der Kirchenpatrone und der Viktor- und Helena-Legende vorweisen.

Obgleich im weiteren Verlauf der Gotik und Renaissance der Flügelaltar als Reliquienschrein aus besonderen örtlichen Situationen wohl vertraut ist – Andechs, Lüneburg, Essen und Xanten geben markante Beispiele ab –, wird dieser doch in Schrein und Flügeln in der Folge zum Bildaltar aus Malerei und Skulptur, indes die zwischen Mensa und Retabel eingeschaltete Predella als oft so genannter Sarg Reliquiarium bleibt. Sagt man also, die Reliquien hätten sich aus dem Altarschrein in die Predella zurückgezogen, so bezeichnet dies gewiß die Norm. Der Gestalt-Austausch zwischen Schrein, Flügelretabel und Predella läßt sich aber immer wieder und in immer neuen Variationen beobachten. Der Reliquienschrein der hll. Cosmas und Damian in der Michaelskirche zu München mutet bei geöffneten Flügeln wie ein niedriges Flügelretabel an oder wie eine auf den Altar gesetzte, mit Flügeln versehene Predella. Kurfürst Maximilian I. hatte ihn 1648 aus dem Dom zu Bremen in die Münchner Jesuitenkirche übergeführt, und wenig später wurden in ihm die Häupter der heiligen Ärzte gebettet, die Herzog Wilhelm V. schon 1606 in Bamberg erwerben

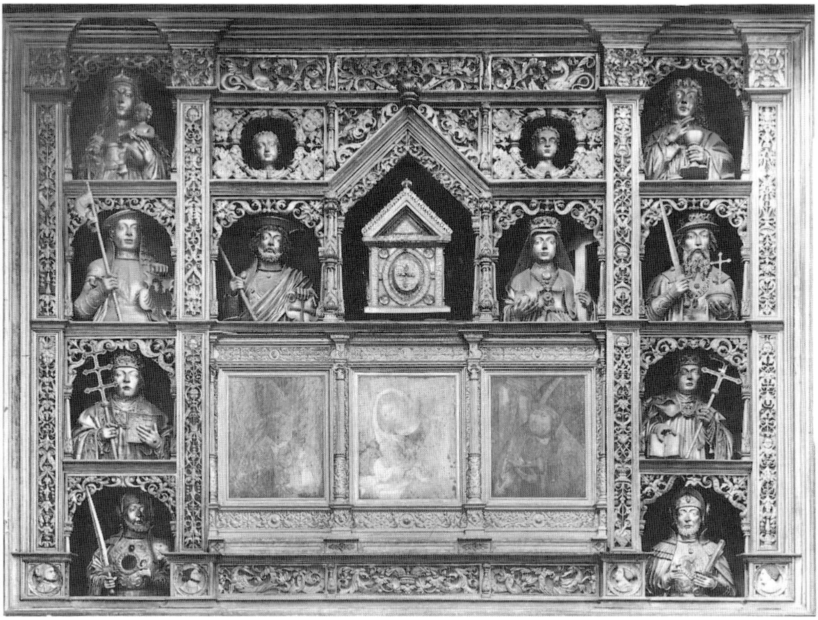

84 Hochaltar im Dom zu Xanten, 1529–1544.

konnte[420]. So adaptiert der Reliquienschrein auch Formmittel des Flügelretabels, an dessen Entstehungsgeschichte er selbst auf vielfältige Weise Anteil nahm, denkt man beispielsweise an den später zu einer Predella umgearbeiteten reliquienschreinförmigen Altaraufsatz aus dem Mindener Dom. Ebenso ist der Reliquienschrank als eigene Spezies nicht ausgestorben. In der Capilla Real der Kathedrale von Granada waren beispielsweise um 1630 Altarschränke mit der Heiltumssammlung ausgestattet worden, während an den Türflügeln die alten Niederländer aus der Kollektion Isabella der Katholischen im Rückgriff auf die alte Sinnverbindung von Bild und Heiltum Anbringung fanden[421]. Seit 1945 ist das eindrucksvolle Ensemble aufgelöst. Größte Bedeutung für alle solche aus katholischer, gegenreformatorischer, jesuitischer und spanischer Geistigkeit wiederaufgelegten Reliquienpräsentationen gewannen die gewaltigen Reliquienaltäre im Escorial Philipps II.[422]. Sie sind eingebaut in die großen Rundbogen der Ostabschlüsse beider Seitenschiffe von San Lorenzo und – gleich Wandelaltären der Spätgotik – mit Altarflügeln versehen. Im geschlossenen Zustand sieht man auf ihren Außenseiten die großen Gemälde der Verkündigung Mariens und des büßenden Hieronymus, des Patrons des Hieronymitenordens, dem Philipp seine Stiftung übertrug. Werden die Flügel, deren Innenseiten die Ikonographie der Außenseiten wiederholen, aufgeschlossen, dann erscheinen im Altarschrein in sieben Stockwerken die verschiedentlichsten Reliquiare nebeneinander und übereinander aufgereiht. Im nördlichen Altarreliquienschrein, hinter dem sich die Gemächer der Königin befinden, enthalten die Reliquiare Überreste weiblicher Heiliger, im südlichen Reliquienschrein, an den sich die Privaträume des Königs anschließen, sind die Reliquiare mit Reliquien männlicher Heiliger angefüllt (Abb. 85). Über diesen in die Architektur eingebauten Altarreliquienwandschränken stehen fünfteilige Poliptychen, die gleichfalls zu öffnen sind und abermals Reliquiare enthalten. Zeichnungen von Juan de Herrera überliefern das ursprüngliche Konzept für diese oberen Reliquienschränke, wobei Möbel und Reliquiare in vollendeter Stileinheit gebildet sind[423].

7500 Reliquien hatte Philipp im Escorial zusammengetragen; hauptsächlich in die reformierten Länder waren eigene Agenten ausgesandt worden, von Protestanten bedrohte alte Heiligtümer einzusammeln und nach El Escorial zu bringen. Frater José de Sigüenza zählt alle solche Reliquien auf und beschreibt in größter Ausführlichkeit, wie sie im großen Triumphzug eingeholt wurden und im Escorial feierlich gloriosen Einzug hielten. Nach Entwürfen von Juan de Herrera und Juan de Arfe y Villafane wurden Hunderte von neuen Reliquiaren angefertigt. Andere stammen aus älterem Besitz, namentlich aus dem Erbe Karls V., andere wieder sind dem König dedizierte Geschenke von Fürsten und Klöstern. Im Jahre 1808 nahm der Reliquiarschatz schwersten Schaden, als napoleonische Truppen in den Escorial eingezogen waren. Aber zu Ende des 16. Jh. entstand hier eine der größten nachmittelalterlichen Reliquiensammlungen, wie überhaupt das ganze Bauwerk und alle seine Ausstattung San Lorenzo el Real de El Escorial als den Ort „der Bewahrung und Verteidigung der vom Protestantismus angegriffenen“[424] Glaubensinhalte und Kultformen der katholischen Kirche in strikter Befolgung der Dekrete des Tridentinischen Konzils manifestieren wollen. Dazu gehört die *praesentia* aller Heiligen in ihren irdischen Überresten, während diese gemalt zu zweit stehend auf den 40 Altären erscheinen und in schier unendlicher Zahl im Deckenfresko des Mönchschores in der Anbetung der Heiligen Dreifaltigkeit. In den Reliquienschränken sind die *pignora sanctorum* ähnlich additiv und demonstrativ aufgereiht wie die Menge der himmlischen Heerscharen im 1584 entstandenen Gloria des Luca Cambiaso; zugleich aber zeigt sich im Reihenschematismus der Reliquienaufstellung wiederum ganz die Tradition spätmittelalterlicher Schaubilder von Heiltumssammlungen, wie auch

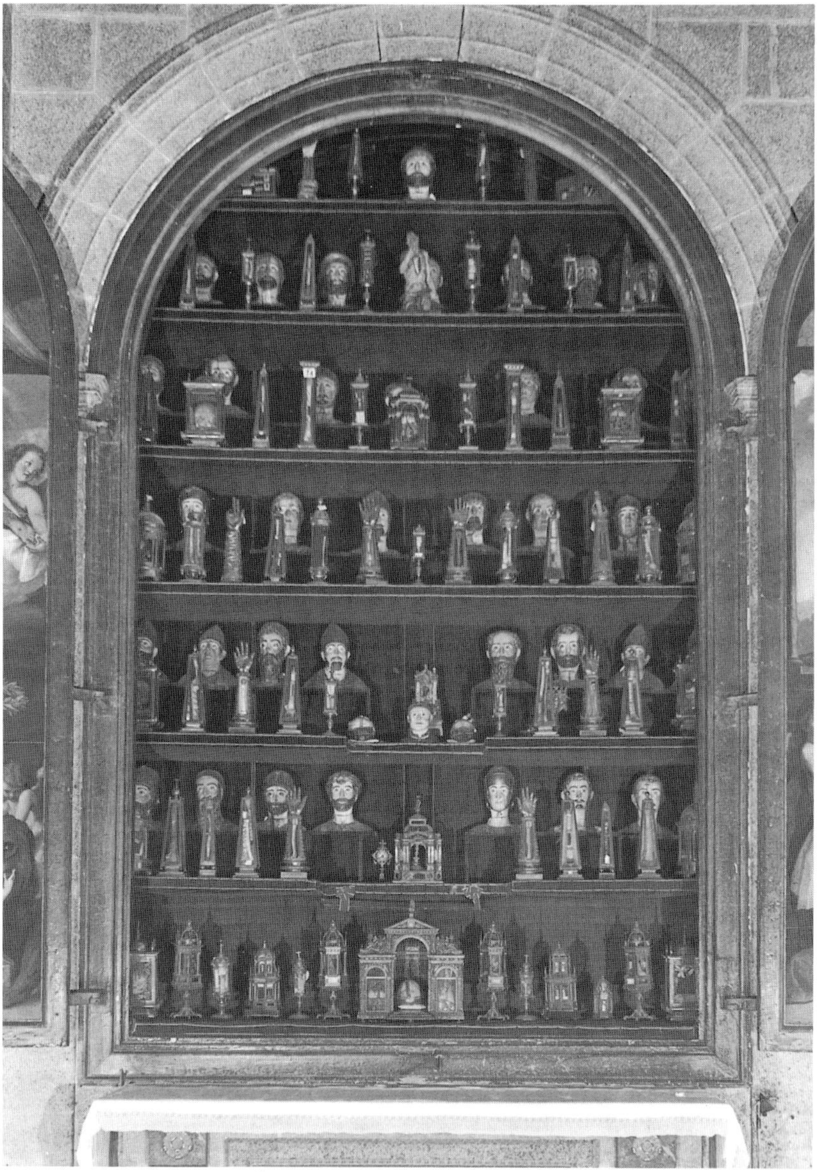

85 Reliquienaltar am Ostabschluß des südlichen Seitenschiffs von San Lorenzo el Real de El Escorial, Ende des 16. Jahrhunderts.

die Reliquienschränke selbst in der Zeit um 1600 mittelalterliche Überlieferungen kultivieren.

Die Möglichkeiten der Einbringung von Reliquien im Altarretabel sind angesiedelt im Bezugsfeld von Schrein, Schrank und Schaufront. Auch im Gesprenge des Retabels kann das Heiltum ausgesetzt sein, wie das Heilige Blut im Kreuzreliquiar von Riemenschneiders Heiligblutaltar der Rothenburger Jakobskirche[425]. Während im Schrein und auf seinen feststehenden, nicht mehr beweglichen und schließbaren Flügeln Szenen des Einzugs in Jerusalem, des Letzten Abendmahls und des Gebets am Ölberg geschnitzt sind, erscheint als kostbares Vermächtnis im Zentrum des Kreuzes – einer freiburgischen Goldschmiedearbeit des 13. Jh.[426] – unter reinstem Bergkristall Christi Blut. Das Kreuz wird emporgehoben vom heiltumsweisenden Engelspaar[427] – über dem Bildschrein im Auszug, unter der Figur des Schmerzensmannes, aus dessen Wunden sich das Erlöserblut ergießt. Im sonst gänzlich monochrom gefaßten Schnitzaltar Riemenschneiders ist das silbervergoldete Reliquienkreuz als edelmetallglänzender Hauptakzent in das präsentationsästhetische Konzept eingebunden. Es wird nicht als transportables Reliquiar im Altarschrein verwahrt, sondern als fester Altarbestandteil zur permanenten Anschauung dargeboten.

Selbst noch in jüngeren Epochen dient das Reliquienretabel der immerwährenden Heiltümerschau. Vielleicht das größte ist jenes in Santiago, errichtet nach einem Brand im Jahre 1921. In der dortigen Reliquienkapelle auf der Südseite der Kathedrale reicht es bis zum Gewölbe hinan, im Tondo geschnitzt des hl. Jakobus siegreicher Kampf, welchen unter Kielbogen stoffbespannte Reliquiare und verschiedenste Ostensorien eingestellt umgeben; dann in vielen Etagen Büsten und Statuetten, Armreliquiare und Vortragekreuze. In der Monochromie des Holztons des riesigen Retabels präsentiert sich der Reliquien- und Kleinodienschatz im Glanz seines Goldes, Silbers und Kristalls, immer noch nach der Art der Heiltumsstühle und Heiltumszeigungen, doch jetzt im statischen Retabel ausgestellt zum ständigen *festum reliquiarum* der großen Pilgerschau am Ziel von Europas heiligster Pilgerstraße.

Immer, wo Reliquien in kleinen oder großen Retabeln, geflügelten oder ungeflügelten, eingebracht werden, erfolgt dies im reliquienkultischen Zusammenhang. Das jeweils angewandte präsentationsästhetische Konzept ist der Gestalt und der Wandlung der Retabel adaptiert, mitbestimmt diese aber auch oft aus der Tradition oder Innovation der Aufbewahrungspraxis und temporären Aussetzung auf oder hinter dem Altar. Formen temporärer Präsentation erhalten architektonische, jedenfalls gestalterische Fassung im dauerhaft installierten Mobiliar, je nach liturgischer Absicht und kultischem Brauch.

Indes sind mit der Betrachtung der Altarretabel und aller bislang erörterter Formen und Gestalten die Präsentationsstätten von Reliquien und Reliquiaren noch keineswegs erschöpft. Kostbarste Räume werden für den Reliquienschatz errichtet und auf das erlesenste ausgestattet. Gemeint sind eigene Reliquienkapellen und Heiltumskammern, denen sich nunmehr unser Augenmerk zuwenden will.

Reliquienkapellen und Heiltumskammern

„Es gab in diesem Palast, den sich der Markgraf nahm, fünfhundert Zimmer, alle ineinander übergehend und alle ausgelegt mit Goldmosaiken. Und es gab darin gut dreißig Kapellen, große wie kleine. Es gab eine, die hieß die Heilige Kapelle, die war so prächtig und schön, daß es darin weder Türangeln noch Klammern, noch sonst irgendein Teil aus Eisen gab: Alles war aus Silber; und es gab keine Säule, die nicht aus Jaspis oder Porphyr oder aus edlem Stein gewesen wäre. Der Boden der Kapelle war aus weißem Marmor, so glänzend und klar, daß man glaubte, er sei aus Kristall. Diese Kapelle war so prächtig und so edel, daß man Euch gar nicht die große Schönheit und die große Vornehmheit dieser Kapelle beschreiben kann. In dieser Kapelle fand man die kostbarsten Reliquien, denn man fand zwei Teile des Wahren Kreuzes, so groß wie das Bein eines Mannes und ungefähr eine halbe Klafter lang, und weiter fand man die eiserne Lanze, mit der unserem Herrn die Seite geöffnet worden war, und die zwei Nägel, die man in Hände und Füße geschlagen hatte. Man fand in einer Phiole aus Kristall einen großen Teil seines Blutes. Und dann fand man die Tunika, mit der er gekleidet war und die man ihm vom Leib gerissen hatte, als man ihn auf den Kalvarienberg geführt hatte. Dann fand man die geweihte Krone, die ihm aufs Haupt gesetzt wurde, die aus Schilfdornen gemacht war, so scharf wie Eisenahle. Dann fand man ein Stück des Kleides Unserer Lieben Frau und das Haupt Johannes des Täufers und so viele andere kostbare Reliquien, deren Zahl ich Euch in Wahrheit nicht sagen kann." So schildert Robert de Clari, Augenzeuge der Vorgänge bei der Eroberung von Konstantinopel im Jahre 1204, die edle Pracht der Heiligen Kapelle im Palast des byzantinischen Kaisers, in der sich die kostbarsten Reliquien der Christenheit befanden[428]

Solche Kunde von der einstigen Schönheit und Nobilität dieser überreich mit Gold und Edelsteinen geschmückten Kapelle im Bukoleonpalast wurde zu einer maßgeblichen Inspirationsquelle für zwei andere einzigar-

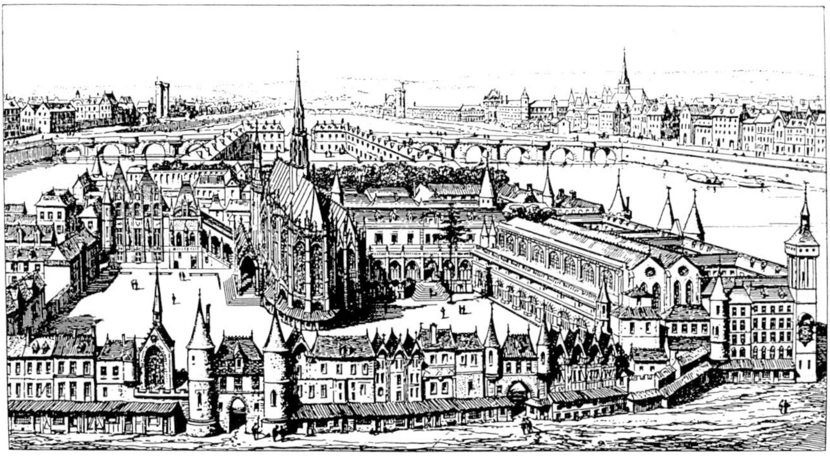

86 Die Sainte-Chapelle im königlichen Palastbezirk zu Paris. Nach einer Rekonstruktion des Zustands im 17. Jahrhundert.

tige Konzepte großartiger Spiritualität und Ästhetik – die Sainte-Chapelle König Ludwigs des Heiligen[429] und die Kreuzkapelle Kaiser Karls IV. auf Burg Karlstein[430].

Die Sainte-Chapelle inmitten des Königspalastes auf der Ile de la Cité (Abb. 86) war ja für dieselbe Dornenkrone errichtet worden, die sich vordem in Konstantinopel befunden und die Ludwig aus Venedig für die ungeheuere Summe von 135 000 Pfund erworben hatte. Sie und weitere Heiltümer wurden in der Grande Châsse[431] aufbewahrt, deren Aussehen und Einrichtung in alten Ansichten andeutungsweise überliefert sind. Der große drehbare Reliquienschrein kostete 100 000 Pfund, demgegenüber belief sich die Bausumme der Sainte-Chapelle einschließlich ihres Fenster- und Wandschmucks auf 40 000 Pfund. Auch diese Preisrelation zeigt an, welch unermeßliche Bedeutung der französische König der Reliquie der Dornenkrone beigemessen hat. Nur der herrlichste architektonische Schrein war ein ihrer würdiges Behältnis. „Die ausgesuchten Farben der Malereien, die kostbare Vergoldung der Bildwerke, die zierliche Durchsichtigkeit der rötlich schimmernden Fenster, die überaus schönen Altarverkleidungen, die wundertätigen Kräfte der heiligen Reliquien, die Zier der Schreine, die durch ihre Edelsteine funkelt, verleihen diesem Haus des Gebetes eine solche Übersteigerung des Schmuckes, daß man beim Betreten glaubt, zum Himmel emporgerissen zu sein und in einen der schönsten Räume des Paradieses einzutreten", so beschreibt 1323 Jean de Jandun die spirituelle Ästhetik dieser Palastkapelle[432].

Hier auf die Reliquienbühne schleppte sich am Dreikönigstag des Jahres 1378, seinem Todesjahr, der gichtkranke Kaiser Karl IV., verharrte in großer Devotion vor den Passionsreliquien und betete zu ihnen mit größter Inbrunst[433]. Auch zur anschließenden Meßfeier wollte er im Chorstuhl des Schatzmeisters statt im vorbereiteten Gebetsraum Platz nehmen, um die Reliquien ganz aus der Nähe noch länger anschauen zu können[434].

Wenn der König mit der Königskrone auf dem Haupt (in der ebenfalls ein Dorn von der Dornenkrone eingesetzt war) die Dornenkrone zeigte, sah man unmittelbar hinter ihm im Mittelfenster des Kapellenpolygons die Darstellung der Dornenkrönung Christi, übrigens die früheste monumentale in der Geschichte der Kunst. Im über alles Materielle erhobenen, leuchtenden und juwelenhaft funkelnden Raumgebilde vollzog sich ein liturgischer Akt, der Theologie und Politik, himmlische und irdische Ordnung, Weltenherrschertum und christliche Monarchie, Dornenkrone und Königskrone zueinander in wunderbare Beziehung setzte. Nur der König besaß den Schlüssel, mit dem die Grande Châsse aufgeschlossen werden konnte. Das Königspaar hatte seinen Platz in zwei in die Seitenwände eingetieften Nischen, in denen es sich in Blickkontakt mit den Reliquien befand. Erst später wurden diese winzigen Räume introvertierter Andacht durch ein neues Oratorium auf der Südseite der Kapelle ersetzt, aus dem der König durch einen schräg geführten Schacht in Sichtverbindung mit Altar und Reliquien stand. Solche herrscherlichen Privatoratorien[435] wurden auch anderwärts eingerichtet, die *sancta capella* im Château de Vincennes[436] zeigt das unmittelbare Pariser Vorbild an. Karl V. von Frankreich hatte Partikel der Dornenkrone und des Kreuzesholzes dorthin gebracht, die Schloßkapelle nach dem Muster der Sainte-Chapelle errichtet und zu seiten des Chores zwischen den Strebepfeilern eigene Oratoriumbauten anfügen lassen. Von der Plattform des südlichen aus konnte der König der Öffentlichkeit an besonderen Tagen die Reliquien weisen, im Oratorium aber war er auch von seinem Gefolge isoliert und allein mit seiner Andacht in Betrachtung der Heiltümer.

Zurückgezogenheit und persönliche Abgeschiedenheit waren zu einem Grundzug der Zeit geworden, Petrarcas *vita solitaria* zum erstrebenswerten Modell. Kaiser Karl IV. besaß ebenfalls einen solchen Raum absoluter Isolation in der Katharinenkapelle der Burg Karlstein, seinem Privatoratorium (Tafel VIII). Dort war auf dem Altar wohl jenes Kreuzreliquiar aufgestellt[437], dessen Konterfei sich in den Reliquienszenen an ihrer Außenseite, der Marienkapelle, wiederfindet (Abb. 18). Ist dort abgebildet, wie Karl vom französischen Dauphin Partikel der Dornenkrone und des Kreu-

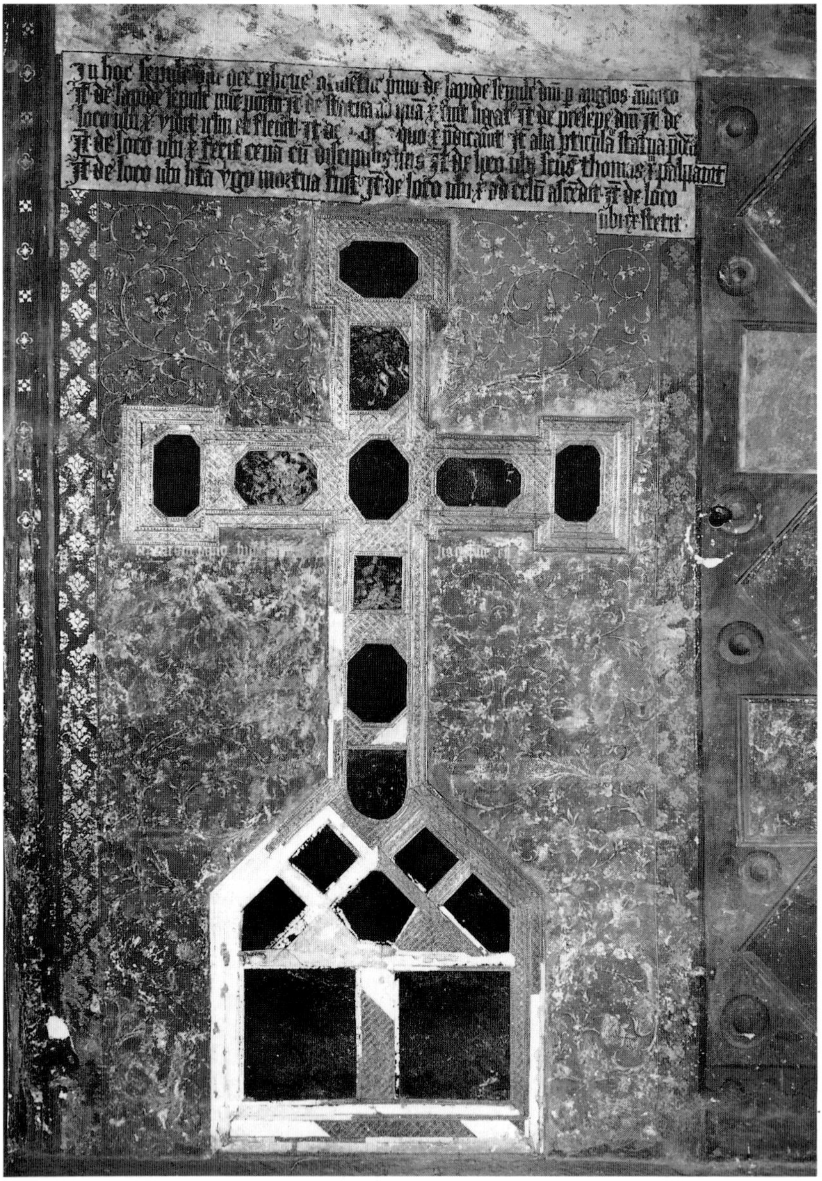

87 Wandedelsteinkreuz und Reliquieninschrift an der Südwand der Marienkapelle in Burg Karlstein.

zes Christi empfängt und sie in der dritten Szene mit frommer Behutsamkeit ins große Landeskreuz bettet, so zeigt die Lünette gegenüber dem Altar Kaiser und Gemahlin in lebensechten Porträts in Verehrung eben dieses Kreuzes (Abb. 17). Der Gang in das winzige Privatoratorium war ausgestattet als Heiliges Grab, in dem ebenfalls Reliquien lagen, die in der Inschrift über dem an der Südwand der Marienkapelle eingesetzten Edelsteinkreuz aufgeführt sind[438] (Abb. 87). Edelsteinplatten bedecken die Wandflächen, bis auf einen schmalen Streifen der Nordseite, auf dem Köpfe von Aposteln und Landespatronen vordem ganzfigurig gemalter Gestalten erscheinen, wie als Wächter des wertvollsten Kleinods des Königsreichs Böhmen, das hier bis zur Fertigstellung der Kreuzkapelle Aufbewahrung fand. Über die Körper der Heiligen hatte man noch vor Anbringung der Edelsteinplatten jenes Brett gelegt, auf dem der Leichnam des hl. Wenzel nach seinem Martyrium von Altbunzlau nach Prag übergeführt worden war[439] – als große Berührungsreliquie eines heiligen Leibes.

In der Topographie dieser kleinen Anlage, die Privatoratorium und begehbares Reliquiar in einem war, sah man bewußte Analogien zur Situation der Grabeskirche in Jerusalem[440], mit der Kaiser Konstantin „den Sieg unseres Erlösers über den Tod mit reicher und großartiger Pracht verherrlichen" ließ, „so daß leicht dieser Bau jenes von prophetischen Ansprüchen verkündete neue, zweite Jerusalem sein kann, über das große, vom göttlichen Geiste eingegangene Weissagungen so viel Herrliches verkünden"[441]. Karl IV., der *alter Constantinus*, errichtet auf Karlstein, angeregt vom „römischen Jerusalem" Santa Croce in Gerusalemme, sein böhmisches Jerusalem, in Edelsteinallegorese mit Wänden aus Edelstein bedeckt, mit Bildern der Apostel und Patrone, mit im Heiligen Grab verborgenen Reliquien aus Jerusalem und mit den Reliquien von Christi Passion im großen Kreuzreliquiar. Im kleinodhaften Raum, umgeben von der kostbarsten Materie, unter der ständigen Wirkung des teils verborgenen, teils zum Anschauen ausgesetzten Heiltums verharrt der christliche Herrscher in Zurückgezogenheit und Devotion.

Das so kleine Oratorium wie große Reliquiar, 1357 zu Ehren des Leidens Christi und seiner Gerätschaft eingeweiht, ist der persönlichste Ort des Kaisers, aus eigenem Frömmigkeitsverständnis projiziert in ein Jerusalem des böhmischen Königreichs. Ein auffälliger Zusammenhang wird erkennbar zwischen der *pietas* des Herrschers und seinem Reliquienkult, zwischen Privatoratorium und der heiltumserfüllten, sakralisierten Bausubstanz. Die kostbare Auskleidung erzeugt einen introvertierten Meditationsraum von auratischer Dichte, der gleichsam das Festgewand der

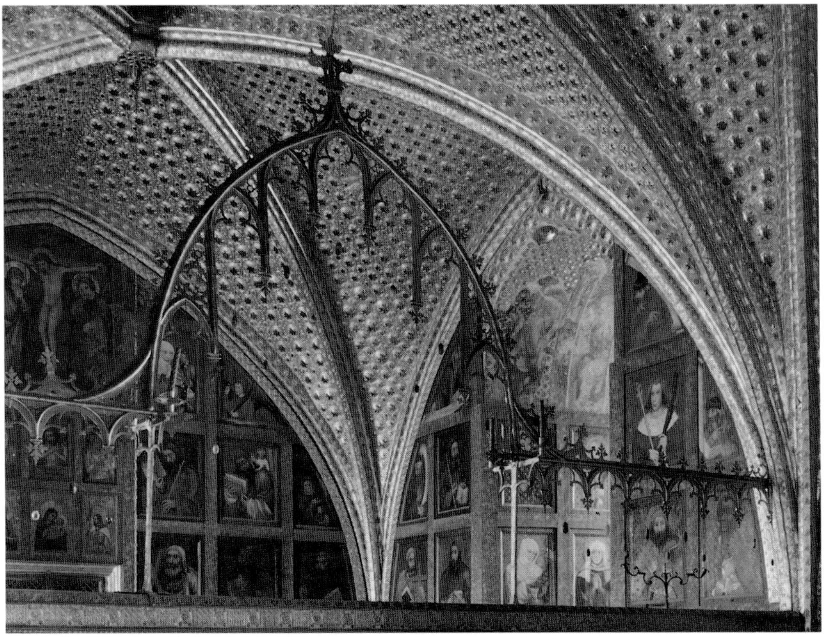

88 Heiligkreuzkapelle, geweiht 1365. Burg Karlstein.

Seelenstimmung von Andacht und Gebet angelegt hat. Das Oratoriumgemach ist die erste, aber nicht die einzige Heiltumsstatt auf Karlstein. Diese liegt vielmehr im Hauptturm der Burg, deren Aussehen begreiflicherweise immer wieder auch Gralsvorstellungen evozieren konnte. Im Hauptturm wurde die große Kreuzkapelle[442] (Abb. 88) eingerichtet und 1365 geweiht, zur Aufnahme von Christi Passionsreliquien, der Reliquien der Heiligen und der Insignien Böhmens und des Reiches bestimmt.

Auch die Innenwände der Kreuzkapelle[443] umschließt ein großes Edelsteinband[444] unterhalb der mächtigen 130 Tafelbilder aus Theoderichs Atelier[445] und unter den tief herabreichenden Gewölbekappen, auf denen Hunderte von „Kristallen" auf Goldfolie als Sterne glitzern. Durch genauen Zuschnitt der Steinplatten und durch farbige Einheitlichkeit heben sich an allen Wänden Kreuze mit farbig alternierenden Eckfeldern heraus, und goldene ornamentierte Stuckleisten rahmen zusätzlich die Kreuzformen. Für diese wundersamen Edelsteinkreationen finden sich auch in den Wanddekorationen tatsächlich vorhanden gewesener und bekannter Innenräume in den Palästen von Byzanz oder in Italien keine Vorbilder. Selbst die Sainte-Chapelle ist bei aller unmittelbaren Bedeutung für die

Karlsteiner Kreuzkapelle nicht die eigentliche Inspirationsquelle des Schmucksystems gewesen. Es sind vielmehr die Werke der Schatzkunst, Reliquienschreine und Reliquienkreuze, die solcherart in der Wanddekoration wiederverwendete Schmuckgebilde intendierten. Diese Kapellen mit den Edelsteinwänden sind ja selbst monumentalisierte Reliquienschreine, deren Innenwände so kostbar ausgestattet sind wie die Außenwände derselben. Sie wirken wie an die Innenschale des Gebäudes projizierte Schreinaußenwände. Die Kostbarkeit des verwendeten Materials hat allegorischen und anagogischen Sinn. Wörtlich könnte man Abt. Sugers Frömmigkeit auch für Karl IV. und sein Karlstein – insbesondere im Hinblick auf den kleinen privaten Betraum der Katharinenkapelle – in Anspruch nehmen: „Als – entsprungen aus meinem Entzücken über die Schönheit des Gotteshauses – die Lieblichkeit der vielen farbigen Steine mich von den äußeren Sorgen weggerufen und innige Meditation mich bewogen hatte, die Verschiedenheiten der heiligen Tugenden zu bedenken, indem ich das, was materiell ist, auf das nicht Materielle übertrug: da schien es mir, als sähe ich mich verweilend in einer seltsamen Region des Weltalls, die weder ganz in dem Schlamm der Erde existiert noch in der Reinheit des Himmels; und daß ich dank der Gnade Gottes von dieser niedrigen in jene höhere Welt in anagogischer Weise versetzt werden kann“[446].

Farbigkeit und Glanz der an eine griechische, byzantinische Frömmigkeitssphäre erinnernden Erlebniswelt werden zum inszenierten Mysterium. Durch drei Fenster drang magisches Licht in die Kapelle des Heiligen Kreuzes. Sie bestanden ehedem ebenfalls aus Edelsteinen, Topasen und Bergkristallen, so daß Tageslicht und Sonnenstrahlen in den bunten Facetten der Fensterverglasung gebrochen wurden und gedämpft und farbig verwandelt ins Innere gelangten. Die Spiegelung der Edelsteine, der vergoldeten Stuckbänder und der konvexen Linsen am Gewölbe vergeistigte wundersam den ganzen Raum. Die Kreuzkapelle von Karlstein thematisiert das Bild der Himmelsstadt auf Erden in kostbarster Materie.

Aber unterschiedlicher könnten beide königlichen Reliquienkapellen – Paris und Karlstein – im Erscheinungsbild nicht sein. Einerseits die allem Materiellen entrückte Sainte-Chapelle mit ihren juwelenhaft, edelsteinhaft leuchtenden und funkelnden Wänden aus lichtdurchstrahlter Glasmalerei[447], die von der Schöpfungsgeschichte bis zur Geschichte der in der Grande Châsse real präsenten Passionsreliquien reicht, und andererseits die Edelsteinwände der Karlsteiner Kreuzkapelle aus ganz konkreter Materie mit den veristischen massiven Heiligentafeln Magister Theoderichs.

War die Edelsteinallegorese der Sainte-Chapelle in einer entmaterialisierten, transparenten Zone reinster Spiritualität, welche an das Wort vom *opere superante materiam*[448] erinnert, zur Wirkung gebracht, so in Karls mit Edelsteinplatten ausgestatteten Kapellen in der Verwendung von Naturalien und in der materiellen Konkretisierung, wie es im übrigen dem neuen Zeitalter um die Mitte des 14. Jh. auch entsprach, die Wirklichkeiten der Welt im Dinghaften veristisch zu sehen und demzufolge das Abbild der edelsteingeschmückten Himmelsstadt ganz konkret mit wirklichen Edelsteinplatten darzustellen.

Auch die gemalten Halbfiguren der *Christi milites*, geordnet nach der Hierarchie der neun Stände – Patriarchen, Propheten, Apostel, Märtyrer, Bekenner, Herrscher, Ritter, Jungfrauen, Witwen –, sind über ihre körperhafte, voluminöse Gestalt hinaus nicht nur Abbilder der Heiligen, denn in der jeweiligen unteren Mitte ihrer Bilderrahmen, auf die sich ihre Malerei teilweise selbst noch ausdehnt, sind wiederum in kleinen Kapseln Reliquien beigesetzt, also konkrete Körperteilchen der Heiligen der Himmelsversammlung, deren Konterfeis die Wände bedecken. Reliquien, Bilder und Edelsteinwände sind in der Kreuzkapelle und im Privatoratorium des Kaisers auf Karlstein eine Symbiose ganz besonderer Art eingegangen, die es ähnlich nur noch in der Wenzelskapelle des Prager Veitsdoms gibt[449].

Auch hier nämlich zieren die Wände Edelsteinplatten, die in unregelmäßigen Steinsetzungen Kreuze, Arkaden und Kronenschmuck bilden und gemalte Figuren und Szenen einschließen. Sie umgeben die Tumba des Heiligen, die Karl IV. „aus reinem Gold errichten und mit den teuersten Gemmen und ausgesuchten Steinen ausschmücken" ließ, so daß es eine ähnliche Tumba nirgendwo auf der Welt gegeben hätte. An ihrer Ostseite befanden sich nebeneinander fünf Kreuze aus Gold mit Rubinen, Saphiren, kleinen und großen Perlen und Gemmen. Vor allem diese Nachricht macht bewußt, in welch enger Korrespondenz Reliquientumba und Wanddekoration der Kapelle zueinander standen. Die Kreuze der Edelsteinwände reflektierten gleichsam die Kreuze am Grabmal. Auch die steinverzierten Kronen von Kaiser und Kaiserin, auf der Tumba placiert, fanden an den Wänden ihre echohaften Entsprechungen. 1345 Steinplatten zählte man hier, in Tafeln von 7 bis 14 mm Stärke, deren eine Seite spiegelglanzpoliert ist: Karneole, Amethyste, Chalzedone, Chrysoprase, von kleinen bis zu besonders großen. Der Kaiser befahl diese farbigen Steine zu suchen, sie zu polieren und schön zu glätten und mit ihnen die Wände der Kapelle auszustatten. Am schönsten hat Rainer Maria Rilke Glanz und Mystik dieses Raumes eingefangen[450]:

Alle Wände in der Halle
voll des Prachtgesteins; wer wüßte
sie zu nennen: Bergkristalle,
Rauchtopase, Amethyste.

Zauberhell wie ein Mirakel
glänzt der Raum im Lichtgetänzel,
unterm goldnen Tabernakel
ruht der Staub des heilgen Wenzel.

Ganz von Leuchten bis zum Scheitel
ist die Kuppel voll, die hohle;
und der Goldglast sieht sich eitel
in die gelben Karneole.

Wie der Schrein, in dem die Reliquien ruhen, oder das Gefäß, in dem sie gezeigt werden, überaus erlesen ausgestattet wird, so gilt auch ein eigens für die Reliquienbewahrung errichteter Raum als Ort besonderer Heiligkeit. In der Konzeption der Karlsteiner Kreuzkapelle finden noch weitere Erinnerungen ihren Niederschlag, die Karl IV. mitgebracht haben könnte, vor allem an die päpstliche Hauskapelle Sancta Sanctorum im Lateranpalast[451]. „Non est in toto sanctior orbe locus" – „im ganzen Weltkreis ist kein heiligerer Ort", kündet die dortige Inschrift. Die Kapelle, innerhalb des *palatium internum*, den privaten Gemächern des Papstes, gelegen, war Oratorium und Schatzkammer in einem; unter Nikolaus III. erhielt sie ihre heutige Ausgestaltung und Ausstattung. Der Boden ist mit Cosmatenarbeit ausgelegt, die Wände sind im unteren Teil mit Pavonazzoplatten verkleidet, Heiligengestalten unter Blendarkaden umziehen den Raum, an dessen Ostseite vergitterte Reliquiennischen eingelassen sind, während im Altarstipes unter dem hochverehrten Salvatorbild im Schrein aus Zypressenholz der Reliquienschatz von Sancta Sanctorum verschlossen war. Unter einer der beiden Wandreliquienkammern sieht man eine gemalte Reliquienbeisetzung, unter der anderen das Wunder des Mannaregens als Gleichnis zum Manna dargestellt, das aus dem Reliquienschatz strömt.

Doch die auffälligen Affinitäten von Oratorium und Reliquienkapelle, Privatfrömmigkeit und Heiltumsschau, Passionsandacht und materieller Kostbarkeit in der Ausstattung des mit der Realpräsenz der Reliquien angefüllten Raums bleiben nicht auf das Mittelalter beschränkt. Wie die Sainte-Chapelle vom Frömmigkeitsverständnis und von besonders intensiver Reliquienverehrung Ludwigs des Heiligen und Karlstein von einem dieselben Eigenschaften auszeichnenden Kaiser Karl IV. geprägt worden sind, so verbinden sich auch in der Zeit der Gegenreformation wieder persönliche Religiosität mit ausgesuchtester Pracht der Ausstattung, die der Herrscher im Privatoratorium seiner Residenz den heiligen Gegenständen zukommen läßt. Durch Reliquienbesitz versichert sich dieser des Heils für sein Volk und für sich. Aus privater Devotion wie aus staatspolitischem Repräsentationsverständnis wird der Heiltumsschatz des Fürstenhauses kostbar gefaßt und erhält einen kostbar ausgestatteten Sakralraum. Einen der erlesensten hat Kurfürst Maximilian in der Residenz zu München eingerichtet – die Reiche Kapelle[452] (Abb. 89). Sie barg einstens die heute in der (erst aus unserem Jahrhundert stammenden) Reliquienkammer ausgestellten Reliquien der bayerischen Herzöge, die Wilhelm V. und sein Sohn Maximilian als „Quellen des Heils, durch die der barmherzige Gott die meisten Wohltaten darbietet" gesammelt hatten, „damit sie in Ehrfurcht gepflegt und in frommer Anbetung erhalten" werden. Kostbarkeit und Farbigkeit bestimmen die Wirkung des kleinen zweijochigen Raumes. Marmore und Schmucksteine bilden den Fußboden, Stuckmarmorinkrustationen, Scagliolaplatten belegen die Wände, vergoldete Reliefs auf lapislazuliblauem Grund zieren das Gewölbe. Gold- und silbergestickt ausgekleidet ist die Reliquiennische im Hauptaltar, in der die große Reliquienmonstranz mit den Passionsreliquien stand: Geißelsäule, Nagel, Essigschwamm, Rock, Dornenkrone, Kreuz und Blut Christi. Ein versenkbares silbergetriebenes Relief der Kreuzigung verdeckte die Nische, solange die Herrenreliquien verborgen bleiben sollten. Große Reliquienschränke aus Ebenholz flankierten den Altar, gegenüber der automatengetriebenen Orgel hing ein großer Heiltumskasten, den Wilhelm V. für die Vorgängerin der Reichen Kapelle, der Kapelle der Neuveste, anfertigen ließ. In bezug auf die Passionsreliquien in der Altarnische ist das Bildprogramm der Kapelle auf die Passionsthematik ausgerichtet, doch zusätzlich auch der Marienthematik gewidmet, was in der tiefen Marienverehrung des Kurfürsten begründet lag. So war der kleine Meditationsraum mit Gegenständen der Andacht vollgefüllt, mit Bildern und Szenen des Christologischen und Mariologischen, mit Reliquien der Passion Christi und von Heiligen, deren in Goldkantillen und Seide gefaßte, edelstein- und perlenverzierte Schädel und Gebeine hinter den geschliffenen Glasplatten der silberbeschlagenen Ebenholzschränke den im Gebet Verharrenden anschauten (Abb. 133). Auch die Reiche Kapelle, Kammerkapelle genannt, war fürstliches Privatoratorium, darin durchaus vergleichbar in Programm und Ausstattung von Karls IV. Privatoratorium auf Karlstein, dem kleinen mit

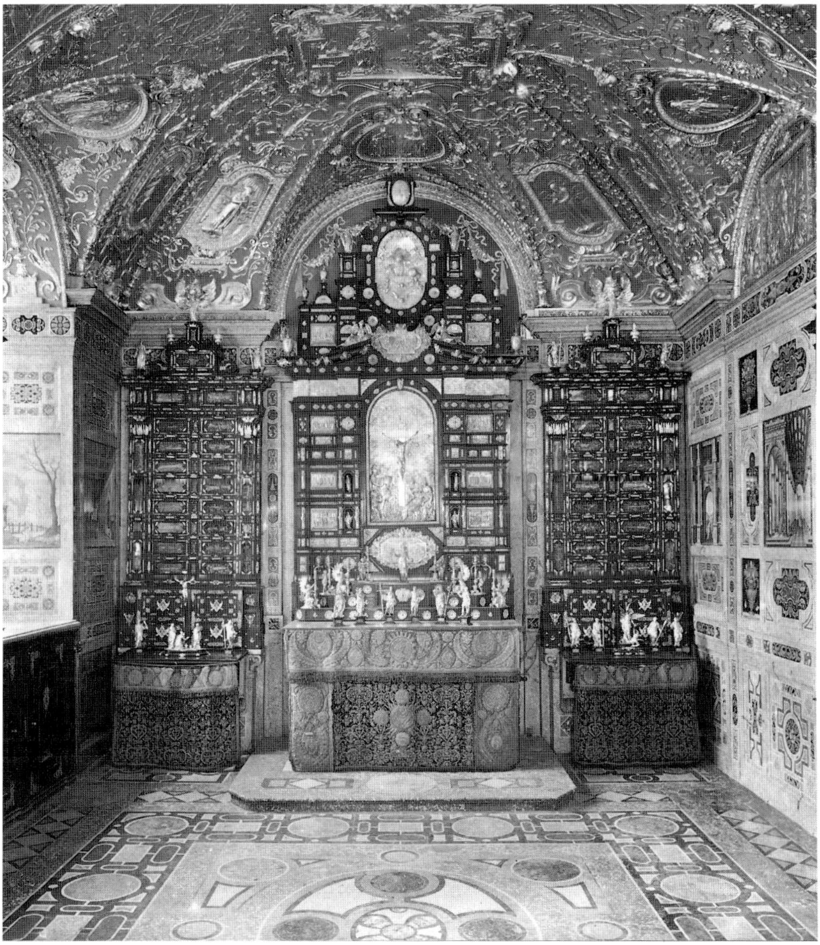

89 Die Reiche Kapelle der Münchner Residenz. Geweiht 1607. Vorkriegszustand.

Edelsteinplatten besetzten Gemach, auf dessen Altar das große Kreuz mit den Passionsreliquien zur Verehrung ausgestellt war. Beispiel der in der Reliquienfrömmigkeit zwischen Mittelalter und Gegenreformationszeit beruhenden Kontinuitäten herrscherlicher Frömmigkeitsauffassung, die nicht selten über die Zeiten hinweg ganz ähnliche Züge aufweist, vergleicht man Karls IV. Andachtsverhalten mit demjenigen von Kurfürst Maximilian, das sein Beichtvater und Biograph, Pater Jean Vervaux, beschreibt: „Stundenlang verharrte er regungslos auf den Knien mit solcher Beständigkeit, daß sie nicht nur (wie man von den heiligen Männern liest), schwielig, sondern geradezu knöchern wirkten. Ohne jedes Kissen pflegte er in dieser Haltung noch auszudauern, als ihn im höchsten Alter die Füße im Stich ließen, wie wenn zur Verherrlichung Gottes die Kräfte von den Füßen in die Knie geströmt wären“[453].

Von nicht anderer Beschaffenheit waren Philipps II. Reliquienfrömmigkeit und persönliche Andacht. Wenn der leidende König in den letzten Lebensjahren immer häufiger ans Krankenbett (von dem aus er den Hochaltar sehen und an den Gottesdiensten teilnehmen konnte) gebunden war, ließ er sich seine Reliquien bringen und auf Augen, Mund und Leib auflegen, damit durch solch unmittelbaren Kontakt etwas von der Kraft in seinen Körper einströme, die Schmerzen zu ertragen und im Glauben wie die Märtyrer stark zu bleiben. In gesünderen Zeiten vermochte der König bei Tag und bei Nacht die *pignora sanctorum* zu sehen und zu berühren. Denn sein Schlaf- und Arbeitszimmer in San Lorenzo Real in El Escorial befand sich in unmittelbarer Nähe des Altarreliquienschreins am Ostabschluß des südlichen Seitenschiffs (Abb. 85), und ein direkter Zugang führte von seinen Privatgemächern zur Rückseite des mit einer Tür versehenen Reliquienschranks. Die Raumsituation von Schlafgemach, Privatoratorium, Hochaltar mit Sichtverbindung zum Allerheiligsten und Altarreliquienschrein weisen auch im königlichen Kloster von El Escorial auf das Modell christlichen Herrschertums hin, in dem Privatfrömmigkeit und Staatsfrömmigkeit, persönliche Devotion und herrscherliche Repräsentation einander wie in der gesamten Herrschaftsauffassung des Mittelalters[454] im Selbstverständnis zugeordnet erscheinen.

Wie sich der König in seine klösterliche Stiftung zurückzieht, so errichten in habsburgisch-spanischen Klöstern auch Mitglieder des königlichen Hauses eigene Rückzugsmöglichkeiten, um sich einer neuartig angelegten *vida religiosa* hinzugeben. Johanna von Österreich stiftete das Monasterío de las Descalzas Reales in Madrid[455], und zwar im einstigen Palast vor den Toren der Stadt, wo es „kühle Zimmer zum Hintergärtchen hinaus“ gab und in dem sie von ihrer kaiserlichen Mutter zur Welt gebracht worden war. Siebzehnjährig mit dem portugiesischen Kronprinzen Juan vermählt, zwei Jahre später verwitwet, als Regentin nach Madrid zurückgekehrt, wählte sie als Ort ihrer Klostergründung das eigene Geburtshaus, ihr Geburtsraum aber wurde zu einer der schönsten Reliquienkammern umgestaltet und angefüllt mit einem riesigen Schatz von Reliquien und Reliquiaren, von denen viele aus Österreich stammen. Seither befindet sich bei den Königlichen Barfüßerinnen eine Sammlung aller Sorten und Arten von Heiltümern, deren Fülle von Formen und Farben im Verein mit den azulejosbelegten Stufen, vergoldeten Nischenregalen und roter Wandbespannung dem erstaunten Auge einen überaus prächtigen und festlichen Anblick bietet. Ganz zuoberst im Raum ein Niño als Fatschenkindl, in den Kastennischen eingesetzt zahlreiche in erlesenen Stoffen eingepackte, auf Seidenkissen ruhende *capita* und Reliquiare (Abb. 90), auf den Kästen große Reliquienbüsten und Reliquiaraufsätze. Gereiht stehen auf dem Gesims unter dem kassettierten Tonnengewölbe kleine bis kleinste Reliquienbüsten, und unterhalb dieser überraschenden Reliquieninszenierung sind auf den Stufen kostbare Tafelreliquiare aufgestellt, angeordnet um ein großes Tafelreliquiar und Reliquienkreuz im Zentrum. Die Wände sind mit Klosterarbeiten, Andachtsbildern und Devotionalien vollgehängt; das Ganze von außergewöhnlicher Farbigkeit und Schmuckhaftigkeit, reinster Ausdruck spanisch-habsburgischer Religiosität und katholischer Frömmigkeit in der Zeit der Gegenreformation.

Nicht weit entfernt vom Kloster der Königlichen Barfüßerinnen liegt das Monasterío de la Encarnación regulierter Augustinerinnen, das Margarethe von Österreich, Gemahlin Philipps III., Königin von Spanien, gegründet hat[456] – als Stätte vornehmer Zurückgezogenheit von Nonnen höchster Abstammung, denen Schwestern einfachster Herkunft, ja sogar schwarze Sklavinnen, zu Diensten standen. Für dieses Familienkloster des spanischen Hofes sammelte Margarethe Reliquien, wo immer sie solcher habhaft werden konnte. Im Laufe der Zeit ist weiteres hinzugekommen, mit 4000 Heiltümern entstand eine der größten Reliquiensammlungen überhaupt. Untergebracht ist die Kollektion im Raum hinter dem Hochaltar der Kirche, an dessen Wänden verglaste Schränke eingebaut sind. Auf diesen stehen Armreliquiare, Reliquienbüsten und Globen abwechselnd aufgereiht. In den beiden obersten Schrankfächern mit längsrechteckigen und quadratischen Unterteilungen befinden sich Reliquien in einheitlich textiler Fassung, in den übrigen Fächern die verschiedensten Objekte, darunter an Ort und Stelle entstandene Klosterarbeit, heilige Häupter im Kunstblumenschmuck, viele Niños, ein Christkind als Guter Hirt mit seinen Schäflein, auch das Blutreliquiar des hl. Pantaleon[457]. Reliquiare umsäumen auch den kostbaren kleinen Altar mit Madonnenbild und Schmerzensmann. Insgesamt eine Schatzkammer in Wandschränken ausstellungsmäßig und sorgfältig angeordneter Gegenstände der Verehrung, künstlerischer Erzeugnisse, von Andachtsbildern und Heiltümern im Schmuck klösterlichen Kunsthandwerks. In der Mannigfaltigkeit und Vielfalt der Objekte ist der vom Fußboden bis zur Decke erlesen dekorierte, mit kunstvoll eingerichteten Einbauschränken versehene Raum

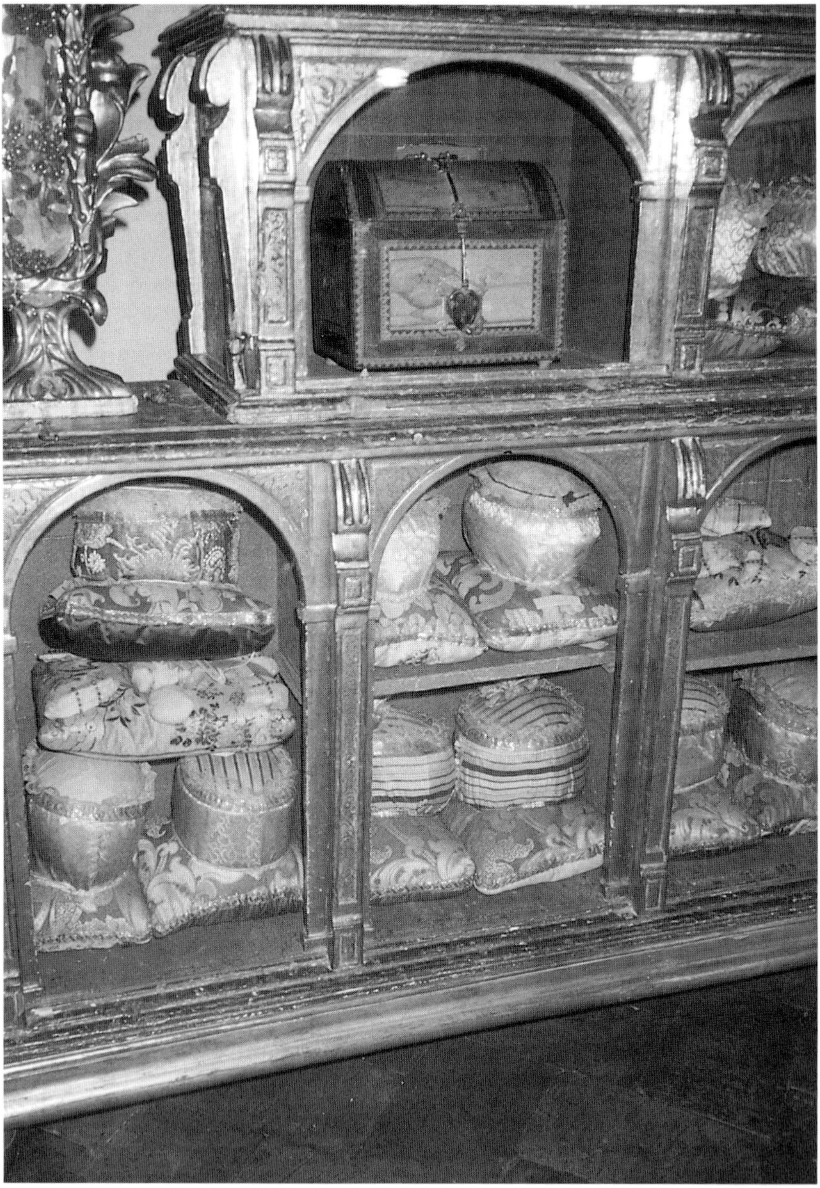

90 Reliquienkammer im Monasterío de las Descalzas Reales zu Madrid, gegründet 1557.

etwas wie ein geistliches Gegenstück zu den profanen Kunst- und Wunderkammern derselben Epoche. Freilich waren es wieder die riesigen Altarschränke des Escorial, die mit ihrer Großzahl von Reliquien und Reliquiaren für solcherart Reliquiensammlungen und Sammlungsinszenierungen in königlichen Klöstern Spaniens vorbildhafte Bedeutung gewinnen mußten.

In derselben Epoche ist auch in Deutschland eine der wundersamsten Reliquienkammern neu gebaut und eingerichtet worden, die Goldene Kammer von St. Ursula in Köln[458] (Tafel IX, Abb. 91). Obgleich man beim ersten Hinschauen meinen könnte, der Kapellenbau stamme aus gotischer Zeit, stiftete ihn der Reichshofrat Johann von Crane mit seiner Gattin; 1644 war er im retrospektiven Stil der Imitation alter Formen und Typen vollendet worden. An allen vier Wänden ist eine Holzverkleidung mit kastenartigen Nischen angebracht, in denen Reliquienbüsten verschiedenen Alters stehen. Hinter vergoldeter Akanthuszier, um 1700 der Wandverkleidung vorgeblendet, nimmt man aber auch durch Glasscheiben geschützte, eingehüllte *cranea* wahr, die in langen Reihen, senkrecht und waagrecht, unter dem Gesims sogar zweireihig, die Nischen mit den Reliquienbüsten rahmen. An der Westwand befinden sich hinter akanthusverzierten Schranktüren zwei große Wandregale, dicht besetzt mit eingehüllten, auf Kissen gebetteten *cranea* (Abb. 91). Eingeordnet im System der gleichzeitigen Wanddekoration und Reliquieninszenierung in den Kirchengebäuden und in kölnischen Traditionen bildet die Goldene Kammer von St. Ursula das erstaunlichste Reliquien- und Reliquiar-Ensemble überhaupt. Denn selbst die Schildbogenflächen oberhalb der goldenen Wandverkleidung sind mit Gebeinen ausstaffiert, angeordnet und geformt zu Symbolen und Fürbitten, *ornamenta ex ossibus*[459], Gebein aus dem heiltumsträchtigen Boden des *ager Ursulanus*, als Raumschmuck verwandt, zum Aufschreiben der Anrufungen und Fürbitten mit Gebeinen, den *pignora sanctorum*. Ein präsentationsästhetisches Konzept, in dem aus Reliquien als Medien des Gebets buchstäblich Gebets- und Andachtszeichen werden, die das ganze Gewölbe des heiligen Raumes erfüllen.

Die Goldene Kammer des 17. Jh. hatte schon ihre Vorgängerin, die in Quellen des 16. Jh. *gülden kamer* und *aurea camera* genannt wird, und es liegt nahe anzunehmen, daß sich hier ähnliche gotische Wandreliquienschränke befanden, wie sie zahlreich auch im Kirchenschiff von St. Ursula vorhanden waren. Auch war sie für Ritter Waldaufs Heilige Kapelle in Hall in Tirol Ideenvorbild gewesen. *Sanctae Capellae* und *camerae aureae* sind als Stätten der Reliquienaufbewahrung und besonderer Reliquienandacht

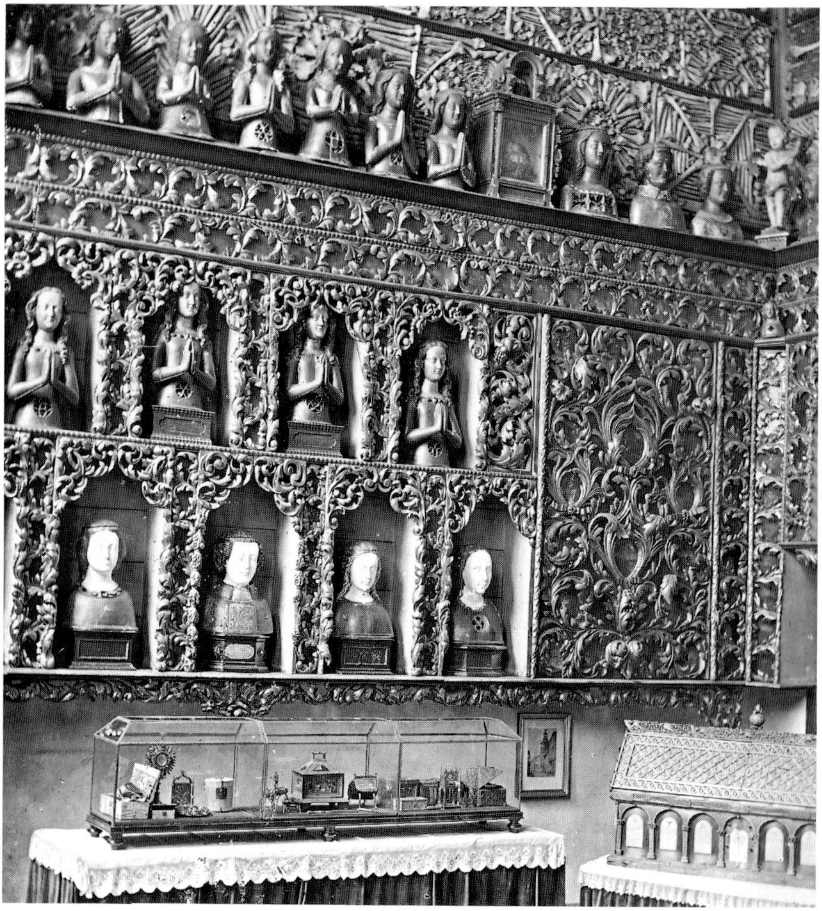

91 Die Goldene Kammer von St. Ursula zu Köln, vollendet 1644. Akanthusverkleidung um 1700.

oftmals überliefert und vielfach heute noch vorhanden. Die Cámara Santa in Oviedo[460], um 802 von Alfons II. errichtet, ist eine der ältesten unter den erhaltenen.

Seit frühchristlicher Zeit besitzen Kirchen bestimmte Nebenräumlichkeiten, zu deren Funktionen ausgewiesenermaßen auch die Aufbewahrung von Reliquien gehört[461]. Vor allem die Sakristei war und blieb ein Raum nicht nur für die Unterbringung liturgischer Geräte und Paramente, sondern ebenso für Reliquien und Reliquiare[462]. In der Sakristei des Kölner Doms hingen die großen Wandreliquienschränke mit Hunderten von Heiligen Häuptern[463], in jener von S. Croce in Florenz befand sich der Reliquienschatz der Kirche in einem großen gotischen Prachtschrank[464]. Die kostbaren Einbauschränke der Sakristeien beherbergen nicht nur alles zum Gottesdienst Gehörende, sondern oft auch das zum Kirchenschatz zählende Reliquiengut. Häufig aber bilden sich innerhalb der Kirchengebäude eigene Schatzkammern heraus, als deren hervorstechende Baumerkmale sich zumeist Zweigeschossigkeit und Doppeljochigkeit erkennen lassen. Allenthalben entstehen außerhalb, oberhalb und in enger Kommunikation mit den übrigen Nebenräumlichkeiten eigentliche Reliquienkammern[465]. Am Beispiel von Trier konnte Franz J. Ronig die Entwicklung anschaulich darlegen[466]. Sie führt vom innerhalb des Domes um 1200 eingebauten doppelgeschossigen, nur mit schmalen Schlitzen versehenen, spärlich beleuchteten Tresorhaus[467] zur am Ostchor um 1700 angebauten Heiltumskammer mit dem Heiligen Rock, auf den das wolkenumsäumte Engelsfenster vom Dom aus Einblick gewährte[468]. Römische Konzepte waren vorbildhaft, Berninis Ovalfenster in der Engelsglorie mit der von den Kirchenvätern als großes Reliquiar getragenen Cathedra Petri. Im offenen Altardurchblick schaut der Pilger die Tunika Christi. Diente der Bau des Thesaurus der reinen Aufbewahrung und dem Schutz der Heiltümer und Kostbarkeiten, so die architektonische Konzeption der Heilig-Rock-Kapelle der Inszenierung und Vergegenwärtigung einer großen Herrenreliquie in heiliger Schau. Mit glorioser Apotheose des verehrten Heiltums endet die Geschichte der Reliquienkammern, die vom verschlossenen Schatzhaus bis zur im Durchblick erscheinenden Reliquie in der Heiltumskammer reicht. Die Öffnung der Schatzkammer und die Zurschaustellung des Heiligen Rocks, eine „Offenlegung des allerheiligsten und ungenähten Gewandes unseres Herrn", hatte schon 1402 Friedrich Schavard angemahnt[469], ganz im Sinne der im gesamten Reliquienwesen seit dem 13. Jh. immer stärker wahrnehmbaren Tendenz zur Sichtbarmachung allen Heiltums, dem gesteigerten Schaubedürfnis der Menschen entsprechend. Beispielsweise erhielt die mehrgeschossige romanische Schatzkammer von St. Matthias in Trier, in deren Wandarmarien[470] die Reliquien und Reliquiare untergebracht waren, zum südlichen Seitenschiff der Kirche hin ein Weisungsfenster, in dessen Mittelfeld das bedeutendste Reliquiar der Abtei – die Staurothek (Abb. 14) – genau einpaßte. Ganz ähnlich die doppelgeschossige Heiligtumskapelle in Kornelimünster[471], die sich ebenfalls zum Seitenschiff hin in einem Weisungsfenster öffnet. So spiegeln die architektonischen Typen und Gestaltungen die sich gleichbleibenden wie die sich ändernden Formen des Reliquienkults und der Reliquienverehrung wider.

Leider hat die Kunstgeschichte den Typen und Formen von Reliquienkapellen und Heiltumskammern ungeachtet ihrer oft großen architektonischen Bedeutsamkeit nur wenig Aufmerksamkeit geschenkt. Deshalb fehlen auch zusammenfassende Darstellungen, obwohl solche Räumlichkeiten im Mittelalter und im Barock zu den meisten Kathedralen, Klöstern und Schlössern gehörten. So bleibt der Stellenwert der Reliquienbauten als eigenständige Gebilde innerhalb der Architektur- und ihrer Ausstattungsgeschichte erst noch aufzuzeigen.

Kennzeichnender Zug für Reliquienkapellen und Reliquienkammern ist die Supraposition. Beispiele hierfür ließen sich ebenso beliebig – Andechs, Ebersberg[472] – vermehren, wie andere für eine ebenerdige Anfügung besonderer im Erdgeschoß erbauter Heiltumskammern zahlreich genannt werden könnten. Auch die Michaelskirche der Jesuiten in München erhielt ihre eigene Reliquienkapelle mit kleinem Vorraum, zweijochigem Schiff und achteckigem Chor[473]. In großen vergitterten Wandnischen der Fensterseite gegenüber, an der Rückwand und in den Pfeilern ist die Heiltumssammlung untergebracht. Auch im Rahmen des Kapellenaltars befanden sich in Reliquienfächern Gebeine der Heiligen, angeordnet um das Bild der Kreuzigung Christi, um das die Gemeinschaft der Heiligen versammelt ist, in der Realpräsenz ihrer *pignora*. Diese *communio sanctorum* wurde begründet durch das Opfer Christi am Kreuz, das in der Eucharistiefeier am Altar täglich erneuert wird. Deshalb bildet der Altar die Zentrale, dem alle Reliquien im rahmenden Aufbau wie in den eingebauten *armarien* zugeordnet sind. Dies bleibt die Norm der Reliquienkammern, deren sichtbar gehaltenen Inhalte in hoher ästhetischer Qualität seit dem späten Mittelalter in das Gesamtkonzept der Ausgestaltung bewußt einbezogen werden.

Vor allem der Spätbarock schafft sich Reliquienkammern von delikatester künstlerischer Freiheit und Leichtigkeit in Raum und Ausstattung. Am südlichen Seitenschiff der Klosterkirche von Polling[474] (Abb. 92) steht eine 1672 eingerichtete Reliquienkapelle, die 1764 die jetzige Dekoration erhielt, Stuckarbeiten von Thassilo Zöpf und Marienembleme in Rocaillekartuschen um Deckenbilder des Marienlebens. In marmorierten Vitrinenschränken sind die Reliquien und Reliquiare ausgestellt; links vom Eingang sieht man eine Gruppe von Pilgerinnen, die aus dem lichtdurchfluteten Kirchenraum zu den Heiltümern der Reliquienkammer hereingekommen sind, die der Lechhansl in gemalter Scheinarchitektur illusionistisch noch erweitert hat[475]. Erst kürzlich restauriert und wieder zu einem kostbaren Juwel spätbarocken Gesamtkunstwerks geworden, weist diese

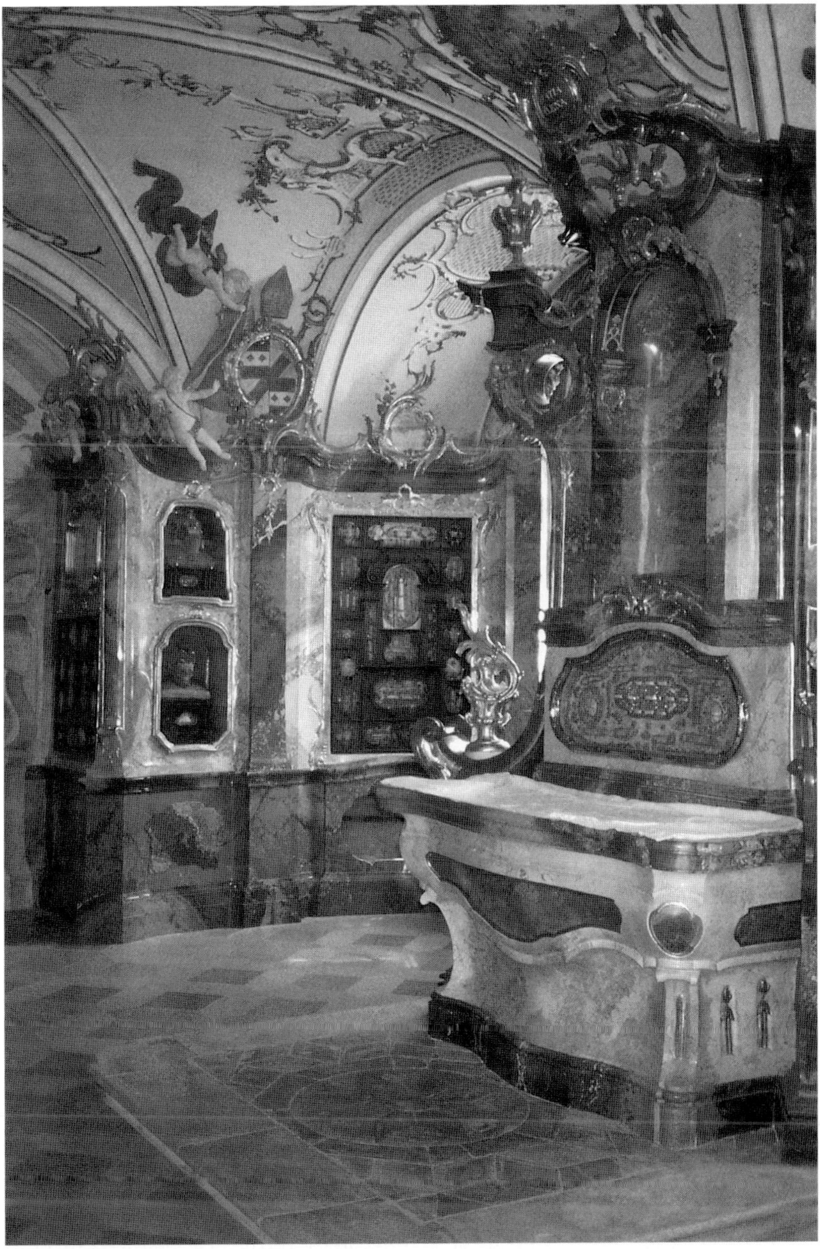

92 Reliquienkapelle am südlichen Seitenschiff der ehemaligen Klosterkirche von Polling bei Weilheim. Eingerichtet 1672, jetzige Dekoration 1764.

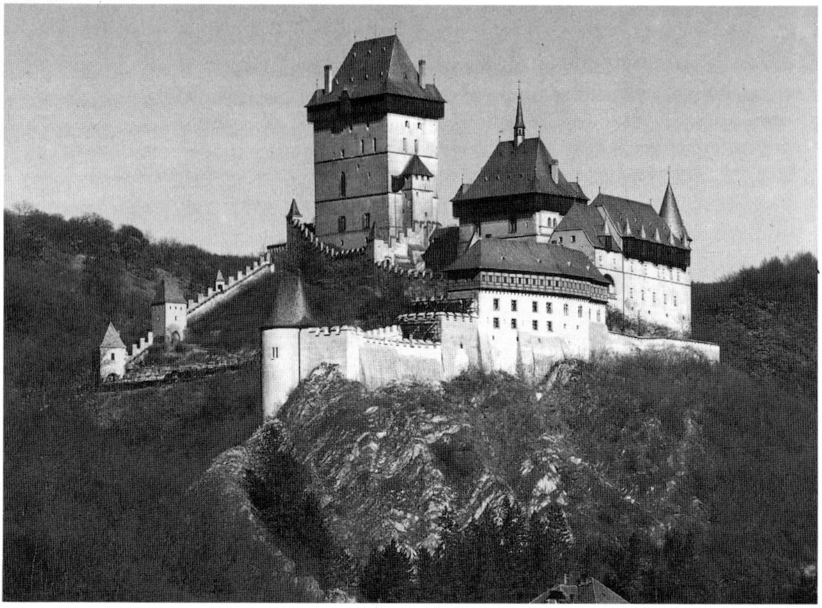

93 Burg Karlstein. Grundsteinlegung 1348.

Reliquienkapelle in bemerkenswerter Weise auf immer noch vorhandenen Sinn für die besondere ästhetische Qualität von Heiltümerpräsentation hin.

Oftmals sind Reliquienkammern in Türmen untergebracht, in höher gelegenen Geschossen, aus praktischen Gründen, dem Heiltumsschatz den größtmöglichen Schutz zu besorgen. Doch gilt der Turm auch als Ort der Heiligen, als welchen ihn Venantius Fortunatus[476] bezeichnet. So gehört zur Ambivalenz der großen Vision von Burg Karlstein, daß oben in ihrem Hauptturm sich die Schatzkammer des Reiches als Hort der Reichskleinodien in der Tradition von Turmschatzkammern und der Reliquienschatz im Symbolbild der Himmelsstadt auf Erden gleichermaßen vereint befinden; Staatskult und Reliquienkult, Schatzturm und *capella regia*. Der Karlsteiner Turmbau (Abb. 93) mit der Kapelle des Heiligen Kreuzes steht als das großartigste Zeugnis in der Architekturgeschichte der Schatz- und Reliquientürme, deren frühe Ausprägungen uns schon in der Karolingerzeit begegnen. Im Granusturm, dem Treppenturm an der *aula regia* zu Aachen, vermutet man den alten Schatzturm Karls des Großen, in dem er das Kostbarste seines Besitzes verwahrte[477]. Vorstellungen wie die des Venantius vom Turm als dem Ort der Heiligen machen leicht erklärlich, daß Turmreliquiare innerhalb der Gattung von Reliquiarformen zahlreich begegnen und oftmals in Turmaufsätzen geborgen werden, am ausgeprägtesten im Aachener Dreiturmreliquiar (Abb. 123). So könnte man den Karlsteiner Hauptturm als großes begehbares Turmreliquiar bezeichnen im selben Sinne wie die Sainte-Chapelle in Paris oder Santa Maria della Spina am Ufer des Arno in Pisa als in Analogie zur Schatz- und Schreinkunst *gebaute Reliquienschreine.*

Heiltum und Bild

Die Reliquienkapseln, die in den Rahmungen der Halbfiguren der Heiligen über den Edelsteinwänden der Karlsteiner Kreuzkapelle[478] (Abb. 88) eingelassen wurden, belegen ein immer wieder zu beobachtendes Phänomen der Symbiose von Heiltum und Bild. Auf dem aus derselben Epoche stammenden byzantinischen Diptychon der Despoten von Epirus im Kathedralschatz zu Cuenca[479] (Tafel X) trägt beispielsweise jeder der inschriftlich benannten 28 Heiligen, die Christus und Maria umgeben, vor der Brust ein querrechteckiges Reliquienkästchen. Fast tausend Perlen und über 300 Edelsteine schmücken das Diptychon, die Rahmen der Reliquienkästchen und die Nimben der Heiligen betont in das Schmucksystem einbeziehend. Ob die winzigen Kästchen Knochensplitter von den jeweils dargestellten Heiligen enthielten oder ob in der Zuordnung der Reliquien zu den Bildern eine Übereinstimmung gar nicht erst beabsichtigt war, muß allerdings offenbleiben. Auch die Karlsteiner Reliquienkapseln erfuhren bislang keine nähere Untersuchung, deshalb ist auch dort nicht auszumachen, ob die Bilder mit Reliquien der jeweils Dargestellten versehen worden sind, die Abbildfunktion des Bildes und die Realpräsenz der Reliquie zur noch konkreteren Vergegenwärtigung des Heiligen also eine Allianz bilden sollten. Ebenso ist möglich, daß Bilderzyklus und Reliquienzyklus nur im Parallelbezug zueinander stehen, gleichsam eine doppelte Präsentation der Heiligenschar abgeben, zum einen in den Bildern, zum anderen in den *pignora sanctorum*. Beide Modelle – sowohl die Übereinstimmung der Bilddarstellungen mit den Reliquieninhalten des Reliquiars als auch die Verschiedenheit von Bild und Inhalt – sind vielfach belegbar. Ein instruktives Beispiel bietet das Turmreliquiar aus dem Schatz der Abteikirche zu Grandselve vom Anfang des 13. Jh. in Bouillac[480] (Abb. 94). In drei Stockwerken des Rundtürmchens erscheinen hinter Fensterchen aus Bergkristall Dreiviertelfiguren von Heiligen in Miniaturmalerei. Das überaus schmuckhafte Gebilde erweckt den Eindruck, als sei der ganze Turm bewohnt und als

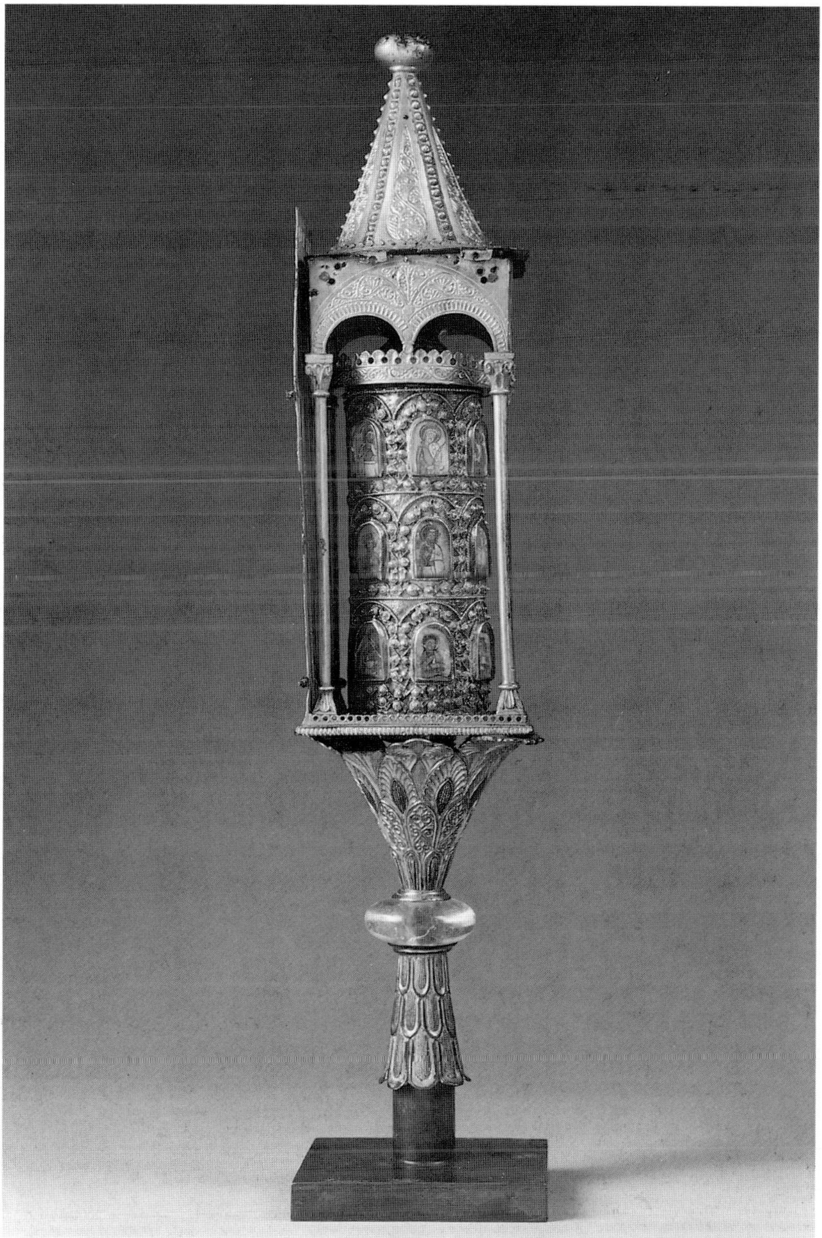

94 Turmreliquiar aus dem Schatz der Abteikirche zu Grandselve. Anfang des 13. Jahrhunderts. Bouillac (Tarn-et-Garonne), Église.

schauten seine Inwohner aus allen Fenstern der Stockwerke heraus. Tatsächlich ist das Innere voller Reliquien, die auf der Rückseite der das Ciborium hinterlegenden Metalltafel aufgezählt sind: „Hier enthaltene Reliquien von den Dornen der Krone des Herrn, von seinen Kleidern, vom Gürtel und Schleier der Kleider der glückseligen Maria, von den Kleidern des heiligen Johannes des Täufers, der heiligen Petrus und Paulus, des glückseligen Andreas, des glückseligen Barnabas, des glückseligen Erzmärtyrers Stephanus, des glückseligen Laurentius, des glückseligen Vincentius, der glückseligen Unschuldigen, des Propheten Daniel, des glückseligen Martin, vom Öl, das vom Grab des heiligen Nikolaus rann, vom heiligen Martial, vom glückseligen Baum, der sich vor dem Herrn, der glückseligen Maria und dem glückseligen Joseph verneigte, von den Zehntausend Märtyrern, von den glückseligen Marcellus und Marcellianus, vom Loch des Steines, durch das der Engel zur Jungfrau eintrat, vom heiligen Bernhard, vom heiligen Blasius, vom heiligen Adrian, vom heiligen Dionysius, vom heiligen Aegidius, von den Elftausend Jungfrauen, von der heiligen Katharina, von der heiligen Luzia, von der heiligen Eugenia, von der heiligen Cäcilia und zahlreiche andere Reliquien“[481]. Das Reliquienverzeichnis zeigt, daß der Inhalt des Reliquiars keineswegs mit den Darstellungen an seinem Außenmantel deckungsgleich ist, das Reliquiar vielmehr ein Depositum für eine ganze Reliquiensammlung abgibt, das im Turm als dem sinnbildhaften Ort der Heiligen eingerichtet worden ist. Auch die großen Reliquienschreine enthalten oft nicht nur die Gebeine desjenigen, von dessen Vita am Schreinäußeren berichtet wird. Im Inneren des Siegburger Honoratusschreins z. B. findet sich eine große Kollektion von Heiltümern, aufbewahrt in verschiedentlichen Pyxiden und Kästchen[482]. Reliquienschreine einzelner Heiliger als Deposita zahlreicher Heiltümer mannigfachster Art und Herkunft bilden nicht die Ausnahme, sondern die Regel.

In die inneren Zusammenhänge von Heiltum und Bild führt auch ein silbervergoldetes Flügelaltärchen in Mariapfarr ein, das Pfarrer Petrus Grillinger im Jahre 1443 mit anderen Gegenständen und Gütern der Pfarrkirche gestiftet hat, weil er betrachtete, „das das czeitlich und czergenckleich leben hir auf erdreich gegen dem ewigen leben nichts zu scheczen ist und da ainem yeden menschen nach seinem tod nicht meer zu hailwertikaitt seiner seele nachvolgt dann guete werch, die er hye auf erdreich volbracht hat“[483] (Abb. 95). Auf der Rückwand des Altärchens sind in 24 Zeilen gleich der Seite eines Heiltumbuches die im Schreinchen eingelassenen Reliquien registriert, was an den entsprechenden Sachverhalt auf dem Reliquiar von Bouillac und an viele andere Beispiele erinnert. Gra-

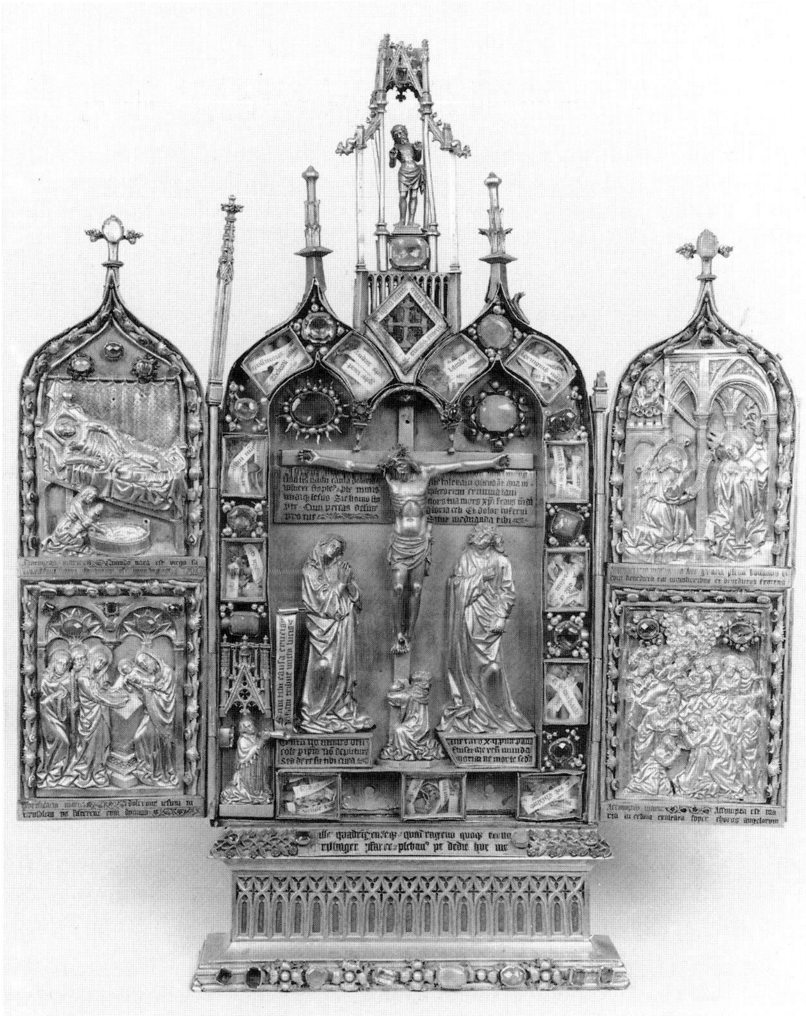

95 Flügelaltärchen mit „hundert und acht stuck heiltum", gestiftet von Peter Grillinger, Salzburg, 1443. Mariapfarr, Pfarrkirche zu Unserer Lieben Frau.

vierungen von Heiligen bedecken die Außenseiten der Flügel. Öffnet man das Altärchen, dann erscheint eine kleine Ikonostase kunstvoll abgestufter Realitätsgrade. Die heiligen Bilder und Inhalte, auf den Flügelinnenseiten noch in Flachrelief, nehmen innerhalb des Schreins im Bild der Kreuzigung rundplastische Gestalt an. Über diesem ist die wertvollste Reliquie eingelassen – eine Kreuzpartikel –, und Reliquienkästchen, mit Edelsteinkompartimenten abwechselnd, bilden den Innenrahmen des Schreinchens, in den der kniende Stifter einbezogen ist[484]. Oftmals haben die Reliquien, wo sie im Zusammenhang mit dem Bild stehen, rahmende Funktion gleich den Edelsteinen und Perlen, mit denen sie gerne gemeinsam und alternierend in Erscheinung treten. Wie der Rahmen eines kostbaren Bildes mit Edelsteinen und Perlen besetzt ist, so umgibt das Andachtsbild ein Band von in kleinen Vertiefungen eingelassenen Heiltümern. Aus der Edelsteinallegorese, derzufolge das *Jerusalem caelestis* aus Edelsteinen besteht und die Heiligen die *lapides vivi* sind, leitet sich eine Ästhetik ab, die Edelsteine, Reliquien und Bilder in ein homogenes Bezugsfeld setzt. Auch die an Gold und Edelstein haftende Magie und die Kräfte, die von den Reliquien als den Überresten der einstigen Gefäße der Gnade Gottes fließen, sind verwandtschaftliche Merkmale. Abt Thiofrid von Echternach hält in seinen ›Flores epitaphii sanctorum‹[485] sogar für möglich, daß die wunderbare Kraft der Reliquien sich den kostbaren Stoffen mitteilt, in denen sie geborgen werden. So schafft die Verbindung von Reliquie, Edelstein und Bild eine Einheit im Numinosen, das sich in einer erfüllten veristischen und auratischen Sphäre vollzieht.

Dem Andachts- und Schaubedürfnis der Menschen und Zeiten entsprechend, offenbart sich die Objektsymbiose zwischen Bild und Reliquie auf vielgestaltigste Weise. Die Reliquie wird zum formalen Bestandteil der Bildform, sie wird in eine Gemeinschaft mit dem Andachtsbild einbezogen, besitzt das Bild mitgestaltende Werte, verbindet sich mit Zeichen der Andacht, deren Gegenstand sie selbst ebenfalls ist. Andacht ist ein Zustand der „Seelenstimmung, die durch die Betrachtung intellektueller und ethischer, vor allem aber ästhetischer und religiöser Werte erzeugt wird“[486], nach Grimms ›Deutschem Wörterbuch‹ bedeutet Andacht „Sammlung der Gedanken auf einen Gegenstand hin, inniges Andenken“. Im Sinne solcher Definitionen sind Reliquien ebenso Gegenstände der Andacht wie die Bilder und Zeichen von der Kindheit und der Passion Christi, den Leidenswerkzeugen, des Schmerzensmanns und der Muttergottes. Oft sind gerade die Halbfiguren des Heilands und Mariens in Diptychen oder sonst zusammengehörigen Tafeln von Reliquien in aufgereihten Kämmerchen umrahmt, wie es beispielsweise das böhmische Diptychon in Basel[487] (Abb. 96) oder zwei Tafeln im Kölner Schnütgen-Museum[488] (Abb. 97) zeigen, desgleichen im Bereich der Goldschmiedekunst das Diptychon des Elbinger Komturs Thile Dagister von Lorich aus dem Jahre 1388[489]. Alles auf den Außen- und Innenseiten sind Zeichen, Bilder und Objekte der Andacht. Der vor der Muttergottes und unter dem Schutz der hl. Barbara

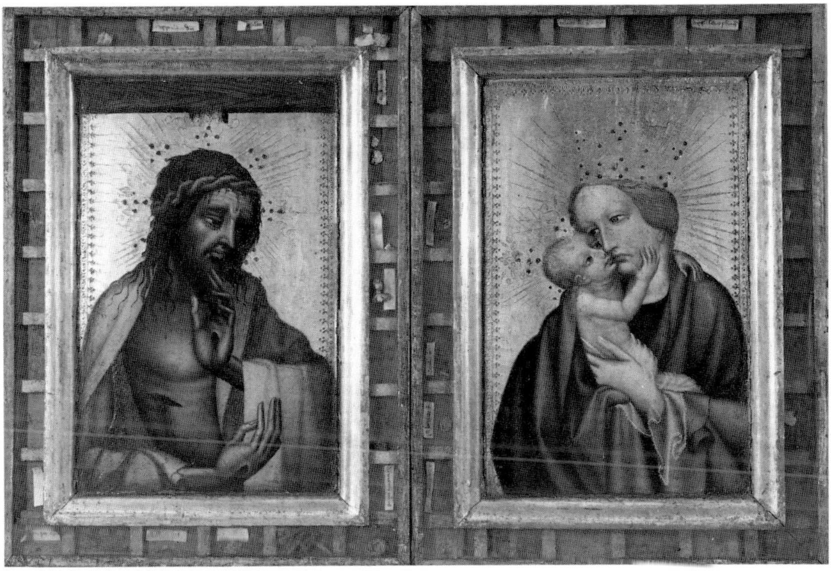

96 Reliquiendiptychon mit Schmerzensmann und Muttergottes. Prag, um 1400. Basel, Kunstmuseum.

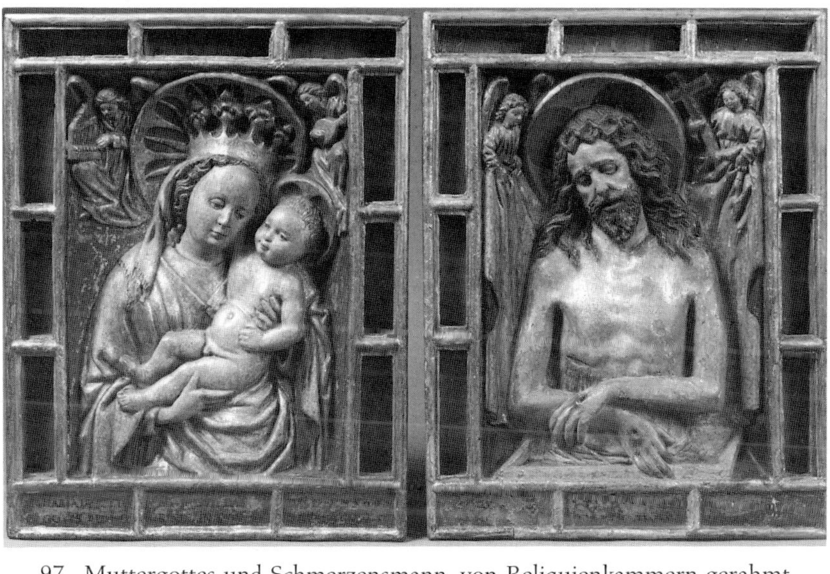

97 Muttergottes und Schmerzensmann, von Reliquienkammern gerahmt. Zweite Hälfte des 15. Jahrhunderts. Köln, Schnütgen-Museum.

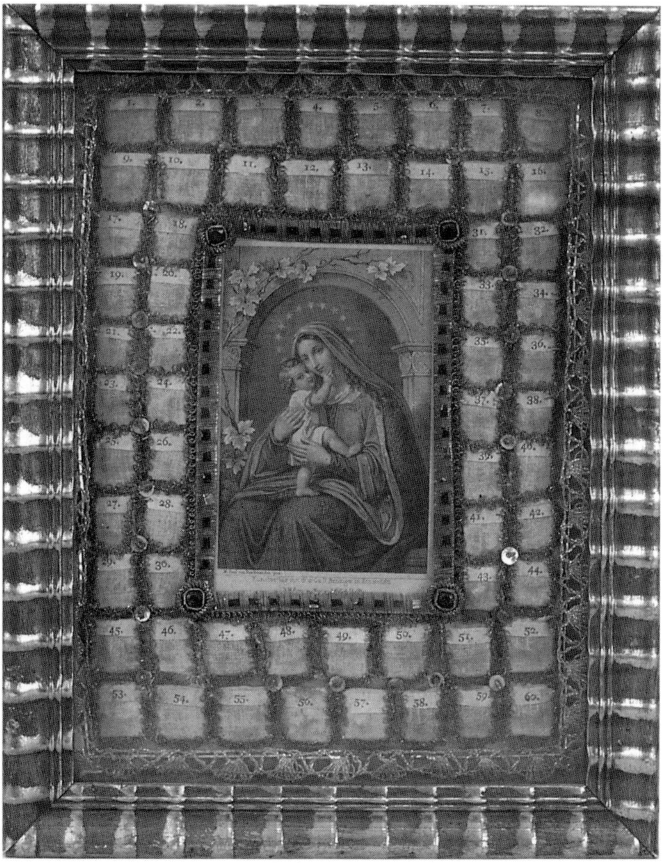

98 Maria-Hilf-Bild mit 60 Reliquienpäckchen. 19. Jahrhundert.
Köln, Sammlung Peters.

betende Komtur ist selbst in seiner Andacht außen und innen dargestellt, die *arma Christi*, die Kreuzigung, die Heiligen und die vielen beschrifteten *pignora sanctorum* in den seidenausgelegten 58 Kämmerchen erzeugen bei der Betrachtung jene „Seelenstimmung", die Andacht bedeutet. Reliquien schmücken auch in juwelenhafter Verwendung als in Form und Farbe reich verzierte Bilderrahmen das Flügelaltärchen der Hamburger Kunsthalle[490], Bilder der Muttergottes und der Heiligen umgebend. Bemerkenswert in solchem Zusammenhang ist, daß die kleine Ikone des Schmerzensmanns von Santa Croce in Gerusalemme in Rom in ein Triptychon mit Reliquiensplittern in zahlreichen Fächern eingelassen ist[491]. Solcherart Verbindungen insbesondere von Gnadenbildern des Schmerzensmanns und Mariens mit rahmendem oder flächenfüllendem Reliquienschmuck finden sich auf vielen Andachtstafeln. Sie reichen von den im Rufe höchster Verehrung stehenden Kultbildern „alter apostolischer Heiligkeiten" bis zu den massenweisen Erzeugnissen für den Gebrauch zur persönlichen Frömmigkeit und Andacht. Als ein Beispiel für die Kontinuität des alten Strukturschemas sei ein Reliquienbild mit Stahlstich von Maria Hilf und 60 Reliquienpäckchen in doppelreihiger Umrahmung des Heiligenbildchens[492] (Abb. 98) gezeigt.

Schon von alters her, das heißt seit der Zeit, da Heiltum sichtbar zur Schau gestellt worden ist, wurden Reliquien in Kästchenreihen der Bildtäfelchen eingesetzt. Ein frühes Dokument für diese Art stellt das um 1330 entstandene kölnische Flügelaltärchen im Wallraf-Richartz-Museum zu Köln[493] (Abb. 99) aus dem Klarenkloster dar, aus demselben, in dem wenige Jahrzehnte später eines der größten Altarretabel in der Allianz von Bildern und Heiltümern entstand (Abb. 76). Wiederum sind hier Reliquienkästchen in die Bilderrahmen eingearbeitet, auf der Mitteltafel über der Kreuzigungsszene, auf den Flügeln zwischen den Bildszenen. Beachtenswert ist der Reliquienbezug sowohl zu den Bildern als auch zu den der Goldschmiedekunst nahestehenden Schmuckformen aus blauen und roten, rechteckigen und runden Glasflüssen. Wie Reliquien als kostbare Edelsteine im Ikonenrahmen die *lapides vivi* veranschaulichen, zeigt exemplarisch auch ein kleines sienesisches Retabel der Walters Art Gallery in Baltimore[494], in dessen die stehende Marienikone umgebenden Giebelrahmen mit seitlichen Fialenstützen runde Reliquienkapseln mit ihren *cedulae* unter Bergkristallplättchen eingelassen sind. Wieder entspricht der theologischen Aussage – die Muttergottes in der Gemeinschaft der Heiligen – die homogene Form von Ikone und Heiltum im ästhetischen Anspruch erlesenster Feinheit des kleinen Trecento-Bildes und des goldschmiedehaft reich geschmückten Rahmens.

Die Einbeziehung der Reliquie in das Bild und die differenzierten inhaltlichen und formalen Kategorien im Bezugssystem beider Spezies waren schon in vorangegangenen Kapiteln des öfteren angesprochen worden, insbesondere beim gotischen Reliquienaltar und im Bereich der Staurotheken[495], in denen die in die Bildtafel eingelegten Partikel vom Kreuzesholz zum Kreuzesbild zusammengefügt und selbst zum Bestandteil des Bildes werden. Um so heiliger ist das Bild, wenn es nicht nur das Abbild darstellt, sondern die heilige Materie selbst darbietet. Ein besonderes Beispiel bietet das Apsismosaik von San Clemente in Rom, in dessen Kruzifix eine Partikel vom Wahren Kreuz eingelassen ist[496], die eindrucksvollste Symbiose

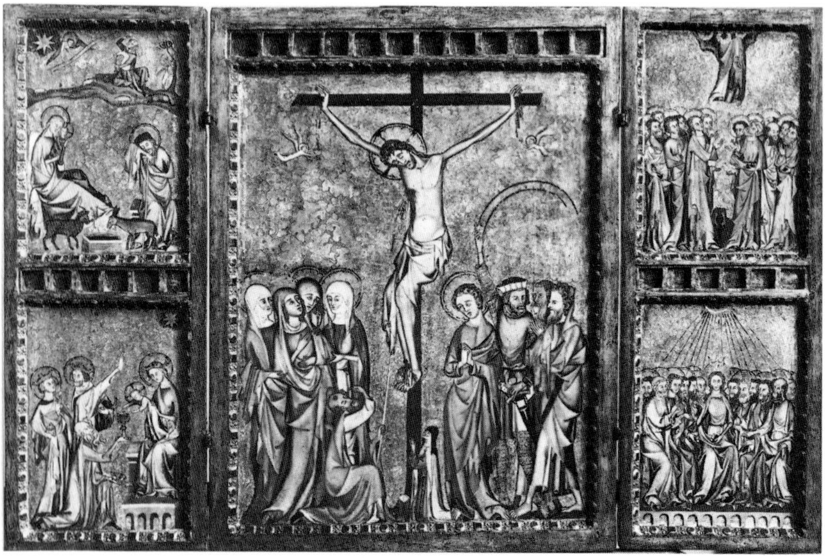

99 Flügelaltärchen. Köln, um 1330. Köln, Wallraf-Richartz-Museum.

von Bild und Heiltum in Verismus und Verklärung. Umgekehrt sind die Kreuzpartikel der Halberstädter Staurothek mit dem winzigen Bildchen der Kreuzigung Christi versehen (Abb. 15), und aus dem Holz der Libanonzeder im Heiligen Land ist im 11. Jh. das kleine Kruzifix des Erzbischofs Bucco geschnitzt worden, das möglicherweise Erzbischof Anno von Köln seinem Neffen geschenkt hat[497]. Ein überaus reiches Spektrum tut sich auf, sobald man nach den Zusammenhängen zwischen Reliquie und Bild in ihrer Materialität, Heiligkeit und ästhetischer Präsentation zu fragen beginnt[498].

Die Reliquie heiligt das Bild, und das Bildprogramm bezieht sich auf die Reliquie. Eine ausgemalte hohe Nische im Chor von St. Kunibert zu Köln zeigt solchen in mannigfachen Zusammenhängen nachweisbaren Sachverhalt[499]. In der Nische wurden nach dem Memorienbuch von 1239 Reliquien des Heiligen Kreuzes, vom Bart Johannes des Täufers und Armknochen der hll. Nikolaus und Georg aufbewahrt[500]. Deshalb erhielt die Nische eine auf die Realpräsenz der Heiltümer bezogene Ausmalung. Die Reliquien werden von Bildern begleitet, die auf die Heiligtümer weisen und diese inszenieren. Buchstäblich wird die Reliquie „ins Bild gesetzt", an ranghöchster Stelle die des Heiligen Kreuzes, der Vorrang zukommt vor jedem gemalten Bild[501]. Aber jederzeit besteht zwischen Bild und Reliquie ein intensiver und reich differenzierter Wechselbezug. Nochmals sei auf einen solchen im Bereich der Staurotheken verwiesen. Öffnet sich das Triptychon aus Mettlach[502] (Tafel XI), so erscheint die Kreuzreliquie von zwanzig mit Türchen verschlossenen Kästchen umgeben, in denen wiederum Reliquien geborgen sind, die ihrerseits zu betrachten waren, wenn man ihre Türchen öffnete. Diese sind mit Emailbildchen versehen, mit Sol und Luna, weihrauchfaßschwingenden Engeln, Heiligen und den zwölf Aposteln. Im Bezugsfeld von Bild und Reliquie entstehen umfassende große Bildprogramme der Apotheose des Kreuzes und seiner heilsgeschichtlichen Einordnung. Eine der großartigsten Verbildlichungen liefert die Limburger Staurothek[503] (Abb. 100), ein Bildprogramm der himmlischen Hierarchie, das Schiebedeckel, Rückseite und Schautafel verbindet. Wieder sind der Kreuzreliquie zehn Kämmerchen zugeordnet, die durch Goldzellenschmelzplättchen verschlossen sind. Zwischen den Bildern von Cherubim und Seraphim ist jeweils der Inhalt genannt: „Die Dornenkrone des die Menschen liebenden Christus, unseres Gottes – die Windeln Jesu Christi, des Sohnes Gottes – das Grabtuch des unsterblichen Christus unseres Gottes – das Kopftuch der hochheiligen Gottesgebärerin – der Gürtel der heiligen Jungfrau und Gottesgebärerin vom Bischof von Zela – der Purpurmantel des lebensspendenden Christus – das Leinentuch unseres Schöpfers und Gottes Christus – der Schwamm des geduldigen Christus unseres Heilands – der Gürtel der allzeit jungfräulichen Gottesgebärerin aus der Chalkopatri-Kirche – das ehrwürdige Haar des heiligen Johannes des Vorläufers"[504]. Bild, Schrift und Reliquie verbinden sich im Werk der unendlichen Kostbarkeit, das die Herrscher „mit edlen Steinen und Perlen besetzten, um es als wundertätig kenntlich zu machen", wie die Inschrift der Rückseite besagt.

Bild und Heiltum ergänzen und ersetzen und steigern sich gegenseitig zu allen Zeiten der christlichen Sakralkunst in den mannigfachsten Versionen. Scheibenreliquiare des hl. Franziskus[505] besitzen sogar einen Mechanismus, mittels dessen ein Vierpaß gedreht werden kann. Auf der einen Seite sieht man in Grubenschmelz dargestellt den stigmatisierten Heiligen zwischen blühenden Bäumen und den über ihm schwebenden sechsflügeligen Seraph, verschmolzen mit der Gestalt des seine Wunden darbietenden Gekreuzigten. Betätigt man den Drehmechanismus, so erscheinen nach der bildlichen Darstellung des Wunders der Stigmatisation auf der Gegenseite unter Bergkristall-Cabochons wahrhafte Zeugnisse dieses Wunders, noch zu Lebzeiten des Heiligen gesammelte Reliquien wie Stückchen vom Verband der Wunden, die unter den zugleich Lupenfunk-

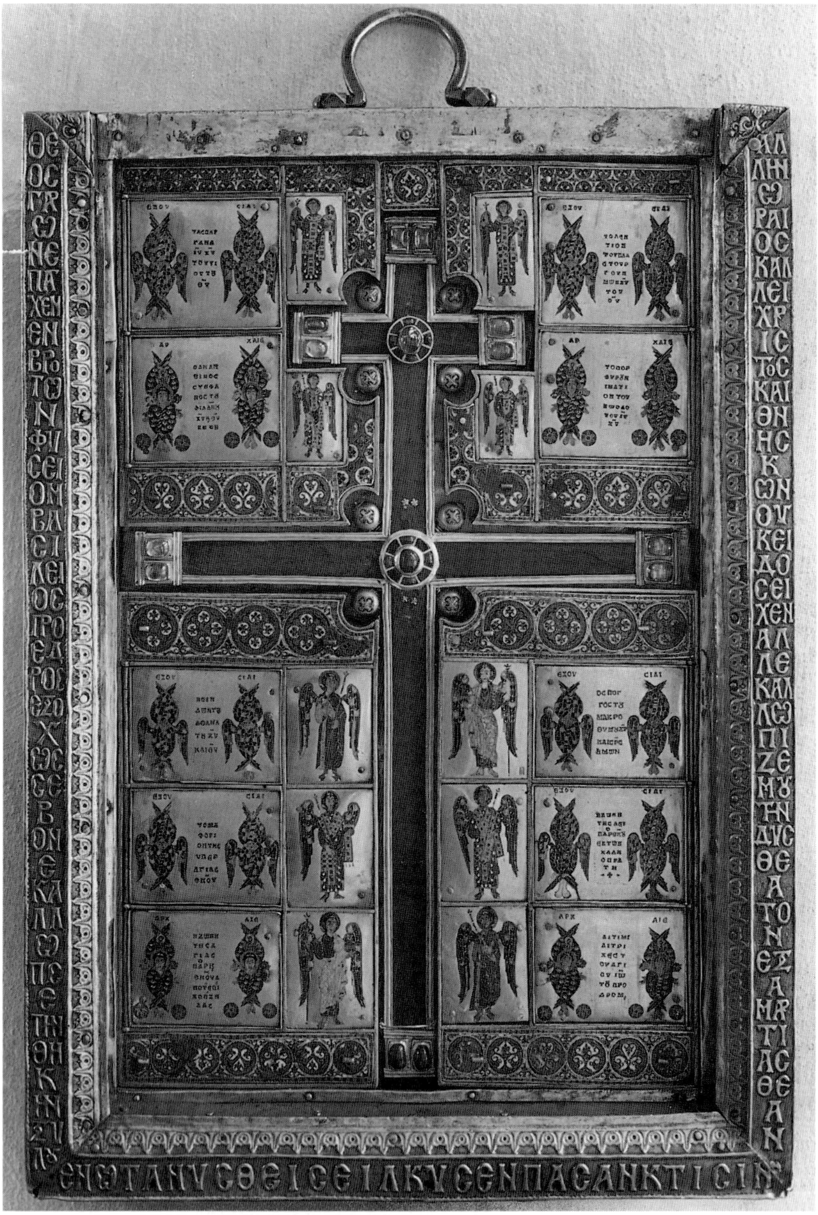

100 Staurothek der byzantinischen Kaiser Konstantinos und Romanos.
Konstantinopel, drittes Viertel des 10. Jahrhunderts.
Limburg an der Lahn, Domschatz.

tion wahrnehmenden Kristallinsen in Vergrößerung betrachtet werden können. Das ganze ist gleichsam ein kinetisches Austauschspiel des Zeigens von Bild und Heiltum durch mechanischen Seitenwechsel, das wiederum anschaulich auf die Korrespondenz der beiden Spezies verweist.

Auch im Zeitalter des Barocks sind die alten Traditionen des Ansichtenwandels zwischen Bild und Heiltum in neuen Formen lebendig geblieben. Insbesondere bei den in großen Glasschreinen auf den Altären stehenden, thronenden und liegenden Heiligen Leibern[506] läßt sich der Szenenwechsel von Malerei zum Heiltum zahlreich beobachten. Die Glasschreine sind mit Verschlußtafeln versehen, auf denen das Martyrium des beigesetzten Märtyrers gezeigt wird. Oder der Heilige erscheint in himmlischer Zone als Schutzpatron über der Ortsansicht schwebend, oder aber der Heilige ist veristisch als Konterfei genau so gemalt, wie er sich mit allem Schmuck und Zierat und in derselben Lage darbietet, wenn die Verschlußtafeln mittels Kurbeln versenkt oder einfach abgehoben werden. Die alte Allianz von Bild und Heiltum erhält eine neue Qualität, die sich schon in der Gotik bei den auf den Flügeln des Heisterbacher Altars konterfeiten Schädelreliquien der Predellenzone abgezeichnet hatte (Abb. 69). So kann man es heute noch vielerorts vorfinden, in Banz[507], in Raitenhaslach[508], in St. Katharinenthal[509] (Abb. 147), in Zwiefalten[510] (Abb. 145/146), in Gutenzell[511], um an dieser Stelle nur einige Beispiele zu nennen. Die geschmückten Skelette und Häupter der Heiligen werden Gegenstand der Malerei. Auf der abdeckenden Tafel ist das Verdeckte porträtiert, auf verschiedene Weise und in den verschiedensten Zuständen der Leibesverwandlung. Das auf dem Kissen liegende Haupt, das gleichzeitig im Glasschrein präsent ist, tragen Engel empor, während andere die geschmückten Gebeine in ihren Händen halten und weiteres Gebein unter dem Schädel liegt (Abb. 146). Mitten im Leben dagegen wiedergegeben eine heilige Jungfrau aus der ursulanischen Gesellschaft (Abb. 145). In Gutenzell ist das Zustandsabbild der thronenden Skelette abermals variiert[512]. Der Rumpf noch ganz geschmücktes Skelett, das Haupt indes wieder mit Fleisch und Haut, wie im einstigen Leben vor dem Martyrium und wie wieder im Himmlischen, in das die Heiligen schon aufgenommen sind, wie man im Blick über sie hinweg zu den Deckenfresken erkennen kann. Zwischen den konkret anwesenden Leibern in den Reliquienschreinen und den zugehörigen Bildnissen auf den diese verschließenden oder öffnenden Tafeln entfaltet sich nochmals ein differenziertes *Bezugsfeld zwischen dem Bild und dem Heiltum.*

Statuen und Büsten

Vereinen sich Bild und Heiltum in Kunstobjekten der Andacht zu einer eigenen Spezies, so nimmt die Reliquie eine noch eigentümlichere Verbindung mit der Plastik auf. Die dreidimensionale Gestalt wird zum Gefäß der *pignora* des Heiligen. Durch die Bergung von Schädel und Knochen in der menschlichen Figur ist der Heilige, von dem man nur Teile besitzt, zum Leib in himmlischer Majestät gewissermaßen komplettiert. Ausgestattet mit der Identität der Reliquie erscheint die Statue im Gold- und Edelsteinglanz als der Heilige selbst in Realpräsenz. Das bedeutsamste erhaltene Dokument solchen Sachverhalts ist bekanntlich eine numinose Statue von unerhörter Imagination, die der hl. Fides in Conques[513] (Abb. 101). Sie ist „besser gesagt nichts als ein Schrein, der die ehrwürdigen Reliquien der Jungfrau birgt. Der Goldschmied gab ihm auf seine Art eine menschliche Form". So charakterisiert Bernhard von Angers im frühen 11. Jh. die schon damals berühmte Figur als Reliquiar[514]. „Denn in ihr wird ja das Haupt einer so großen Martyrin ganz unversehrt bewahrt, die sicher und ohne Zweifel eine der vorzüglichsten Perlen des Himmlischen Jerusalem ist", heißt es im ›Liber miraculorum Sanctae Fidis‹. Unter dem Eindruck der Statue gibt Bernhard seine in der *linea rationis* begründete anfängliche kritische Haltung auf und „begibt sich auf die Ebene des *rusticus intellectus*, den er als Schüler Fulberts verspottet hatte"[515]. Bernhard berichtet auch, daß jede Kirche in der Auvergne nach alter Tradition eine Statue ihres Heiligen aus Gold oder Silber herstellen ließ, um in ihr das Haupt des Heiligen oder eine andere Reliquie einzuschließen. Als erste sah er in Aurillac die Statue des hl. Gerald, ganz in *reines Gold und kostbare Steine* gefaßt. Sie stand auf dem Altar, und das Gesicht des Heiligen „war von einem so lebendigen Ausdruck beseelt, daß seine Augen uns zu fixieren schienen und das Volk am Glanz seines Blicks ablas, ob seine Bitte erhört worden sei".

Der Brauch, Reliquien und Weihegaben im Inneren einer Skulptur ein-

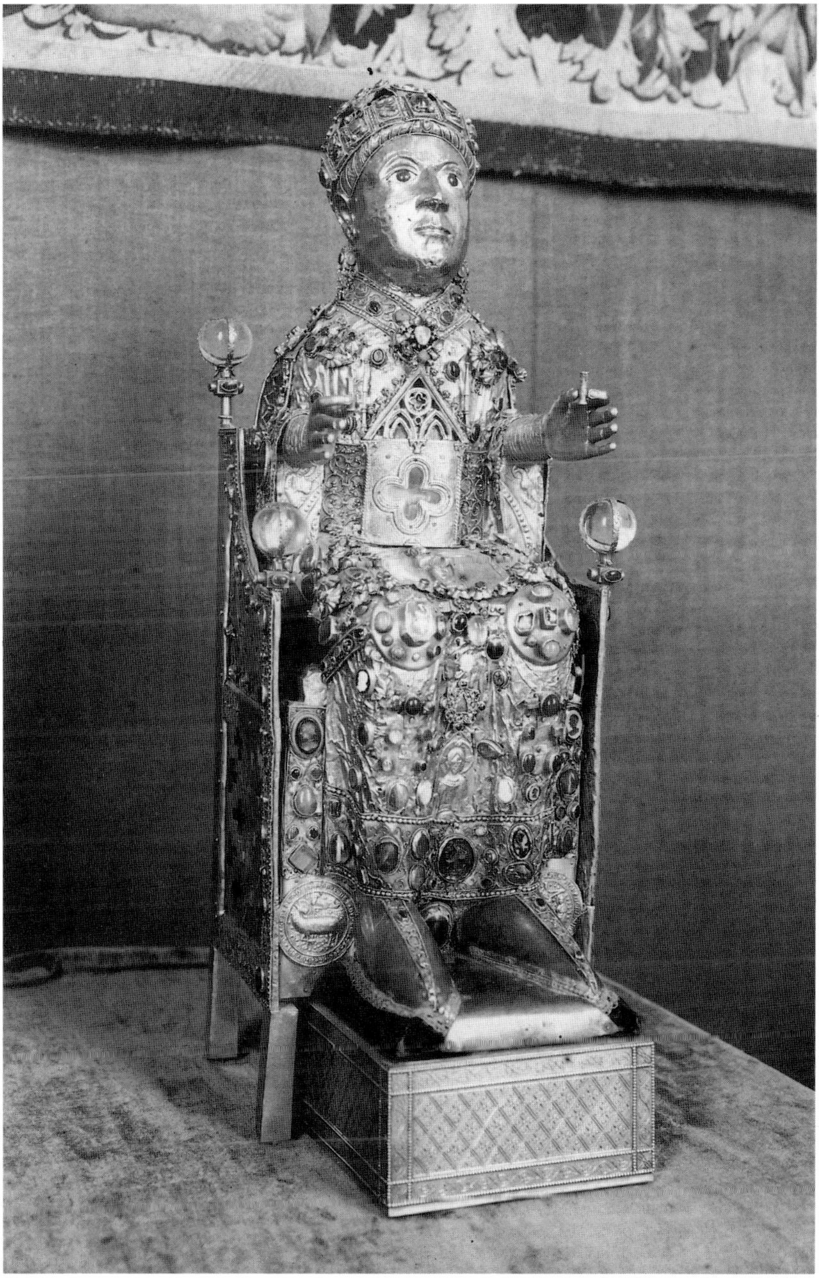

101 Hl. Fides, 9. Jahrhundert. Conques, Sainte-Foy, Trésor.

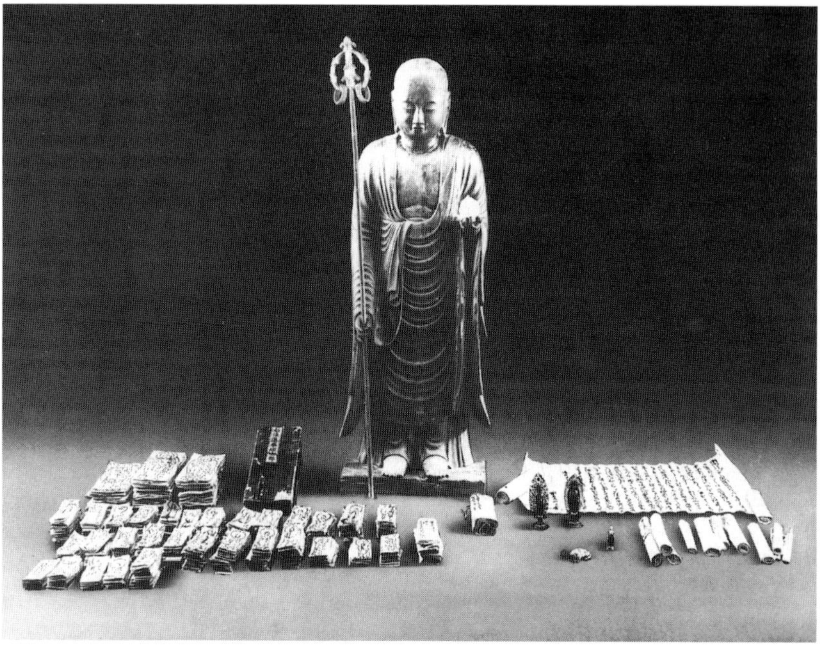

102 Bodhisattva Jizô mit Weihegaben aus dem Innern der Statue, 1249. Köln, Museum für Ostasiatische Kunst.

zuschließen, beschränkt sich nicht allein auf den Bilderkult im Bereich des Christentums. Um auf Parallelitäten in der Kunst ganz anderer Kulturräume hinzuweisen, stand seinerzeit am Eingang der Kölner Ausstellung „Ornamenta Ecclesiae“[516] eine 1249 geschnitzte Statue des Bodhisattva Jizô[517] mit dem gesamten in seinem Innern aufgefundenen Inhalt (Abb. 102): „Eine korngroße Buddha-Reliquie, je eine vergoldete Bronzefigur der Buddhas Shaka und Amida, 1 son und sechs fun groß, mehrere tausend gedruckte Votivbilder des Amida und Jizô, verschiedene Arten von Dhâranîs und von Mahâyâna-Sûtras, alles dies ist ehrfurchtsvoll im Inneren des heiligen Körpers deponiert worden. Wiederholt wurde ich, der buddhistische Priester Saishin, gebeten zu kommen und den Jizô namentlich zu weihen, damit die gnadenvollen und rettenden Kräfte des Bodhisattva allen Lebewesen zuteil werden möchten und damit, als Auswirkung davon, die ganze Welt der Lebewesen ohne Unterlaß von den Kräften dieses Großen Gelübdes zehren könnte. In der Ausübung dieses Gelübdes wurden alle Drei Kostbarkeiten in diesem Behältnis eingeschlossen und haben die Auswirkung meines Gelübdes empfangen“, heißt es in der Stiftungsurkunde, die gleichfalls in der Figur lag[517]. Die Übereinstimmungen lassen aufmerken, insbesondere die „ehrfurchtsvolle Deponierung der Reliquien und Weihegaben im Inneren des heiligen Körpers“ und die „gnadenvollen und rettenden Kräfte“.

Aus nahezu derselben Zeit wie das japanische Kultbild mit seinem umfangreichen „Heiltum“ stammt das in der Hochaltarmensa in St. Kunibert zu Köln eingeschlossen gewesene Bleikästchen, das angefüllt ist mit vielen in kleine kostbare Stoffrestchen eingewickelte Reliquien, die der Kanoniker Konstantinus zusammengetragen hat, damit sie ihn „am Jüngsten Tage zur ewigen Ruhe führen und ein reines Leben in jener Welt verschaffen“[518] (Tafel XII). So gleichen sich vor dem Horizont der Weltreligionen die Anliegen der Menschen in ihrem Sinn und Brauch, und es zeigen sich erstaunliche Analogien im Perzeptionsfeld von Reliquie und Bild.

Desgleichen werden wie im Altarsepulcrum auch im Kruzifixus und in der Muttergottesstatue kleine und kleinste Reliquien-Behältnisse eingelegt[519]. Dabei handelt es sich einmal um den Darstellungen zugehörige Sekundärreliquien von Christus oder Maria, zum andern aber – fast noch häufiger – um allgemeinen Reliquienbesitz. In der *nova imago* Mariens wird um 1100 ein der Abtei St-Pierre in Gent geschenktes Reliquienkonvolut aus Konstantinopel deponiert[520]. Auch das Kreuz im Braunschweiger Dom, das Imervard machte[521] (Abb. 103), barg in seinem ausgehöhlten und mit Schieber verschlossenen Hinterhaupt 30 Reliquien, die erst 1881 entnommen und im Reliquien-Kapitell der Mittelsäule des Marienaltars beigesetzt wurden. Das Imervardkreuz, das im Typus dem numinosen Volto Santo im Dom zu Lucca folgt, ist ein Christusbild der Parusie. Johannes sah einen, „der einem Menschensohn ähnlich war, bekleidet mit einem Poderes und die Brust umgürtet mit einem goldenen Gürtel“. Der sprach: „Ich bin der Erste und der Letzte und der Lebendige, und ich war tot, und siehe, ich bin lebendig in alle Ewigkeit“ (Apokalypse 1). Im plastischen und numinosen Bild des lebendigen Christus werden Reliquien geborgen, im größten wie im kleinsten Kruzifixusformat. Auch das kleine Kruzifix mit seiner kostbaren Fassung aus dem Altarsepulcrum der Chapelle St-Michel d'Aiguilhe in Le Puy[522] (Tafel XIII) besitzt in der Rückseite des Korpus winzige Aushöhlungen für Reliquienpartikel. Wie im Kruzifix Reliquien geborgen sind, so liegt das Kruzifix im Opferaltar der Kirche zusammen mit den Reliquien bestattet.

Altar, Bild, Reliquie und Skulptur stehen zueinander im überaus komplexen Bezug. Das kleinplastische Bildwerk wird ebenso zum Reliquiar wie das monumentalste Kruzifixusbild[523]. Im Haupt eines großen romanischen

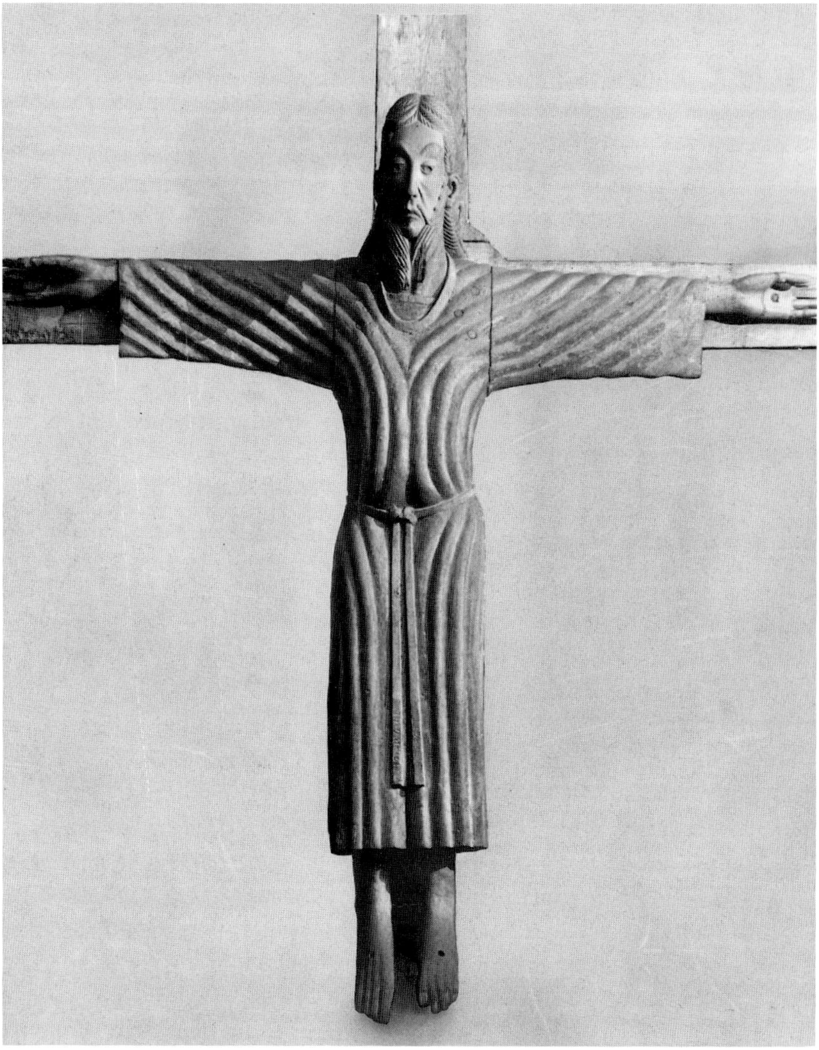

103 Imervardkreuz. Zweite Hälfte des 12. Jahrhunderts. Braunschweig, Dom.

Kruzifixus aus dem Dom von Roskilde fand man 1806 ein kleines goldenes byzantinisches Reliquienkreuz[524]. Das Heiltum im Altarstein wie im Haupt des Gekreuzigten ist nicht sichtbar, doch das mit der Aura des Numinosen ausgestattete plastische Bild des Heilands am Kreuz ist das heiligste und würdigste Gefäß für die Aufbewahrung erworbenen Heiltums, das der Sichtbarkeit nicht bedarf, um zu heiligen und zu wirken. Repositorien sind nicht selten im Hinterkopf des Gekreuzigten eingelassen, z.B. in der nur als Torso überkommenen gewaltigen Skulptur aus salischer Zeit, dem Kruzifix aus St. Georg in Köln[525]. Auch der wundertätige Forstenrieder Kruzifixus, der dorthin aus Andechs gelangte[526], besitzt ein Reliquiensepulcrum, und zwar in der Mitte des Rückens. Immer wieder bestätigt sich die Koinzidenz im Kultischen von Bild und Heiltum, gleich ob die Repositoria dem Christusbild analoge oder allgemeine Reliquien enthalten haben mögen. Das Heiltum ist in Realpräsenz mit dem Korpus des Christusbildes verbunden, im Korpus Christi liegt der Heiltumsschatz der Kirche, Gebein der Heiligen wird mit dem Leib Christi vereint. Dem Menschen des Mittelalters jedenfalls wäre ganz und gar unbegreiflich gewesen, daß Reliquien in einem plastischen Bild diesem den Status eines Andachtsbildes streitig machen sollten, weil frömmigkeitsferne Klassifizierung zwischen Kultbildern und Andachtsbildern unterscheidet und Reliquien deswegen nur Kultbildern, nicht aber Andachtsbildern zubilligt. Unter dem Autoritätszwang solcher Begriffsdefinitionen überlegte man sogar, ob die *Crucifixi dolorosi*[527], weil sie ebenfalls Reliquiensepulcra enthalten (wie dasjenige in Perpignan mit aufgefundener Zedernholzspan-Reliquie, oder das Kruzifix in Coesfeld), nicht aus der Gruppe der Andachtsbilder wieder auszuscheiden seien. Auch der mirakulöse Gekreuzigte in St. Maria im Kapitol zu Köln (Abb. 104), „ausgezeichnet durch eine Vielzahl übernatürlicher Gnadentaten", müsse aus der Gattung „Andachtsbilder" ausgegliedert bleiben, so folgerte man konsequent aufgrund der aufgestellten Bildkategorien, die vom Verständnis der Komplexität des mittelalterlichen Bildes immer mehr weggeführt als zu ihm hingeführt hätten. Indessen liegt bei Reliquien enthaltenden Skulpturen der umgekehrte Sachverhalt vor, als oft gelehrt wird. Gerade weil Vollfiguren des Kruzifixus, des Schmerzensmanns oder der Vespergruppe Andachtsbilder sind, vor denen man niederkniet und betet, werden sie mit unsichtbarem oder sichtbarem Heiltum ausgestattet, da Reliquien nicht minder Gegenstände der Andacht darstellen als die Reliquienträger auch. Bild und Heiltum, beides sind Objekte von Andacht und Kult.

Im Kopf des Kruzifixus in der Pfarrkirche zu Borken[528] entdeckte man während der Restaurierung eine von zwei Pergamentstreifen umhüllte Holzreliquie. Auf dem einen, dem 14. Jh. zugehörigen Streifen stand zu lesen: „De ligno sive assere perclavato per pylatum ante pedes Jesu Christi appenso" (Vom Holz oder Balken, durch Pilatus unter den Füßen Jesu Christi mit Nägeln angeheftet). Auch neueste Funde bestätigen die mittelalterlicher Bildauffassung sinnwidrige Kategorisierung plastischer Werke

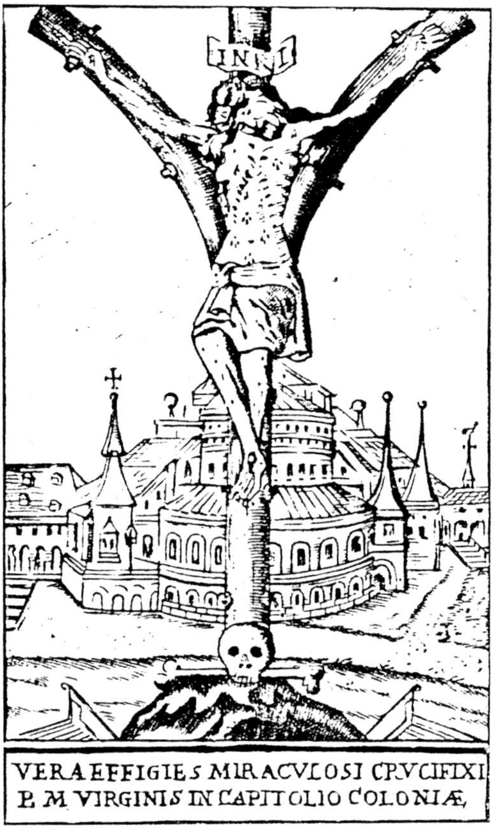

104 Kleines Andachtsbild (um 1680) des mirakulösen Kruzifixus von St. Maria im Kapitol zu Köln, 1304.

in Kultbilder (mit Reliquieneinschluß) und Andachtsbilder (ohne Reliquieneinschluß). Der Hinterkopf des gotischen Kruzifixus aus der Regensburger Schottenkirche barg zwei Reliquiensäckchen und im eigenen Lederetui die kostbare Emailarbeit eines Schmetterlings mit der Darstellung von Christi Kreuzigung[529]. Symbolisiert die Raupe das Leben, die Puppe den Tod, so der Schmetterling die Auferstehung; vom Christentum[530] übernommene antike Symbolik der Metamorphose weist auf die *resurrectio* Christi und der Toten hin, auch derjenigen, deren irdische Überreste im Haupte des Erlösers beigesetzt sind. Und eine eben erst durch die Seitenwunde des Gekreuzigten von St. Maria im Kapitol zu Köln eingeführte Endoskopiekamera lieferte Bilder von an der Innenwandung des Brustkorbs mittels kleiner Holzstäbchen befestigten Reliquienbeutelchen, deren Beschriftung den bei Aegidius Gelenius als im berühmten Gabelkruzifix befindlichen Heiltümern entspricht[531]. Wie die *Cruzifixi dolorosi* können auch plastische Vesperbilder Reliquien enthalten, beispielsweise jenes aus dem 14. Jh. im Bayerischen Nationalmuseum in München[532], ohne daß sie aus der konstruierten Gattung von „Andachtsbildern" ausgeschieden werden müßten.

Auch im Thron von Muttergottesstatuen werden oftmals Reliquien geborgen, der Marienthron wird buchstäblich zum Thesaurus wie bei der sog. Aachener Madonna des Kölner Schnütgen-Museums[533] (Abb. 105/106). Die Muttergottes aus Kendenich in derselben Sammlung besitzt rückseitig noch das leicht zu öffnende Türchen, durch das man in das Innere der Sitzstatue Reliquien einlegen und ebenso entnehmen konnte[534] (Abb. 107). Wieder ließen sich zahlreiche Beispiele von mittelalterlichen sitzenden und stehenden Madonnenfiguren aufzählen, deren Rückseiten eine zumeist rechteckige Nische für Reliquien besitzen, teils zur ständigen Verborgenheit bestimmt, gleichsam zur abermaligen Sakralisierung des ohnedies schon heiligen Bildes, teils durch Schiebedeckel oder gar Türchen zugänglich gemacht.

So ist mittelalterliche Holzskulptur vielfach in ihrer Funktion, Bestimmung und Erscheinung ebenso Reliquiar wie nicht anders ein Objekt der Goldschmiedekunst, dem sie oft genug durch ihre kostbare Metallfassung auffällig gleicht. Sind doch schon die frühen Vollskulpturen der karolingischen und ottonischen Zeit mit Goldblech beschlagene und mit Edelsteinen besetzte Statuen, von Reliquienschreinen – die ebenfalls aus einem Holzkern mit aufgenageltem Metallbeschlag bestehen – nur dadurch unterschieden, daß der Goldschmied ihnen „auf seine Art eine menschliche Form gab". Wieder berichtet Bernhard von Angers, wie Mönche und Kanoniker die Schreine und Goldstatuen mit den Leibern der Heiligen herbeitrugen und in Zelten und Baldachinen auf der Wiese des hl. Felix etwa eine Meile außerhalb der Stadt anlaßlich der Synode von Rodez aufstellten. Hier waren die *Schreine der Heiligen* und die *goldenen Majestäten* versammelt, eine homogene Gemeinschaft von Reliquiaren, gleich ob in Schreinform oder in Form der menschlichen Gestalt. Auf welch komplexe Weise sich die Genesis der sakralen Vollskulptur im frühen Mittelalter auch vollzogen haben mag[535], die dreidimensionale Großplastik war in ihrem auratischen und numinosen Erscheinungsbild in hohem Maße geeignet, eine Allianz mit der Reliquie einzugehen, stehen doch Bilderkult und Reliquienkult in untrennbarer Verbindung. Die Reliquie verlangt förmlich

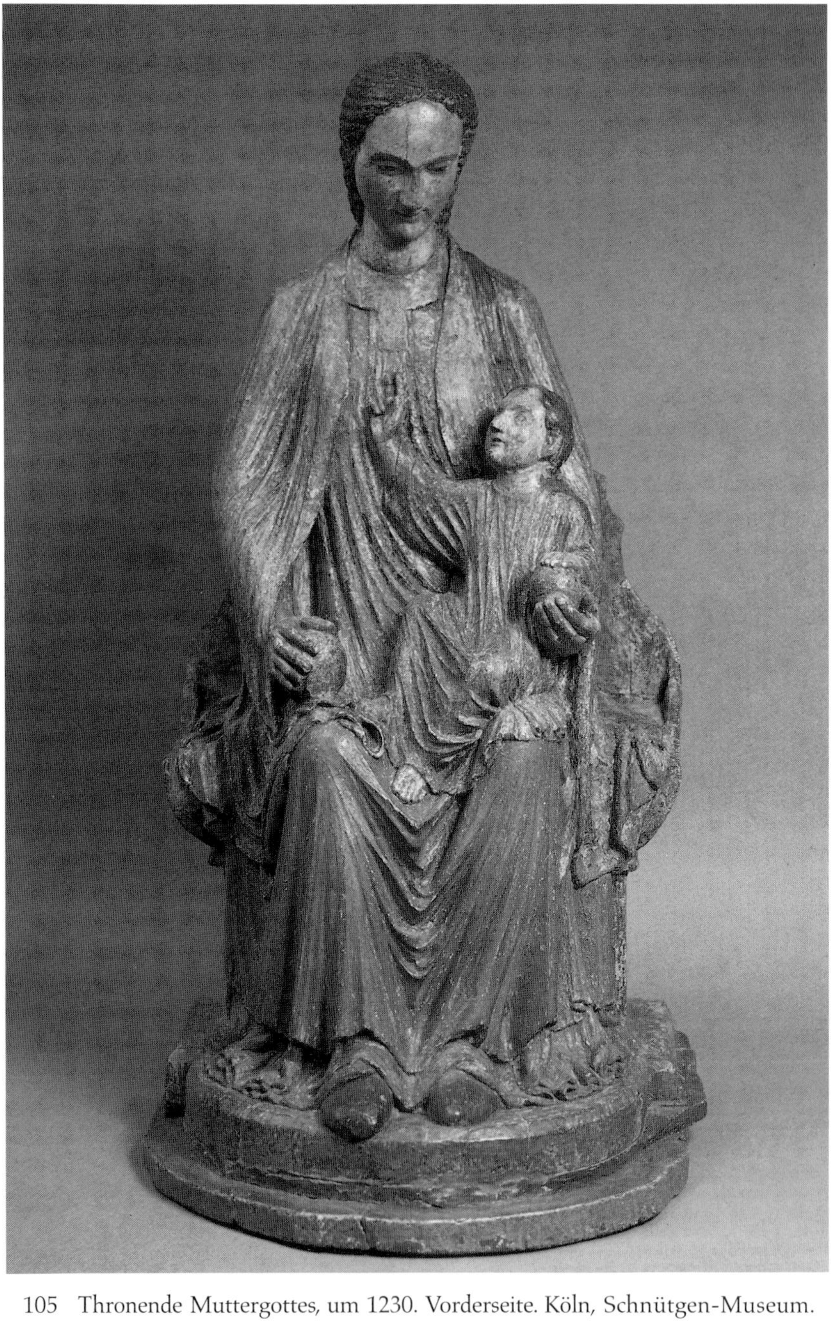

105 Thronende Muttergottes, um 1230. Vorderseite. Köln, Schnütgen-Museum.

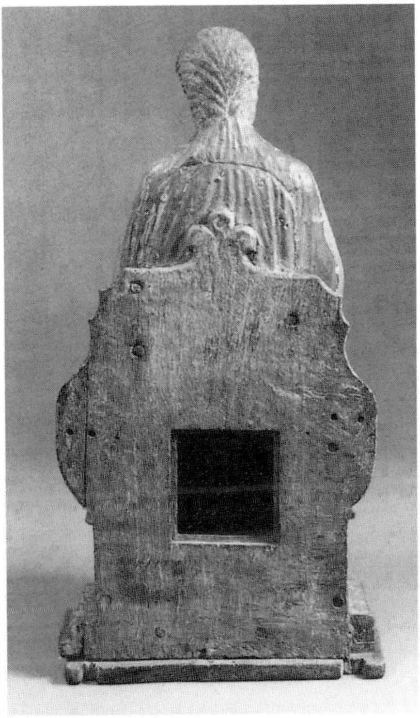

106 Thronende Muttergottes, um 1230. Rückseite. Köln, Schnütgen-Museum.

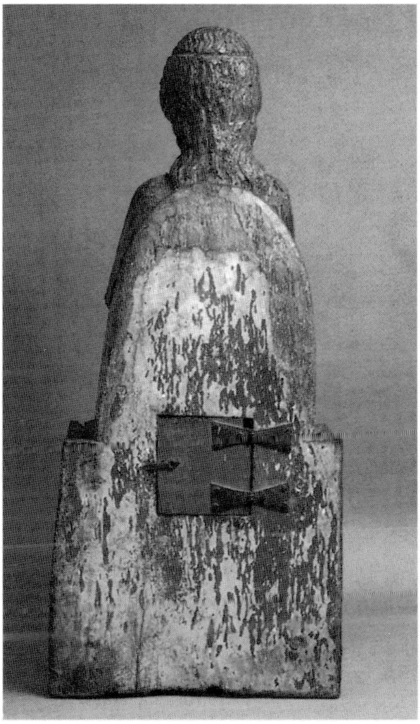

107 Muttergottes aus Kendenich, um 1270/80. Rückseite. Köln, Schnütgen-Museum.

nach dem menschengestaltigen Reliquiar, und die Skulptur scheint als Behältnismöglichkeit die Reliquie geradezu anzuziehen, ob sie nun für diese geschaffen wurde oder erst nachträglich aufgenommen hat. Solche Allianz von Skulptur und Reliquie ist zuallererst ein frömmigkeitsgeschichtliches Phänomen, in dem zwei analoge Spezies eine Symbiose eingehen. Die Magie des plastischen Bildes und die Authentizität der Reliquie potenzieren sich gegenseitig. Sobald man den abgeschlossenen Kultraum der Statue der hl. Fides für das Volk öffnete, erzählt Bernhard von Angers, füllte sich dieser mit großer Menschenmenge, die sich auf den Boden warf und ihr Gebet – wie er zunächst in kritischer Haltung angenommen hatte – an einen „Gegenstand ohne Sprache und Seele" richtete. Doch dann erkannte der Bekehrte, daß das Bild „kein unreines Idol" sei, „sondern ein frommes Andenken, das zur gläubigen Andacht einlädt und den Wunsch nach der mächtigen Fürbitte der Heiligen verstärkt"[536].

In der Reliquien enthaltenden Heiligenstatue ist der Patron in doppelter Präsenz vertreten, einmal durch seine eigenen Körperteile vom irdischen Leib, zum andern in seinem Erscheinungsbild himmlischer Majestät. Nicht alle frühen Statuen indes sind zugleich Reliquiare gewesen und deshalb läßt sich die Entstehung der sakralen Vollplastik auch nicht aus dem Anliegen erklären, die Skulptur zu legitimieren, auf den Altar gesetzt zu werden, indem man ihr den Status eines Reliquiars gegeben hätte.

Das häufigste Heiltumsbehältnis in der Gestalt des Heiligen ist indes nicht die Reliquienstatue oder (seit der Gotik) die Reliquienstatuette, sondern die Reliquienbüste der Bildschnitzer und Silberschmiede. Man findet sie allerorten, beispielsweise auch in vielen der bisherigen Bilder dieses Buches. Sie stehen auf dem Altar zu seiten des Severinusschreins vor dem bittflehenden Volk (Tafel I), die Kleriker zeigen sie bei der Weisung der Heiltümer den Pilgerscharen (Abb. 27), sie erscheinen – mitunter in dichter Reihung – auf Heiltumsbriefen und Tafeldrucken, auf Pilgerblättern und in Heiltumsbüchern. Sie standen in den Gebeinwandkästen von St. Kunibert zu Köln und im Essener Hochaltar, sie bevölkern die großen gotischen Reliquienaltäre (Abb. 75/76), den Hochaltar der Renaissance im Xantener Dom (Abb. 84). In Gesù Nuovo in Neapel sind 68 vergoldete Heiligenbüsten in die Reliquienwanddekoration der Seitenwände der Kapelle von S. Francesco de Geronimo eingebracht. Man findet sie in den gewaltigen Reliquienaltären in San Lorenzo de El Escorial (Abb. 85), in den einstens prunkvoll eingerichteten Reliquienschränken der Capilla Real der Kathedrale von Granada, in der Reliquienkammer der Königlichen Barfüßerinnen zu Madrid, nach männlichen und weiblichen sortiert und stufenförmig übereinander unter Armreliquiaren und anderen Heiligtümern gesetzt in den Reliquiennischen der Ingreja São Roque zu Lissabon. In Bom Jesus do Monte ordnen sich 55 Reliquienbüsten im Halbrund und in sieben Etagen im typisch portugiesischen Altaraufbau (Abb. 108). Indes, in unübertroffener Zahl bevölkern sie die Goldene Kammer von St. Ursula zu Köln (Tafel IX, Abb. 91).

In Köln ist die Reliquienbüste aus Holz seit dem späteren 13. Jh. zu einer ausgesprochenen Spezialität geworden[537]. Nachfrage und Export dieser Kunstgattung waren es nicht zuletzt, die zur außergewöhnlichen Entfaltung der dortigen Bildschnitzerwerkstätten in der ersten Hälfte des 14. Jh. beigetragen hatten. Bestimmte Ateliers konzentrierten sich geradezu auf die Produktion dieser eigenartigen Gattung. Dabei läßt sich eine kontinuierliche Perfektionierung der schnitztechnischen Fertigung beobachten, die sich nicht nur auf das äußere Erscheinungsbild, sondern ebenso auf Aushöhlung und sorgfältigste Ausarbeitung des Innern bezieht[538].

Diese Büsten wurden allein zu dem Zweck hergestellt, für die Schädel und Knochen der vermeintlichen Märtyrerscharen würdige Behältnisse zu schaffen, in Menschengestalt statt in Form von Kästchen oder Schreinchen. Im Innern des Kopfes liegt die eingehüllte Schädelreliquie gebettet, die sichtbar wird, wenn die mittels Scharnier befestigte Kalotte aufgeklappt wird (Abb. 109). Doch nicht nur der Kopf ist zur Aufnahme von Reliquien bestimmt, sondern auch die in ihrer Frühform noch massiv belassene Büste wird zunehmend mit Heiltum der Heiligen gefüllt, das durch Maßwerköffnungen allzeit anschaubar ist, wenn die Hochfeiertagsseite der Reliquienaltäre geöffnet wird (Abb. 75/76) oder wenn man in der Goldenen Kammer oder anderwärts vor den Reliquienbüsten steht.

Im heiteren und selig entspannten Lächeln zeichnet sich ab, auf welche Weise die Märtyrer den Tod überwanden. Das Gebein wird nicht etwa als ein Memento menschlicher Vergänglichkeit und Sterblichkeit vorgewiesen. Wie einstens die irdischen Körper der Heiligen Gefäße der göttlichen Gnade waren, so werden deren sinistre Überreste bis zu ihrer Auferstehung in Behältnissen bewahrt, die die Züge der Auserwählten nicht in ehrfurchtgebietender Majestät, sondern in der Seligkeit des erworbenen Paradieses zeigen. Der Betrachter sieht die Heiligen wieder doppelt präsent, im Bild der himmlischen Holdseligkeit (mit ausgeprägt kölnischem Idiom) und im Innern der Büste in den verehrungswürdigen Überresten aus der irdischen Zeit. Bild und Heiltum gehen in diesen plastischen Büsten abermals eine Symbiose ein, die dem Reliquiarstatus der Spezies von Skulpturen mit Reliquien weiteres Material hinzuliefern.

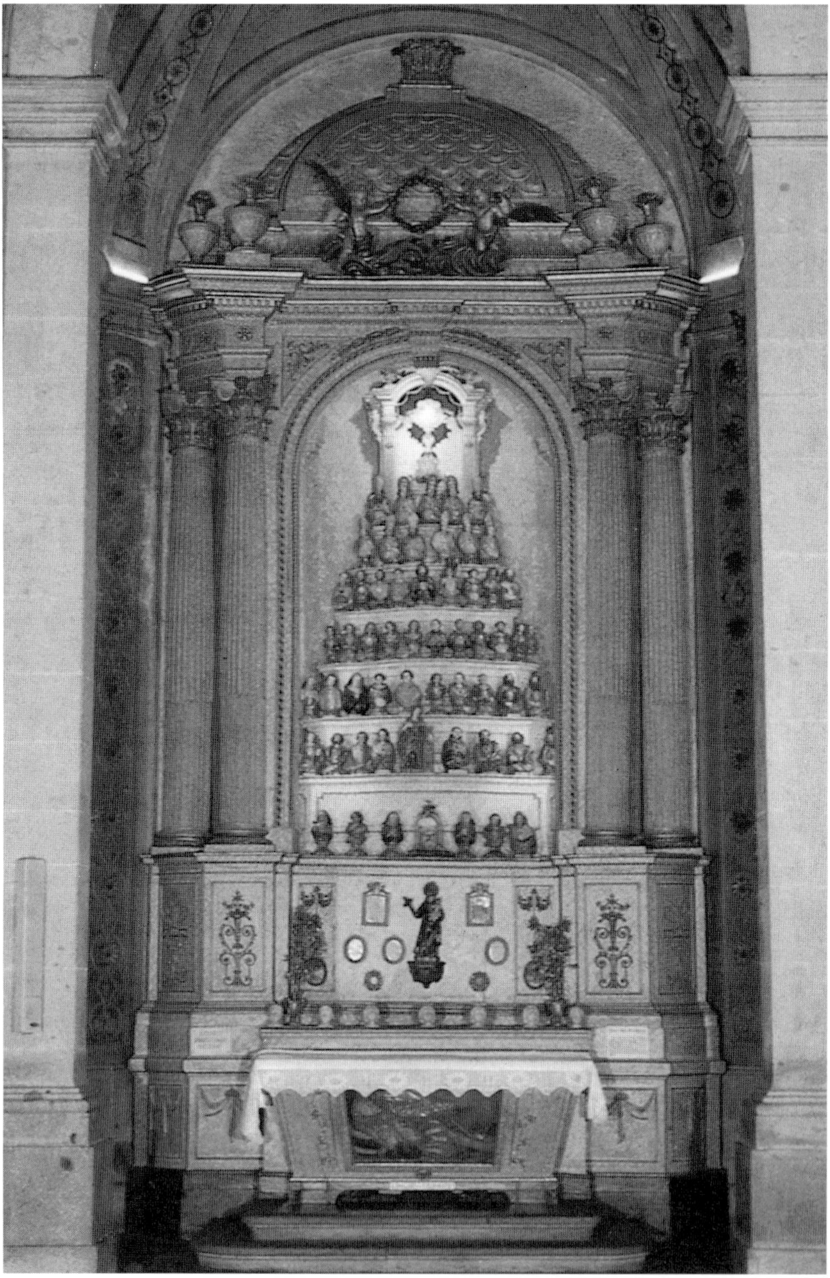

108 Altar das reliquías. Um 1800. Braga, Bom Jesus do Monte.

In mehreren Hundert Exemplaren sind sie heute noch vorhanden, über 100 kann man allein in der Goldenen Kammer zählen, 22 in St. Kunibert zu Köln[539] (Abb. 110), an die 30 der holdseligen Schädel- und Gebeinbehältnisse sammelte Alexander Schnütgen für seine Kölner Kollektion[540]. Die Büsten erscheinen in mehreren Formen und Typen, von der Schulterbüste über das Brustbild bis zur Halbfigur, letztere ohne oder mit Armen, diese mit betend erhobenen Händen, wobei die Halbfiguren ihre maßwerkverzierte Sichtöffnung nicht auf der Brust, sondern im Bauch unterhalb der gefalteten Hände tragen. Obgleich schon nach ihren Physiognomien Heilige im himmlischen Reich, statten die Bildschnitzer sie nach der neuesten Mode aus und mit dem Kruseler ihrer Zeit (Abb. 75), kleiden sie in kostbare italienische Seidenstoffe[541] und in enganliegendes Gewand mit geknöpften Ärmeln[542], stellen die im Gefilde der Seligen schon Befindlichen also ganz irdisch und wirklichkeitsnah dar.

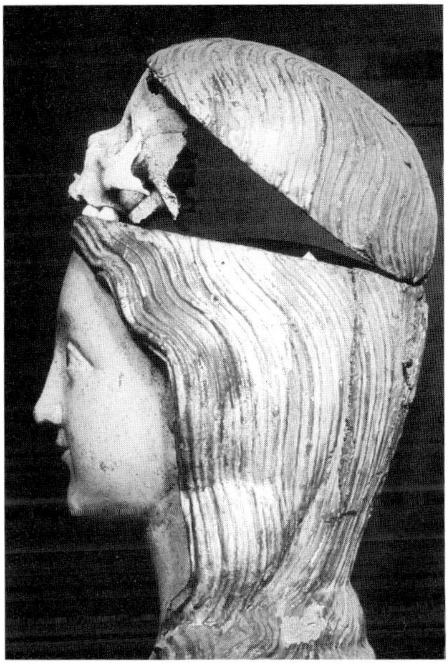

109 Reliquienbüste. Um 1270. Köln, St. Ursula, Goldene Kammer.

Die Reliquienbüste war freilich keine Erfindung der gotischen Zeit, aber ihre Herstellung aus Holz – in Köln meist Nußbaum – mit ihrer anspruchsvollen, teils naturalistischen, später oft metallimitierenden Fassung[543] hebt mit der Gotik an; ebenso die Serienmäßigkeit, ja Mengenhaftigkeit der Produktion. War doch auch die Menge des ausgegrabenen Gebeins von der Massengesellschaft der Kölner Heiligen exorbitant. Doch nur des Exports wegen und zur dauerhaften Aufbewahrung hätte es der anspruchsvollen Verpackung in kostbar gefaßte Holzbüsten natürlich nicht bedurft. Solches geschah allein in der Absicht, Reliquien in Behältnisse zu setzen, die in anthropomorphen Formen und plastischen Bildern das imaginäre Aussehen derjenigen, von denen die verehrten Reste stammen, vergegenwärtigten. Tatsächlich könnte die Realpräsenz der Heiligen nicht eindrücklicher veranschaulicht worden sein als im Veris-

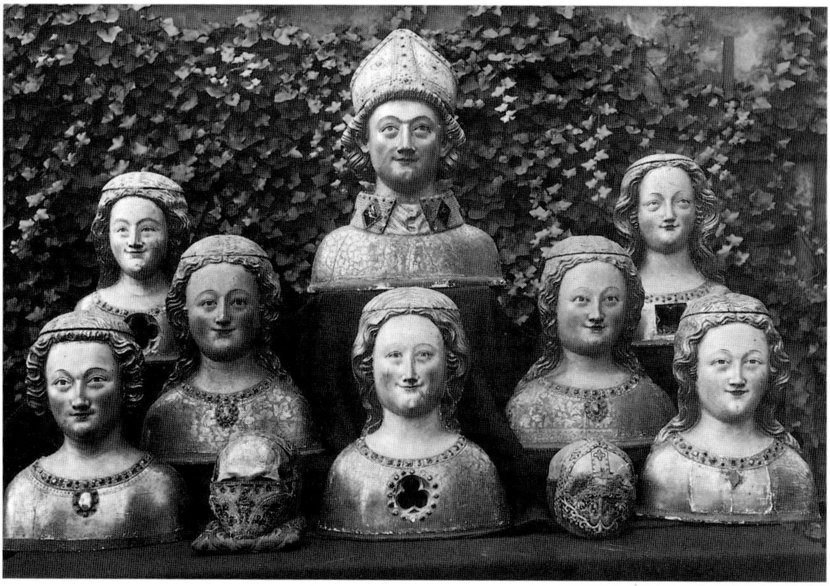

110 Reliquienbüsten und Heilige Häupter. Köln, St. Kunibert.

mus der Einbeziehung von Schädeln und Gebeinen in skulpturalen Abbildern.

Von den Reliquienbüsten der Gotik läßt sich ein weiter Bogen spannen bis zu jenen im Barock, die zumeist aus Silber getrieben sind. Was für die Gotik die Kölner Reliquienbüsten-Produktion der Bildschnitzer bedeutet, das charakterisieren für den Barock die Silberbüsten der Augsburger Goldschmiede[544]. Zwar ändern sich die mittelalterlichen Gepflogenheiten, die Reliquien werden zumeist nicht mehr in Haupt und Brust eingelegt, sondern am häufigsten im eigenen Postament der Büste[545] eingesetzt. Die körperlichen Überreste des Heiligen liegen nun nicht in der Bildbüste, sondern von seinem plastischen Abbild getrennt und reich geschmückt und hinter Glas sichtbar im kunstvoll gestalteten Sockel. Die Büste selbst ist nur noch selten das eigentliche für die Reliquien hergestellte Behältnis, nicht eine figürliche Urne für die Überreste. Die Zuordnung der Reliquien zur Büste zeigt sich auch im Barock in vielen, teils dem Mittelalter ähnlichen, die Tradition kontinuierlich fortsetzenden, teils andersartig akzentuierten Variationen. Mitunter enthält der Sockel ganz andere Reliquien zur Verehrung präsentiert als diejenigen des in der Silberbüste dargestellten Heiligen. Oder die Reliquien werden erst nachträglich den Patronen der die Büsten stiftenden Bruderschaften, Zünfte und Kongregationen hinzugefügt. Große Garnituren von Silberbüsten mit Reliquiensockeln werden in Prozessionen umhergeführt und schmücken an Hochfesten die Altäre der Kirchen, beispielsweise den Hochaltar im Dom zu Brixen[546]. Mitunter gleichen sich zu verschiedenen Zeiten gearbeitete Büsten einander so an, daß ein ganzer Silberaltar wie aus einem Guß erscheint, derjenige im Regensburger Dom bildet ein solches herausragendes Ensemble[547]. Die Reliquienbüste im Barock enthält am häufigsten die Reliquien nicht in ihrem Innern, sondern im eigenen Aufsatz, mit dem zusammen sich allerdings eine Einheit ergibt. Abermals sind Bild und Heiltum einander zugeordnet, nunmehr aber in additiver Verbindung, wobei das Heiltum seinen Sitz unter dem Bild einnimmt. Die Büste ist das Bild, das Postament das Reliquiar, beides, Bild und Reliquiar, Gegenstände der Andacht und des Kults. Anderwärts dehnen sich die Untersätze zu großen verglasten Reliquienkästen aus, von Bilderbüsten derjenigen Heiligen bekrönt, deren kunstblumengeschmückte *ossa* unter ihnen zu sehen sind, wie es die Reliquiare beiderseits des Hochaltars der Jesuitenkirche San Salvador in Sevilla in andalusischer Atmosphäre zeigen.

Betrachtet man die Präsentationsformen barocker Heiligenbüsten im Bezugsfeld der Reliquieninszenierungen, so ist leicht feststellbar, daß der Barock über nicht minder zahlreiche Kombinationsmöglichkeiten als das Mittelalter verfügt. Eindrucksvolle Exempla finden sich in allen katholischen Ländern. Im Reliquienaltar des Santo Tomás de Villanueva in der Kathedrale von Valencia erscheint die Heiligenbüste im Strahlenkranz über dem von Engeln emporgehaltenen silbernen Glasschrein mit den Gebeinen, indes der Schädel hinter Glas aus dem Körper der Büste herausschaut. Das Ganze eine Apotheose des Heiligen in großer Inszenierung, die aus zwei Grundelementen der Visualisierung des Reliquienkults besteht: aus Verismus und Verklärung. Freilich bleiben auch im Mittelalter ausgebildete Traditionen lebendig. Die Reliquienbüsten in der Goldenen Kammer von St. Ursula zu Köln (Tafel IX) führen in kaum unterbrochener Reihe Exemplare dieser Spezies vom 13. bis zum 18. Jh. vor. Oder in St. Nikolaus in Scheer sind Büstenreliquiare der hll. Willibald und Walburga, von denen Reliquien im Jahre 1608 aus Eichstätt geschenkt wurden, im Typus (einschließlich der kleinen Heiligenbüstenreihen in Nischen am Sockelrand) nach der bereits dort befindlichen Büste des hl. Wunibald aus dem 13. Jh. gearbeitet. Anderthalb Jahrhunderte später, als die drei Reliquienbüsten in einem Altarschrein Joseph Anton Feuchtmayrs zur ständigen Schau ausgestellt werden sollten, fertigte man vereinfachte Kopien der kupfervergoldeten Exemplare aus Holz an, um diese in den Schauschrein zu setzen; ein charakteristisches Beispiel für die reliquienkultgeschichtlichen wie formaltechnischen Zusammenhänge von Vorbild, Modell, Original, Kopie und Nachbildung, die es in zahlreichen Variationen gab[548].

Auftraggeber solcher Reliquienbüsten waren Angehörige aller Stände, Fürsten und Bürger, Kirchen, Stifte, Klöster, Bruderschaften und Zünfte. Ein Fall mag für viele andere die Situation beleuchten: Im Jahre 1650 bringt der Kapuzinerpater Raphael Schächtelin aus den wiederentdeckten Katakomben Roms eine Truhe voller Reliquien mit. Die Gebeine des hl. Alexander schenkte er dem Rat der Stadt Freiburg, der Priesterschaft die des hl. Flavius, die übrigen gab er den zwölf Freiburger Zünften. Für diese Reliquien wurden edelmetallgefaßte Holzbüsten angefertigt, die man schon drei Jahre später in der Prozession mitgetragen hat. Im nachfolgenden Jahrhundert ersetzten neue, von namhaften Freiburger Bildhauern geschnitzte Reliquienbüsten zum großen Teil die alten[549]. So bewirkte die Reliquienverteilung des Kapuzinerpaters – dem ausdrücklich geäußerten Wunsch gemäß – die Stiftung einer ganzen Serie mit den verehrten Heiltümern ausgestatteter Heiligenbüsten.

Von dieser breiten Reliquienbüsten-Produktion aus Holz und in Silber, wie sie für das späte Mittelalter und für die Barockzeit kennzeichnend ist, mag man zu den Anfängen der ganzen Spezies zurückkehren. Als das älteste Werk, von dem wir Kunde besitzen, gilt das goldene, edelsteingeschmückte und mit Kronen versehene Kopfreliquiar für das Haupt des hl. Mauritius, das König Boso von Burgund, gest. 887, gestiftet und das sich bis zum 17. Jh. in der Kathedrale von Vienne erhalten hat[550]. Vom Kopfreliquiar über Schulterbüste und eigentliche Reliquienbüste bis zur Halbfigur reichen die Typen der Bildgattung[551]. Die buchstäblich halbierte Ganzfigur ist seit dem 10. Jh. ein vorherrschender Typus, vor allem in der Auvergne und ihren angrenzenden Landschaften. Es sind jene mit Goldblech oder mit vergoldetem Silberblech beschlagenen und mit Edelsteinen besetzten Heiligenfiguren von unerhörter Bildkraft, die den Betrachter durchschauen und „mit durchbohrendem Blicke die Erhörung ihrer Bitten gewähren", wie es Bernhard von Angers vor der Statue des heiligen Gerald in Aurillac empfand. Uralte Bild-Eigenschaften, der Glanz der materiellen Erscheinung und die veristische *praesentia* des Heiligen im Innern der plastischen Gestalt verleihen diesen Bildern gewaltige Macht und Magie[552].

In der Folge werden Reliquiare in Gestalt von Halbfiguren immer sel-

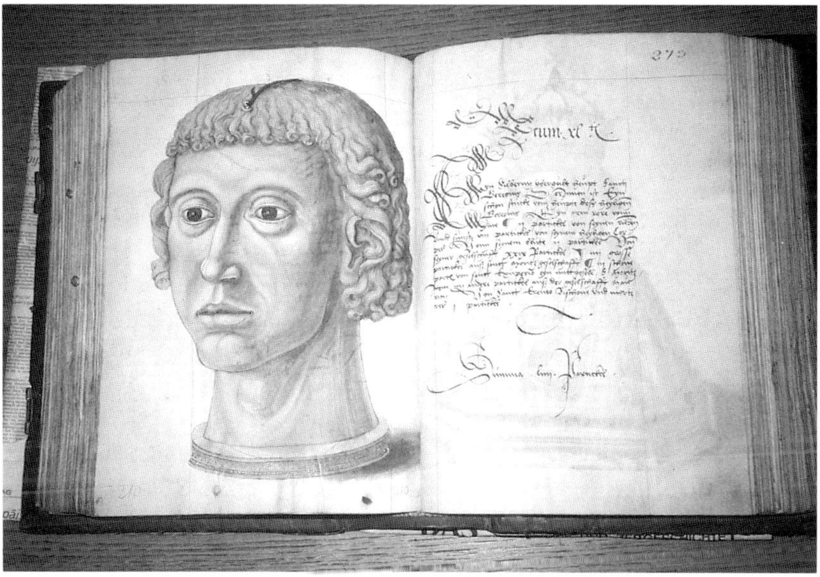

111 Kopfreliquiar des hl. Gereon. Hallesches Heiltum.
Aschaffenburg, Hofbibliothek.

tener hergestellt, erst seit der Spätgotik gewinnen sie wieder an Bedeutung, allerdings in andersgearteter Akzentuierung und Visualisierung. Die Epoche vom 12. bis 13. Jh. bevorzugt dagegen das reine Kopfreliquiar (Abb. 111), das in Limoges zum dominierenden Typus wird[553]. Besonders hier werden hochwertige Kupfererzeugnisse von Kopfreliquiaren hergestellt, denen geradezu Seriencharakter anhaftet. In der maasländischen Abtei Stablo weiht am Karfreitag des Jahres 1145 der große Abt Wibald das von ihm in Auftrag gegebene Kopfreliquiar des heiligen Papstes Alexander und überträgt dessen Reliquien in das silberne Haupt mit vergoldeten Haaren und Pupillen: *in capite argenteo, quod ipse dompnus abbas Wibaldus ad easdem reliquias reponendas frabricari iussit*[554] Das Haupt erinnert sogleich an Bildnisse der römischen Antike. Vermutlich ist solcher selbst in der oft antikisierenden Goldschmiedekunst des 12. Jh. des Rhein-Maas-Gebiets überraschender Gleichklang mit Köpfen aus der Römerzeit bewußt gesucht, vom hochgelehrten Abt vielleicht gewollt und vom kongenialen Künstler ausgeführt. Lebte doch der Papst, dessen Idealbildnis auf einem kastenförmigen Unterbau steht, eben in der Epoche römischer Porträtplastik, deren Kenntnis erst den Antikenbezug erklärt. Alexander hat nach dem *liber pontificalis* zur Zeit des Kaisers Diokletian mit seinen

Gefährten Eventius und Theodulus den Märtyrertod erlitten. In Grubenschmelz sind diese in der Mitte des Unterbaus dargestellt, umgeben von Personifikationen der Tugenden mit Schriftbändern der Seligpreisungen, bereichert um *perfectio,* die Tugend der Vollkommenheit, die den Heiligen auszeichnete wie auch *sapientia,* die Weisheit, die in der Sockelmitte auf der Rückseite erscheint. Sie hält ein Medaillon mit dem Zitat aus dem Buch der Weisheit (3,15): „Denn herrlich ist die Frucht edlen Strebens". Vollkommen wie der Heilige und wie sein himmlischer Lohn ist auch das *opus perfectum,* das Wibald und der *aurifaber* dem Heiligen errichteten. Moraltheologische und didaktische Bildprogrammatik, aus augustinischem Schrifttum und dem des Rupert von Deutz entwickelt, verbindet sich mit der höchsten Kultur der Form und der Technik. Man muß sich die Fülle der Eigenschaften eines solchen Objekts vergegenwärtigen, um seine aus Theologie und Kunst, Geistigkeit und Formkultur bestehende wunderbare Existenz zu begreifen: die Präsenz des Heiligen in seinen Reliquien, die plastische Verbildlichung, die antikisierende Darstellung in der Sichtweise des Klassischen, die Ikonologie der Tugendethik, die Kostbarkeit des Materials, die Erlesenheit der farbigen Grubenschmelze und die Kunstfertigkeit des *aurifaber.*

Später, vom 13. Jh. an, stellen Goldschmiede Silberfiguren ohne festen Holzkern her. Die frühen Kopf- und Büstenreliquiare dagegen sind mit meist ganz oder teilweise vergoldetem Silber- oder Kupferblech beschlagen, gleichsam edelmetallummantelte Skulpturen aus Holz wie die Statuen der heiligen Majestäten. Zu den ältesten erhaltenen Exemplaren der Gattung gehört die kleine Paulusbüste in der Domkammer zu Münster[555] (Abb. 112), die einen Zahn des Apostelfürsten barg. Die dem Holzmodell angepaßte Metallfolie ist bei dieser Büste aus purem Gold – die uralte Magie des Materials verbindet sich mit der Magie des Bildes und der Magie des inliegenden Heiltums.

Zahlreiche Büsten wurden nicht in Silber oder Kupfer getrieben und vergoldet, sondern in Bronze gegossen. Aus vergoldeter Bronze ist auch der berühmte Bildniskopf Friedrich Barbarossas, der nach dem Antlitz des Kaisers geformt worden ist[556] (Abb. 113). Friedrich schenkte sein kaiserliches Porträt zusammen mit der Schale, auf der Barbarossas Taufe dargestellt ist, seinem Taufpaten Otto Graf von Cappenberg, und dieser gab der Herrscherbüste einen zweiten Zweck und Sinn. Er bewahrte darin Reliquien und dedizierte das zum Reliquiar umgewandelte Haupt Johannes dem Evangelisten, dafür dessen Fürbitte erwartend. Die Inschriften am Büstenhals und auf dem Mauerkranz geben Kunde davon: „Was hier be-

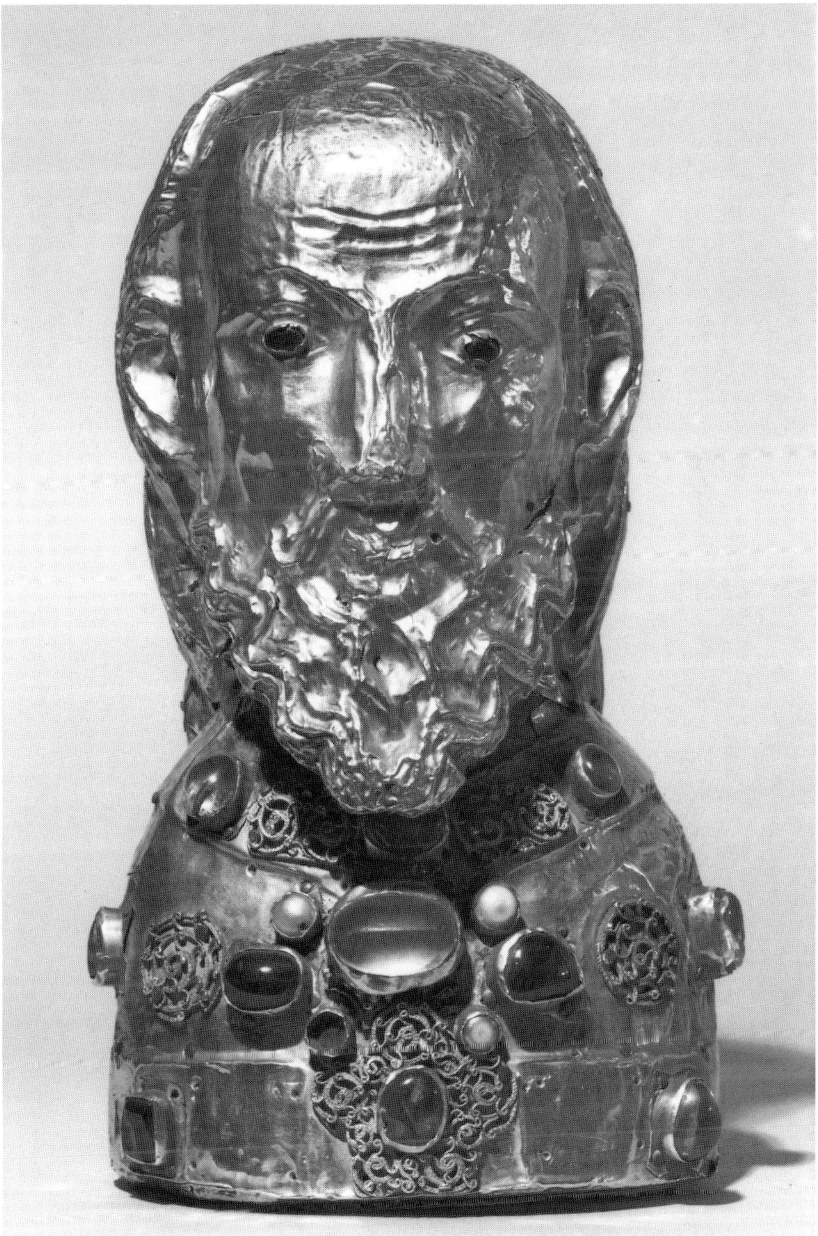

112 Reliquienbüste des hl. Paulus. Ende des 11. Jahrhunderts. Münster, Domkammer.

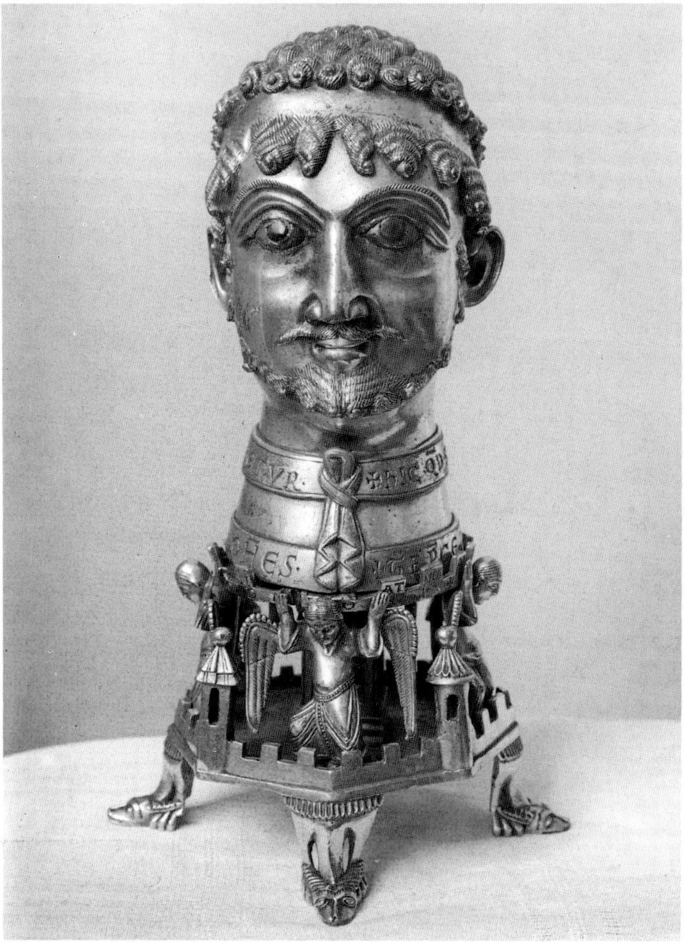

113 Bildnisbüste Kaiser Friedrich Barbarossas
und Reliquiar des hl. Johannes.
Um 1160. Cappenberg, St. Johannes Ev.

wahrt wird, ist vom Haar des Johannes; erhöre, o hl. Johannes, die dich durch Gebet bedrängen! Nimm, o Seher der Offenbarung, das dir gegebene Geschenk als willkommen an und eile fromm durch Fürbitte dem Geber Otto zur Hilfe!" Bedeutete der Mauerkranz unter dem Herrscherbild den imperialen Anspruch auf die Stadt Rom, so stellen nunmehr die Mauern und Zinnen die Himmelsstadt der Apokalypse dar, in denen Engel das Haupt des Evangelisten tragen, das Otto mit Reliquien füllte, die vom goldenen Reliquienkreuz aus dem Besitz von Herzog Friedrich von Schwaben stammten. Darin befanden sich „natürliches Blut, das vom Leibe Christi floß, an drei Läppchen klebend; ein Teilchen vom Kreuze Christi; eine Partikel vom Rock des Herrn; Tränen, die vom Herzen Mariens flossen; Haar der Jungfrau Maria; Blumen, die Maria in der Hand hielt, als der Engel ihr Christi Fleischwerdung verkündete; auch etwas von ihren Kleidern; Kopf- und Barthaar des Evangelisten Johannes; in drei Läppchen ziemlich viel vom Blut Johannes des Täufers; dazu noch Reliquien des hl. Augustinus und der hl. Katharina"[557]. Das Porträtbild des Herrschers wird zum Heiligenbild, der Inschrift nach des Evangelisten, der Form nach und der Zusammengehörigkeit mit der Barbarossas Taufe darstellenden Schale zugleich des Täufers Johannes, dessen Reliquien das Haupt, das nunmehr zum Reliquiar geworden ist, ja ebenfalls enthält. Zur Ambivalenz von Herrscherbildnis und Heiligenbild zum einen, zum autonomen Imperatorenporträt und Reliquienbehältnis zum andern, gelangt zum dritten eine Doppeldeutigkeit des Heiligen, bald des Evangelisten, bald des Täufers. So konnte auch die Hypothese aufgestellt werden, das Kaiserbildnis in Cappenberg habe als ein Haupt Johannes des Täufers Nachahmung gefunden und sei für die Ikonographie der Johannesschüssel mit der in ihm stehenden Büste des Heiligen bedeutsam geworden[558].

Johannes dem Täufer fühlten die byzantinischen wie auch römischen Kaiser sich in besonderer Weise verbunden[559]. Am Fest der Enthauptung betet die Kirche zur Communio: „O Herr, du kröntest sein Haupt mit einer Krone von Edelstein" (Psalm 20,4). Eine Königskrone Kaiser Ottos II. trägt die Reliquienbüste aus Kloster Berge, die Kardinal Albrecht von Brandenburg für sein Hallesches Heiltum erwarb[560]. Und das Haupt des Johannes in Aachen-Burtscheid schmückt ebenfalls „eine Krone von Edelstein", wie es in der Antiphon am Festtag des Heiligen zum Gedächtnis an sein Martyrium heißt[561] (Abb. 114). Im Brustfeld wird die Johannesreliquie durch vier Maßwerkfensterchen sichtbar, kniende Engelchen halten den Armknochen. Die Sinnzusammenhänge zwischen den Büstenreliquiaren und ihren königlichen Kronen im Symbolkreis von Kirche und Staat, Heiligtum und Kaisertum, der Liturgie des Johannesfestes und dem Ordo der Königskrönung sind offensichtlich. Den königlichen Psalm 20,4 – *posuisti Domine, in capito eius coronam de lapide pretioso* – sang die Geistlichkeit, wenn sie im Dom zu Aachen einen neugekrönten König vom Chor durch die Kirche zum Thron Karls des Großen geleitete[562]. Die Krone, mit der Karl IV. hier gekrönt worden ist, dedizierte dieser dem hl. Karl dem Großen, für dessen Schädelkalotte er eine großartige Reliquienbüste[563]

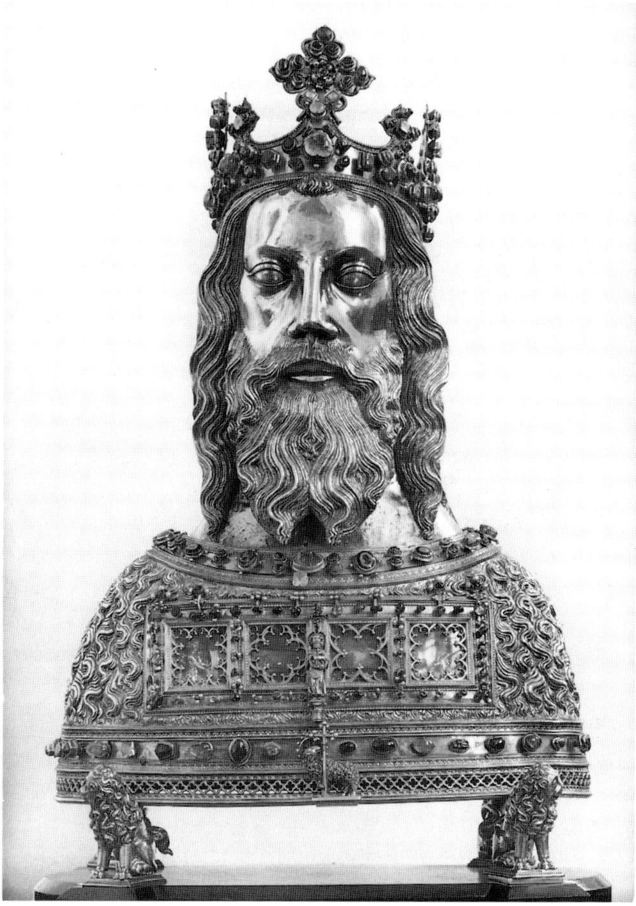

114 Reliquienbüste Johannes des Täufers. Um 1360. Aachen-Burtscheid, ehemalige Abteikirche St. Johann.

(Abb. 115) herstellen ließ. Dieses „dess großen heiligen kayser Karls haubt" mit „ein guldin kron" trug man den Königen entgegen, die in die Stadt einzogen. So empfing sie der hl. Karolus persönlich, denn er ist real präsent im prachtvollen Büstenreliquiar, unter dessen Haarkalotte sich die wirkliche Schädeldecke des Kaisers befindet. Als man Karl V. die Karlsbüste entgegengetragen habe, sei dieser vom Pferd gestiegen und küßte in Demut das Reliquiar des hl. Kaisers. Auch die böhmische Königskrone hatte ihren Platz auf der goldenen Reliquienbüste des hl. Wenzel im Veitsdom zu Prag[564], dessen Eigentum sie geworden ist. Deshalb durfte sie von der

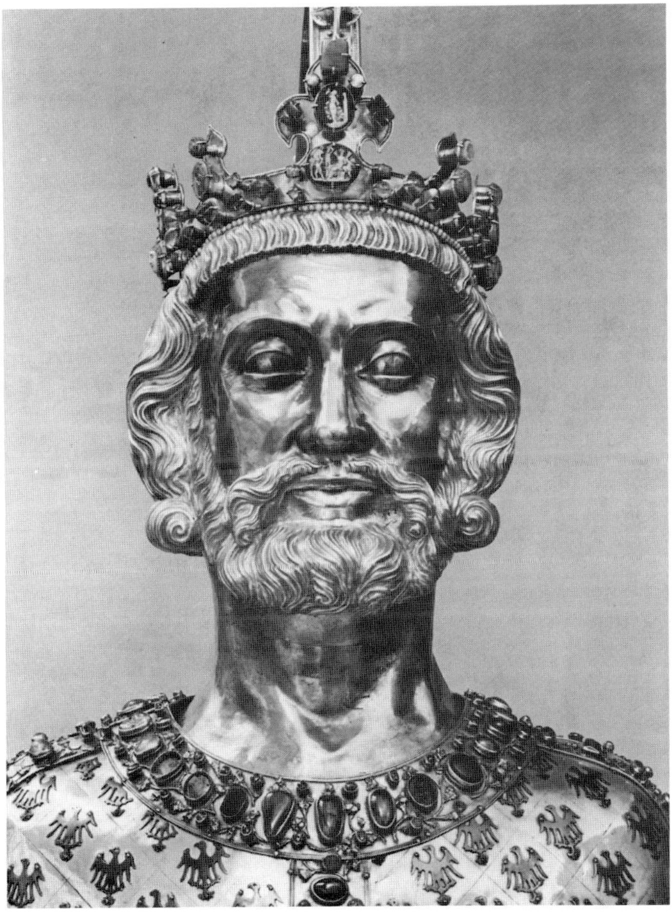

115 Reliquienbüste Karls des Großen. Um 1349.
Aachen, Domschatz.

Schädeldecke des Landespatrons nur kurzfristig zum Gebrauch der böhmischen Könige abgenommen werden, und Karl IV. hatte bei Papst Clemens VI. für unberechtigte Abnahme der Krone vom Büstenreliquiar kirchliche Strafen erwirkt. Ebenso ist die Krone Karls IV. Eigentum Karls des Großen geworden; von dessen Haupt konnte sie bei Königskrönungen lediglich ausgeliehen werden. Die Erzbischöfe empfingen – so ist anläßlich der Krönung Sigismunds überliefert – *coronam de capite Karoli Magni* und setzten sie dem König aufs Haupt[565].

Formen und Sichten

Von unendlicher Mannigfaltigkeit sind die Formen der Reliquiare. Bildwiedergaben der Kollektionen, vor allem die Pilgerblätter und die Heiltumsbücher, zeigen querschnitthaft die Vielfältigkeit der Spezies auf, in der sich kostbarste Einzelstücke und anspruchslose Serienprodukte, großartige Kunstwerke und kuriose Religiosa, eigens für die Reliquien geschaffene Behältnisse und erst in Zweitverwendung als Reliquiare genutzte Objekte besonderer Wertschätzung unter einem gemeinsamen Nenner zusammenfanden. Unübersehbar ist die Zahl der Reliquienkapseln, Phylakterien und Pektoralkreuze[556], in denen christliche Schutzmittel die uralten Eigenschaften antiker Amulette fortleben lassen[567]. Den sog. Talisman Karls des Großen[568] soll der Überlieferung nach der Kaiser am Halse getragen haben, als Otto III. sein Grab öffnen ließ. Die unendlich kostbare Fassung der großen Cabochons hat die Gestalt einer Ampulle, wie sie die Pilger aus aller Welt mit dem „Öl vom Holze des Lebens und von den heiligen Orten" aus Palästina in ihre Heimat zurückbrachten[569].

Ähnlich wirkt in großartig mit Edelsteinen, Perlen und Zellenschmelzen besetzten Bursenreliquiaren[570] (Abb. 116) die altüberlieferte Form der Pilgertaschen aus Stoff fort, in denen die Missionare auf ihren weiten Itinerarien ihre Heiltümer mit sich trugen. Viele der Formen und Typen fanden bereits in vorangegangenen Kapiteln Erwähnung (Tafel II, IV, Abb. 36–40, 59, 94), hauptsächlich die Reliquienkreuze (Abb. 10) und Kreuzreliquiare (Tafel III, XI, Abb. 14/15, 100), die Reliquienschreine (Tafel VII, Abb. 52–57) und Tafelreliquiare (Tafel X), die Reliquienaltäre (Abb. 73–76) und Reliquienaltärchen (Abb. 79/80, 95), die Reliquienstatuen (Abb. 101) und Reliquienbüsten (Abb. 109–115).

Der christliche Reliquienkult hatte mit den sich wandelnden Tendenzen menschlicher Frömmigkeitsformen neben traditionsverbundenen Typen stets auch neue Reliquiararten hervorgebracht. Den Armknochen oder ein Teilchen desselben fügt man in ein Reliquiar ein, das selbst die Gestalt des

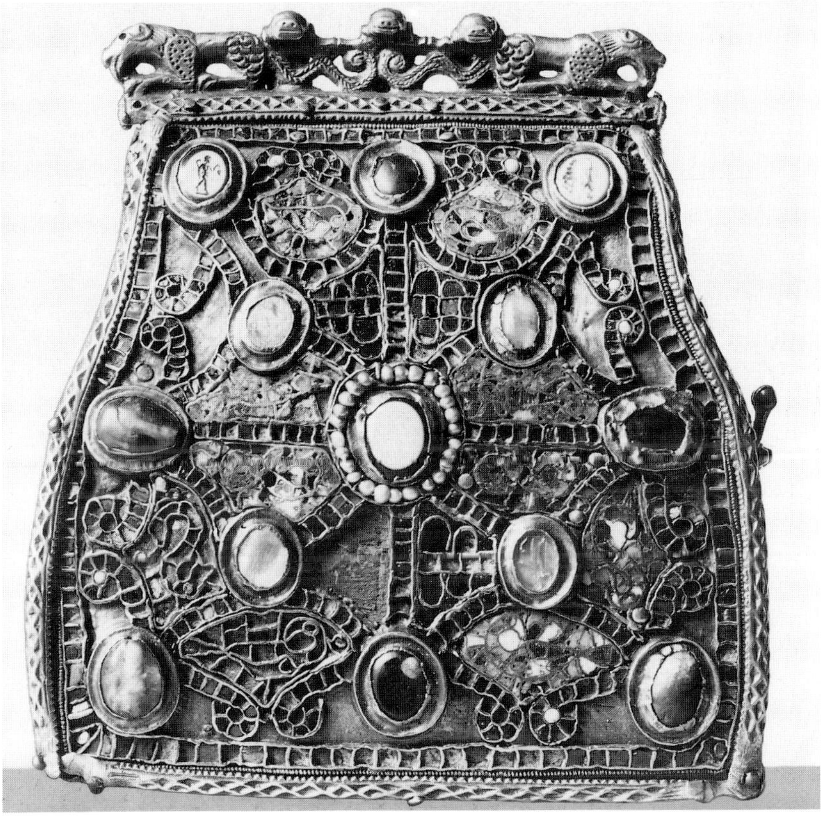

116 Bursenreliquiar aus Enger. 8. Jahrhundert.
Berlin, Kunstgewerbemuseum.

Armes hat. Wie im Reliquiar in Form eines Kopfes oder einer Büste das Haupt des Heiligen oder eine Partikel desselben Aufnahme findet, so im Armreliquiar eben eine Armreliquie; und wie bei Reliquienstatuen der Reliquieninhalt gleichsam vervollständigt wird zur ganzen Person des Heiligen, die Reliquienbüste dem bloßen Schädel das Antlitz hinzufügt, so ergänzt das Armreliquiar den Knochen vom Arm oder eine Partikel desselben zum ganzen Arm, aber Haut und Gewand erscheinen nunmehr in Gold und Edelstein verwandelt und gewähren mitunter auch die Sicht auf den verehrten Knochenrest des Heiligen. Schon der Anblick des Reliquiars scheint dem Betrachter zu melden, von welchem Körperteil die im Behältnis eingeschlossene Reliquie stammt. Doch oft befinden sich im künstlich nachgebildeten Körperteil nicht nur Überreste von diesem.

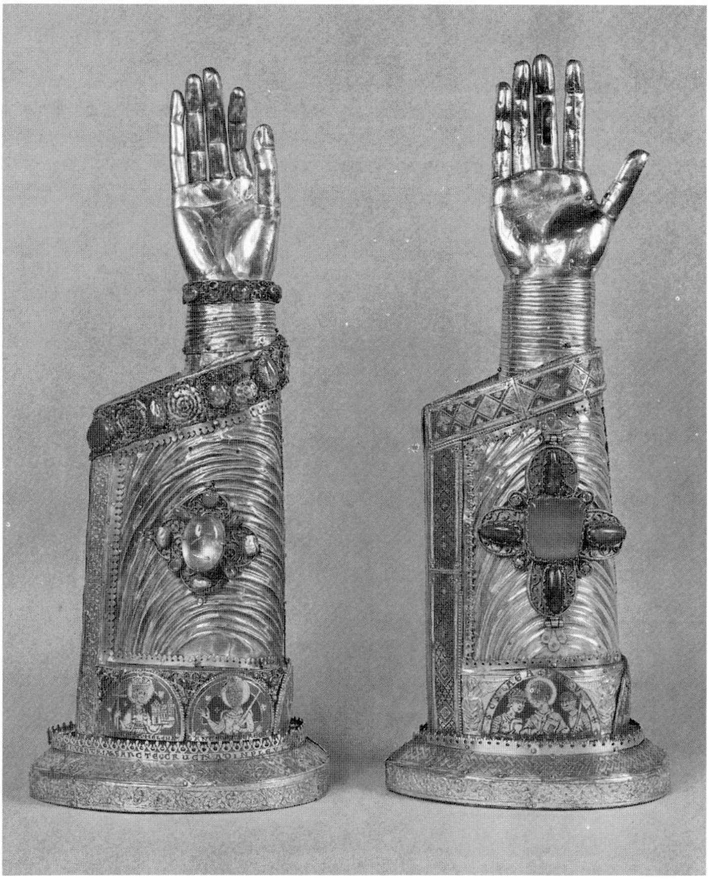

117 Armreliquiare, gestiftet um 1220/30 von Arnold von Born, Propst des Gereonstifts. Köln, St. Gereon.

Zwei Armreliquiare in St. Gereon in Köln[571] (Abb. 117) gehören zu den aufschlußreichsten Exemplaren der Gattung. Aufklappbare Schmuckplatten ermöglichen durch kreisrund in den Holzkern eingeschnittene Öffnungen die Sicht auf die Reliquie, erlauben auch ihre Berührung. Weiteres Heiltum kann zudem durch einen Schlitz am Mittelfinger des rechten Armreliquiars eingesehen werden. Das Innere des mit vergoldetem Kupfer ummantelten und ausgehöhlten Holzkerns enthält aber nicht nur Armreliquien eines Heiligen – wie man erwarten möchte –, sondern auch eine Reihe anderer Reliquien. Sie alle sind auf den gravierten Bodenplatten namentlich aufgeführt. Das Reliquiarpaar wurde also nicht gestiftet, weil man für zwei Armknochen kostbare Einhüllungen gewünscht hätte, was für zahlreiche andere Exemplare der Gattung, beispielsweise jene im Welfenschatz[572], der Fall gewesen ist, sondern weil man für eine Kollektion von Heiltümern zwei Sammelbehältnisse suchte.

Gestalt, Bild und Inhalt von Reliquiaren stimmen – wie schon oftmals dargelegt – keineswegs immer überein. Eine Regel für die Koinzidenz von Füllung und Form besteht demgemäß nicht. So kann ein ganzer Armknochen, hinter Maßwerkfenstern sichtbar, in der Brust der Heiligenbüste querliegend placiert werden (Abb. 114), oder der Armknochen ist im senkrecht aufgerichteten Armreliquiar eingelassen. Oft liegen im Armreliquiar nur Partikel von Armknochen, oft sind ihnen mehrere oder viele weitere Reliquien beigesellt. Jedwede Kombination von Form und Inhalt ist möglich. Solche Kombinationsvielfalt trifft natürlich nicht nur auf die Gattung der Armreliquiare zu.

Die gern gebrauchte Bezeichnung von „redenden" Reliquiaren[573], solchen, deren Äußeres in Gestalt von Körperteilen auf die inliegende Reliquie schließen läßt, ist angesichts des Sachverhalts nur bedingt anwendbar. Sie entstammt weder der Denkweise noch der Terminologie des Mittelalters. Enthält ein Reliquiar auch verschiedene andere Reliquien als die durch die Nachbildung des Körperteils angezeigten, dann mag sie sogar irreführend sein. Jedenfalls bleibt wie so vieles im Mittelalter auch die Gestalt des Armreliquiars in seinem Bedeutungsgehalt ambivalent. Denn die aufwärts gerichtete Hand kann auch die *dextera domini* darstellen, gemäß dem Wort von Psalm 117, 16, *dextera domini fecit virtutem* (die Rechte des Herrn bewirkt Stärke), wie auf dem Sockel des Armreliquiars in Danmarks Nationalmuseet zu Kopenhagen zu lesen steht[574]. Im Arm Gottes liegen die *pignora sanctorum* geborgen, würde dann eine mit tiefem Sinn erfüllte Erklärung für die Armgestalt der Reliquiare lauten. Der Arm ist aber gleichzeitig Hinweis auf die Zeugnisschaft der Märtyrer, auf ihr wundertätiges Wirken durch Christus, durch die Rechte des Herrn und auf ihr Fürbitten bei Christus. So erweist sich die jeweilige Schauform eines Reliquiengefäßes durch ihre Doppel- und Mehrdeutigkeit oft in reicher Sinnbildhaftigkeit.

Die Armreliquiare in St. Gereon bringen ihrem Betrachter noch mehr zur Kenntnis. Sie zeigen und nennen auch ihren Stifter, Propst Arnold von Born, und den an der Stiftung ebenfalls beteiligten *decanus Hermanricus*. Auf einem der erlesenen farbigen Emailplättchen wird Arnold sogar dargestellt, wie er die von ihm gestifteten zwei Armreliquiare in den Händen trägt und sie dem hl. Felicissimus bringt, der im benachbarten Email-

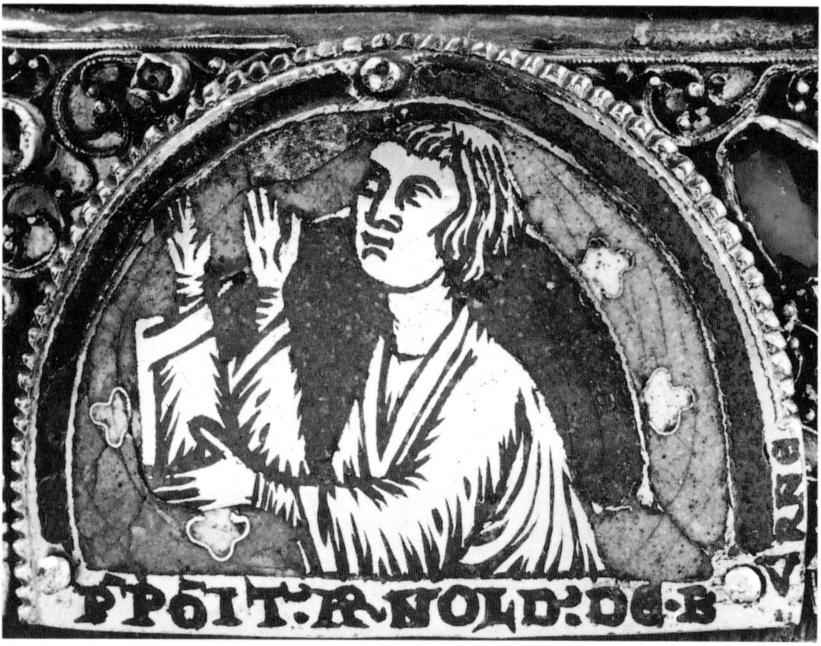

118 Arnold von Born bringt seine zwei von ihm gestifteten Armreliquiare dar.

bogenfeld erscheint (Abb. 118). Der Heilige vermittelt die Gabe – in der sich ja auch als Hauptreliquien seine eigenen befinden – weiter an Christus. Mit dem Geschenk seiner und anderer Heiliger Reliquien empfiehlt er auch den Stifter Arnold, der himmlischen Lohn für seine fromme Schenkung erwartet, ähnlich wie in derselben Stadt und zu derselben Zeit der Kanonikus von St. Kunibert (Tafel XII). Auf dem ersten und zweiten der fünf Grubenschmelzplättchen sieht man St. Helena, der Legende gemäß Gründerin der Kirche, den Kirchenbau in Gestalt des Kirchenmodells dem Kirchenpatron, St. Gereon, dedizierend. So überliefert das Armreliquiarpaar in Bild und Schrift die Kunde von der Stiftung und von den Stiftern und von den heiligen Überresten der Märtyrer. Es zeugt von bedeutsamem Sinnverstand, wenn nicht nur aus antiquarischem Interesse die St.-Gereoner Armreliquiare in Form, Material und Technik kopiert und die Kopien dem Aachener Münster 1873 geschenkt werden[575]. Nur die Heiligen und die Stifter der Grubenschmelzplättchen sind ausgetauscht, statt St. Helena der hl. Karl mit dem Münstermodell, dann der hl. Matthäus, Inhaber des Reliquiars, und der Stifter Ludwig Maass in Portrait mit seinem Namenspatron.

Vom 11. Jh. an schuf man solche Armreliquiare in oftmals überaus wertvoller Goldschmiedearbeit. Später wurden häufig auch weniger kostspielige Objekte aus Holz und ähnlich wie Reliquienbüsten sozusagen serienweise hergestellt und mit metallimitierender oder naturalistischer Fassung versehen. Gemeinsam mit Reliquienbüsten und mit anderen Reliquiaren füllen Armreliquiare die Reliquienkammern, -kapellen und -altäre. In der Cartuja von Granada stehen zwischen verspiegelten gewundenen Baldachinsäulen des Hochaltars im Zauber des andalusischen Rokoko zwei überaus große Exemplare. Voll sichtbar sind hier die Armknochen zur Schau gestellt und eindrucksvoll ragen die in den Altaraufbau eingebundenen, als Zeugnis des Märtyrertums emporgereckten Arme in die Höhe.

Auch die Hand der Heiligen findet oft ihr eigenes Behältnis, die der hl. Attala schaut man durch klarsichtigen Bergkristall[576] (Tafel II), während ein Heiligenfinger durch die goldene, filigranumsponnene Hülse betrachtet werden kann, wenn das Sichttürchen über dem Zellenschmelzmedaillon mit dem Brustbild seines Eigentümers, des hl. Jakobus, geöffnet wird[577] (Abb. 119). Arm, Hand, Finger, Rippe, Bein, Fuß, jedes Stück des menschlichen Skeletts schafft sich sein eigenes Reliquiar, das wiederum die Form des Körperteils annimmt, dessen Knochen es einhüllt, verbirgt oder sichtbar zur Schau stellt.

Zwischen Verborgenheit und Sichtbarkeit lebt die *praesentia* des Heiltums, doch das verborgene Heilige mag noch stärker von der Aura des Geheimnisvollen und Numinosen umgeben sein als das sichtbare. Der Fuß mit den Sandalenriemen auf dem Tragaltar, den Erzbischof Egbert in Trier stiftete[578] (Abb. 120), verdeutlicht das Gemeinte. Er ist mit dem Schiebedeckel in einem Stück gearbeitet und wie dieser mit Goldblech überzogen. Man sieht die am Fuß befestigten Sandalenriemen, doch eine Sandale sieht man nicht. Diese, vielmehr die Sohle der Sandale des hl. Andreas, wird als Hauptreliquie des Schreins im Innern aufbewahrt, wie die Inschrift meldet: „Dieses Behältnis heiliger Reliquien befahl Erzbischof Egbert anzufertigen und ordnete an, darin heilige Unterpfänder zu bewahren, nämlich einen Nagel vom Kreuz des Herrn, vom heiligen Petrus sowohl Teile seines Bartes als auch der Kette, die Sandale des heiligen Andreas, des Apostels, sowie andere Reliquien von Heiligen." Der große goldene Fuß auf dem Tragaltar, geschmückt wie der ganze mit Hängevorrichtung versehene Schrein mit Edelsteinen und Perlen und gefertigt in kostbarster Goldschmiedearbeit, stellt nicht die im Innern befindliche Reliquie dar, sondern einen nachgebildeten, als Reliquie gar nicht vorhandenen menschlichen Fuß. Aber dieser ist eine verklärende

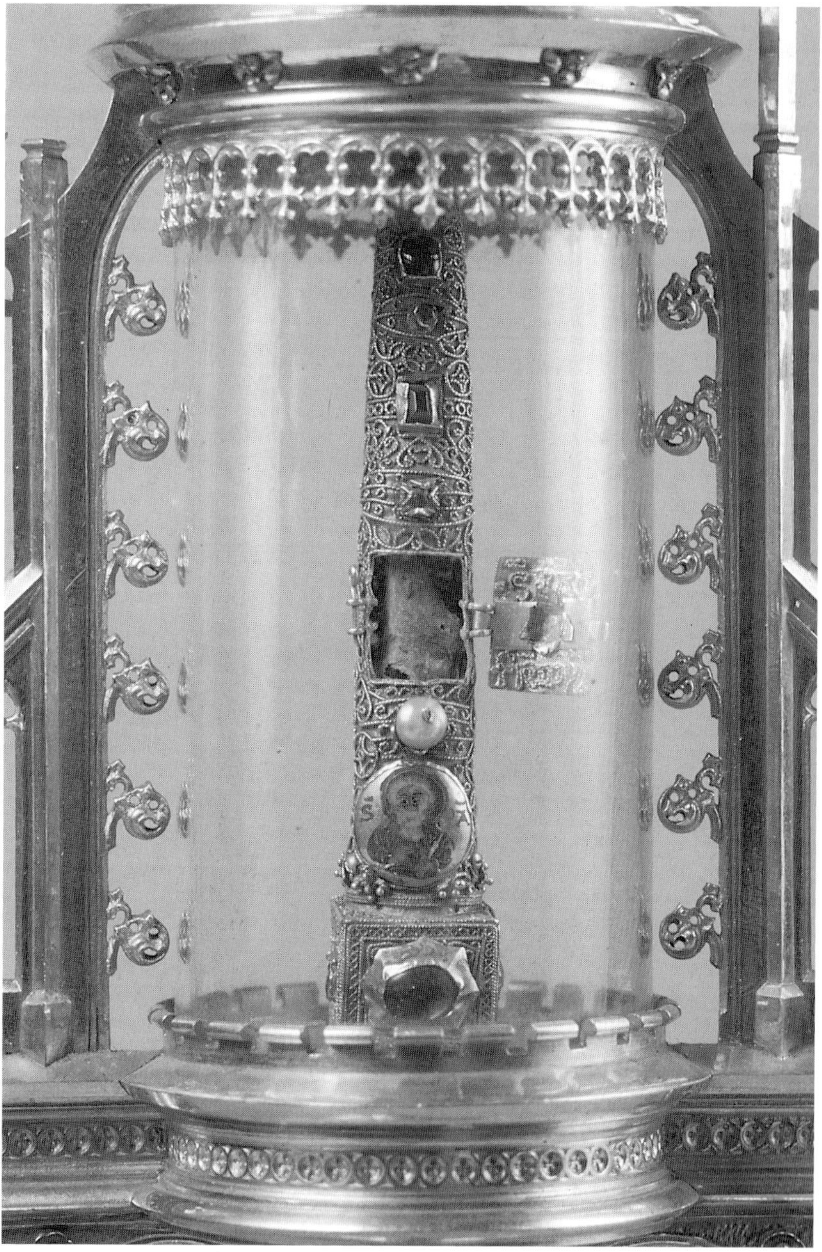

119 Fingerreliquiar, 13. Jahrhundert.
Eichstätt, Diözesanmuseum.

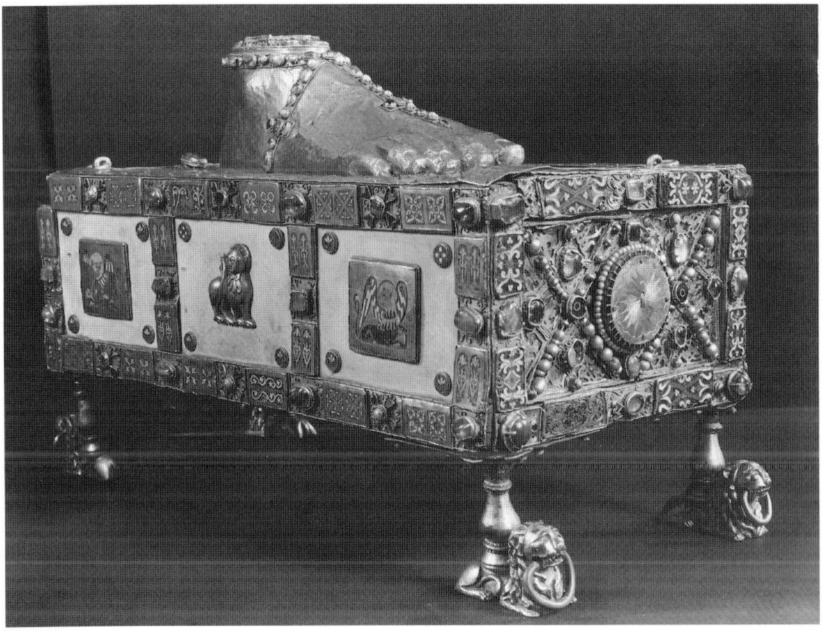

120 Reliquienschrein und Portatile, in Auftrag gegeben von Erzbischof Egbert. 977–993. Trier, Domschatz.

Verbildlichung des Fußes, der die Sandale trug, ein Unterpfand von unendlichem Wert, das wiederum *kostbarer ist als Gold und Edelstein* und als die vergoldete Nachbildung des Fußes. Verkündete doch, auf dieser Sohle gehend, der Apostel Christi Botschaft. Als heiligstes Gut bleibt die Sandale geheimnisvoll verhüllt. So vollkommen, wie dies in der Evokation des Inhalts am Trierer Andreasschrein[579] geschieht, trennt, verbindet und ergänzt sich selten sichtbare Form mit dem verdeckten, den Blicken entzogenen, aber im verborgenen wirkenden Heiltum. Erst in der Kompilation des bildhaft Sichtbaren mit dem unsichtbar Vorhandenen manifestieren sich Ganzheit und Einheit von Reliquie und Reliquiar in ihrer Spiritualität und Ästhetik.

Der besondere Charakter des Andreasschreins läßt fast vergessen, daß er zugleich ein *altare portatile* darstellt. In jedem christlichen Altar aber werden Reliquien eingeschlossen, denn der Altar, auf dem geopfert wird, ist symbolisch Christus, und in ihn werden Reliquien eingelegt, weil in Christus alle Schätze der Weisheit und Erkenntnis verborgen sind[580]. Deswegen enthalten auch alle Tragaltarchen Reliquien wie das Sepulcrum des

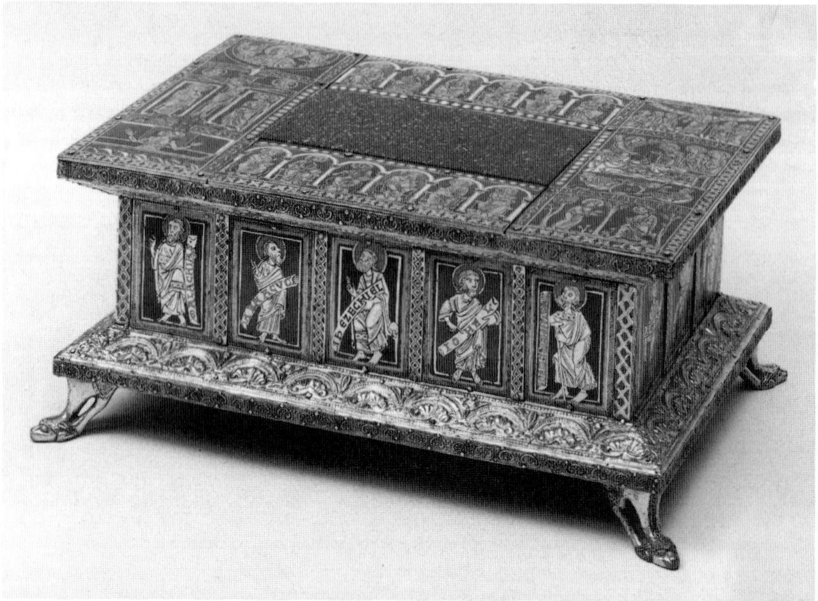

121 Mauritiustragaltar. Um 1160. Siegburg, Schatzkammer von St. Servatius.

festen Altars. Beispielhaft kann die Synthese von Tragaltar und Reliquiar, Bild und Inschrift am Portatile des hl. Mauritius in Siegburg aufgezeigt werden[581] (Abb. 121). Was an Heiltümern im kleinen Eichenholzkästchen mit vergoldetem, getriebenem und emailliertem Kupferblech bewahrt wird, besagt die vierzeilige, am Rand der Bodenplatte in Braunfirnis umlaufende lateinische Inschrift. „Rings herum seynd mit uhralten güldnen Buchstaben verzeichnet alle darinnen befindlichen HH. Reliquien, von denen nur die vornehmste anhere setze", schreibt Raymundus Sebastiani in seinem 1750 verfaßten Büchlein ›Siegbergisches Heiligthum oder ausführlicher Bericht Von denen Im Hoch-Adligen Stifft Siegberg des Heil. Benedictiner Ordens befindlichen H. H. Reliquien‹: „Erstlich findet sich darinnen ein Partickel vom H. Creutz Item von der Krippen, Grab und Kleyd Christi. Vom Gürtel, Kleid, Bett, Grab, Haaren und Milch Maria der J., von denen Windlen Christi, vom Hand-Beck so beym letzten Abendmahl zum Fuß waschen gedienet. Vom Stein worauff das H. Creutz gestanden, wie auch vom Stein den Christus berührt, als er gefangen worden. Von allen und jeden HH. Apostlen, wie auch vom Creutz S. Petri. Von einem unschuldigen Kind. Vom H. Stephano, Laurentio, Georgio, Cyriaco, Sebastiano, Christophoro und andren HH. Martyrern. Wie auch ein Zahn von

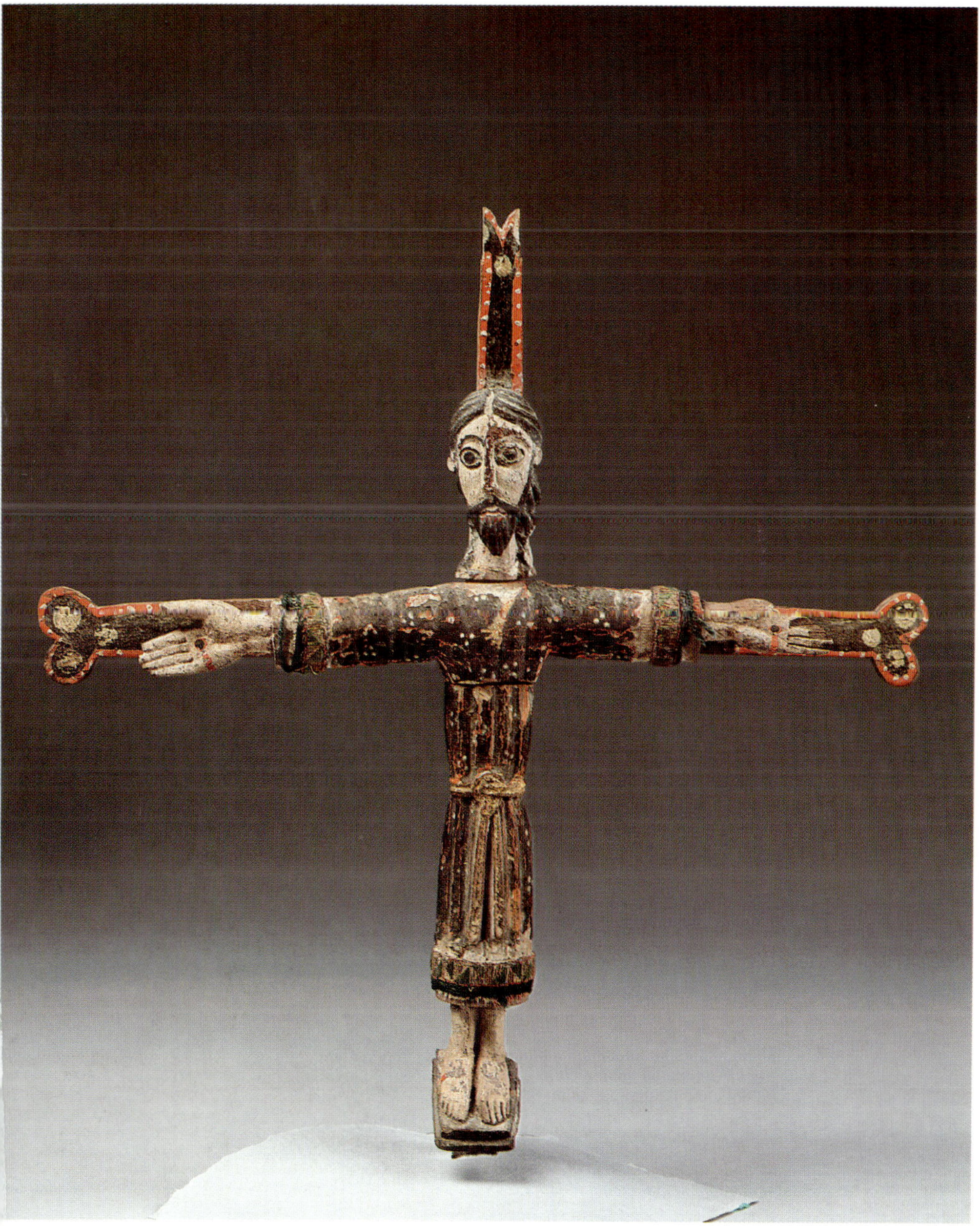

Reliquienkreuz, 12. Jahrhundert. Aus dem Sepulcrum des Altars der Chapelle St-Michel d'Aiguilhe in Le Puy.

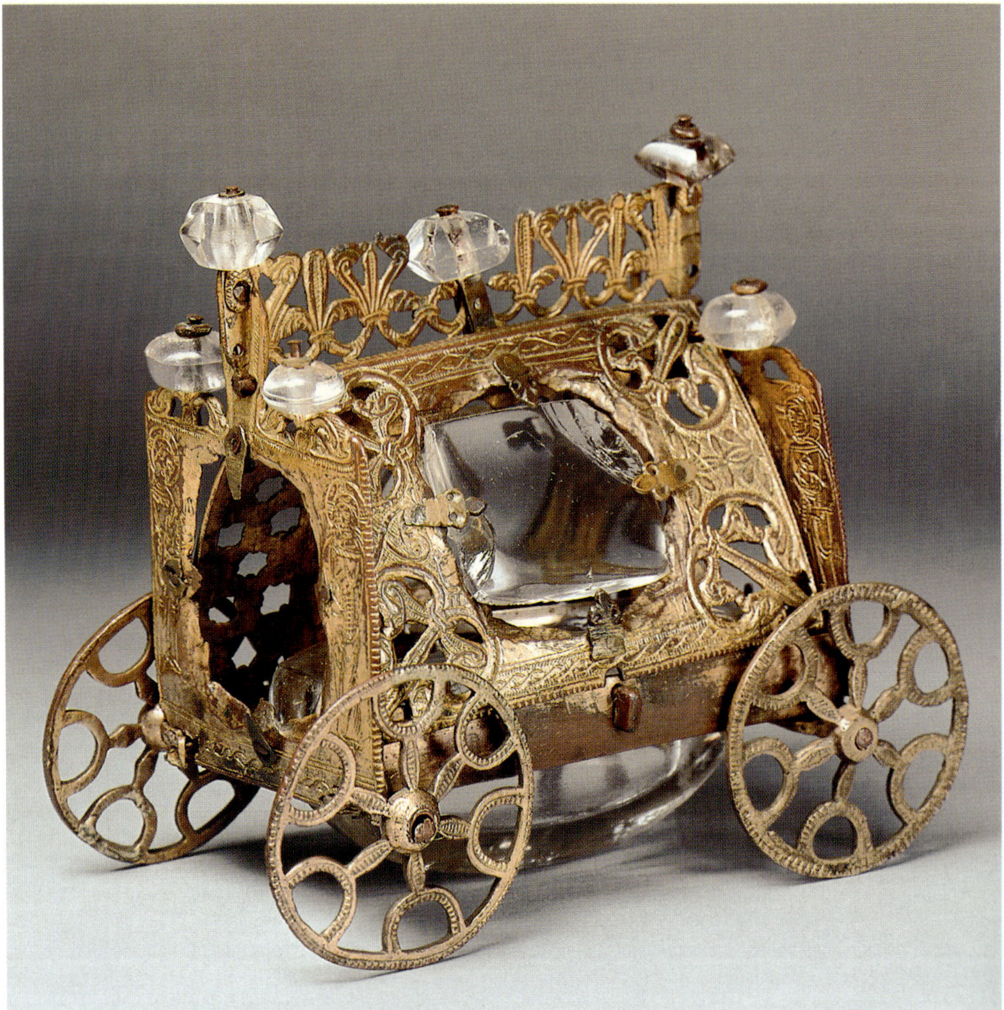

Reliquienwagen, Anfang des 13. Jahrhunderts. Orléans, Presbytère de St-Aignan.

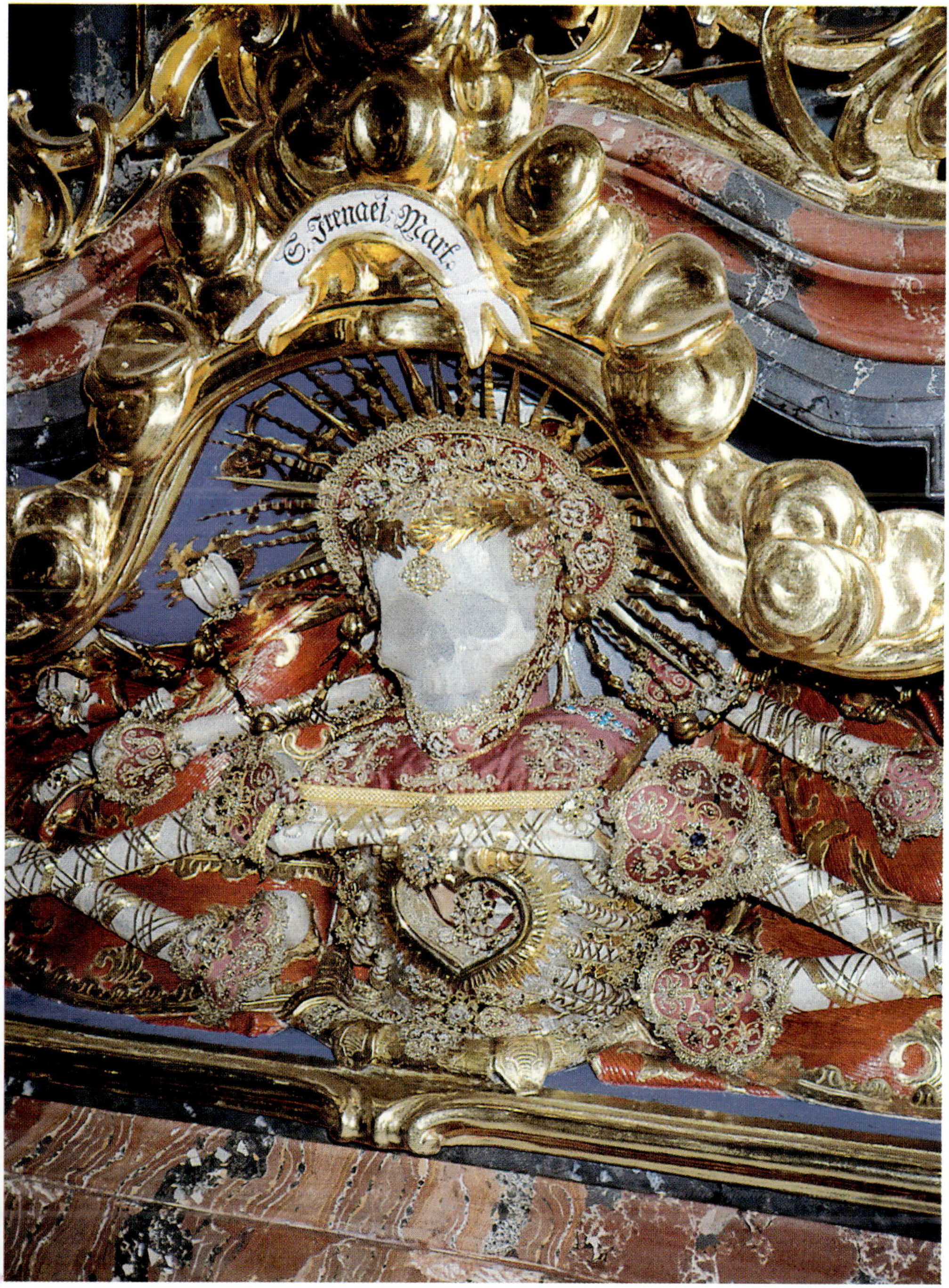

Reliquien des hl. Irenäus in der Pfarrkirche St. Georg zu Sursee.

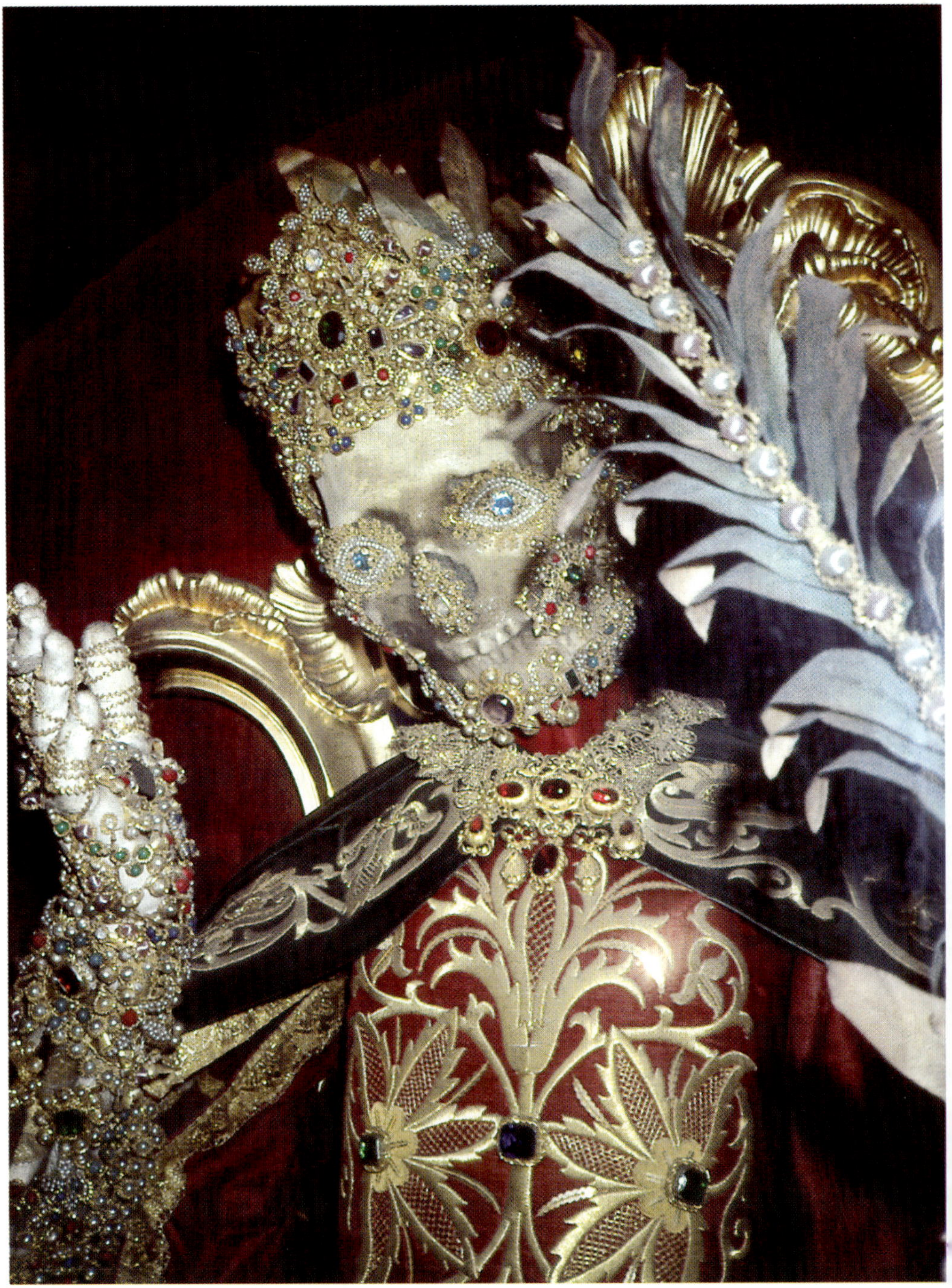

Der Katakombenheilige Felix in der Felixkapelle der Kloster- und Pfarrkirche zu Gars am Inn.

S. Dionysio, vom H. Benedicto, Augustino, Aegidio und vielen Bischöff und Beichtigern. Von S. Maria Magdalena, Helena, Agatha, Margaretha, Ursula, Gertrude, Walburge und vielen HH. Martyrinnen: Jungfrauen und Wittiben. Ein gantzer Armb von H. Martyrer Adriano, wie auch ein mercklicher Partickel vom H. Mart. Mauritio. Dieser Partickel vom H. Mauritio stehet an gemeldtem Altar vor allen adren am ersten Orth angeschrieben und beweist, daß dieser Altar Hauptsächlich der Altar S. Mauritii, das ist, zu dessen Ehren eingeweyhet seye."

Wie zum *altare fixum* gehört ein Reliquienrepositorium zu jedem transportablen Altärchen, von denen viele gleich dem vorliegenden Fall ganze Reliquiensammlungen enthalten. Die äußere Ausstattung des Portatile ist von der Feierlichkeit und Festlichkeit der Liturgie bestimmt, der Bildschmuck auf das Meßopfer bezogen. Alles und jedes in Aufbau und Anordnung ist genauestens überlegt, und in feinster Eleganz verbinden sich vornehmer Geist mit erlesenem Handwerk. Man opfert auf dem Altarstein zur Erinnerung an den Opfertod Christi und der Märtyrer, deren Reliquien unter diesem und den umgebenden Bildern der Trinität, der Passion, Auferstehung und Himmelfahrt Christi gemeinsam mit Resten von Gegenständen aus den irdischen Tagen des Herrn und der Heiligen verborgen sind. Unter und über dem Porphyrstein thronen disputierend die Apostel, die Propheten umstehen den Altarkasten als alttestamentliche Künder des Erlösungswerkes. In drei Strömen fließt vom Kreuz her das Blut der Erlösung von Schuld und Tod auf Adam herab, der emporschauend zu Christus sich mit weit geöffneten Armen aus dem Grab erhebt. Wenn auch nicht sichtbar, durch die Inschrift in „güldnen Buchstaben" sind alle im Innern des Kästchens befindlichen Reliquien dennoch in die kostbare Außenerscheinung des Portatile mit einbezogen.

Doch auch dem Blick dargebotenes Heiltum, durch das der Schauende des Geschauten in wunderbarem und ehrfürchtigem Staunen teilhaftig wird, zeugt nicht vom Verlust geistigen Gehalts und gesunkener Sakralität, vielmehr nur von veränderten Formen spiritueller Auffassung und Frömmigkeit. Es scheint sogar, als hätte die außerordentliche Entfaltung der Bergkristallschleifereien, die seit den Jahrzehnten um 1200 beobachtet werden kann, mit einem gesteigerten Schaubedürfnis im ursächlichen Zusammenhang gestanden. Durch die Klarheit und Reinheit des Kristalls, von dem man glaubte, er stamme vom feuerstrahlenden Himmelsglanz, werden nunmehr die *pignora sanctorum* auch sichtbar zur unmittelbaren und direkten Betrachtung dargestellt, ob in kleinen Schreinchen mit hohlgewerkten walzenförmigen Zylindern[582] oder solchen in Form von Kri-

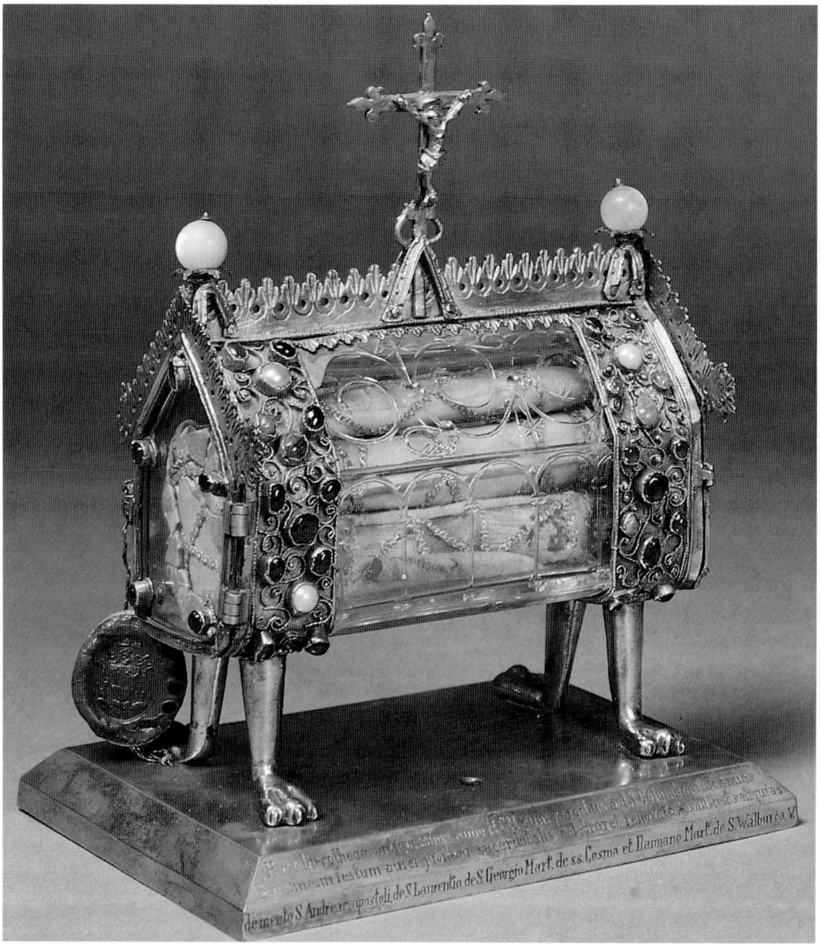

122 Reliquienschreinchen aus St. Kolumba in Köln. 1220/30. Köln, Domschatz.

stallhäuschen mit zartest eingeschliffenen Arkaden und Weinlaubranken[583] (Abb. 122). Der eigentliche Schatz ist nicht das kostbare Gefäß, sondern das in ihm liegende Heiltum, das eingeschlossen ist in einer diaphanen Sphäre, im wunderbaren Lichtraum des Kristalls, im Gleichnis der Reinheit des Himmels.

Oft steht die Gestalt des Reliquiars im anschaulichen Bezug zu den enthaltenen Reliquien, sie erzählt von der Geschichte der Heiligen, den Geschicken der Reliquien, ihren Itinerarien zu Lande und zu Wasser. So gibt es auch Reliquiare in Gestalt eines Wagens oder eines Schiffes. Das köstliche Wägelchen von Saint-Aignan in Orleans ist beides in einem, ein fahrbar gemachtes Reliquienschreinchen[584] (Tafel XIV). Die Reliquien lagen im dickwandigen Cabochon aus Bergkristall, das die Gestalt eines Schiffchens suggeriert. In die durchbrochen gearbeiteten Wägelchenwände sind Bergkristallinsen eingesetzt, so daß der Inhalt im Reliquiar betont sichtbar gemacht ist. Die Kutsche wird zum Ostensorium.

Sichtbarmachung der Reliquien ist in der Geschichte des Reliquienwesens bekanntlich ein Phänomen[585], das seit dem 13. Jh. für die Präsentation von Heiltum stets steigende Bedeutung gewann. Obgleich schon vordem in langer Tradition[586], die eigentliche Zeit der sichtbaren Reliquieninszenierungen im Mittelalter war die Gotik, in welcher Reliquiare zweier neuer Gattungen in größter Zahl entstanden: das Statuettenreliquiar und das Ostensorium. Engel- und Heiligenstatuetten halten kleine Reliquienbehältnisse vor sich, bieten sie dem Betrachter dar, oder sie tragen die Miniatur-Reliquiare wie sprechende Attribute, oder diese stehen neben ihnen auf dem Figurensockel, wenn die Reliquien nicht oder auch im Postament (verborgen oder sichtbar) untergebracht sind[587]. Zum wichtigsten Element der Darstellung ist eben das Moment der Zeigung und Weisung des Heiltums geworden. Der Heilige selbst führt seine Reliquie im Minireliquiar vor, oder sie ist ihm bzw. der Figurengruppe zugeordnet. Wieder steht die *praesentia* des Heiligen im Bild mit der *praesentia* seiner Reliquien in anschaulichster Weise in Verbindung.

Noch größere Vielfalt herrscht bei der Gattung der Ostensorien, in denen das Schaugefäß aus einem Bergkristall- oder Glaszylinder besteht, der auf hohem Schaft und turmbehelmt wie bei einer Monstranz montiert ist. In Türmchen und Kapellen, die im Kleinen mit den Formgebilden der großen Bauten korrespondieren, werden mit ihrem Identitätsausweis, den *cedulae,* versehene Reliquien zur Anschauung dargeboten. Auch die Ostensorien für die Kleinen Aachener Heiligtümer sind solch architektonisch gebildete Monstranzen, beispielsweise jenes für den Geißelstrick Christi[588]. Während die Reliquie sichtbar im durchsichtigen, facettierten Bergkristallgefäß liegt, steht die winzige Andachtsbild-Statuette Jesu an der Martersäule im Turmbaldachin für die Visualisierung der Passion, von der die „Sekundär"-Reliquie aus den *arma Christi* im klaren Kristall Zeugnis ablegt.

Eines der größten und aufwendigsten Reliquiare derselben Zeit, das Aachener Dreiturmreliquiar[589] (Abb. 123), zeigt in den übereinandergesetzten Tabernakeln eines jeden der Türme im Bezugsfeld von Statuette und Reliquie eine gerade umgekehrte Disposition. In den Tabernakeln der un-

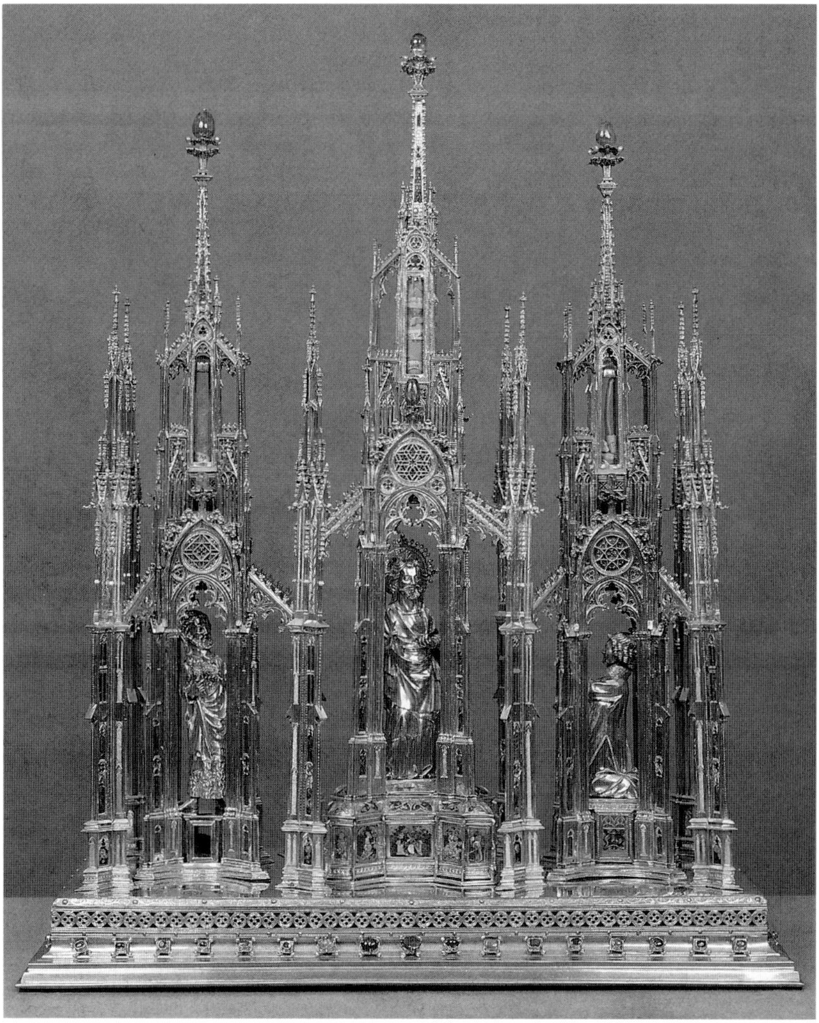

123 Dreiturmreliquiar. Um 1370/90.
Aachen, Domschatz.

teren Zone befinden sich die Standbildchen des segnenden Christus, Johannes des Täufers und des nach Art von Stifterfiguren knienden hl. Stephanus. In den oberen, ebenfalls im Strebepfeilersystem der gotischen Kathedrale gebildeten Tabernakel sind in schmalen Kristallbehältnissen die Reliquien eingelassen; über dem Erzmärtyrer Partikel von einer seiner Rippen, über dem Täufer Johannes von diesem stammendes Haar, über

Christus Stückchen vom Schweißtuch und vom Rohr der Verspottung. Die Spitzen der Türme münden in Kreuzblumen, von Saphiren bekrönt, auf zahlreichen transluziden Emails bevölkern Bilder der Heiligen die Architektur in Gold und Edelstein, sind doch die Türme Visionen der Himmelsstadt, der Wohnstatt der Heiligen. Die goldene, edelsteingeschmückte Architektur der Verklärung synchronisiert die Zonen der Statuetten, der Emailbilder und der Reliquien.

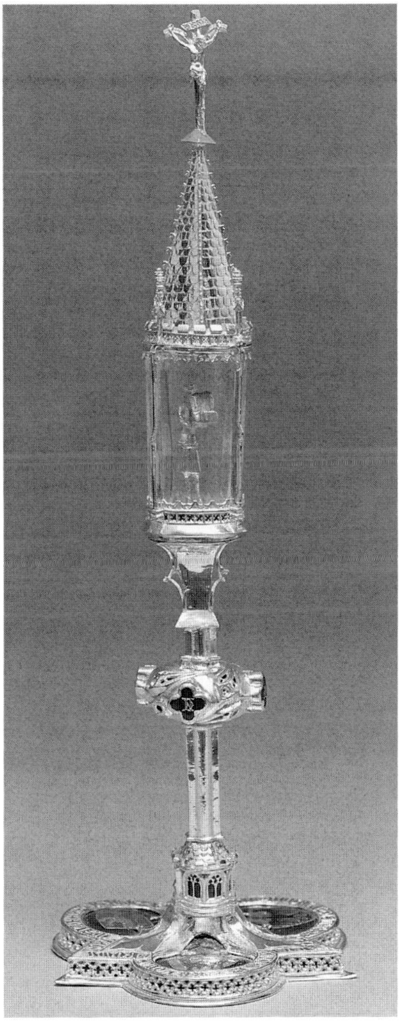

124 Ostensorium für eine Reliquie des hl. Vitus. Prag, um 1358. Herrieden, Pfarrkirche.

Ein überaus feinsinnig gebildetes Ostensorium, das die Vituskirche im fränkischen Herrieden besitzt[590] (Abb. 124), verbindet Statuette und Reliquie auf andere Weise. Der seine eigene Reliquie vorweisende Heilige aus vergoldetem Silberguß wird in den transparenten Bergkristallzylinder versetzt und eingeschlossen. Die Echtheit der von ihm geschenkten Reliquie hat im übrigen der Kaiser in Prag, Karl IV., der Kirche von Herrieden auch urkundlich bestätigt. Daß aber der hohlgewerkte und facettierte Kristallkörper des zierlichen Ostensoriums nicht nur die Reliquie, sondern auch ihren Heiligen, von dessen irdischem Körper sie stammt, umschließt, ist ein signifikantes Beispiel für die kultisch-ästhetische Gemeinschaftspräsenz von Bild und Reliquie und deren hier so oft angesprochene Synthese. Sie äußert sich in introvertierten Realitätsbezirken der Gotik ebenso wie in der transparent gewordenen Ostentatio[591].

Anschaulich wandeln sich die Formatverhältnisse von Stifterdarstellun-

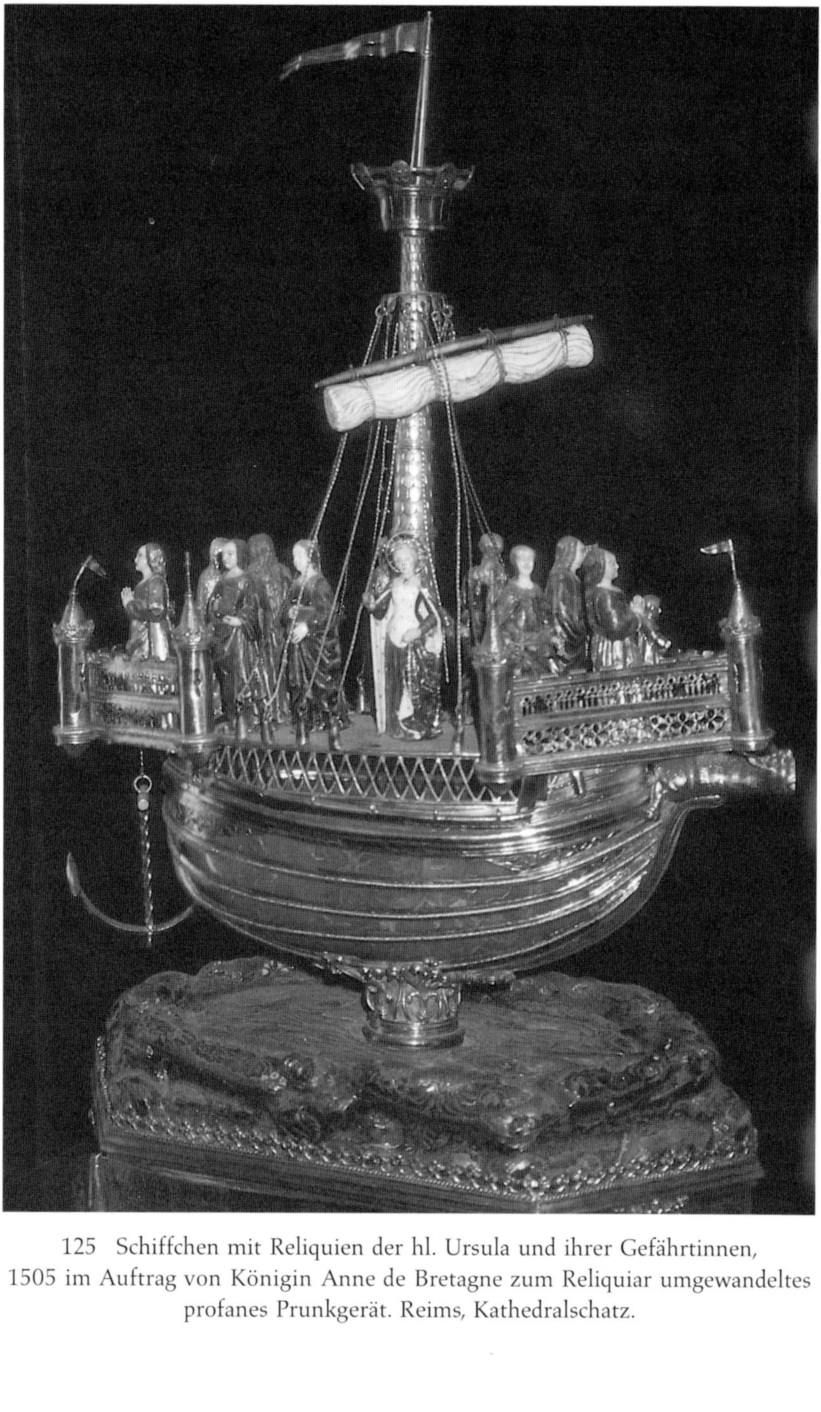

125 Schiffchen mit Reliquien der hl. Ursula und ihrer Gefährtinnen, 1505 im Auftrag von Königin Anne de Bretagne zum Reliquiar umgewandeltes profanes Prunkgerät. Reims, Kathedralschatz.

gen in Beziehung zu ihren gestifteten Reliquiaren. Das berühmte Lütticher Reliquiar Karls des Kühnen[592] führt gleichsam reziprok vor, was das Stifterbildchen mit den beiden Armreliquiaren auf einem derselben verbildlicht (Abb. 117/118). Zeigt das im Verhältnis zum übergroßen Armreliquiar winzige Email den sich und seine Stiftung in schlichter Devotion einbringenden Stifter, so wird die Darbietung des Reliquiars nun selbst zum Bildthema, das einem Gemälde entnommen scheint. Unter der empfehlenden Fürbitte des hinter ihm stehenden hl. Georg kniet Karl der Kühne, unverkennbar in der Porträthaftigkeit seiner Züge. Nach der Zerstörung der Stadt suchte der Herzog den Stadtpatron mit der Schenkung des erlesensten Kleinods zu versöhnen. Man könnte meinen, die Bildgruppe sei mehr der Selbstdarstellung des Stifters als dem Heiligtum gewidmet. Dennoch trügt der Augenschein. Denn bei allem Realismus der Stilauffassung, bei aller artifiziellen Besonderheit, bei aller märchenhaften Kostbarkeit burgundischer Goldschmiedekunst bleibt dennoch das wichtigste vom Sühnegeschenk das kleine Kristallreliquiar mit dem Finger des hl. Lambertus, des Stadtpatrons von Lüttich, das der Herzog in fürstlicher Devotion darbringt. Es ist ein *ymage d'or* der französischen Goldemailplastik, die in spätgotischer Zeit eine ganze Anzahl der erlesensten Kunstwerke hervorgebracht hat.

Dem französischen Kronschatz gehörte das aufklappbare Schiffchen der hl. Ursula an, das später Heinrich III. anläßlich seiner Krönung der Reimser Kathedrale schenkte[593] (Abb. 125). Es wäre die köstlichste Tafelzier, besagte die Inschrift auf dem Sockel nicht, daß in ihr Reliquien der hl. Ursula und der Elftausend Jungfrauen lägen. Die Umwandlung des ursprünglich profanen Prunkgeräts aus Jaspis und Goldemail in ein Reliquiar der *virgines Colonienses* erfolgte im Jahre 1505. Zahlreich verbergen sich Reliquien auch im späten Mittelalter – wie schon vor dem Zeitalter ihrer Sichtbarmachung – in kostbarsten Werken der Schatzkunst. Selbst das verfeinertste Kunstgebilde der Pariser Goldemailplastik[594], das Goldene Rößl[595] (Abb. 126) (das Altötting als Entschädigung für aus dem Kapellenvermögen geleistete wittelsbachische Kriegsanleihen erhielt, nachdem es vordem in den Besitz Herzog Ludwigs des Gebarteten von Ingolstadt, Karls VI. Schwager, gelangt war), ist nicht nur die bezauberndste Darstellung Unserer Lieben Frau im Garten, *un image de Notre Dame,* ein Bild Mariens in der Laube aus Perlen und Edelsteinen mit den im Kindesalter dargestellten Heiligen Katharina und den beiden Johannes. Es ist nicht nur ein Kleinod aus Goldemail, nicht nur ein Andachtsbild und nicht nur die Darstellung eines Bildes der Andacht, in das der König, Karl VI. von Frank-

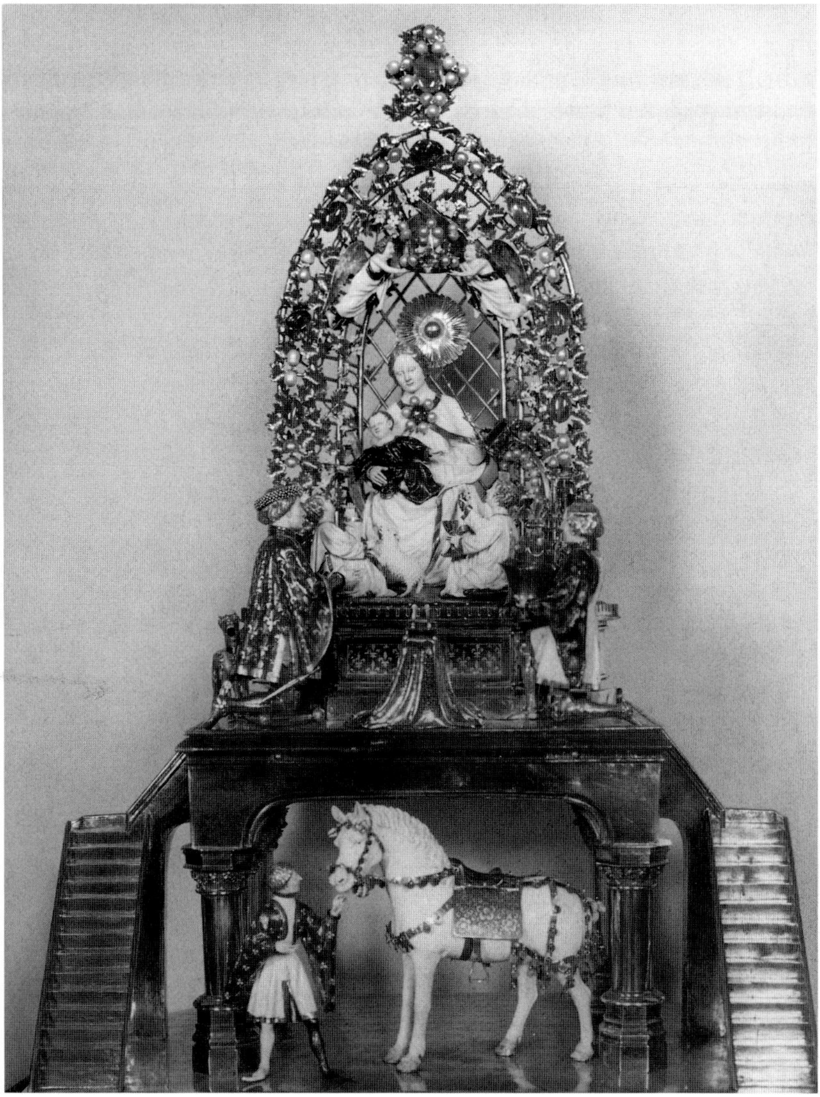

126 Goldenes Rößl. Neujahrsgabe 1404 für König Karl VI.
Altötting, Schatzkammer.

reich, im blauen, mit goldenen Lilien besetzten Mantel betend einbezogen ist. Es ist vielmehr auch ein Reliquiar, was nachkommenden Bewunderern kaum noch bewußt gewesen sein mag. Isabeau von Bayern hatte es ihrem damals schwerkranken Gemahl am Neujahrstag des Jahres 1404 geschenkt. Die Reliquie liegt im Hohlraum zwischen dem Gewölbe des Unterbaus, in dem der gezäumte Schimmel aus weiß emailliertem Gold steht, und der Grundplatte des oberen Stockwerks, zu dem die Stufen auf beiden Seiten hinaufführen. Das verborgene Heiltum aber ist ein Stück vom Mantel Mariens, mit dessen komplettiertem Abbild die in der Laube thronende Muttergottes angetan ist. Solcher Bezug der Realpräsenz des Gegenstandes in der verborgenen Reliquie und seiner verklärenden Verbildlichung im *ymage d'or* erschließt eine Sicht des Kunstwerks, das bei allerschönster Diesseitigkeit der Darstellung in einer Frömmigkeitssphäre der Verehrung des Heiligen verbleibt. Das reale Stückchen Stoff vom Mantel Mariens, den die Gottesmutter auf Erden trug und der materiell keineswegs so kostbar war wie der, mit dem Maria im Bild bekleidet ist, erhebt das Juwel zum Heiligtum.

Die *unsichtbare* und die *sichtbare* Aufbewahrung von Reliquien besteht auch im späten Mittelalter nebeneinander. Formen und Darstellungen stimmen mit dem Heiltumsinhalt überein, korrespondieren mit ihm oder bringen in Bild- und Schriftbotschaften parallele Gedanken- und Bildprogramme zum Ausdruck. Weitaus die meisten Reliquien befinden sich aber in Behältnissen, die weder in Gestalt noch Bildprogramm in irgendeiner Beziehung zu ihrem spezifischen Inhalt stehen, sondern gleichsam bildneutral als Reliquiengefäße verwendet oder hergestellt worden sind. Dazu gehören die zahlreich erhaltenen Glasgefäße, häufig grüne Nuppenbecher, die, mit Deckeln aus Kerzenwachs verschlossen, in Altarsepulkren eingelegt worden sind[596].

In Kölner Spezialwerkstätten des 12. und 13. Jh. werden Kästchen und Schreinchen aus Bein als Reliquiare in einer Art Serienproduktion, aber in verschiedenster Gestalt[597] bis hin zur Diminutivform des Dreikönigenschreins[598] (Abb. 127) gefertigt und in alle Welt exportiert. Aus Limosiner Ateliers bezieht man auf Vorrat oder auf Bestellung gearbeitete emaillierte Kästchen und Schreinchen in Hausform[599] mit allgemeiner wie spezieller Ikonographie und farbigen Streumustern auf blauem Grund. Oft folgen die Bildprogramme der Schreinchen und Kästchen einem festen Repertoire, der großen Nachfrage dieser begehrten Warenfabrikation in den Werkstätten von Limoges gemäß[600].

Neben zeitgenössischen Reliquienbehältern werden alte vorhandene

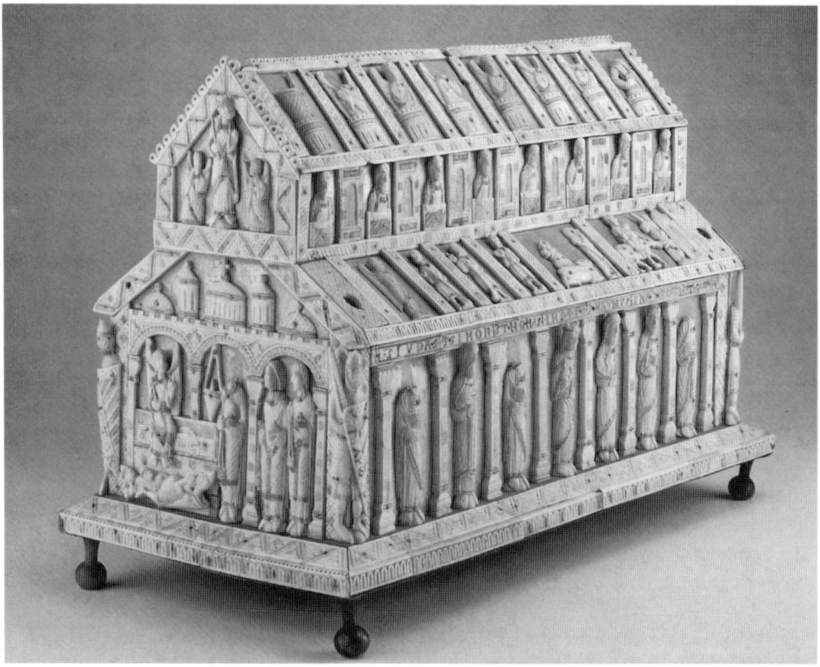

127 Reliquiar in Form des Dreikönigenschreins. Köln, um 1200. Stuttgart, Württembergisches Landesmuseum.

oder erworbene Gefäße zur Aufbewahrung des Heiltums wiederverwendet. Dabei spielen Seltenheit und Eigenartigkeit eine besondere Rolle, ebenso materielle Kostbarkeit. Orientalisches, Arabisches erfreut sich hoher Beliebtheit und Wertschätzung. Vielfach werden Reliquien sogar in Behältnissen untergebracht, die ursprünglich anderen Glaubensgemeinschaften angehörten. Eine jemenitische Elfenbeinbüchse trägt die arabische Inschrift „Im Namen Gottes. Segen für den Knecht Gottes 'Abdallah, den Beherrscher der Gläubigen. Von dem, was anzufertigen befohlen hat der Amir 'Abdallah ibn ar-Rabi' in Aden"[601]. Christliches Heiltum in einer Dose mit Gebet zu Allah. Ein Pferdebeißring aus Bergkristall mit kufischer Segensinschrift für den Kalifen Zahir wird zum Reliquien-Ostensorium umgearbeitet[602]. Auch hauptsächlich in Unteritalien und Sizilien von muslimischen Kunsthandwerkern gearbeitete Elfenbeinkästchen und Dosen, beliebte Geschenke zur Aufbewahrung von Schmuck, fanden eine zweite Verwendung, sobald sie in kirchlichen Besitz gelangten. Ein Elfenbeinkasten mit Bronzebeschlägen und kompliziertem arabischen Kombinations-

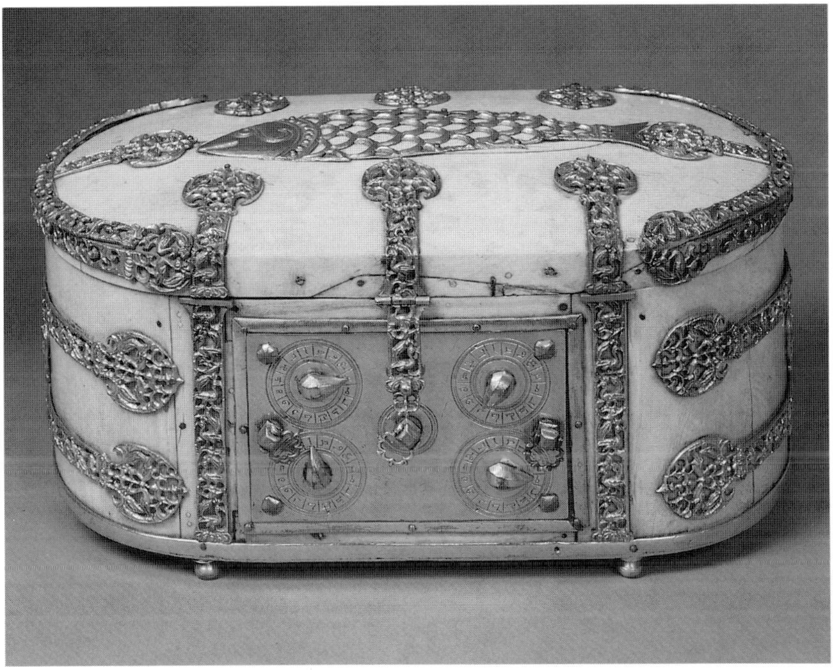

128 Elfenbeinkasten mit Kombinationsschloß. Um 1200.
Maastricht, Schatzkammer von St. Servatius.

schloß[603] (Abb. 128) erwies sich als zur Reliquienaufnahme bestens geeigneter Kleintresor. Olifanten mit Jagdszenen werden mit Reliquien gefüllt, wie jenes Exemplar, das Graf Albrecht von Habsburg 1199 dem Kloster Muri schenkte[604]. Kunstvoll geschnittene fatimidische Bergkristallfläschchen[605], für Parfum und andere edle Essenzen hergestellt, finden im Abendland sakrale Verwendung, wo immer sie in die Schatzkammern der Kirchen und Klöster gelangten.

In die großartige *crux gemmata* in St. Nikomedes zu Borghorst[606] (Abb. 129) sind gleich zwei solcher Fläschchen eingesetzt und mit Reliquien gefüllt, die die Umschrift nennt, in der die auf der gravierten Seite des Kreuzes dargestellte Äbtissin Bertha betet: „Diese und alle Heiligen mögen für mich Sünderin beten und alle jene, die irgend etwas Gutes zu diesem Zeichen getan haben." Orientalische Parfümflakons erhalten auf Grund ihrer Schätzung und Kostbarkeit ihre neue Bestimmung in der sakralen Sphäre der Kreuz- und Reliquienverehrung. Daß die transparenten Kristallkörper sogar beiderseitig zu sehen sind, bestätigt am frühen

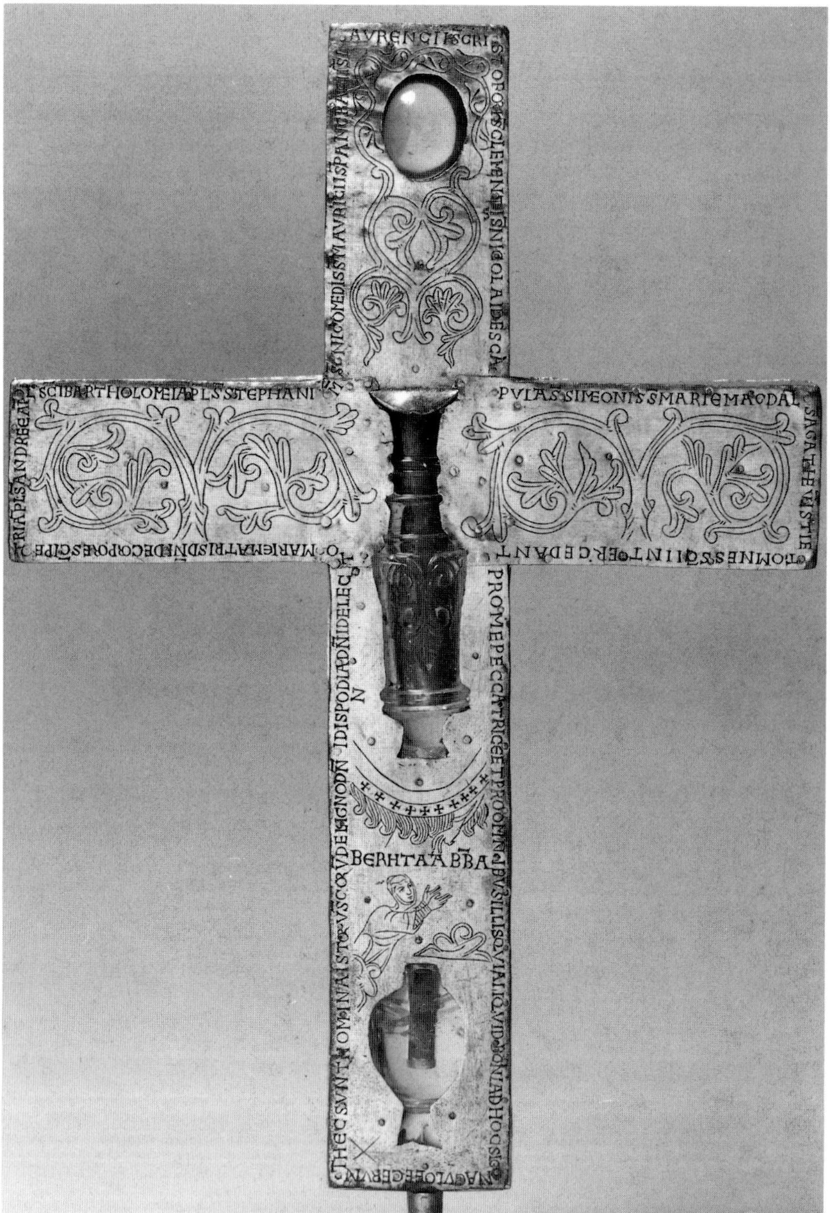

129 Reliquienkreuz mit fatimidischen Bergkristallfläschchen. 11. Jahrhundert. Rückseite. Borghorst, St. Nikomedes.

Beispiel – neben karolingischen Schriftquellen und zahlreichen weiteren Denkmälern zwischen dem 10. und 12. Jh. –, daß die von Erich Meyer ohne Zweifel in der Grundtendenz zutreffend skizzierte Entwicklung von der Verborgenheit zur Sichtbarkeit der Reliquien keineswegs einen bloß linearen Verlauf genommen hat[607].

Heilige Häupter und Leiber

Im Jahre 1115 hat Presbyter Donizo im Apolloniuskloster von Canossa ein Gedicht auf die Vita Mathildis[608] geschrieben und illustriert. Zu den Versen 397–413 gehört die ganzseitige Miniatur auf fol. 19r des Cod. lat. 4922 der Vaticana (Abb. 130). Hier findet sich in der oberen Bildhälfte die Übergabe von zwei Kästchen dargestellt, in denen – der Beschriftung gemäß – die Körper der hll. Viktor und Corona liegen. Die kleinen Behältnisse fassen freilich nicht die ganzen Leiber, aber – so belehrt uns auch Florian Waldauf[609]: „Und wiewol oft ain haubt oder glid nit ganz da ist, so nennet man doch das ganz haubt oder glid und das wirdet also gemainiklich gehalten bei allen stiften, clöstern und kirchen in der cristenhait, do gross heilthumb ist." In der unteren Bildhälfte sieht man Bischof Gotefredus, wie er vom noch ganzen Leib des hl. Apollonius in liturgischer Feierlichkeit den rechten Arm abtrennt. „Die Leiche eines Heiligen wird von Klerikern zu Reliquien zerstückelt", lautet die Bildunterschrift zu diesem Beispiel für „westlichen Kulturfetischismus"[610]. Doch ist das Thema der Heiligenzerlegung schon sachgerechter, das heißt nach Quellen und nach dem Glaubensverständnis des Mittelalters, erörtert worden. Auch führt der Brauch der Körperzergliederung weit in die Geschichte der Menschheit zurück. Während der Leib in prähistorischer Zeit in den Häusern unter dem Fußboden bestattet wurde, bewahrte man den Schädel in den Wohnräumen auf. Schon die altägyptische Religion kennt das Motiv der Körperzergliederung[611], das seltsam dem Vorstellungskreis von der Intaktheit des Körpers entgegensteht. Soll doch in der Mumifizierung der Leib des Verstorbenen für das jenseitige Leben unverwest erhalten bleiben. Die Imagination vom *corpus incorruptum* bestimmt auch die Jahrhunderte christlicher Märtyrer- und Heiligenverehrung[612] in vielen Schichten und Räumen, wie andererseits stets auch die Auffassung lebendig bleibt, daß selbst dem kleinsten Teil vom Körper dieselbe Kraft innewohne wie dem ganzen Leib.

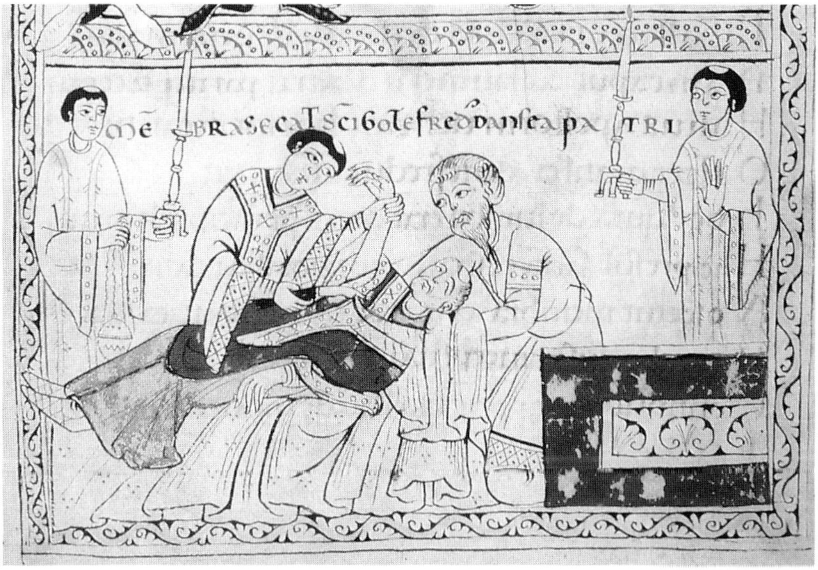

130 Bischof Gotefredus trennt vom Leichnam des hl. Apollonius den rechten Arm ab. Miniatur zur Vita der Gräfin Mathilde von Canossa. 1115. Vatikan, Biblioteca Apostolica Vaticana, Cod. lat. 4922.

Als Hauptsitz der Kraft betrachtet natürlich jeder Kulturkreis den Kopf des Menschen. Für die Präsentationen von Schädeln, wie sie in katholischen Kirchen und Beinhäusern üblich sind, finden sich dementsprechend allenthalben vorgeschichtliche, historische und ethnologische Parallelen. Einzeln, in Gruppen vereinigt, in Reihen oder im Kreis angeordnet, begegnen schon in prähistorischer Zeit Schädel mit glattem Halsabschluß, ohne Unterkiefer, mit Gipsmasse übermodelliert und mit Augeneinsätzen aus Muscheln versehen; Kopfplastik um echten Schädelkern[613]. Auch vom Sepik sind mit Kitt übermodellierte Schädel bekannt, mit Augen aus Verschlußdeckeln der Meeresschnecke, mit Perlmutt verziert, mit Perücken versehen; in Männerhäusern aufbewahrte Ahnenschädel. All dies sind Zeugnisse eines Dranges zur dinglichen Konkretisierung des Verehrten, des Heiligen, in den Kulturen der Menschheit. Veristische Vergegenwärtigung verbindet sich mit der Evokation des Kultischen. Kaum erstaunt daher noch, wenn bei den Nagel- und Spiegelfetischen aus dem Gebiet des unteren Kongo vermutet werden kann, daß diese wundersamen Gebilde Reminiszenzen christlicher Reliquiare darstellen, die ihre Reliquie in einer mit Glas verschlossenen Höhlung des Rumpfes trugen. Im Jahre 1483 war die Kongomündung entdeckt

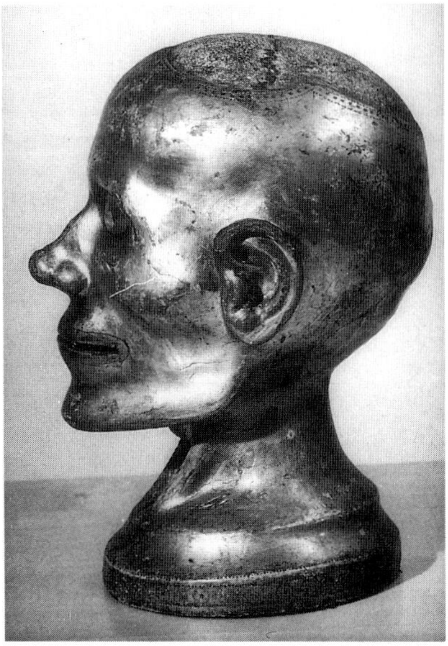

131 „caput unius decem milium martirium militum". Kopfreliquiar. Erfurt, Domschatz.

worden, und Portugiesen hatten das Gebiet missioniert. Kreuzzeichen fanden sich auf der Innenseite des Spiegels, der das Kästchen verschloß, in dem die magischen Materialien steckten und den Zauber der Figuren bewirkten, aktiviert durch eingeschlagene Nägel. Der Exkurs von heiligen Häuptern in Reliquienkammern der Christenheit zu den Ahnenschädeln vom Sepik oder zu den Spiegelfetischen vom Kongo ist so seltsam nicht, wie es zunächst erscheinen mag, vergleicht man die Exotik des Erscheinungsbildes mit manchen Heiligen Häuptern in alpenländischen Klöstern. Verbindend ist nicht minder die Magie des Präsenten in der Sphäre des Suggestiven, wie sie nicht anders auch in der christlichen Reliquienkultur zum Ausdruck gelangt.

Auch ein seltsames Kopfreliquiar im Erfurter Domschatz und zu Trinkschalen ausgearbeitete Schädeldecken von Heiligenköpfen bringen konstant bleibende Formen und Anliegen der Menschheit zum Bewußtsein. Der Erfurter Kopf besitzt eine natürliche Schädeldecke, ansonsten ist er aus Holz geschnitzt, mit Leinwand überzogen, kreidegrundiert und goldplattiert, Augenlider und Mundspalte sind schwarz gemalt, und ein aufgeklebter Pergamentstreifen auf der Unterseite des Sockels nennt den Kopf *caput unius decem milium martirium militum*[614] (Abb. 131). Andere Kopfreliquiare besitzen abnehmbare Schädeldecken, aus denen heiliger Trunk als lebensspendende Kraft gereicht wird. In Ebersberg aus der Hirnschale des hl. Sebastian, in Au am Inn aus derjenigen des hl. Vitalis, St. Nantwein in Wolfratshausen, St. Alto in Altomünster, St. Quirinus, St. Theodulphus und St. Erhard sind weitere Heilige, mit deren Reliquienkult der Trunk aus der Hirnschale verbunden ist[615]. Auch dies liegt tief im uralten Schädelkult[616] der Menschheit begründet, an goldgefaßte Schädel bei den Kelten mag man sich erinnern[617]. Livius berichtet, wie die keltischen Bojer 216 v. Chr. „dem gegen sie unterlegenen Führer der Römer,

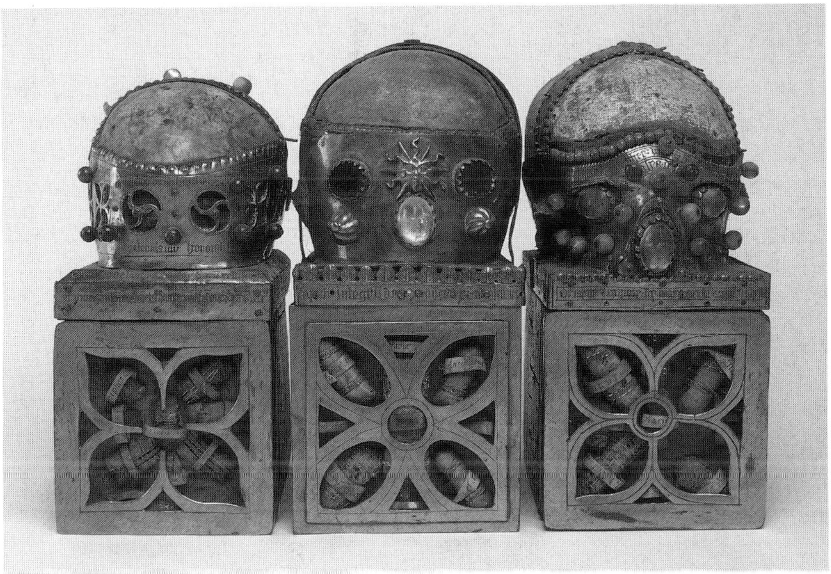

132 Johann von Langen, Schädelreliquiare aus dem Kloster zu Iburg. Ende des 15. Jahrhunderts. Osnabrück, Domschatz (Leihgabe der Kath. Kirchengemeinde St. Clemens, Iburg).

Postumius, das Haupt abgeschnitten und es im Triumph zu einem Tempel brachten, dort vom Fleisch reinigten und den nackten Schädel mit Gold überzogen. So wurde er ein heiliges, an den Festtagen benutztes Gefäß, aus dem die Priester und die Vorsteher des Tempels tranken." Und C. Silius Italicus dichtet im Epos über den Zweiten Punischen Krieg: „Freude es gewährt den Kelten, Schädel zu fassen in Gold und daraus – wie greulich – zu trinken"[618]. Wein, mit dem Heiligenschädel in Berührung gebracht, ist von besonderer Segenskraft[619]. Deshalb tauchte man auch am herzoglichen Hof zu München ein Leinentuch in den Wein der Hirnschale des hl. Sebastian zu Ebersberg und dieses dann bei Bedarf in den zu trinkenden Wein, auf den sich die Heilkraft übertrug[620]. Brauchtum, das bis ins hohe Altertum zurückreicht; Wein, der von der Kraft des Schädels in sich aufgenommen hat[621].

Andere Schädelreliquien wieder wurden mit Silber und vergoldetem Messing beschlagen und mit farbigen Steinen-, Wachs- und Glasperlen verziert. Eine Reihe solcher Köpfe hat der Goldschmied Johann von Langen aus persönlichem Vermögen gefaßt, der auch die Reliquien von eigenen Reisen mitbrachte und sie dem Kloster St. Clemens zu Iburg[622]

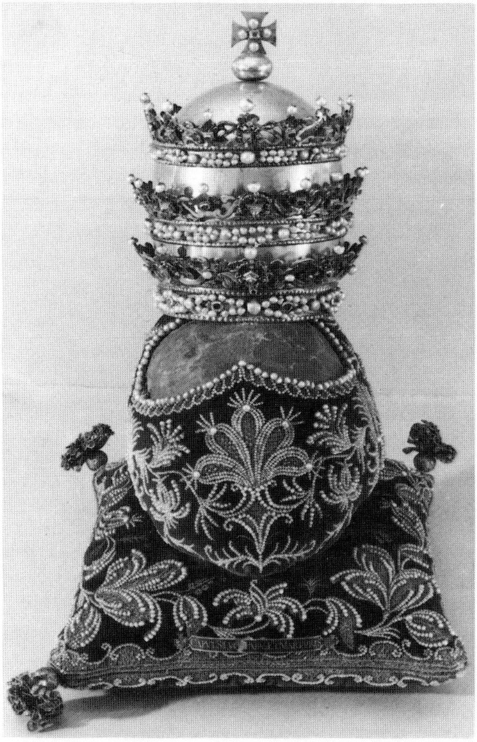

133 Schädelreliquiar des hl. Lucius. Samt mit Perlenstickerei um 1750/55, Tiara München 1754 mit Augsburger Goldappliquen, Ende des 16. Jahrhunderts. München, Residenzmuseum.

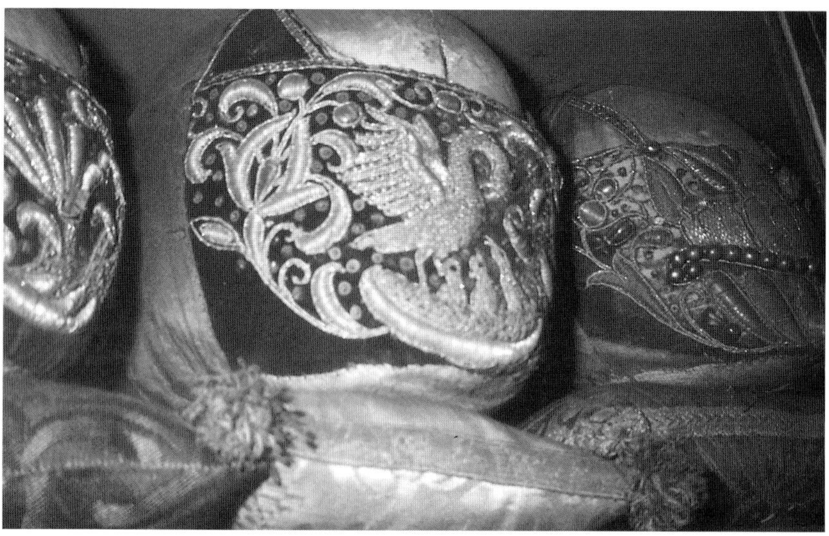

134 Cranea und Involucra. Köln, St. Ursula, Goldene Kammer.

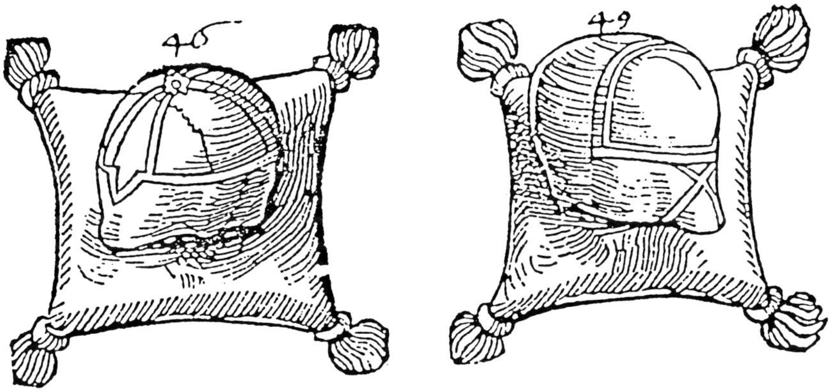

135 Schädelreliquien auf Kissen. Holzschnitte im Haller Heiltumbuch. Hall in Tirol, Dekanats- und Pfarrkirche St. Nikolaus.

(Abb. 132) schenkte. Zur höchsten Kostbarkeit steigert sich die Einhüllung der Häupter erwartungsgemäß in fürstlichen Reliquienkammern. Die Häupter liegen auf Kissen, Kissen und Umhüllungen sind bestickt mit Perlen, Rubinen und Diamanten, bekrönt mit Blütenkränzen und Tiaren aus Perlen und Edelsteinen als Kronen des ewigen Lebens[623] (Abb. 133). Die Häupter im Barock sind nicht eingehüllt in kopfformenlosen Stoffdosen mit sichtbar belassenen Schädeldeckenausschnitten, wie Alexander Schnütgen es für die Cranea der Kölner Domreliquienschränke im Jahre 1889 besorgen ließ[624]. Sie liegen auf Kissen in rotem Samt mit Goldstikkerei und anderen Verzierungen, die Kopfformen bleiben sichtbar, Teile der Augenhöhlen liegen bloß oder sind angeschnitten. Die Gesichter sind verhüllt, und Bänder über Stirn und Scheitel halten die Gesichts- und Kinnhüllen fest (Abb. 134).

Noch ist die Geschichte der Involucra[625] erst zu schreiben, von ihren mittelalterlichen Anfängen bis in die jüngste Zeit, vom Goldfiletnetz der seligen Richeza von Polen[626] über die zahlreichen textilumhüllten Reliquienhäupter[627] mit ihren erlesenen Filetarbeiten[628], einfarbigen Netzen oder Seidenstickereien auf Leinennetzen, über die Einhüllungen der Cranea, wie sie das Haller Heiltum in der Spätgotik zeigt (Abb. 135), zu den barocken Formen beispielswiese in der Waldaufkapelle (Abb. 137) oder in der Straubinger Ursulinenkirche[629] und bis zu den Doseneinhüllungen der Kölner Domreliquienschränke.

Die Heiligenhäupter fanden ihre Unterbringung auf den Altären und in den Altaraufsätzen. Oft versammeln sich ganze Gesellschaften in unermeßlichem Ernst ihres unvergänglichen Ausdrucks – am Hochaltar des Konstanzer Münsters[630], am rechten Seitenaltar der Hofkirche zu Neuburg an der Donau[631], in der Predella des Xantener Hochaltars, in Rheinau[632] und Sursee[633] (Tafel XV), im Ursulaaltar in Lond[634] (Abb. 136), um nur einige Exempla aus einer gewaltigen Zahl zu nennen; sie konzentrieren sich in eigenen Reliquienkammern – St. Ursula in Köln (Tafel IX, Abb. 91) und die Waldaufkapelle zu Hall (Abb. 137) sind zwei der markantesten Beispiele. In S. Caterina a Formiello bei der Porta Capuana in Neapel befinden sich im Schrein unter der Altarplatte 28 ungeschmückte und unverhüllte Schädel aus der Schar der 240 Märtyrer von Otranto, und in großen Urnen ruht deren weiteres Gebein. Die unverhüllten Häupter der Heiligen übten seit jeher eine besondere Faszination auf die Menschen aus, und auch der Heutige spürt die sie umgebende Aura, wenn er dem Korpus der hl. Margarethe in Cortona (Abb. 138), dem Schädel der hl. Katharina von Siena in der dortigen Dominikanerkirche oder dem der hl. Maria Magdalena in der Krypta ihrer Basilika von St-Maximin-la-Ste-Baume[635] gegenübersteht. Von noch größerer Faszination als der Kopf allein war stets das *corpus incorruptum*, wo immer es sich unverwest erhalten hat. Das sind natürlich nicht nur mumifizierte und balsamierte Leichen, nicht nur im Rufe der Heiligkeit stehende Leiber, sondern auch viele, die ohne konservierende Techniken durch besondere klimatische Bedingungen oder künstliche Lüftungssysteme am Todes- oder Bestattungsort der Nachwelt bewahrt blieben[636]: der Gletschermann vom Hauslabjoch, der „Propst" von Sinzig, der Ritter Kahlbutz von Neustadt an der Dosse, der „g'selchte Pfarrer" von Blasenstein, die Toten in der Bleikammer am Dom zu Bremen, die Bestatteten in der Michaelergruft zu Wien, in den Katakomben unter der Jesuitenkirche von Klattau, unter der Brünner Kapuzinerkirche, die Mumien von Venzone. In einem koptischen Kloster begegnete Johann Georg Herzog von Sachsen 1914 den ausgetrockneten Leichen von 16 Mönchsvätern[637]. Aber die eindrucksvollste all dieser Stätten bewahrt das Kiewer Höhlenkloster, die Pečerskaja lavra. Im Juni 1900 besuchte es Rilke auf seiner zweiten russischen Reise und setzte im ›Stundenbuch‹ den einstens dort unterirdisch lebenden, sterbenden und unverwest verbleibenden Mönchen ein unvergängliches Denkmal der Einfühlung und Frömmigkeit:

Weißt du von jenen Heiligen, mein Herr?

Sie fühlten auch verschloßne Klosterstuben
zu nahe an Gelächter und Geplärr, so daß sie tief sich in die Erde gruben.

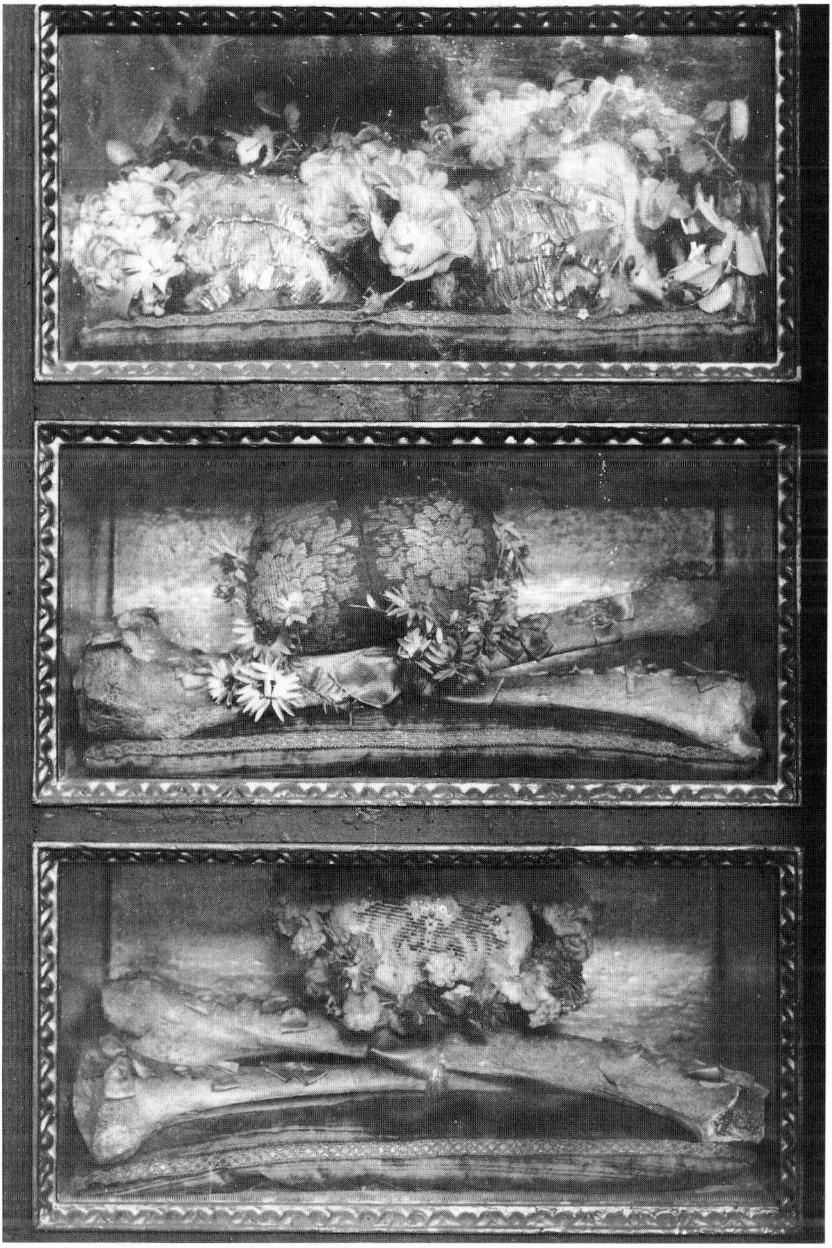

136 Schädel- und Gebeinreliquien des Ursulaaltars in der Zisterzienserklosterkirche zu Lond.

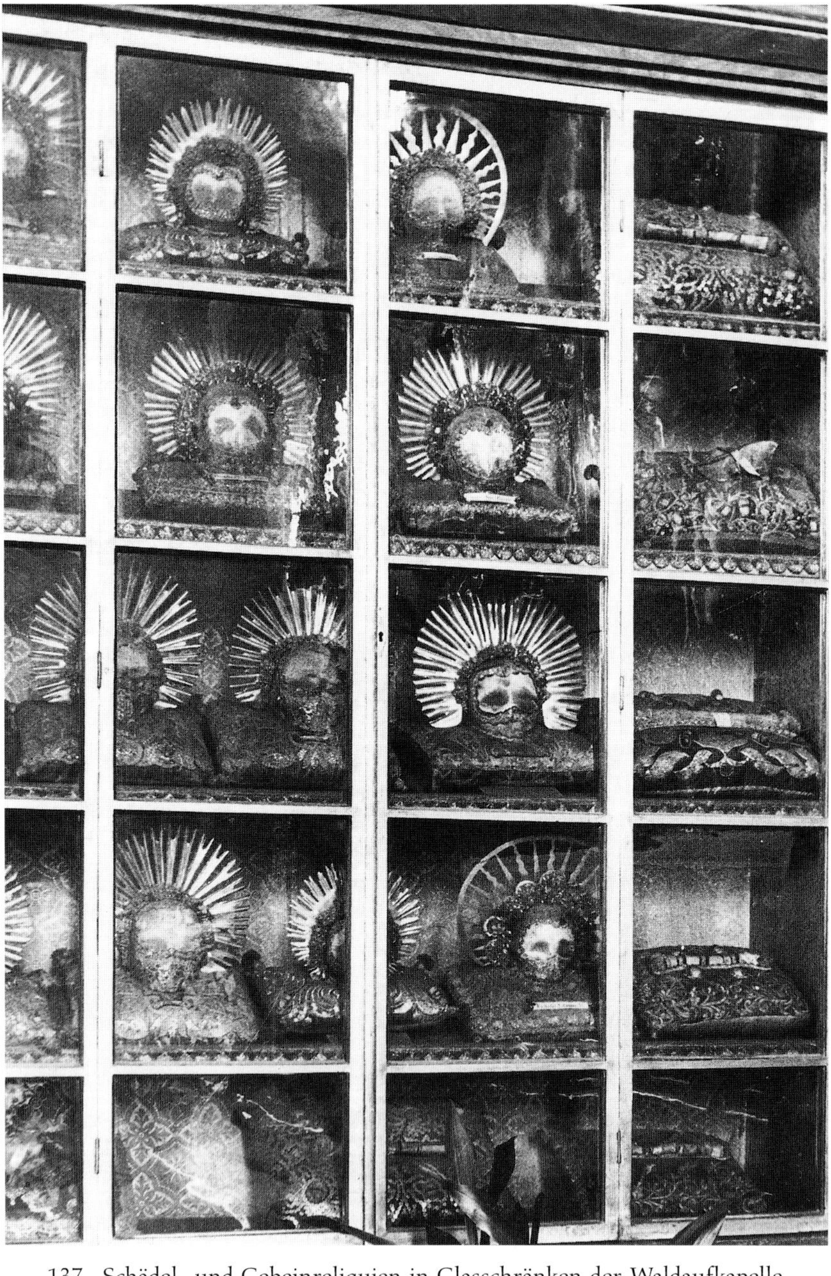

137 Schädel- und Gebeinreliquien in Glasschränken der Waldaufkapelle, 17. Jahrhundert. Hall in Tirol, Stadtpfarrkirche.

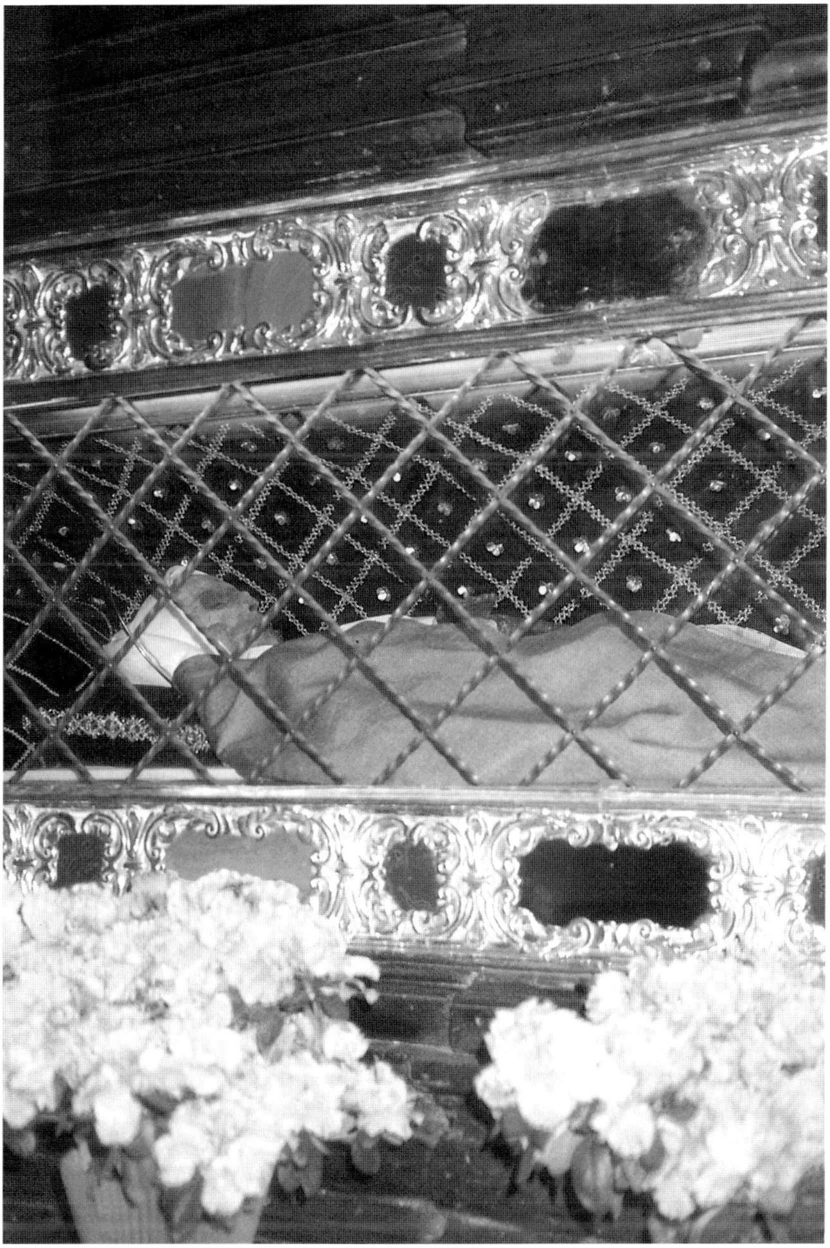

138 Korpus der hl. Margarethe von Cortona. Schrein von Pietro Berrettini, 1652. Cortona, Santuario di Santa Margherita.

Ein jeder atmete mit seinem Licht
die kleine Luft in seiner Grube aus, vergaß sein Alter und sein Angesicht
und lebte wie ein fensterloses Haus
und starb nichtmehr, als wär er lange tot.

Sie lasen selten; alles war verdorrt,
als wäre Frost in jedes Buch gekrochen,
und wie die Kutte hing von ihren Knochen, so hing der Sinn herab von jedem Wort.
Sie redeten einander nichtmehr an, wenn sie sich fühlten in den schwarzen Gängen,
sie ließen ihre langen Haare hängen,
und keiner wußte, ob sein Nachbarmann
nicht stehend starb. In einem runden Raum,
wo Silberlampen sich von Balsam nährten, versammelten sich manchmal die Gefährten
vor goldenen Türen wie vor goldnen Gärten
und schauten voller Mißtraun in den Traum
und rauschten leise mit den langen Bärten.

Ihr Leben war wie tausend Jahre groß,
seit es sich nicht mehr schied in Nacht und Helle;
sie waren, wie gewälzt von einer Welle,
zurückgekehrt in ihrer Mutter Schooß.
Sie saßen rundgekrümmt wie Embryos
mit großen Köpfen und mit kleinen Händen
und aßen nicht, als ob sie Nahrung fänden
aus jener Erde, die sie schwarz umschloß.

Jetzt zeigt man sie den tausend Pilgern, die
aus Stadt und Steppe zu dem Kloster wallen.
Seit dreimal hundert Jahren liegen sie,
und ihre Leiber können nicht zerfallen.

Das Dunkel häuft sich wie ein Licht das rußt
auf ihren langen lagernden Gestalten,
die unter Tüchern heimlich sich erhalten, – und ihrer Hände ungelöstes Falten
liegt ihnen wie Gebirge auf der Brust.

Du großer alter Herzog des Erhabnen:
hast du vergessen, diesen Eingegrabnen
den Tod zu schicken, der sie ganz verbraucht,

weil sie sich tief in Erde eingetaucht?
Sind die, die sich Verstorbenen vergleichen,
am ähnlichsten der Unvergänglichkeit?
Ist das das große Leben deiner Leichen,
das überdauern soll den Tod der Zeit?

Sind sie dir noch zu deinen Plänen gut?
Erhältst du unvergängliche Gefäße,
die du, der allen Maßen Ungemäße,
einmal erfüllen willst mit deinem Blut?

Zu den Sonderbarkeiten in der permanenten Zurschaustellung Heiliger Leiber gehört, daß diese oft gar nicht als aufgebahrte Verstorbene oder selig Schlafende ausgestattet, nicht als Wachsfiguren oder Mumien gebildet sind, sondern als reine Skelette ohne Fleisch und Haut erscheinen, oft auch ohne irdische Kleidung, allerdings zumeist mit reichstem Zierat bestückt. Dieser merkwürdigen Art der Präsentation begegnet man am häufigsten in den Alpen- und Donauländern. In Italien dagegen sind die Heiligen aufgebahrt in ihren Kleidern, wie die 25 Leiber, die in feierlicher Unergründlichkeit in der Chiesetta di San Giorgio zu Monselice am Rande der Euganeischen Hügel liegen[638]. So lassen sich die Darbietungsformen der Heiligen Leiber von Land zu Land unterscheiden. Es gibt solche, deren Gebeine in künstliche und bekleidete Figurinen sichtbar eingelassen sind, andere bestehen teilweise aus Holz und Wachs, abermals andere wurden aus dem gesamten Knochenbestand eines Menschen anatomisch getreu wieder zu einem kompletten Skelett zusammengesetzt und auf das kunstvollste gefaßt. Während die Kirchen und Klöster im Süddeutschen mit solchen *corpora sancta* reichlich gesegnet sind, treffen wir diese in den Rheinlanden seltsamerweise kaum an, vielleicht, weil hier den Heiligen Häuptern immer schon der Vorzug gegeben worden war. Bezeichnend, daß man sich bis nach Clemenswerth begeben muß, um im rheinisch-westfälischen Raum einen kompletten Skelettheiligen zu finden, in der Schloßkapelle von Clemenswerth, dem Jagdschloß des bayerischen Kurfürsten Clemens August[639].

Die Skelette liegen, stehen oder sitzen, allein, zu zweit oder zu mehreren. Aber im *theatrum sacrum* des Barocks sind die verehrten Heiligen ihrerseits einbezogen in die Anbetung des Altarsakraments, wie auf den Seitenaltären der Prager Loretokirche (Abb. 139) oder auf jenen in der Klosterkirche von Kladrau. Hier wenden sich die Märtyrer in großer

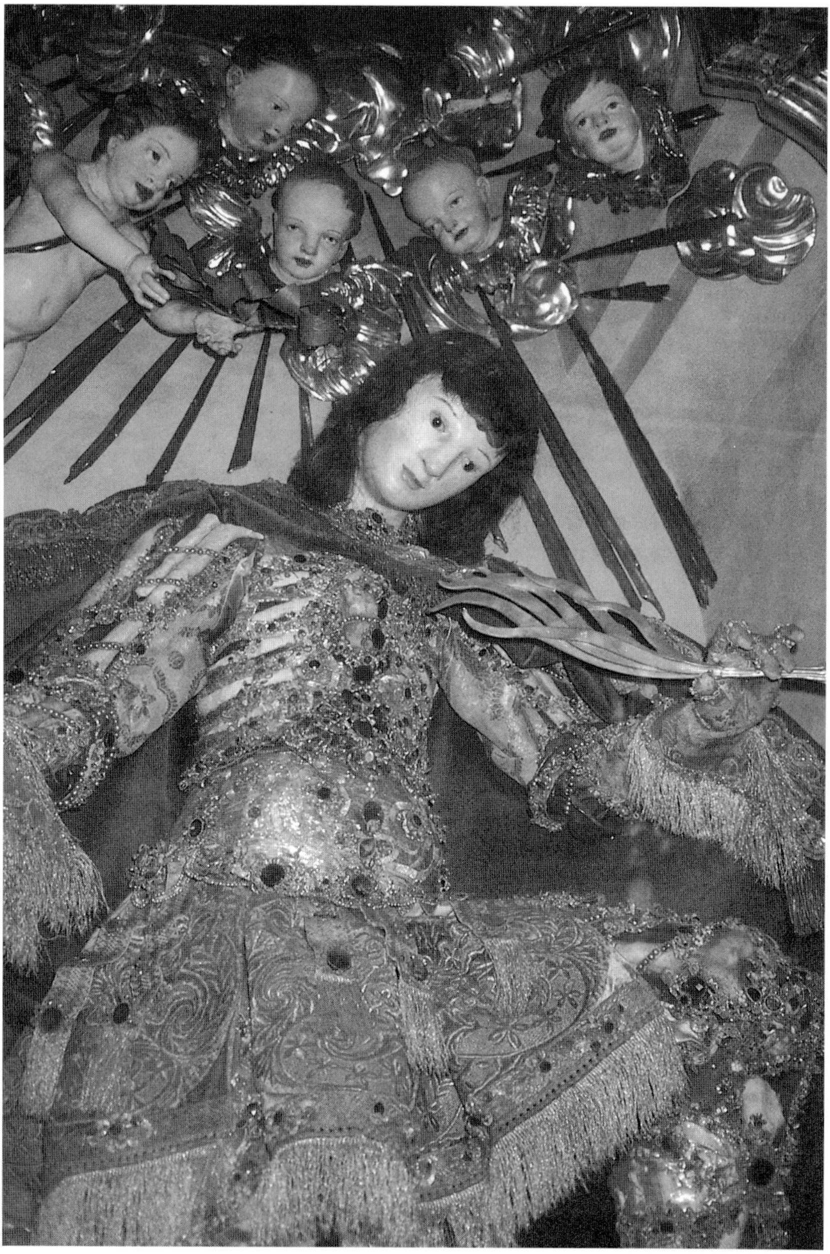

139 St. Felicissimus. Reliquien-Wachsfigur am nördlichen Seitenaltar der Christgeburtskirche, um 1738. Prag, Loreto.

Devotion dem Hochaltar zu. Es sind künstliche Gebilde aus Holz und Wachs, mit echten Kleidern und kostbaren Stoffen reich drapiert, der Schädel oft maskenverdeckt, in Brust, Arme, Hände, Beine und Füße sind sichtbar die Gebeine eingelassen. „Nach spanischer Manier gemacht" bezeichnet man in Böhmen diese wiederum spezielle Art der Konstruktion von Heiligen aus lebhaft agierenden und schön gewandeten Kunstfiguren mit eingesetztem Gebein. Als Skelette römischer Soldatenheiliger geschnitzte Figuren mit eingefügtem echten Gebein stehen auf dem Hochaltar der Kirche von Schluderns im oberen Vinschgau. Dorthin gelangte dieser aus dem nahen Kloster Marienberg. In den Predellennischen der Zwillingsseitenaltäre der Pfarrkirche zu Sarnen sieht man Dreiviertelfiguren in ähnlichem Kompositum. Unter einer prachtvollen Silberrüstung schaut in der Pfarrkirche zu Wil das Knochengerüst des hl. Pankratius heraus. In Kupferstich-Bildchen fand es gleich vielen anderen Katakombenheiligen zahlreich Verbreitung[640] (Abb. 140/141). Vor allem die Komposita aus verschiedensten Materialien hergestellter Kunstfiguren und Kunstfigurenteile mit echten Skeletten und Gebeinen gehören zu den merkwürdigsten Arten der Bilderproduktion, die dem Heiligenbild freilich ein unerhörtes Maß an Verismus und Präsenz verleiht. Noch unmittelbarer fühlt sich der Mensch dem Heiligen verbunden, wenn dieser in seiner ganzen Skeletterscheinung vor ihm thront, steht oder ruht. Oft tritt der Heilige Leib erst in direkten Sichtkontakt zu seinem Beschauer, wenn die Tafel, auf der dieser abgebildet ist, vom Glasschrein abgenommen wird. Vielerorts sind solche wirklichen ganzen Skelette zusammengefügt und prunkvoll ausstaffiert[641]. Auf die Altäre erhoben, sind sie die ständigen Insassen der Klosterkirchen der Barockzeit, ohne die uns selbst die schönsten Kirchen bei all ihrem üppigen Fresken-, Bilder- und Ornamentschmuck unbewohnt erscheinen könnten. Beispielsweise die Zisterzienserinnenkirche von Gutenzell ist eine solche Stätte, in der das Fest der Heiligen Leiber bis heute begangen wird und die Einwohner des Ortes sich mit diesen im Leben und im Tod verbunden fühlen[642]. Dies sind nicht „barbarische, makabre Königinnen", als welche sie der verständnislose Besucher erklärt[643], der sich nicht vorstellen kann, daß „von den friedlichen Bauern der Gegend, wo sich der Kuhglockenklang mit dem Angelus mischt", einer „Lust hätte, diesen starren Gespenstern, diesen Geistern zu huldigen, die mit aller Kraft das Deutschland der Bauernhäuser und Tannen, das Deutschland von Milch und Honig von sich weisen". Doch hätte vielleicht der Besucher nicht so vorschnell die Mentalität der dortigen Bewohner beurteilt, wäre er zur Friedhofskapelle im Wald hinaufgewandert, wo er im Innern an die

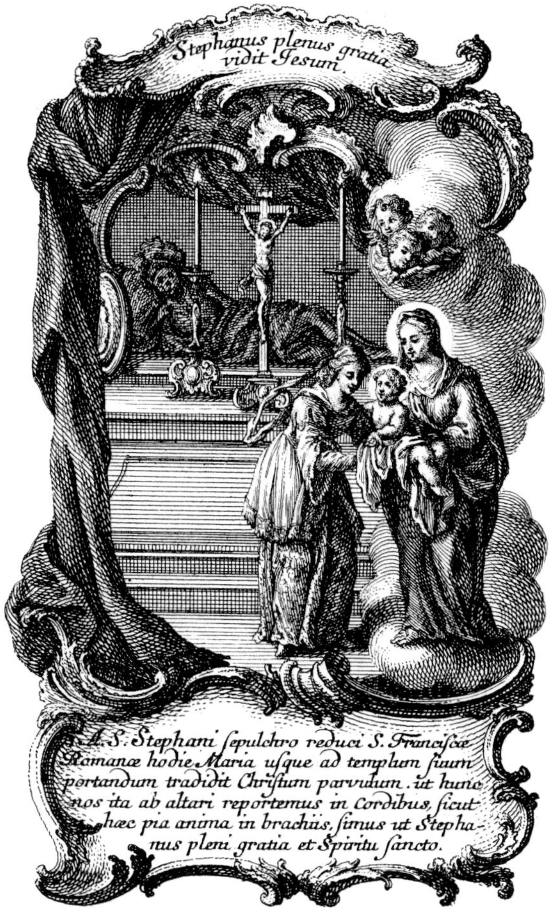
Stephanus plenus gratia vidit Jesum.
A S. Stephani sepulchro reduci S. Franciscae Romanae hodie Maria usque ad templum suum portandum tradidit Christum parvulum. ut hunc nos ita ab altari reportemus in Cordibus, sicut haec pia anima in brachiis, simus ut Stephanus pleni gratia et Spiritu sancto.

140 „Stephanus plenus gratia vidit Jesum".
Kleines Andachtsbild mit Reliquienschrein
des hl. Stephanus in Sa. Francesca Romana zu Rom.

Decke gemalt abermals allen Heiligen Leibern von Gutenzell (Abb. 142) begegnet wäre. Sie umgeben das Fresko, auf dem ein Leichenbegängnis dargestellt ist, über dem ein Engel mit der Kerze die Schnur durchbrennt, und die Uhr, die an ihr hängt, zeigt an, daß die irdische Zeit abgelaufen ist. Auf dem Spruchband steht: „Diss ist mein Ruhstatt in Ewigkeit, hie will ich wohnen, denn ich hab sie auserwöhlt, Psalm 131,5,14." Ein unendlich schönes Gedankengut: der neue Verstorbene wird eingeführt in die Gemeinschaft der Gutenzeller Heiligen, mit denen er zeitlebens vertraut

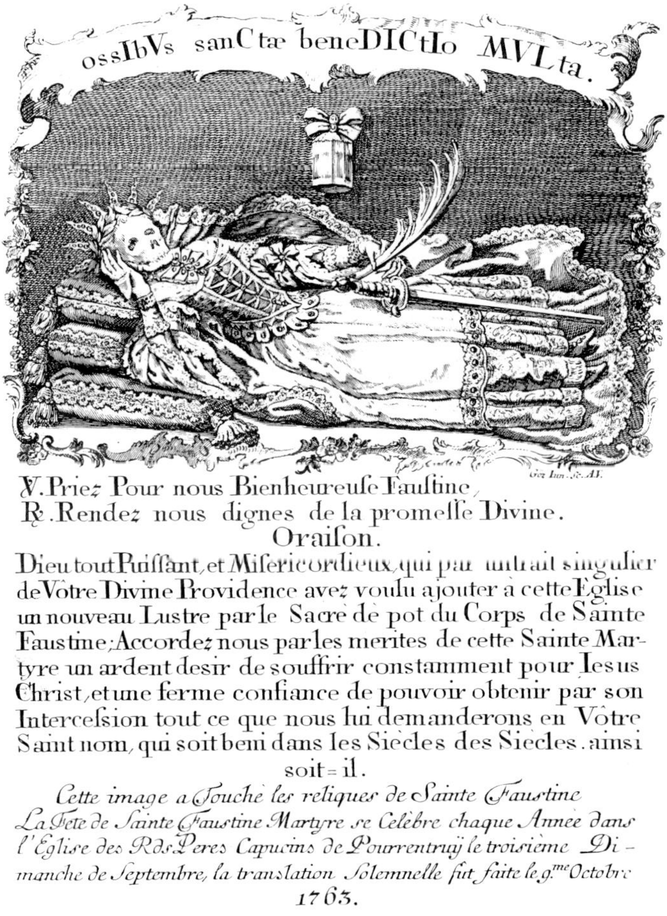
ossIbVs sanCtæ beneDICtIo MVLta.
℣. Priez Pour nous Bienheureuſe Fauſtine,
℟. Rendez nous dignes de la promeſſe Divine.
Oraiſon.
Dieu tout Puiſſant, et Miſericordieux, qui par un trait singulier de Vôtre Divine Providence avez voulu ajouter à cette Eglise un nouveau Lustre par le Sacré dépot du Corps de Sainte Faustine; Accordez nous par les merites de cette Sainte Martyre un ardent desir de souffrir constamment pour Iesus Christ, et une ferme confiance de pouvoir obtenir par son Intercesſion tout ce que nous lui demanderons en Vôtre Saint nom, qui soit beni dans les Siècles des Siècles. ainsi soit=il.
Cette image a Touché les reliques de Sainte Faustine
La Fete de Sainte Faustine Martyre se Celèbre chaque Année dans l'Église des Rds. Peres Capucins de Pourrentruÿ le troisième Dimanche de Septembre, la translation Solemnelle fut faite le 9.me Octobre 1763.

141 Anrührbildchen mit Gebet zur hl. Martyrerin Faustina in Pourrentruy, 1763.

war in seiner Kirche, in deren Festlichkeit die Heiligen sitzen und ruhen in ihrer unergründlichen Gegenwärtigkeit[644].

Erstellte man ein Korpus der Heiligen Leiber aus den Kirchen und Klöstern der Alpen- und Donaugegenden, unendlicher Reichtum bezüglich ihrer Einordnung in Altar, Umraum und Bildwelt, Klosterarbeit und Kunst, Kult und Wallfahrt, Brauchtum und Frömmigkeit würde sich vor uns auftun und ein einzigartiges Phänomen der Barockzeit in seiner vielschichtigen Komplexität begreifbarer machen. Auch Werner Weisbachs

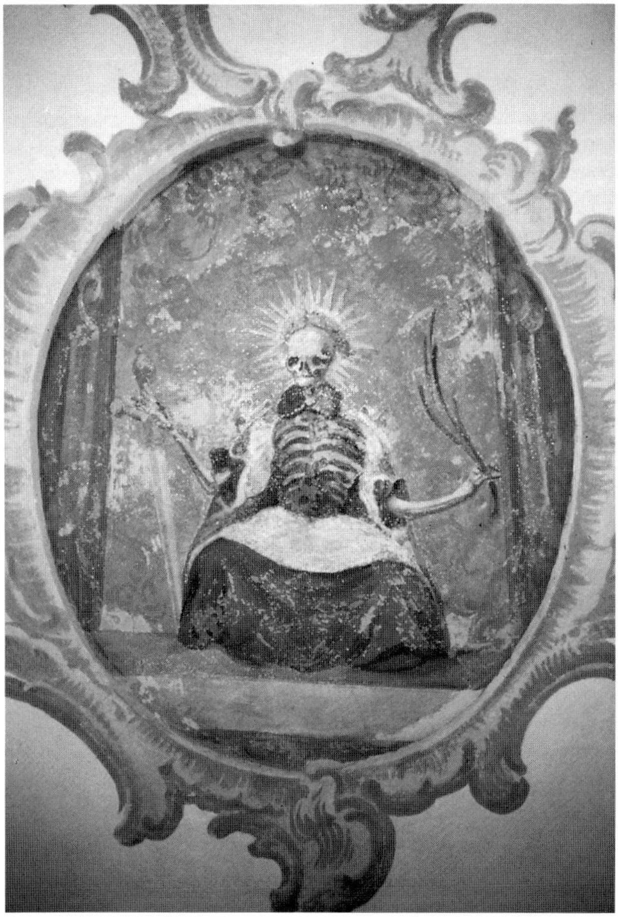

142 Katakombenheilige von Gutenzell.
Deckenfresko in der Friedhofskapelle zum Heiligen Kreuz.

Einschätzung könnte nach wissenschaftlicher Erkenntnis dann objektiv schwerlich noch Zustimmung finden[645]: „Wie das Moment des Grausamen und Schaudervollen in dieser Art von Bildern bis zu dem äußersten Maß hervorgekehrt wurde, so leistete im Barock die Kirche noch andren Erscheinungsformen des Gräßlichen und Widerlichen Vorschub, um die Menschen aufzurütteln und mit Gewalt in bestimmte Gedankenkreise und Gefühlsregungen hineinzuzwingen. Unter ihren Augen bildete sich jene Grabes-, Todes- und Verwesungsromantik, die später Lessings Kritik herausforderte: der Tod ein Gerippe, das an den Grabdenkmälern in allerhand

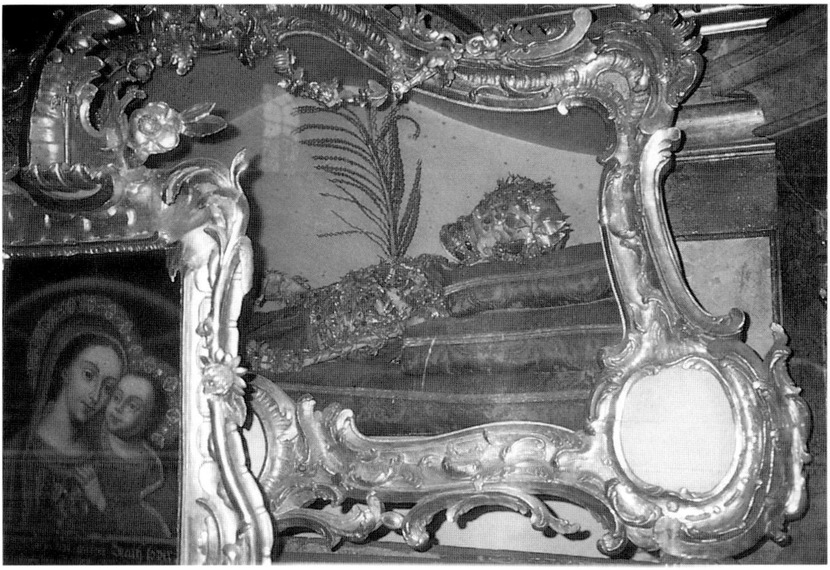

143 Katakombenheiliger Clemens auf dem rechten großen Seitenaltar in der ehemaligen Benediktinerklosterkirche Rott am Inn.

beängstigenden Situationen auf dem Sarge sitzend oder unter dem Bahrtuch hervorkriechend erscheint. Es kam auch die Sitte auf, wirkliche Skelette und Schädel in Grabkammern reihenweise und mit dekorativer Anordnung aufzustellen, Reliquiarien mit kostümierten und ausgeputzten Skeletten an Altären anzubringen und in den Gesamtorganismus einer kirchlichen Architektur einzubeziehen. Der populäre Effekt des Gruseligen wurde in weitem Umfang mit religiösen Interessen verquickt." Doch daß vom Skelett, das von einem Heiligen stammen sollte, Grausen ausgehen könnte, war dem Gläubigen der Barockzeit fremd. So kann man sich diesen *corpora sancta* nähern nur aus dem Verständnis der Mentalität der Menschen, die sie verehrten und schmückten, in prunkvollen und festlichen Prozessionen, geistlichen Liedern und Spielen feierten und auf die Altäre als ihre Heiligen und guten Fürsprecher setzten. Im Korpuswerk der *corpora sancta* würden sie alle erscheinen, zum Beispiel die Heiligen Leiber von Rott am Inn (Abb. 143) oder die von Raitenhaslach, wohin sogar eine komplette Märtyrerfamilie gelangte, Ausanias und Concordia mit ihrer zweijährigen Tochter Fortunata (Abb. 144). Eindrucksvoller als in der Prager Kreuzherrenkirche, da in ein und demselben hocherhobenen Glassarkophag gleich zwei Heilige, Pius und Florentius, miteinander halb liegend,

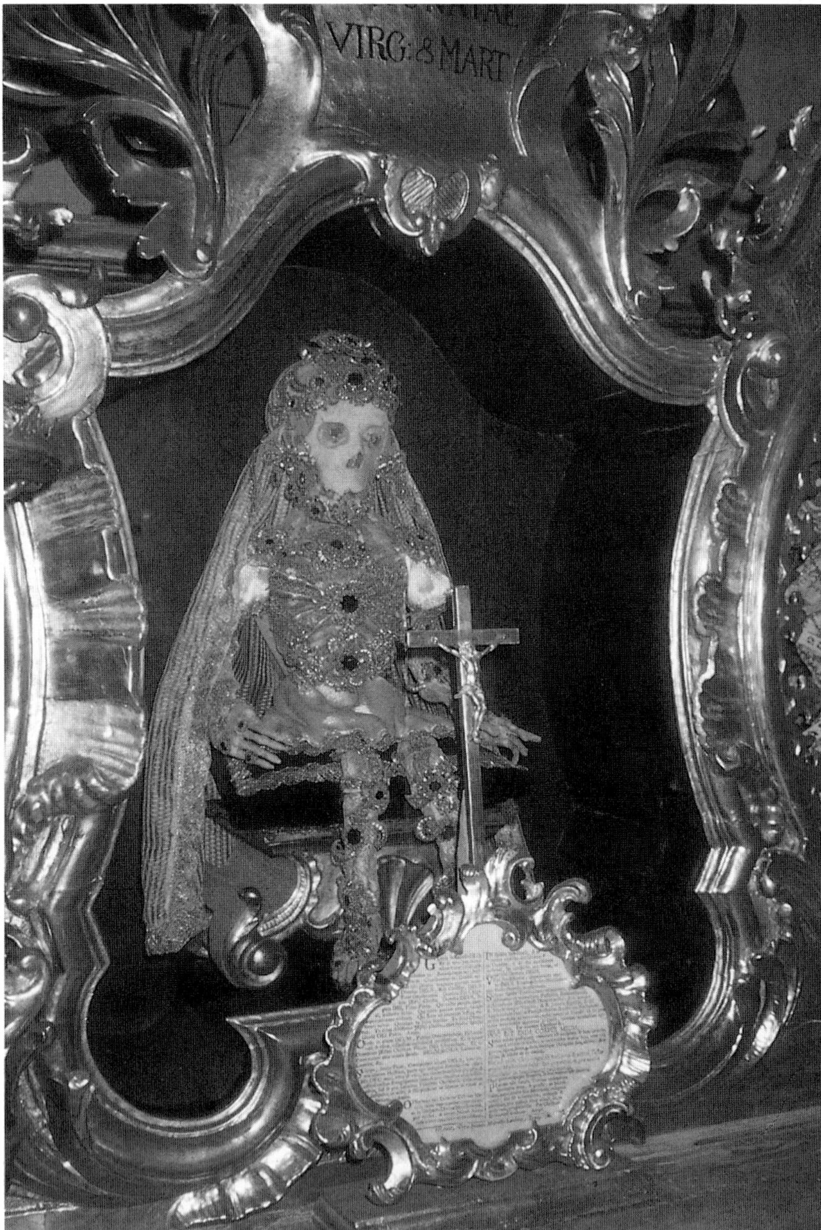

144 Katakombenheiligenkind Fortunata in der ehemaligen Zisterzienserabteikirche Raitenhaslach an der Salzach.

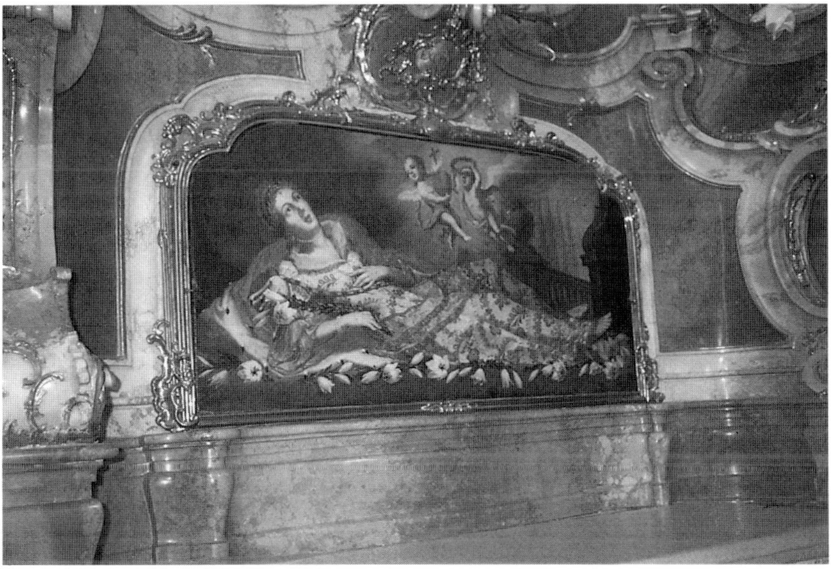

145 Verschlußtafel des Glasschreins mit Heiligem Leib aus der Gesellschaft der hl. Ursula. Zwiefalten, ehemalige Benediktiner-Reichsabteikirche.

halb sitzend wie zu einer stummen *sacra conversatione* in Glorie verbunden sind, kann die Imagination von Heiligenpräsenz kaum noch dargestellt werden. Auf dem Hochaltar der Stiftskirche zu Mondsee finden sich in einem Riesenreliquiarensemble fünf *corpora* zusammen. Im Zentrum thront der Heilige des Ortes und des Klosters, der selige Abt Konrad II., und vier Katakombenheilige liegen zu seinen Seiten, ihr üppiger Skelettschmuck wird nochmals wie so oft bereichert durch Arrangements von Reliquien, eingelassen in buntem Ornamentwerk. Beziehungsvoll zum Kanzelprogramm mit Ezechiels Vision vom verdorrten Totengebein ruhen in Zwiefalten die Leiber der Heiligen in gläsernen Särgen auf den Altären (Abb. 145). Durch wunderbaren Zierat ist ihr Gebein ausgezeichnet und glorifiziert. Es sind römische und kölnische Märtyrer beigesetzt und in das geistliche und ästhetische Konzept des herrlichen Raumes einbezogen. Engel tragen das auf dem Kissen liegende Haupt empor, das Haupt, das hinter dem es konterfeienden Gemälde im Reliquienschrein präsent ist (Abb. 146) wie andere Abdeckbilder hier und anderwärts, zum Beispiel in St. Katharinenthal (Abb. 147) oder in Banz, die im Glasschrein Ruhenden ganzfigurig porträtieren. In der Birgittenklosterkirche von Altomünster (Abb. 148/149) schlägt den Eintretenden eine große Inszenierung in der

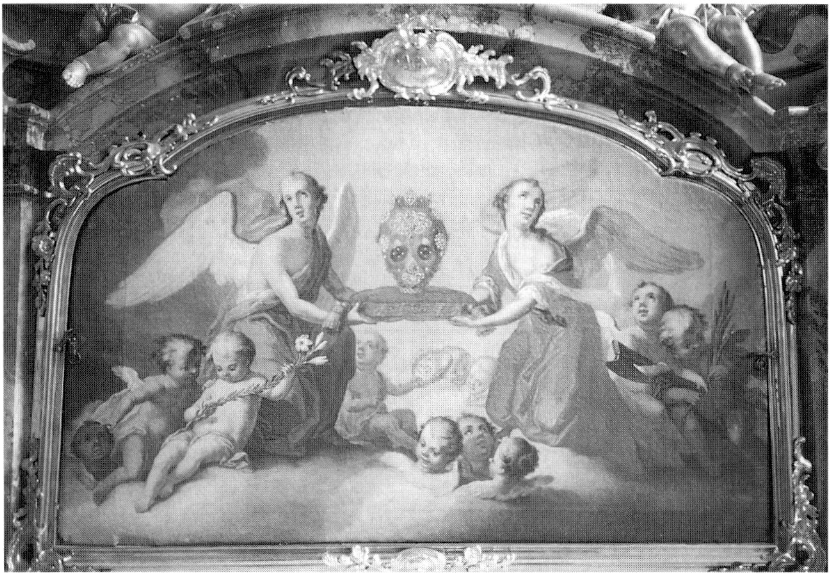

146 Haupt und Gebeine des hl. Aurelius. Verschlußtafel des Reliquienglasschreins. Zwiefalten, ehemalige Benediktiner-Reichsabteikirche.

komponierten Abfolge von liegenden, sitzenden und stehenden *corpi santi* in seinen Bann, „Dero / Gancze Heilige Leiblein / sehr kostbar gezieret / in dem ehrwuerdigen Gottes-Hauß / und Closter / Alto-Muenster / St. Birgittae-Ordens / gantz Ehr-erbietig aufbehalten werden". In Ottobeuren bewohnen die Heiligen die Reliquienschreine der Vierungsaltäre. In den Seitenschiffen der Klosterkirche von Niederaltaich schreitet man von Altar zu Altar, von Heiligenschrein zu Heiligenschrein. Die Zisterzienserklosterkirche von Waldsassen besitzt überhaupt die größte Zahl von Heiligen Leibern, die in einer Kirche nördlich der Alpen vorhanden ist. Auf jedem Altar ruht im Glasschrein einer, wie in Prozession zieht man an ihnen vorbei, liest die Namen und Gebetsrufe, schaut die bei den Skeletten aufgefundenen Beigaben; kostbar verziert ist insbesondere jeweils die *vasa sanguinis*. In den beiden großen Querhausaltären stehen die Heiligen Leiber paarweise, und die zierlichen Gefäße mit dem Märtyrerblut befinden sich auf eigenen kunstvoll gedeckten Tischchen zu ihren Füßen.

Römische Gläser und Tonlämpchen, die man bei den Gebeinen fand, betrachtete man wie Marmorplatten der Loculigräber mit christlichen Zeichen als Indizien für das Martyrium. Ausdrücklich verlangte man oft, daß mit dem Gebein Authentik, Grabplatte mit Namen, unversehrte Blutam-

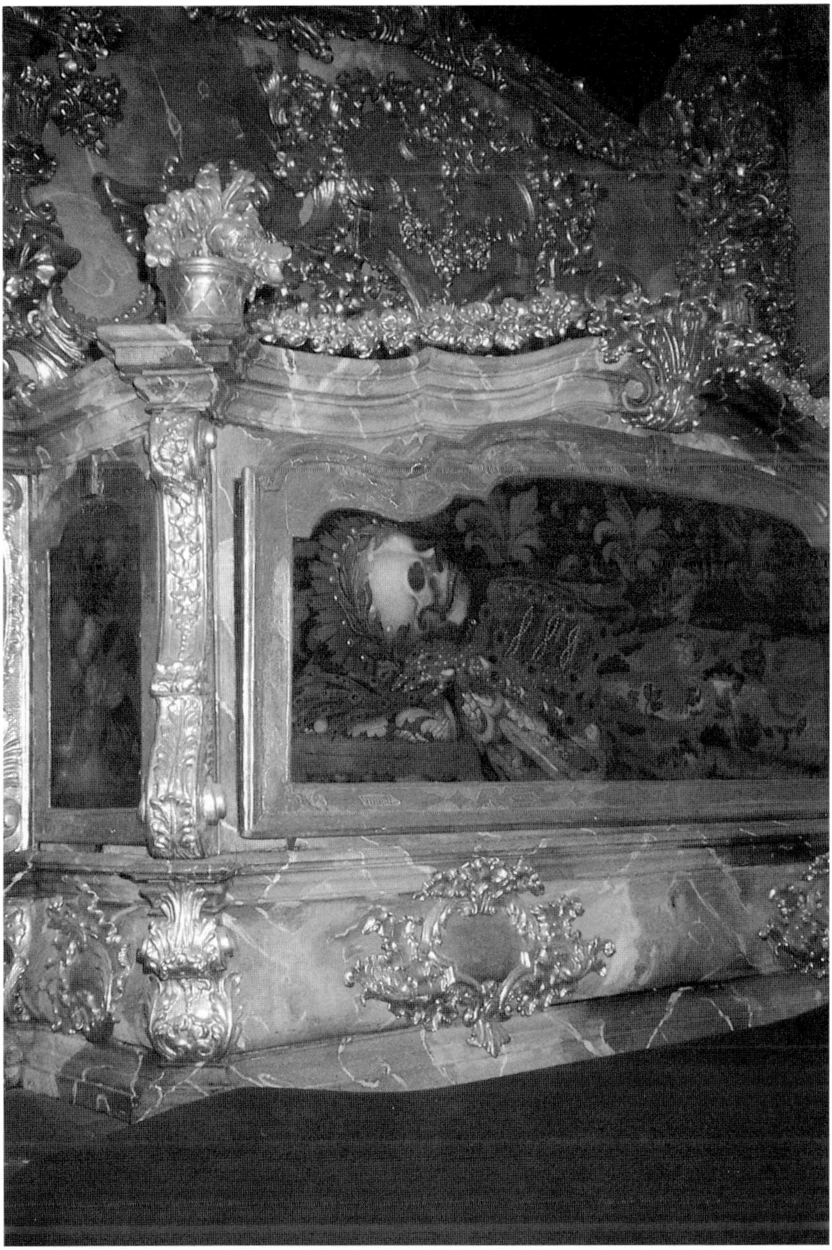

147 Konterfei des Katakombenheiligen Benedikt. Verschlußtafel des Glasschreins auf dem Thomasaltar, 1741/46. Klosterkirche St. Katharinenthal.

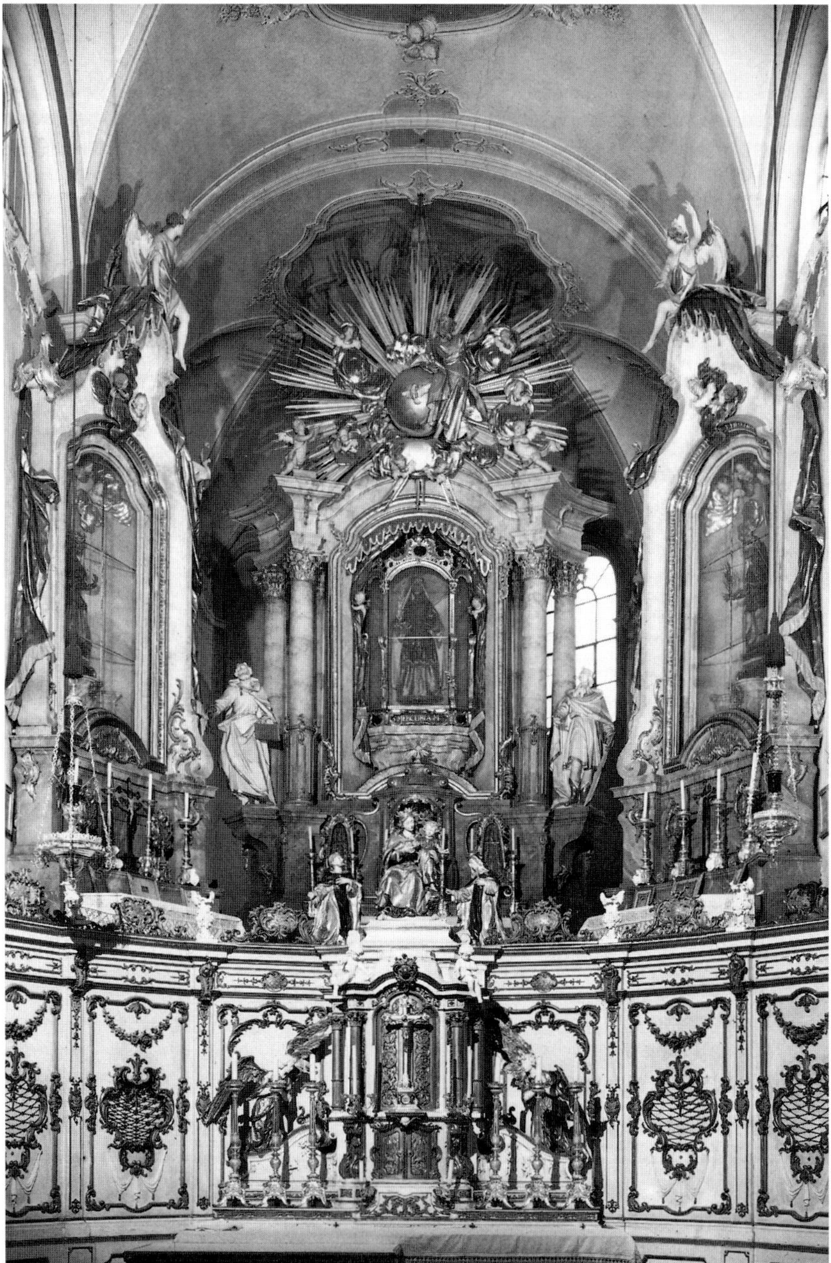

148 Choraltäre mit Katakombenheiligen. Altomünster, Birgittenklosterkirche.

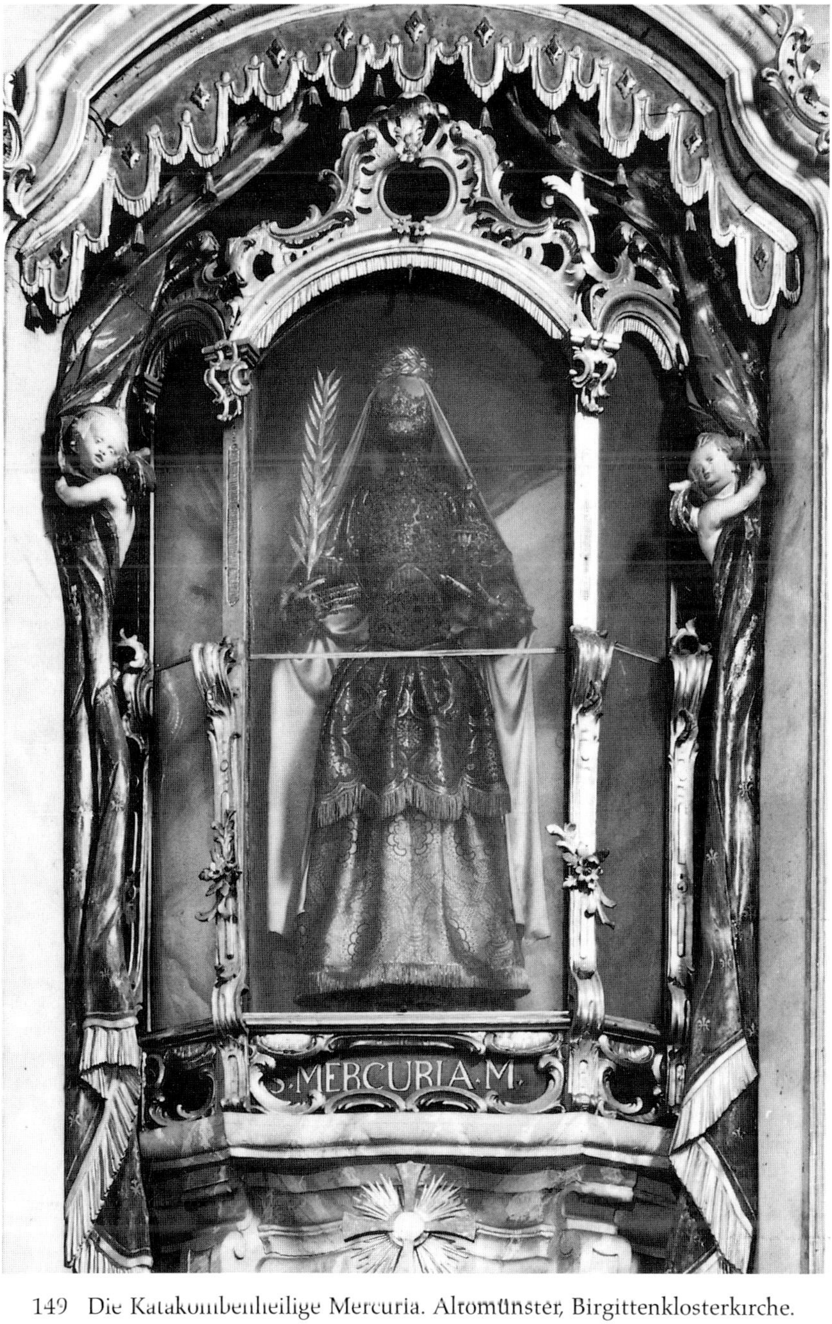

149 Die Katakombenheilige Mercuria. Altomünster, Birgittenklosterkirche.

pulle und Lämpchen übergeben würden. Oxydation rötlich gewordener Gefäße wurde als Rückstand vom vergossenen Blut des Märtyrers gedeutet und galt als Beweismittel des Martyriums und der Heiligkeit[646]. Der Katakombenheilige in der Stadtkirche zu Meßkirch lenkt selbst die Aufmerksamkeit des Betrachters auf das kleine römische Tongefäß, in das er seinen Finger setzt. Freilich war eine christliche Archäologie im Barockzeitalter[647] noch nicht so weit vorgeschritten, daß auf Marmorplatten angebrachte Inschriften und Zeichen korrekt gedeutet hätten werden können, oft wurden Signa von Handwerksgeräten als *instrumenta martyrii* angesehen, die Buchstaben DM *(Dis Manibus)* auf heidnischen Epitaphien zu *Dei Martyr* ergänzt. Wo Inschrifttafeln fehlten, erhielten die Skelette der Toten fromme Kunstnamen; dann sprach man von „getauften Heiligen", die Ignoratus, Deodatus, Nominandus, Felix etc. hießen. Als *signa certissima ex quibus verae sanctorum Martyrum Reliquiae a falsis et dubiis dignosci possint* galten nach höchstem Entscheid der Kongregation der Ablässe und Reliquien aus dem Jahre 1668 eingeritzte Zeichen des Palmzweigs und eben das *vas sanguine tinctum.* Auch nachdem Gelehrte bei der Erforschung der Katakomben die historischen und archäologischen Fakten erhellt hatten, blieb man bei der alten Gewohnheit, bei der Anerkennung der Blutfläschchen als Martyriumzeugnis und beim Brauch der Neutaufe bis tief ins 19. Jh. hinein[648]. Freilich war die vorwissenschaftliche Haltung der katholischen Volksgläubigkeit vom Spott der Reformierten begleitet worden, war doch jede materielle Untersuchung der Ampulleninhalte, des *signum certissimum Martyrii* unterblieben und somit nicht geklärt, ob der dunkelfarbige Niederschlag in den Gefäßen wirklich vom Blut oder nicht auch von anderen Ingredienzien stammte, die man zur Paralysierung des Geruchs in den unterirdischen Grabstätten verdunsten ließ.

Nach der Wiederentdeckung der römischen Katakomben im Jahre 1578 war zur Zeit der Gegenreformation eine dem Mittelalter nicht unähnliche Situation entstanden, als z. B. in Köln zahlreiche Gebeine ausgegraben, als Reliquien verehrt und als solche auch exportiert wurden. Wie man hier glaubte, alles aus dem *ager Ursulanus* stammende Gebein müsse von den elftausend gemarterten Jungfrauen herrühren, so dachte man noch Jahrhunderte später nicht anders, alle in den Katakomben Bestatteten seien christliche Märtyrer gewesen. Doch schon im frühen Mittelalter hatte man deren sterbliche Überreste aus den unterirdischen Begräbnisstätten Roms in die Basiliken der Stadt und vielfach nach Oberitalien und in die Länder jenseits der Alpen übertragen. Daß die Nekropolen trotzdem noch voll von Martyrergebeinen sein müßten, blieb feste Überzeugung. Im Coemeterium Sancti Sebastiani ad Cathacumbas und in der benachbarten Kallistkatakombe ruhten 174 000 Märtyrer, so verbreitete sich die Mär, und eine ungehemmte religiöse Begeisterung setzte ein. Die neue Welle der Translationen der Heiligen Leiber übertraf diejenige im Mittelalter bei weitem. Seit der Zeit von Antonio Bosio[649] gelangten Tausende sogenannter Katakombenheiliger aus Rom in alle Welt, und überall gestaltete sich ihr Empfang zu einem grandiosen Fest. Doch auf der Gegenseite der Kritik der Vernunft steht schlichte Volksgläubigkeit, im Barock nicht anders als im Mittelalter. Deshalb muß auch heute noch die Frage erlaubt sein, was größere Pietät erkennen läßt: der Hinauswurf der *corpi santi* aus den Kirchen, weil aufgeklärte Theologie den Status ihrer Heiligkeit und ihres Märtyrertums abzusprechen vermochte, also die Nicht-Echtheit der Reliquie verifizieren konnte, oder die Verehrung und Pflege des in Frömmigkeit und Andacht verzierten menschlichen Skeletts, das einstens aus den Katakomben geholt, als von christlichen Märtyrern stammend erachtet und auf die Altäre der Kirchen gesetzt worden ist. An den Heiligenbegriff bei Luther – für den jeder Mensch ein Heiliger ist, der Gott in Demut folgt – mag sich der aufgeklärte Geist erinnern und den Heiligen Leibern, wo sie die Zeiten überdauerten, eingeordnet in das wunderbare Erscheinungsbild der Kirchenräume, Duldung gewähren. Es sind oft auch berührende Geschichten, die mancherorts bei den *corpi santi* zu lesen sind, beispielsweise in der Pfarrkirche zu Oberammergau beim Leib des Märtyrers Amandus, den der in Rom lebende Dominikanerbruder Amadeus Eyrl, gebürtiger Oberammergauer, erwerben konnte. „Lange wartete er auf eine Gelegenheit, den heiligen Leib nach Ammergau zu senden. Endlich kam Jakob Noder, ein Händler aus Ammergau, auf der Rückreise von Neapel zu ihm und entbot sich zur unentgeltlichen Überbringung. Am 3. 11. 1760 ging derselbe, die heilige Last auf seinem Rücken, von Rom ab. Allein der gute Jakob starb auf der Heimreise. Erst einige Zeit später besorgte der Ammergauer Melchior Feistenmantel die Überbringung in die Heimat. Im Sternkloster zu Augsburg wurden die Reliquien kostbar gefaßt, und am Kirchweihfest 1762 hat der damalige Probst von Rottenbuch den Reliquienschrein feierlich beim Kreuzaltar beigesetzt." Bei St. Vereinus an der Heiligen Stiege bei den Kajetanern zu Salzburg[650] wird die christliche Seele aufgerufen: „Bewundere, lobe und verehre in dieser heiligen Kreuzkapelle das, was dir die Größe der unergründlich göttlichen Vorsichtigkeit nach mehr als 1000 Jahren – an jetzob aber unter diesem Altar rastend – zu beschauen gibt, nämlich den Schatz ihres heiligen Blutzeugen und un überwindlichen Ritters Vereini, welcher wegen des wahren Glaubens an Gott sein Blut und Leben geopfert, mithin die heilige römische Kirche seinen Leib der Nachwelt aufbehalten und bedeuten wolle, den wahren Glauben an den dreieinigen Gott durch hier eingefaßte drei Ecke des Grabstein, in gleichem die Hoffnung durch das mit seinem heiligen Blut erfüllte Gefäß und die Liebe mit einer römischen Lampe, welche beiden neben dem heiligen Leib zu sehen bemerket."

Mit der Präsentation ganzer Leiber im Barock ist ein neuer Höhepunkt des Reliquienkults erreicht, keineswegs eine formale Veräußerlichung in der Nachbarschaft des Makabren und Okkulten, sondern eine Manifestation der Bilokation der Heiligen im Diesseits – in der Herrlichkeit des von ihnen bewohnten Kirchenraums, in dem sie auf den Altären stehen und ruhen, wie auch im himmlischen Reich. Die ausgestellten Häupter und Skelette besitzen die Visualität des Bildes, die Körperlichkeit der Skulptur, das Faszinosum der Realpräsenz. Der den trockenen Verismus des Gebeins in die Sphäre des Verklärten erhebende Zierat findet in solchen Vorstellungen seine Erklärung und Begründung: Der Heilige Leib wartet im Schmuck seines Zierats auf das Ende der irdischen Zeiten wie die Armen Seelen im Fegefeuer auf ihre Erlösung. Deren unverzierte Skelette und höchstens blumenbemalte und namenversehene Schädel harren in den „Schädelkapellen" und Ossuarien ihrer Wiedervereinigung und Auferstehung. Solch sinnerfüllter Zusammenhang äußert sich zum Beispiel in St. Martin zu Westenhofen am Schliersee, wenn sich dort in der Kirchenvorhalle beim Altar der Armen Seelen in einem kleinen Kästchen der Schädel von Johann Ev. Huber befindet, welcher Leib und Blut des hl. Alexander nach Westenhofen geschenkt hat. Draußen bei den Seelen im Fegefeuer der arme Huber, innen unterm Altar der Leib des Martyrers, vom Münchner Handelsmann gestiftet. Außen im Kästchen der unverzierte Schädel in der ganzen Kargheit seiner Erscheinung, innen das Skelett des Katakombenheiligen, im Gegensatz zum Kopf des Stifters in der Herrlichkeit seines überreichen Zierats. Im sinistren Verismus der eine, in der solennen Verklärung der andere; Kontakt des toten Stifters mit dem gestifteten Heiligen und Kontakt der Lebenden in Gegenwart und sichtbarer Präsenz der Toten. Doch den Anblick von prachtvoll herausgeputzten, noch weniger von bloßen Skeletten scheint der heutige Mensch kaum noch zu ertragen, was gewiß seine Ursachen im gewandelten Verhältnis zwischen den Lebenden und den Verstorbenen zu suchen ist[651].

Freilich müßte die Spezies der *corpi santi* auch ein Thema der Kunstgeschichte bilden, sind diese doch buchstäblich inkorporiert dem Kunstwerk des Altars und dem Gesamtkunstwerk des Kirchenraums, sowohl in der Ästhetik ihrer Erscheinung, im Stil ihrer Kostüme und ihres Schmucks von den gemalten und skulptierten Figuren durch nichts unterschieden als durch die Realität ihrer Existenz. Schon im Stadium der künstlerischen Invention und des Entwurfs zeigt sich das Niveau der Einbeziehung, zum Beispiel in den Altarentwürfen von Johann Baptist Straub und Ignaz Günther für den Hochaltar mit dem erhobenen Glasschrein des hl. Rasso (Abb. 150/151) oder in Ignaz Günthers Entwurfszeichnung für den Kreuzaltar in Weyarn (Abb. 152). Wie die Hersteller ihre Reliquienschreine der Barockzeit nach deren Funktionen und nach den Absichten und Bedürfnissen der Auftraggeber ausrichteten, kann einem Empfehlungsschreiben des angesehensten Augsburger Silberhändlers Wilhelm Michael von Rauner entnommen werden, der sich um den Auftrag eines neuen Glassarges für den „Heiligen Leib Sti Fridolini" in Säckingen bemühte. Vor Übersendung einer Zeichnung bat die Silberhandlung um Auskunft, ob „diese heilige Sarg in das Antependium des Althares oder auf den Althar oder sonsten wohin gestellet werde". Ferner war für die Arbeit von Interesse zu wissen, ob der Silberschrein bei Prozessionen umhergetragen werden sollte[652], welcher zusätzlichen Funktion des gewichtigen Objekts dann entsprechend Rechnung getragen wurde.

Das Erscheinungsbild der Heiligen Leiber und der Reliquien im Schmuck und im Glanz ihrer Präsenz weist in die Dimension des Ästhetischen, in der Architektur und Altarbaukunst, Malerei und Skulptur, Ornament und Textilkunst zum Gesamtkunstwerk verschmelzen. Ebenso sind die *corpora* selbst in ihrer Zurichtung in die sie umgebende Kunst nicht nur einkomponiert, sondern als integrierte Bestandteile der Altar- und Kirchendekoration deren höchster Schmuck und Schatz geworden. Hinzu kommt ein besonderer Reichtum an textilen Techniken und an Techniken der Gold- und Silberschmiede, kurzum, die letztendliche Präsentation ist Ergebnis des Zusammenwirkens zahlreicher Kunsthandwerke und künstlerischer Ausdrucksformen.

Sogar ein spezieller Kunstzweig hat sich herausgebildet, der sich der Fassung Heiliger Häupter, Leiber und Knochen widmete. Die Erzeugnisse der zumeist frauenklösterlichen Werkstätten sind dabei von derselben Mannigfaltigkeit der Arten und Formen, wie beispielsweise Trachten und Kostüme von Land zu Land unterschiedliches Aussehen zeigen. Doch war das Fassen insbesondere ganzer *corpora* nicht allein Frauensache. So hatte Frater Adalbert Eder in Waldsassen alle Hände voll zu tun, um die zahlreichen in den Glassärgen auf den vielen Altären ruhenden und wachen-

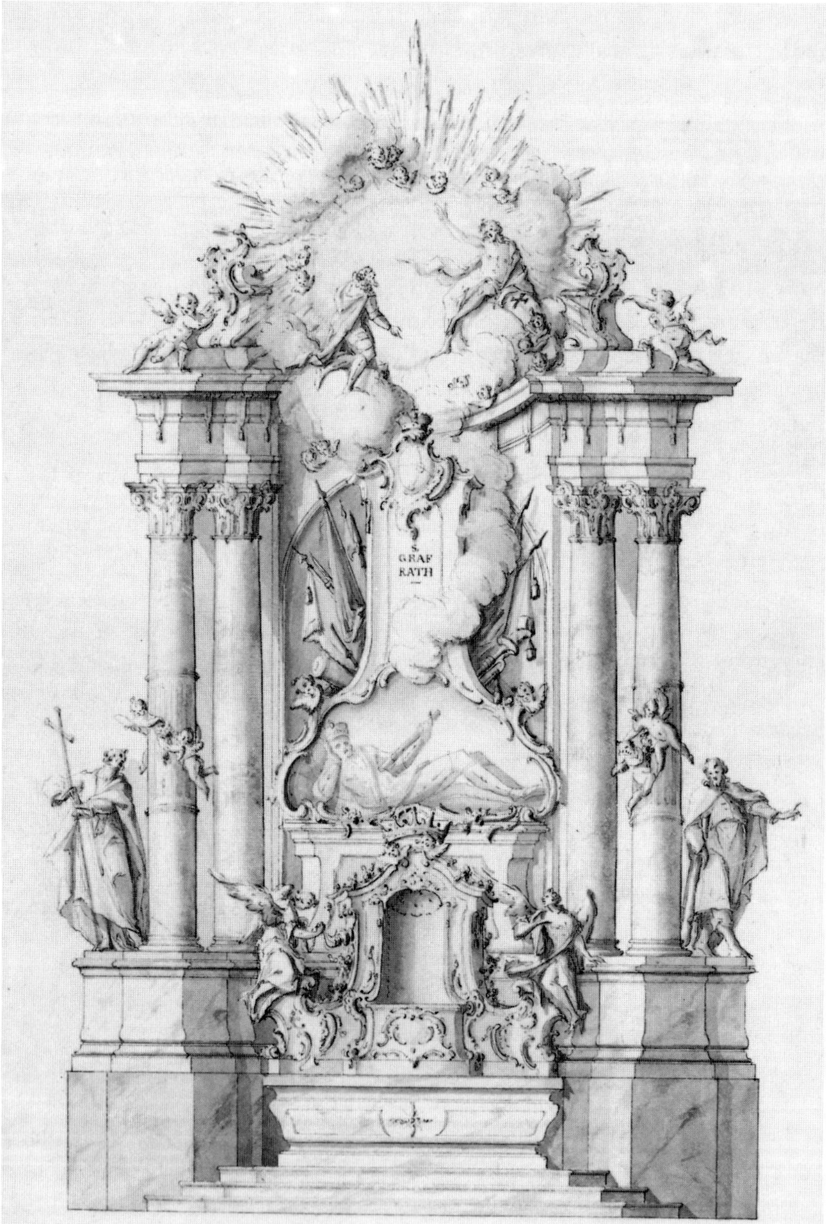

150 Johann Baptist Straub, Entwurf für den Hochaltar von St. Rasso in Grafrath, um 1759. München, Staatliche Graphische Sammlung.

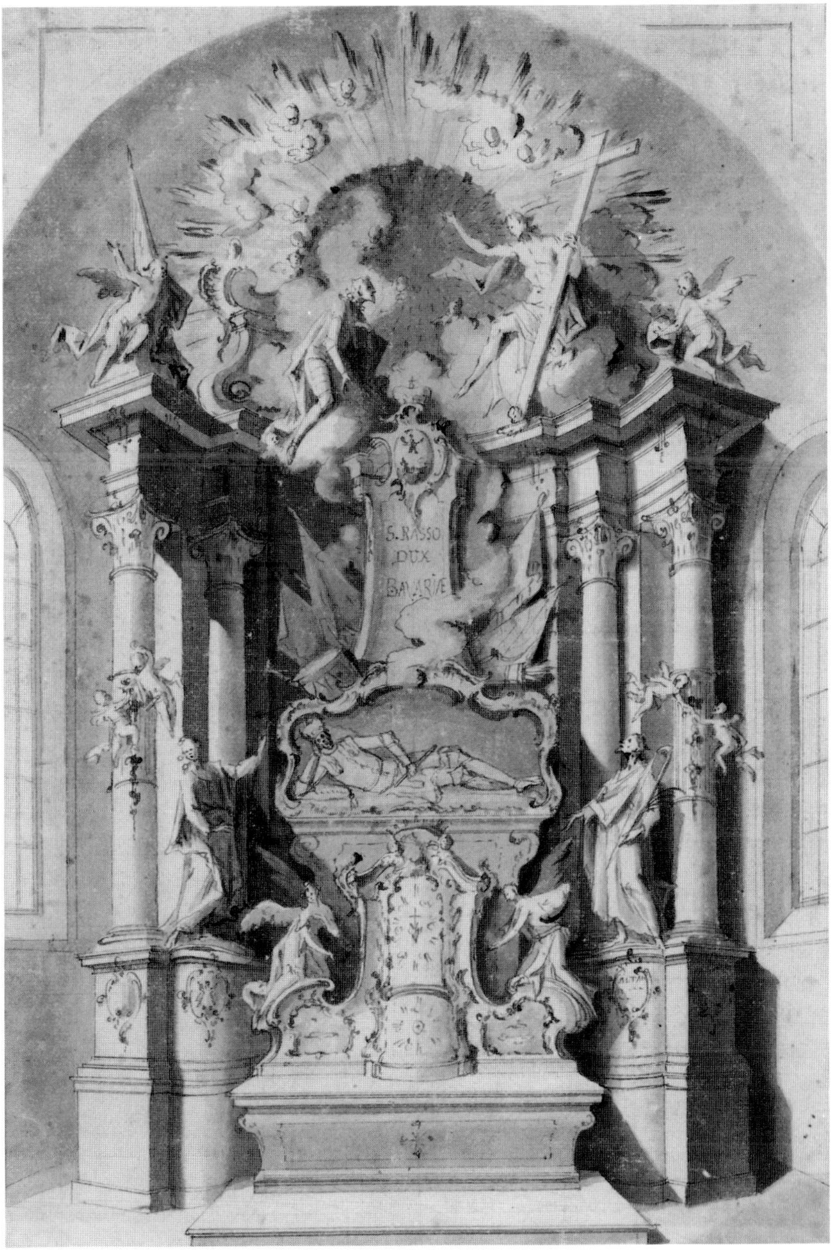

151 Ignaz Günther, Entwurf für den Hochaltar von St. Rasso in Grafrath, um 1759. München, Staatliche Graphische Sammlung.

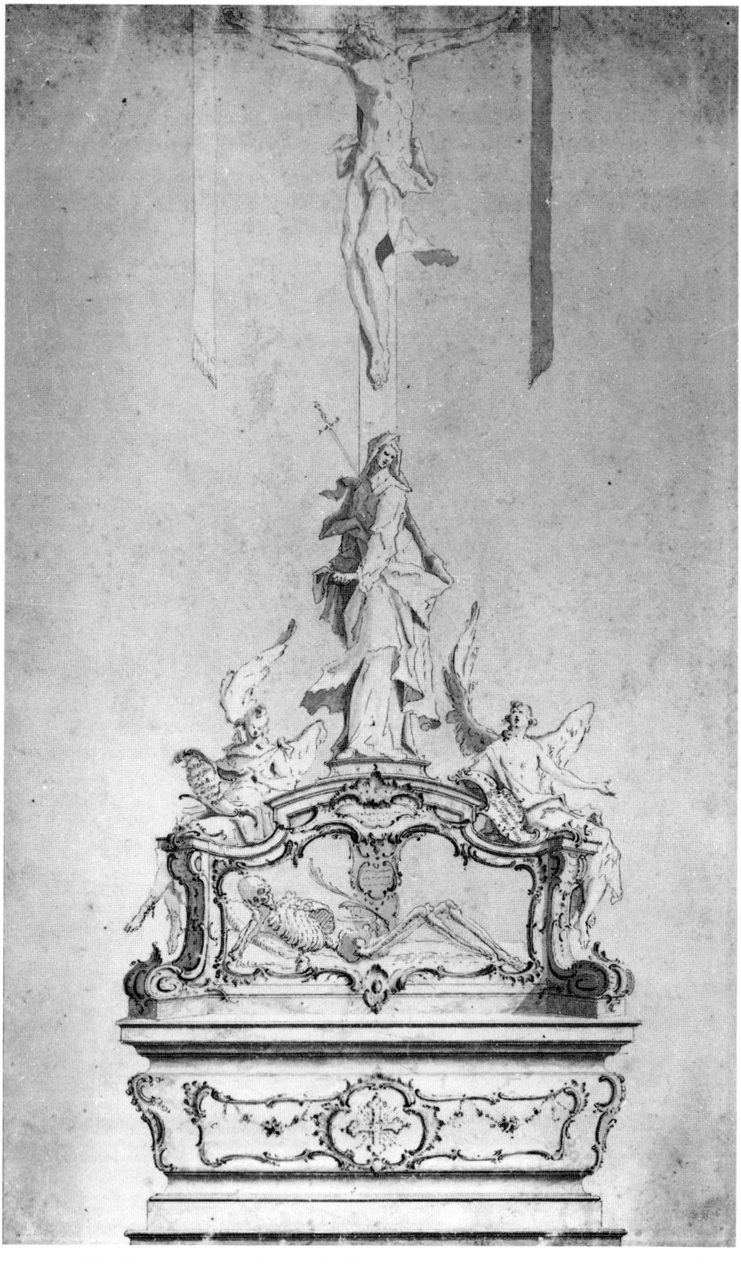

152 Ignaz Günther, Entwurf zum Valeriusschrein der Augustiner-Chorherren-Stiftskirche in Weyarn, um 1755. München, Münchner Stadtmuseum.

den Heiligen würdig auszustatten. Frater Adalbert, so kann man lesen[653], „war seines Zeichens ein Sailer, wurde ein überaus großer Künstler in Gold-, Silber- und Filigran-Arbeiten und war hierin Autodidakt; denn er hat seine Kunst von Niemanden gelernt, sondern selbst erfunden. Die Fassung von zwei Häuptern samt noch neun Heiligen Leibern mit Gold, Silber, Filigran, Perlen und Edelsteinen führte er schön und zierlich aus; desgleichen die Fassungen der kleinen Partikel in den Pyramiden; Perlen und Edelsteine in Farbe und Schliff aus Glas imitiert, wurden in der Stadt Venedig käuflich erworben. Der so erfahrene und talentvolle Künstler konnte für einen dieser Heiligen Leiber trotz allen Nachdenkens keine passende Stellung finden. Er stand ratlos da und verzweifelte an seiner Kunst. Da rief das Glockenzeichen zu Tisch. Er brach die Arbeit mit den Worten ab: ‚Heiliger Maximus, du weißt, daß ich vergebens mit dir Zeit verliere, der Gehorsam ruft mich ab, sei nun so gut, und siehe, wie du dich selbst zur Ruhe legen willst, da ich dich nicht richten kann.' Frater Adalbert ging sinnend und bekümmert zu Tisch. Er kehrte später zu dem Heiligen Leibe zurück, den er in seiner Zelle eingeschlossen hatte. Und siehe, er fand ihn auf die andere Seite gewendet, in einer schönen, gefälligen Stellung, worin ihn der fromme Künstler, der Freudentränen vergoß, ruhen ließ. Bald darauf wurde der Heilige Leib in Prozession und unter Choralgesang am Vorabende vor dem Feste Mariä Himmelfahrt 1766 nach einer feierlichen Vesper auf dem Apostelaltare beigesetzt. So ruht dieser heilige Leib, in der linken Hand einen Lorbeerzweig haltend und mit der Rechten das Haupt stützend in einer Stellung, die er sich selbst gegeben hat."

Ähnlich aufschlußreich wie solche Legende ist auch die Korrespondenz zwischen Abt Amandus von Heilig Kreuz in Donauwörth und der Reliquienfasserin Magdalena von Fletting im Kloster der Englischen Fräulein zu Augsburg[654]. Insbesondere die richtige Stellung und die Fassung der *corpora* beschäftigten Auftraggeber und klösterliche Künstlerin gleichermaßen: „Die Stell- und Fassung des Heyl. Leibs betreffend: gedünckte mich selber liegend gleichfalls zum besten in der Andächtigen Augen zu fallen. Was die fassung konvenirt, möchte ich ein so kostbares Kleinod mit falschem gold nicht verunehren, guete Perlen hingegen zu nehmen, wiewohlen zu mit diesen zu genügen versehen wäre, ist mir mißrathen worden, weilen die kleine nur wenig in das Gesicht khommeten und die große allzu kostbahre Spesen verursachte, dahero Euer Hochwürden höflichst ersuche, schöne Wasserperlen und Flüß zu choisieren und die faßarbeit also zu beginnen Daß solche der rottenbucher fassung nichts nachgiebt, der Lorbeer und Palmzweig können gleichfalls von Herrn Goldschmied Lutzen von silber verfertiget und vergoldet werden."

Das Reliquienfassen ist eine besondere Kunst, die aus Andacht und Handarbeit besteht. Zu zierlicher Fassung der seligen Notburga übergab man deren Gebein der Gräfin von Tannenberg, die unter Eid versprach, daß sie „von denen Heiligen Gebein nichts entziehen, andertens kein anderes oder fremdes Gebein unter solche einrucken, drittens dieselbe auch von anderwärtiger Entziehung oder Verunehrung sorgfältig bewahren werde". „Secundum Ostiologiae Regulas" werde sie anatomisch „so echt und sichtbarlich als möglich" St. Notburga zusammensetzen und schmükken. Dann widmete sich die Gräfin mit Mutter und Schwester dem frommen Werk, um in langer Arbeit die Vielzahl der Knochen so zu montieren und auszustatten, wie sie als Gestalt von heiliger Majestät im Hochaltar ihrer Wallfahrtskirche zu Eben am Achensee dem eintretenden Pilger „leibhaftig" gegenübersteht[655]. Aus derselben geistigen Verfassung, in der jene klösterlichen und weltlichen Reliquienfasserinnen der Barockzeit Heilige aus vielen Gebeinen zu ganzen Skeletten wieder zusammensetzten und kostbar schmückten, hat auch jetzt noch Sr. Agustina im Frauenkloster St. Klara zu Stans in Nidwalden dem dortigen Katakombenheiligen Prosper sein ursprüngliches Erscheinungsbild wiedergegeben[656]. Eine seltsame Arbeitsmethode dagegen praktizierten die Schwestern vom Kloster Maria Opferung in Zug. Sie hatten die Gebeine des Martyrers Firmanus für das Fassen des Leibes zu Pulver zerstampft, im Leimbrei verrührt und diesen dann auf das bereitliegende Holzmodell des Firmanus aufgetragen. Ihre Vorgehensweise begründeten sie damit, daß „dieweilen gemeiniklich von altherthums wegen solche heilthumb sehr zerfallet und bruchlich sind, deswegen wan man solche vor lange zeit behalten und dauerhaft haben und machen will, ist nothwendig, daß man die reliquien Pulverisiren muß, wie daß bey dissem Hl. auch geschehen ist". Doch bezeugten die Klosterfrauen bei ihrem Gewissen, „daß alle hl. Gebeiner und das hl. Haupt an dem Corpus des hl. Firmanus eingesetzt" worden sind[657].

Vom Mittelalter unterscheiden sich die Verehrungsformen des Barocks nur durch die grandiosere Festlichkeit, in Sinn und Inhalt sind sie sich über die Reformation hinweg im Grunde gleichgeblieben. Auch das Vokabular findet seine Entsprechungen, vergleicht man beispielsweise Mirakelbücher des Mittelalters mit solchen aus der Barockzeit. Die hilfesuchenden *rustici*, die Gebetserhörungen und Wunder, das Mirakelbuch selbst, Präsenz und Aura der heiligen Gestalt, alle Merkmale der Reliquienverehrung im Mittelalter kehren wieder. „Ich käme gar nicht zu Ende, wenn ich alle Wohltaten aufzählen wollte, die vom hl. Felix, unserem Patron und Wundertäter, den notleidenden Menschen gewährt wurden", heißt es in der Garser Augustinerchorherren-Chronik zur „Gegenwarth des hochheil. Sacraments vnd Biltnuß glorwürdig. H. Martyrers vnd Patron Filicis". Den prächtigen Altarschrein, in dem der hl. Felix in seiner eigenen Kapelle heute sitzt, hat Christian Jorhan als glanzvolles Gehäuse für die irdische Wartezeit des Heiligenskeletts gefertigt und mit von Putten vorgewiesenen Zeichen der Spes, Fides und Caritas versehen. Der hl. Felix mit seinen perlengesäumten blauen Augen, seinem kompletten Gebiß, seiner freundlich einladenden Geste, ganz eingeschlossen in seinem engen Kasten, hat nichts Erschreckendes, nichts Unheimliches und Abstoßendes an sich, vielmehr Vertrautes und Wohlgesonnenes (Tafel XVI). Nicht der Tod in seiner sinistren Präsenz blickt sein Publikum an, sondern der Heilige selbst ist gegenwärtig im Sinne der alten, freilich schon längst erloschenen Mentalität von der „Gegenwart der Toten"[658].

Aufgeklärte Zeiten folgten, und das bedeutete für die Heiligen Leiber vielfach auch Kampfansage gegen den Kult der Totengebeine. Das Schicksal der *corpora sancta* in Rottenbuch, von Jakob Mois erzählt[659], beleuchtet die Situation zwischen Säkularisationskultur und Volkskultur. Der bestellte Aufhebungskommissar für Rottenbuch, der aufgeklärte Landrichter Schönhammer von Schongau, führt geradezu einen persönlichen Kampf gegen die in amtliche Ungnade gefallenen Heiligen. So schlägt er der Generalkommission in München vor: „Bey dieser Gelegenheit und gänzliche Schließung der unnütz gewordenen Klosterkirche könnten die heil. Leiber deren sich 5 auf den Altären in Gläserkästen vorfinden, und alle im guten Gold und Borten gefaßt sind, im ganzen doch einen Werth von 2–300 fl. in sich fassen mögen, nachdem sie ohnehin nach dem Ritual nicht öffentlich ausgesetzt werden sollen, nicht nur der kleinen Perlen, wie schon gnädigst anbefohlen, sondern auch des gesamten Goldes entledigt werden. Damit aber der nicht gar liebliche Anblick dieser hl. Leiber entkömt, so könnten diese in aller Stille hinter dem Choraltar inhumiert, das Gold und die Perlen ad conservatorium in einer Kiste verpackt eingesendet werden." Doch wurde die Stiftskirche entgegen Schönhammer für erhaltungswürdig befunden und zur zukünftigen Pfarrkirche bestimmt. So suchte der Kommissar nach anderen Wegen, die Heiligen Leiber aus Rottenbuch zu beseitigen, „welche ganz ritualwidrig auf Altären zu nicht geringem Anstoß und Eckel dann Nachtheil so mancher Individuen postirt sind", diese nämlich „an Ausländer gegen Bezahlung des daran befindlichen Goldes etc über den Schätzungspreis" zu veräußern. Es kam zum Verkauf der drei

Leiber um 243 Gulden, mehr als der Schätzwert betrug, der für jeden auf 30 fl. veranschlagt war. Die Pfarrer von Thannheim und Breitenwang in Tirol erwarben die Heiligen; daraufhin verschacherte der Kommissar weitere aus der Klosterkirche und aus der Hohenpeißenberger Wallfahrtskirche. Im Januar 1804 erfolgte die Überführung „unter Läutung aller Glokken" nach Reutte, „wo man sie nach Aussage des H. Pfarrers Zobel unter Paradierung des Militärs in Prozession feyerlich einbegleiten wird, und dort die Verehrung fortsetzen, die ihnen hier nicht mehr gestattet wurde. O sancta Bavaria, quousque devenis! (O heiliges Bayern, wieweit kommst du herunter!)". „Wie man einst diese christlichen Reliquien ins Land hineingeleitete, so zog man in feierlicher Prozession von Pfarrei zu Pfarrei, von Raittenbuch nach Steingaden, von da nach Füssen; dort erwartete bereits die Pfarrgemeinde Reutti den Zug, und die altbayerischen Gemeinden nahmen unter Tränen und Schluchzen von ihren Heiligen Abschied"[660]. Doch sollte es nicht ein Abschied auf immer werden. Im Jahre 1977 erfolgte der Rückkauf, nachdem die Tiroler Kirchengemeinde Breitenwang sich entschlossen hatte, die Heiligen Leiber nicht mehr in ihrer renovierten Kirche aufzustellen. Heute befinden sie sich in ihren alten Schreinen wieder in der Rottenbucher Kirche. Das Fallbeispiel zeigt, daß *linea rationis* und *rusticus intellectus* sich stets und immer teils ergänzen, teils zueinander in Widerspruch geraten.

Wie Kopfreliquien der Heiligen feierlich zur andächtigen Betrachtung dargeboten werden, so in Glassärgen ganze Körper, nicht nur solche von echten und von eingebildeten Martyrern aus den Katakomben gleich den hier gezeigten (Abb. 143/144, 148/149, Tafel XVI); mancherorts liegen auch die großen Heiligen der Kirche in gläsernen Särgen – der hl. Ambrosius in Mailand, die hl. Margarete in Cortona (Abb. 138), die hl. Klara in Assisi, nicht anders die Heiligen mit mehr lokalem Kult – San Giulio in der Krypta der Basilika auf der Isola San Giulio im Lago di Orta oder die beiden Eremiten Pellegrino und Bianco. Diese ruhen nebeneinander, unverwest, im großen gemeinsamen Glasschrein in der Hospizkirche unterhalb des Paßübergangs Radici in San Pellegrino in Alpe (Abb. 153). Sie fürbitten bei Gott, wie die Pilger glauben und hoffen, die ihnen schreiben und ihre Anliegenzetteln in die aufgestellten Körbchen bei den Heiligen Leibern einlegen. So heißt auch die Inschrift auf dem Schrein: *Ecce isti vivunt in deo. In solitudine vixerunt. Sancte Peregrine, Sancte Blance ora et intercede pro nobis.*

Unverwest blieben – wie erörtert – viele Körper von Toten, aber bei im Rufe der Heiligkeit stehenden Menschen sah man darin besonderes Wal-

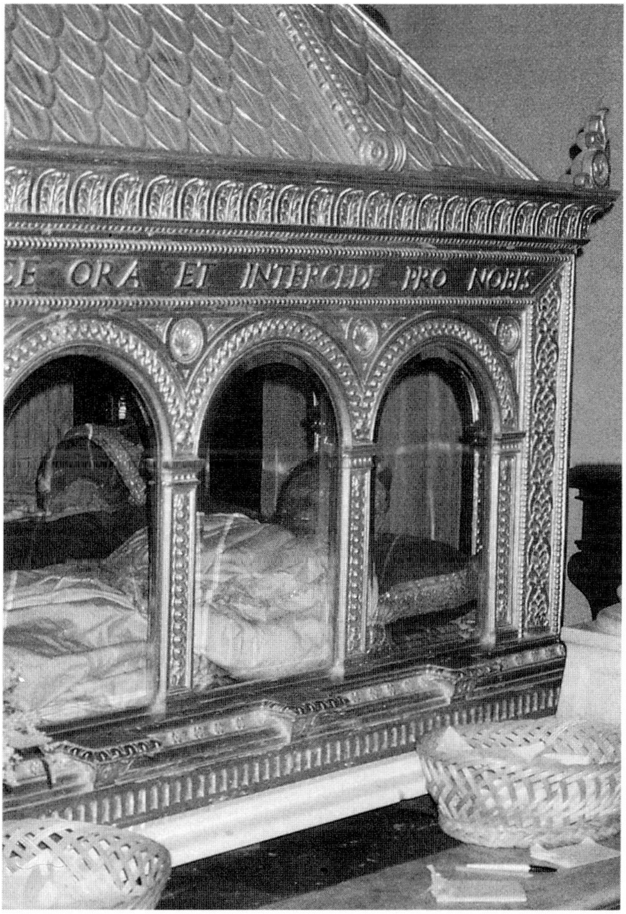

153 Die hl. Eremiten Pellegrino und Bianco.
San Pellegrino in Alpe, Hospizkirche.

ten der göttlichen Gnade. Zu diesen gehört auch die 1663 verschiedene selige Maria Electa bei den barfüßigen Karmeliterinnen auf dem Hradschin zu Prag, deren „Leib in angenehmen geruch“ noch unverwesen ist[661](Abb. 154).

Zutiefst in der menschlichen Psyche[662] ist der Kult der Reliquien angesiedelt. Nicht nur im Mittelalter oder trotz aller reservierten Haltung bis heute im katholischen Glauben, sondern überhaupt in jeder Volkskultur[663]. Dafür hat die jüngste Geschichte einen merkwürdigen Beleg. Während

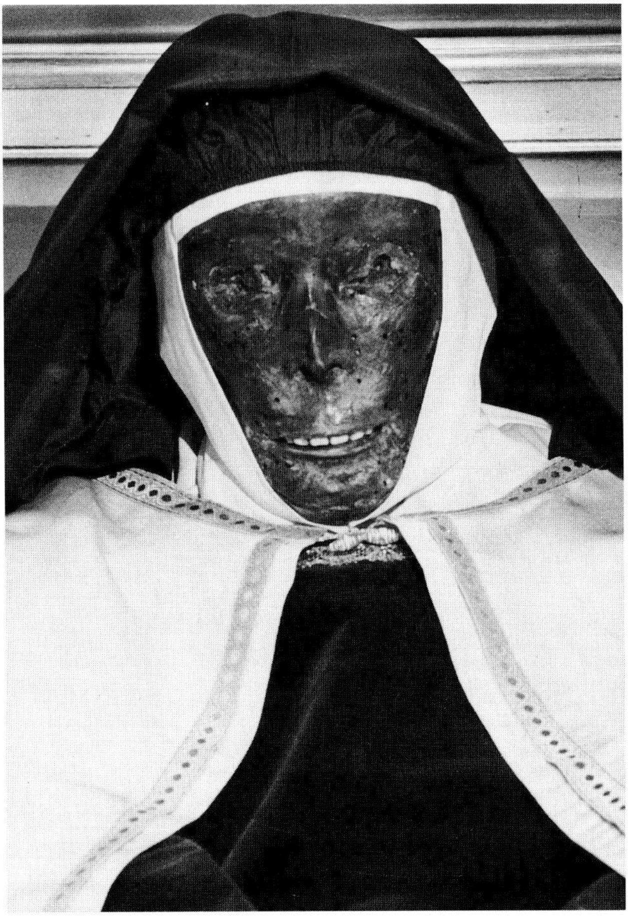

154 Die selige Maria Electa, gestorben in Prag 1663, „alwo ihr Jungfräulicher Leib in angenehmen geruch und noch unverwesen ist“. Prag, Karmeliterinnenkloster auf dem Hradschin.

eine eigens eingesetzte staatliche Kommission mit der Untersuchung beauftragt war, den angeblichen Schwindel der nicht verwesenden Toten im Höhlenkloster zu Kiew[664] zu entlarven, bemühte sich die Ersatzreligion, ihren eigenen Heiligen für die Ewigkeit zu konservieren. Sie übertrug den Reliquienkult, wie er aus byzantinischer Überlieferung im russisch-orthodoxen Glauben seinen festen Standort hatte, auf Lenins Leichnam. Denn die Heiligkeit eines Menschen läßt sich daran erkennen, daß sein Körper nach dem Tode nicht verwest. Auch Legenden begannen sich zu bilden. In Sibirien erzählte sich das Volk, Lenin stehe in der Mitte von Moskau Tag und Nacht auf einer hohen Säule, von der aus er alles überblicken könne. Als einstens ausländische Mächte den Säulenheiligen bedroht hätten, habe Gott den Himmel über Moskau erglühen lassen und Lenin unverwundbar gemacht. Er werde auferstehen, und für Rußland werde eine herrliche Zeit aufbrechen. Das sind nicht Legenden über Heilige und deren *corpora sancta* aus dem Mittelalter, sondern vom Ende der zwanziger Jahre dieses Jahrhunderts. Die auffälligen Analogien lassen sich aus der Kontinuität einer Zeiten und Räume überspannenden Volkskultur erklären, die sich stets aus den gleichen Grundelementen zusammensetzt. Der Volksglaube, von magischen Vorstellungen geprägt, verarbeitete den Revolutionär auf seine eigene spezifische Weise in russischer Volksfrömmigkeit. So gesehen lag der „Heilige" im Mausoleum an der Kremlmauer in direkter Nachfolge der Heiligen im Lawrakloster von Kiew. Doch schließlich begann man den Balsamierern vom „Wissenschaftlichen Labor für biologische Strukturen", die auch Dimitroff und Ho Tschi Minh konservierten, zu mißtrauen, wie weiland die staatliche Kommission die Unverweslichkeit der Leichen im Lawrakloster als kirchlichen Schwindel in Abrede zu stellen versuchte. Es verbreiteten sich Gerüchte, von Zeit zu Zeit würden Doppelgänger Lenins umgebracht und statt des wirklichen, der längst schon nicht mehr erhalten sei, ausgestellt. Andere wieder behaupteten, nur noch Lenins Kopf läge im gläsernen Sarkophag, und die wundersame Konservierung seiner sterblichen Hülle sei reine Mystifikation. Dies ist nicht einer bissigen Polemik aus Aufklärungszeiten, sondern der ›Frankfurter Allgemeinen Zeitung‹ vom 10. Februar 1992 entnommen[665].

Ornamente aus Knochen und Blumen

Erst in jüngerer Zeit pflegt man Altäre mit frischen Blumen zu schmükken, weder im Mittelalter noch in der Barockzeit war solches gebräuchlich. Der eigentliche Altartisch trug keinen Blumenschmuck[666], wohl aber der Kirchenraum, insbesondere das mit dem Altar verbundene Märtyrer- oder Heiligengrab. So dichtet schon Prudentius im Hymnus auf die Martyrin Eulalia[667]: „Über Gesimsen mit Golde verziert / Hebet der schillernde Dom sich empor, / Bunt mit Gestein ist der Boden geschmückt; / Ähnlich den Fluren mit Rosen beblümt, / Blühet in wechselnden Blumen der Grund. / Pflückt die Purpur-Violen zum Strauß, / Brechet auch Krokus, gerötet wie Blut; / Nimmer versaget der Winter sie hier. / Diese Gefilde, sie schmelzen das Eis, / Daß sie mit Blumen euch füllen den Korb. / Solche Geschenke von Blättern umkränzt / bringet, o Mädchen und Jünglinge ihr. / Mitten im festlichen Kreise bring ich / Einen daktylisch geflochteten Kranz, / Schwach und vergänglich, doch festlich ihr dar. / *So zu verehren geziemt's ihr Gebein,* / So den Altar, der sich drüber erhebt." Doch auch in späteren Zeiten pflegte man nicht unmittelbar auf den Altar, sondern auf das Podest des sich anschließenden Altaraufsatzes Blumen zu setzen, freilich vor allem künstliche Gestecke[668], dazwischen Kerzenleuchter und Tafelaufsätze, deren reichen Zierat Reliquien in kunstvollen Fassungen bildeten. Wie mancherorts an hohen Festtagen der Altar im üppigsten Blumenschmuck prangt, so stellte man – mitunter auch heute noch – auf den Altären alle Reliquiare auf, die während des Jahres in den Sakristeischränken verborgen lagen. Aus Knochensplittern und Schmucktechniken aller Art entstand ein eigentümlicher Dekor, voller Festlichkeit und Buntheit, voller Zierlichkeit und Reinheit, voller Glanz und zauberhafter Schönheit. Einbezogen in den Altarschmuck bilden die eingebauten oder mobilen Reliquientafeln und Reliquienaufsätze oft eine eigene horizontale Zone, die zum künstlerischen Gesamtkonzept, zur Präsentationsästhetik der Kirchenausstattung gehört. Schon durch ihre dekorative Anordnung, Ausschmückung und schmuckvolle Verarbeitung zum Ornament stehen diese Reliquienzonen in unmittelbarer Beziehung zur Kunst. Im Ambiente ihrer Fassungen und im ästhetischen Arrangement werden die Gegenstände der Verehrung im Ensemble der Kirchenausstattungen zu Vermittlern hoher ästhetischer Qualitäten. Aber über das Formale hinaus weisen sie zu ihrem eigentlichen Sinn in den als Bezirken der Andacht und Frömmigkeit gestalteten Räumen.

Mit äußerster innerer Sammlung, „mit großer Liebe und Sorgfalt, gemäßigt im Gange des Blutes", soll man als Reliquienschmuck *opera musaica* herstellen, eine zierliche Technik, die Cennino Cennini zu Ende des 14. Jh. in seinem Lehrbuch beschreibt[669] und die an antike Goldglasböden aus frühchristlichen Gräbern und aus den römischen Katakomben erinnern läßt. Sie sei „Ergebnis der großen Verehrung, die sich in der Zier von heiligen Reliquien ausspricht". Auf welche Weise diese Arbeiten in „schönem Glas" und feiner Goldzeichnung Reliquien schmückten, ihnen rahmende, bergende oder bedeckende Fassung gaben, ist allerdings nicht bekannt. Entsprechende Werke blieben nicht erhalten. Doch schon im vorhergehenden 171. Kapitel erwähnt Cennini solche Arbeit „auf Glasstückchen, welche zu Bildchen zusammengesetzt werden und eigentlich zur Ausschmückung von Reliquien dienen".

Ganz andersartigen Heiltumsschmuck bildet seit spätgotischer Zeit sogenannte Klosterarbeit. Vom Grab, vom Kreuz, vom Stein der Auferstehung, vom Stein der Himmelfahrt, vom Ort, wo Maria geboren ist; Stückchen davon finden sich gemischt mit Knochensplittern der Heiligen in der Serie von ehedem 24 Paradiesgärtlein des Klosters Ebstorf in der Lüneburger Heide[670], deren 288 Reliquien, in kleinen, einfarbigen und gemusterten Seidenstoffpäckchen vernäht, einem suggerieren könnten, Katharina Emmerich hätte diese oder ähnliche gesehen[671]. Die Päckchen sind mit *cedulae* versehen und auf goldenem Untergrund aufgesteckt zwischen den wunderbarsten Kunstblumen, die ganz ähnlich in den *besloten hofjes* flämischer Beginenhöfe und Kirchen, hauptsächlich in Mecheln, oder in den großen Reliquienkästen aus Kloster Bentlage (Abb. 155) begegnen. Wie die Millefiori-Teppiche im Xantener Dom, die über dem Chorgestühl und unter den auf den Chorschranken befindlich gewesenen Reliquienschränken angebracht sind und deren Blumenthematik die Gefilde der Seligen visualisieren will, so liegt auch dem auf goldenem Grund aufgesteckten bunten Blumenschmuck der Reliquien in Ebstorf und anderwärts dieselbe schöne und fromme Vorstellungswelt zugrunde. So schmückten die „Klosterschwestern in Bersenbrück aus frommer Liebe die Reliquien für unse-

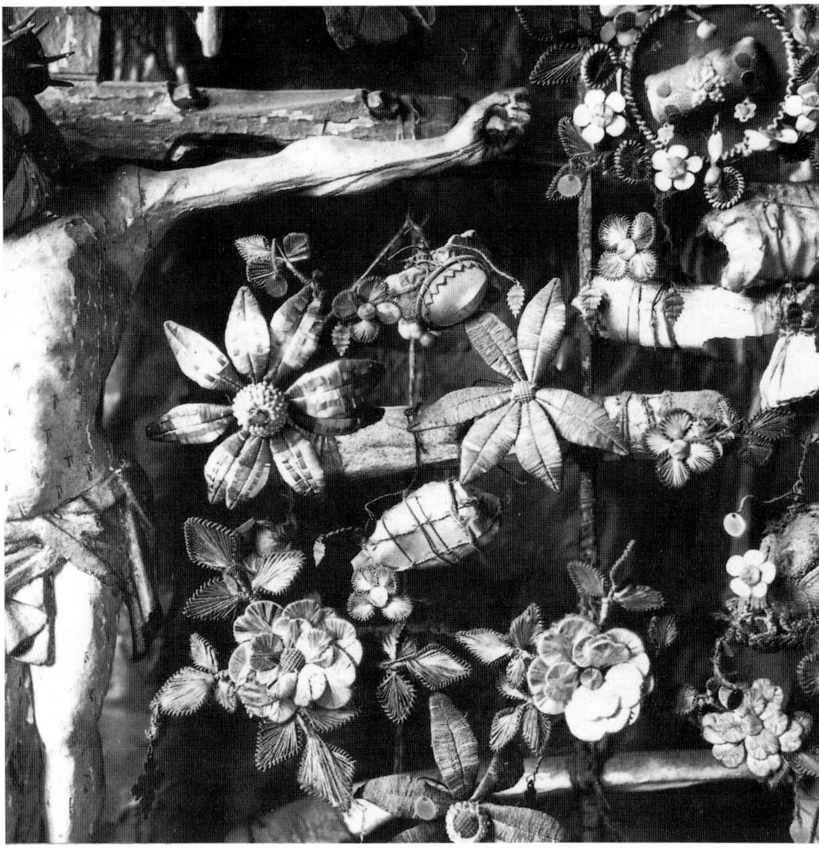

155 Reliquien und Kunstblumen im Reliquienkasten aus Kloster Bentlage, 1499. Rheine, Falkenhof-Museum.

ren Hochaltar", wie im Chronicon Bentlagense zum Jahr 1499 berichtet wird. Einstens muß es viele dieser spätgotischen Köstlichkeiten gegeben haben. Das Hallesche Heiltum beispielsweise besaß eine ganze Reihe ähnlicher Andachtsaltärchen, darunter ein „Paradiesgärtlein mit 28 Reliquienpartikeln" (Abb. 37). Freilich wurde solche kontemplative Schmuckarbeit hauptsächlich in Frauenklöstern geleistet, in denen die schönsten Reliquienfassungen entstanden[672], doch lieferte beispielsweise der Meister der Fabrik 1471 und 1472 den Frauen und Mädchen von Xanten Kästen, Seidenfäden, Draht und Goldfolie, damit diese die Reliquien in den Kästen befestigten und mit Kunstblumen verzierten[673]. Von der Gotik zum Barock setzt sich diese Spezies von Andachtskunst fort, die gern als Klosterarbeit und Volkskunst klassifiziert wird. Gemeinsamer Nenner dieser zauberhaften Erzeugnisse aller Niveaustufen ist ein gleichgearteter Frömmigkeitssinn, der im Allgemeinbesitz der Altäre und Reliquienzonen in den Kirchen ebenso zum Ausdruck gelangt wie in privaten Reliquienaltärchen. Das Miniaturkunstwerk eines solchen aus dem Damenstift zu Hall in Tirol[674] stattet den blumengeschmückten Herz-Jesu-Altar im Kapellenraum mit Monatstäfelchen des Marienlebens auf sublimste Weise aus, von beschrifteten Reliquiensplittern in der Tradition der Reliquienkalendarien umrahmt. Der besondere Frömmigkeitssinn äußert sich ebenso in dem überreich mit Miniatur-Reliquiaren, Kerzenleuchtern, Bildern, Vasen und Blumenbüschen angefüllten Hausaltärchen der Erzherzogin Anna Katharina von Mantua[675], und dieselbe Zuneigung und Liebe zu den kleinen und kleinsten Dingen muß die erfüllt haben, die jenen wundersamen Altären im Prager Strahowkloster in Reliquiaren, Tabernakeln und Pyramiden köstlichsten Zierat aus Knochensplittern, Blüten, Blumen und Blumenstöcken einfügten. Die Übung, Knochensplitter und mannigfachen Dekor zu reizvollen Mustern zu komponieren, bleibt lange lebendig, bis hin zu den zahlreichen Reliquienkapseln mit in Kleinstpäckchen eingewickelten und mit ihren *ceduale* versehenen Partikeln[676]. In erstaunlichem Variationsreichtum ergeben die aus Päckchen, Knöchelchen, Schriftzetteln, floralem oder geometrischem Dekor und Ornament in einer Art *ars multiplicata* zusammengefügten farbigen und bunten Figurationen eine eigentümliche Ästhetik besonderer Art.

Auffällig ist, wie Reliquiensinn und Ornamentfreudigkeit häufig in lebhafter Korrespondenz zueinander stehen. Zeiten der Abstinenz vom Ornament dagegen scheinen sich mitunter mit Zeiten der Reliquienferne zu decken. Ornamentales Gestalten gehört freilich zu den hauptsächlichen Intentionen des Barocks. Mit der Verdrängung und Verengung des Ornamentbegriffs ging das ursprüngliche Ornamentverständnis in gleicher Weise verloren wie allgemein das Reliquienverständnis. Das Synonym im Griechischen für Ornament heißt Kosmos, das bedeutet soviel wie Ordnung und auch Ausstattung der Welt. Vitruv verwendet den Begriff *ornamentum* als Ausstattung und Schmuck, und Quintilian sagt in den ›Institutiones oratorie‹: „Das Geschmückte ist alles, was mehr ist als nur klar und genau." Die nüchternen Hausfassaden der Städte und die leeren Kirchenwände in der Nachkriegszeit resultierten nicht nur aus der materiellen Not, sondern auch aus einer im allgemeinen Bewußtsein eingenisteten Ablehnung des Ornaments als etwas vermeintlich Unnützem und Falschem[677]. Insbesondere der Brauch, menschliches Gebein zu schmücken

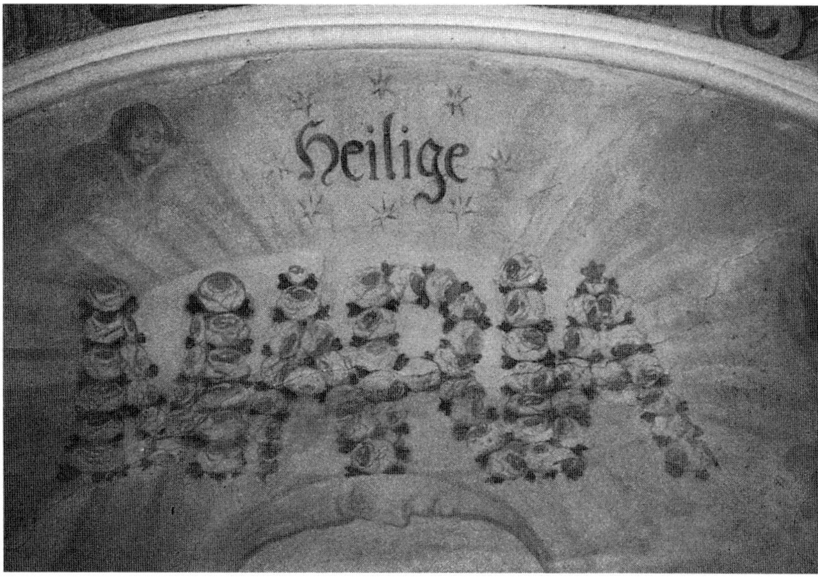

156 Buchstaben aus Rosen. Frauenkapelle am Hof in Altenmarkt, 17. Jahrhundert.

und sogar wie Korallen und Bernstein, Muscheln und Schnecken zu ornamentalen Mustern zu verarbeiten, mußte noch stärkere Antipathien hervorrufen als der Ornamentschmuck barocker Innenräume. Isaias 61,10 zu zitieren („Denn er kleidet mich in Gewänder des Heils, hüllt mich in den Mantel der Gerechtigkeit wie der Bräutigam, der sich festlich schmückt, und die Braut, die ihr Geschmeide anlegt") verschlug demgegenüber wenig.

Doch kann es nicht Auftrag des Historikers und schon gar nicht des Kunsthistorikers sein, Phänomene der Vergangenheit zu werten oder zu verurteilen, seine Aufgabe ist, diese aus der Verfassung und aus den Bedingungen ihrer Zeit zu erklären. Wie man zum Beispiel in der Frauenkapelle am Hof zu Altenmarkt die Buchstaben von MARIA aus gemalten Rosen zusammensetzt (Abb. 156), so verfährt man auch mit fein sortiertem Gebein der Märtyrer, der Rosen im römischen Garten, wie es im 1694 verfaßten Katakombenheiligenspiel von Altomünster heißt: „O Rom, du wehrte Statt, / du schön gepflanzter Garten, / der soviel Blumen hat, / die meiste draus seint Rosen / mit lauter bluet gefarbt. / Der Martyrer / ein ganzes Heer / ja noch viel mehr / in Dür / wachsen ganz frisch herfür ..." Knochensplitter von Märtyrern werden zu Ornamenten geordnet und

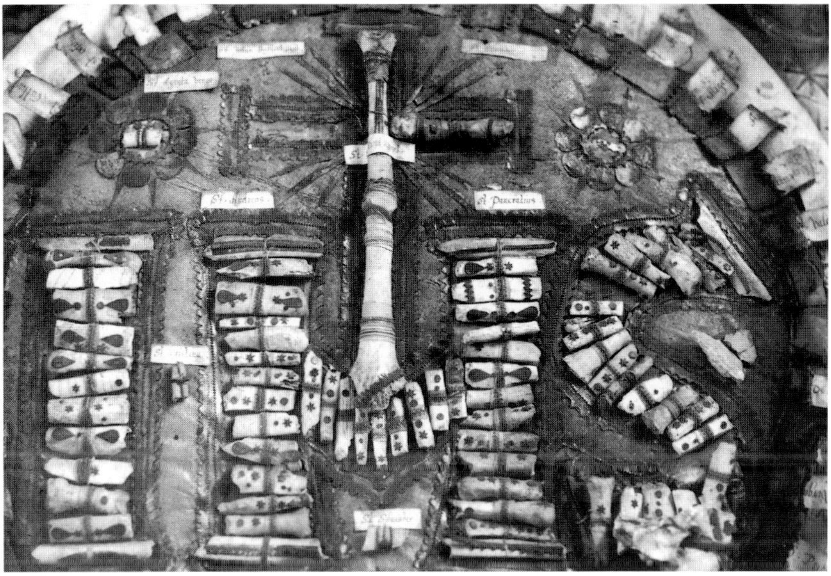

157 Buchstaben und Ornamente aus Reliquien. Reliquienkasten, 16. Jahrhundert. Köln, St. Gereon.

zu Gebeten, Anrufungen und Sinnbildern zusammengefügt; Reliquienkästen in St. Gereon zu Köln (Abb. 157) seien beispielhaft genannt oder die an Stelle eines Gemäldes nur aus Reliquien und Reliquienschmuck gebildete große Darstellung in der Klosterkirche von Holzen: In der Mitte bilden Apostelreliquien das Herz, eine Krone über demselben besteht aus Märtyrerreliquien wie die Strahlen, die vom Herzen ausgehen, und auch alles ringsherum Angeordnete wurde aus verzierten Reliquien zusammengestellt[678]. Von hier aus ist nur noch ein Schritt zur Ausdekorierung ganzer Gewölbe mit Heiligengebein. Begeben wir uns deshalb nochmals nach Köln in die Goldene Kammer von St. Ursula[679] (Abb. 158), um dort die erstaunlichste Form dieser ornamentalen Reliquien-Ausstattungen zu betrachten. Wir betreten den Raum mit Johanna Schopenhauer im Jahre 1828: „Ein eigener seltsamer Geruch fiel beim Eintritt in das nicht große kapellenartige Gemach mir auf, der von der eingeschlossenen Luft und früherem Weihrauchdampf herrühren mochte, denn ein kleiner Altar steht in demselben, vor welchem vermutlich zuweilen die Messe gelesen wird. Als wir aber, nicht ohne einen kleinen Schauder zu empfinden, die seltsame Verzierung der Wände bemerkten, konnten wir nicht umhin, diese, den Atem beklemmende Luft einer anderen Ursache zuzuschreiben. Viele Tau-

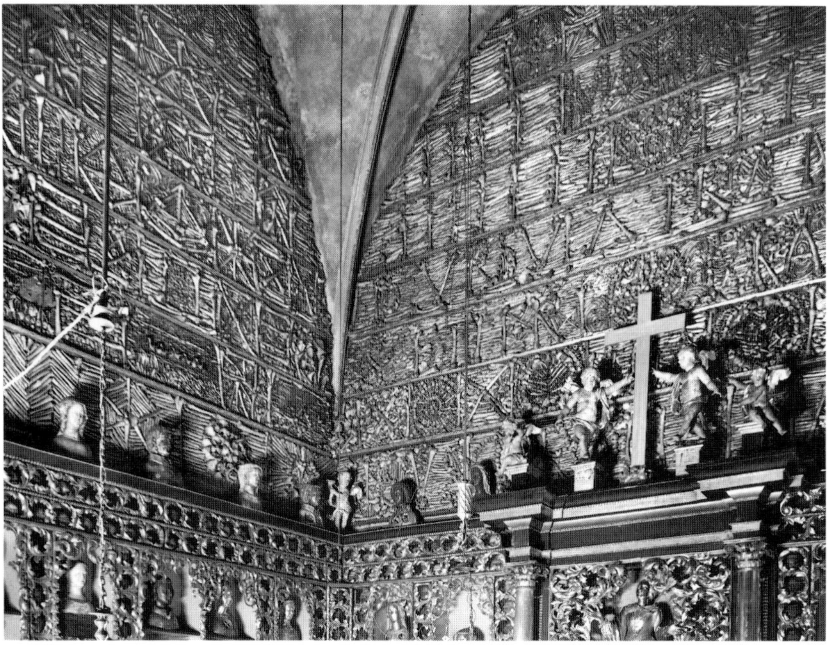

158 Die Goldene Kammer von St. Ursula zu Köln, 17. Jahrhundert.

sende unendlich zarter menschlicher Gebeine sind hier recht zierlich in verschiedenartigen Mustern dicht aneinandergedrängt und bekleiden alle Wände von oben bis unten mit dem seltsamsten schauerlichsten Mosaik, das sich nur denken läßt. Es sind Überreste der heiligen Jungfrauenschar, deren auf dem alten *ager Ursulanus,* auf welchem die Kirche steht, von den frommen Einwohnern von Köln schon vor vielen Jahrhunderten noch eine weit größere Anzahl ausgegraben wurde, als hier versammelt ist." Nur mit menschlichem Gebein sind die Wandflächen der Schildböden ausstaffiert, unzählige Knochen bilden Ornamente und Zeichen, Sinnbilder und Buchstaben. Ausgegrabene Knochen einst lebender, für heilig gehaltener Menschen formen sich zu Gebetsformeln und Gebeten, zur Ausschmückung der Kirche. Die sterblichen Überreste der Fürbittenden und in den Bildern präsenten Heiligen, die mit dem Tod das ewige, glorreiche Leben gewannen, sind einbezogen in den großen Zusammenhang der *ornamenta ecclesiae.*

Überall auf unserem alten Kontinent begegnet man dem Phänomen der aus Schädeln und Gebeinen Verstorbener gebildeten sinistren Pracht: an die Kapuzinergruft in Rom, an die Capella dos Ossos an der Franziskanerkirche von Évora, deren Innenwände, Pfeiler und Bogen vollständig mit menschlichen Knochen besetzt sind, an das böhmische Beinhaus von Sedlec, an die Schädelkapelle von Tscherbeney im Glatzer Land mag man erinnern[680]. Freilich unterschieden von approbierten Reliquien, finden die Gebeine ihren ornamentalen Gebrauch dennoch in ähnlicher Verwendungspietät. Die Schädel und Knochen der Toten, gleich ob für heilig erachteter, aber auch aller von den Totenfeldern, Schlachtfeldern und Friedhöfen aufgesammelter, werden in ornamentaler Gestaltung den Lebenden zum Anschauen dargeboten, oft in der Bildgewalt des Todes, die die Existenz des Menschen zwischen Ezechiels Vision vom verdorrten Gebein und dem Holocaust unseres Jahrhunderts erfahren läßt. Ein Komplex oft schwer zugänglicher Pietät wird hier erkennbar, der von den verehrten Reliquien und ihrer frommen Zurschaustellung in den Reliquienkammern hinüberführt in einen Bereich, in dem der Mensch in der katholischen Frömmigkeit sich ähnlicher Formen ständiger Aufbewahrung bedient – der Ossuarien. Zisterzienser, Kapuziner, Franziskaner und Jesuiten vor allem kultivierten die ornamentale Ausgestaltung dieser Ossuarien mit menschlichem Gebein; Knochenornamentik als ernstester Schmuck und Zierat dieser Welt. Analoges Verhalten zum Totengebein wie zum Heiligengebein ist denn auch keineswegs nur Konjektur, vielmehr sogar „kirchenamtlich niedergeschriebene Glaubenshaltung", wenn die Überreste der Verstorbenen den Reliquien von Heiligen gleichgestellt werden. So heißt es in den Statuten des Eifeldekanats von 1513/1553: „Quia ossa, quorum animae in aeterna beatitudine existunt, si secerni possent, pro reliquiis haberi censentur" und „Quia ossa cuiuslibet animae salvatae reliquiae existunt"[681].

Eindrucksvoll hat Ferdinand Gregorovius ein solches Ossuarium, die Totengruft von Santa Maria della Morte am Ponte Sisto in Rom, beschrieben: „Wir sehen hier wunderbare Dinge. Alle Wände und Decken sind mit den sonderbarsten Reliefs bekleidet, mit phantastischen Arabesken und Mosaiken bedeckt. Hier sind zierliche Blumen angebracht, dort Rosetten, hier Sterne und Quadrate, Kreuze und allerlei Ornamentik, wie sie nur morgenländische Phantasie erfinden mag. Alles ist auf das sauberste gearbeitet, zusammengesetzt aus – Menschenknochen." Und G. G. Belli[682] dichtet unter der Wirkung derselben Stätte die Sonette ›El cimiterio in fiocchi‹[683]: „Wer's nicht selber gesehen hat, glaubt es nicht! / Wo, frag ich, und in welch anderem Land / Sieht man sowas Schönes, und so von Bestand, / Wie auf diesem Friedhof im Dämmerlicht! – Wer kann schon Girlanden zusammenkriegen / Aus Rippen, Kinnbacken und Schlüsselbeinen, / Die uns wie richtige Blumen erscheinen? / Bei allen Heiligen, ein Vergnügen! – Jetzt stellt euch mal vor: unser Herrgott erfährt / Durch reinen Zufall, das könnte doch sein, / Das anzusehen wäre der Mühe wert. – Nun kommt er und staunt, und ich weiß, was passiert: / Diese armen Seelen können sich freu'n, / Die werden ins Paradies abkommandiert." Und schließlich noch eine Stimme zum seltsamen Phänomen der *ornamenta ex ossibus*, aus dem ›Römischen Tagebuch‹ von Friedrich Rückert[684]: „Und sah daselbst tiefsinnige – kann ich sagen / Verzierungen von Leichnamen und Knochen. / Die Wände waren rings geschmückt mit Blumen, / Bald einzeln, bald in Sträußen, Kränzen, Schnüren, / Und jede Blume war Zusammensetzung / Von Knochenwerk. In diesen Heiligtumen / Des Todes hat das Schauderhafte rühren / Mich nur gekonnt, ohn' Ekel noch Verletzung."

Kritik und Verteidigung

„Im Herzen dem Leben der Heiligen nachzufolgen", sei „besser als ihre Reliquien in Beuteln herumzutragen". Dieser Satz von Alkuin[685] könnte auch sieben Jahrhunderte später von Erasmus von Rotterdam oder von Martin Luther niedergeschrieben worden sein. Kritische Stimmen zur Reliquienverehrung erhoben sich nicht erst seit Reformation und Aufklärung, sie sind so alt wie der Reliquienkult selbst und wie dessen Verteidigung. Nicht nur gegen Mißbrauch und falschen Umgang mit dem Heiltum richtete sich Kritik, sondern auch gegen den Kult der Reliquien überhaupt. „Wie die Sonne des Lampenlichtes nicht bedarf, so bedarf auch die katholische Kirche der Leichen der Märtyrer nicht. Der Name Christi genügt, um die Kirche zu ehren, weil die Kirche die Braut Christi ist, welche er mit seinem Blut erkaufte"[686], heißt es in den ›Canones Basilii‹ aus dem 4. Jh., und um dieselbe Zeit befürchtete Vigilianus, die Verehrung von Staub und Knochen könne den wahren Glauben in „dumpfe Magie" verfälschen[687]. Alles dies sollte auch die bekannten Argumente im kritischen Schrifttum späterer Reformatoren abgeben. Weder in den Bildern noch in den Reliquien der Heiligen sei irgend etwas Göttliches, deshalb sei es auch sinnlos und nutzlos, sie zu verehren. Besser sei es, die Heiligen in ihrem frommen Lebenswandel nachzuahmen und das Kreuz Christi zu tragen statt es anzubeten, so Claudius von Turin in seinem 825 verfaßten Apologeticum gegen den Heiligen- und Reliquienkult. Folgerichtig ließ er Bilder und Reliquien aus seinen Kirchen entfernen, selbst das Kreuz, dessen Darstellung nur selten Gegenstand der Ablehnung geworden war. Doch war die Reliquien- und Kreuzesverehrung in der Frömmigkeitshaltung und in der religiösen Praxis so fest verankert, daß die Schriften des Claudius und auch Agobards, des Erzbischofs von Lyon, eine Veränderung der Sitten nicht zu bewirken vermochten[688]. Agobard argumentierte ähnlich wie Claudius. Der Teufel selbst hätte unter dem Deckmantel der Heiligen den Götzendienst wieder in die Kirche eingeschleust und dem Volk die

Kraft genommen, an Unsichtbares zu glauben. Die Heiligen- und Reliquienverehrung sei nur unnötiges Füllsel, das leicht zu Aberglauben und Irrglauben führe[689]. Am Tage des Gerichts müsse sich ohnehin jeder selbst verantworten, deshalb könne man auch von einer Fürbitte der Heiligen nichts erhoffen. So wurden denn auch die Namen der Heiligen aus den Lesungen gestrichen. Dann aber verfaßte um das Jahr 1119 Guibert von Nogent die bedeutendste Reliquienkritik des Mittelalters ›De pignoribus sanctorum‹[690]. Anlaß war die Behauptung der Mönche von St. Medardus in Soissons, Christusreliquien zu besitzen, und unter diesen auch einen Milchzahn des neunjährigen Jesus. Diese Behauptung wollte Guibert anfänglich in einer kurzen Abhandlung widerlegen, doch schließlich entstand daraus ein umfassendes Werk von vier Büchern, in denen Kriterien für die tatsächliche Heiligkeit, die durch geschehene, einsichtige und eindeutige Wunder bestätigt werden müsse, postuliert und Mißstände wie Mißbräuche aufgezeigt wurden. In der Erhebung der *corpora* der Heiligen findet Guibert die Hauptursache derselben. Wären die Körper in ihren Gräbern unangetastet geblieben, hätten viele Mißbräuche gar nicht erst entstehen können. Den Heiligen ihre Grabesruhe zu belassen sei daher eine grundsätzliche Forderung. Doch gelte bei Gott allein die Absicht des Betenden, und wenn einer im guten Glauben bei objektiver Täuschung einen vermeintlichen Heiligen um Fürbitte anflehe, so werde er von den Früchten seines Gebetes gewiß nicht ausgeschlossen. Stellt Guibert im ersten Buch die Postulate für eine sachgerechte Heiligen- und Reliquienverehrung auf, so setzt er sich im zweiten Buch mit der Besonderheit der Christusreliquien auseinander. Wäre Christus auch in Form von hinterlassenen Reliquien gegenwärtig, argumentiert er, so wäre das Sakrament der Eucharistie sinnlos. Der sakramentale Leib sei der Stellvertreter des historischen Leibes, und das Sakrament gäbe wieder, was durch Tod und Himmelfahrt genommen wurde. Das dritte Buch beschäftigt sich dann mit der Behauptung der Mönche von St. Medardus, einen Milchzahn Christi zu besitzen, der auf Erden zurückgeblieben sei. Guibert wirft den Mönchen vor, daß sie die Authentizität ihrer Reliquie nicht sachgerecht geprüft hätten. Auch habe Maria gewiß weder Milch für die kommenden Jahrhunderte aufgehoben noch Christi Vorhaut konserviert und sicher auch keinen Milchzahn ihres Kindes aufbewahrt. Weder in der Heiligen Schrift noch sonst irgendwo werde dies erwähnt oder gar bestätigt. Ein viertes Buch schließt Guibert noch an, um nach der Kritik am praktizierten Reliquienkult und nach den aufgestellten Postulaten für eine Rückkehr zum authentisch verbürgten Reliquienkult den Weg zur inneren Frömmigkeit zu weisen. Doch erst hundert Jahre später – im Lateranskonzil von 1215 – sollten die Forderungen Guiberts kirchenrechtliches Gesetz werden.

Die Ehre, die wir den Heiligen erweisen als Freunden und Söhnen Gottes, als Gliedern Christi und als unseren Fürsprechern, müsse billigerweise auch ihren Reliquien entgegengebracht werden, denn ihre Leiber waren als Tempel und Werkzeuge des Heiligen Geistes heilig und sind berufen zur glorreichen Auferstehung; auch hat Gott selbst die Reliquien der Heiligen durch Wunder verherrlicht: Mit diesem Gedankenkomplex war in vorreformatorischer Zeit[691] die Erklärung und Begründung der Reliquienverehrung umschrieben, die schon Thomas von Aquin gegeben hat: „Augustinus sagt: ‚Wenn das Kleid des Vaters oder sein Ring oder sonst etwas Derartiges den Nachkommen um so teurer ist, je inniger ihre Liebe zu den Eltern ist, dann ist der Leib selbst keineswegs zu verachten, dem wir uns vertrauter oder näher fühlen als irgendeinem Gewand; denn er gehört zur Natur des Menschen selbst.‘ Daraus geht hervor, daß einer, der den anderen liebt, auch das verehrt, was von diesem nach seinem Tode übrigbleibt; und zwar nicht nur den Leib oder Teile des Leibes, sondern auch mehr äußere Dinge, wie Kleider und derartiges. Es ist nun klar, daß wir die Heiligen Gottes als Glieder Christi, als Kinder Gottes und seine Freunde und als unsere Fürsprecher verehren sollen. Deshalb sollen wir auch ihren Überresten zu ihrem Andenken jede entsprechende Verehrung erweisen, und vor allem ihren Leibern, die Tempel und Werkzeuge des Heiligen Geistes waren, der in ihnen wohnte und wirkte, und die durch seine glorreiche Auferstehung dem Leibe Christi gleichgestaltet werden sollen. Und darum ehrt Gott selbst sinnvollerweise derartige Überreste, wenn Er in ihrer Gegenwart Wunder wirkt."

Die ethische Komponente der Heiligen- und Reliquienverehrung wird immer wieder hervorgekehrt; die Reformatoren stehen in Einstellung und Gesinnung darin in einer seit Jahrhunderten tradierten Kontinuität[692]. Nur dann könne Heiligenverehrung sinnvoll sein, wenn die Tugenden der Heiligen nachgeahmt würden, steht im 1503 gedruckten Werk ›Enchiridion militis Christiani‹ des Erasmus von Rotterdam. Und im Mai 1518 schreibt dieser seinem Freund Elias Marcaeus: „Darüber hinaus glaube ich ganz Köln überaus beglückwünschen zu müssen, diese so glückliche Stadt, wahrlich durch nichts glücklicher, als daß sie allein so viele und so außerordentliche Unterpfänder der Frömmigkeit in ihrem Schoß birgt; glücklicher noch wird sie zukünftig sein, wenn sie die Tugenden derer nachahmt, deren Reliquien sie hütet, und sie sich auf den Lebenswandel derer besänne, deren Leiber sie besitzt. Wenn sie also die Frömmigkeit der Heiligen Drei Könige durch wahren Glauben nachahmte, der eines Martyriums würdigen Reinheit der elftausend Jungfrauen durch ein enthaltsames Leben nacheiferte und die so tapferen Maccabäer-Jünglinge und ihre heldenhafte, mit einem unbezwingbaren Herzen begabte Mutter durch Stetigkeit einer ungebrochenen Gesinnung wieder ins Gedächtnis zurückruft. Und diesen wahrhaft besseren Teil ihrer Glückseligkeit kann sie sich selbst verschaffen, ja verdoppeln."

Doch kamen die Bilderstürmer, die glaubten, die Abgötterei werde behoben, wenn Bilder und Reliquien aus den Kirchen verschwänden. Der Bildersturm[693], der sich natürlich ebenso gegen die Reliquien richtete, ist ausgebrochen, nachdem Andreas Bodenstein genannt Karlstadt seine Schrift ›Von der Abtuhung der Bilder‹ in Wittenberg veröffentlicht hat. Aber das Zerstören von Bildern und Reliquien fand keineswegs Luthers Zustimmung[694]. „Wer ein Bild in die Kirche stellt, der meint, er habe Gott einen guten Dienst und gutes Werk vollbracht, was dann rechte Abgötterei ist: die größte, vornehmste und höchst gemeinte Darbietung, warum die Bilder abzutun wären, und die habt ihr nicht erachtet, sondern die geringste"[695]. „Bete sie nicht an und diene ihnen nicht. Darum soll man denselbigen Bilderstürmern sagen: das Anbeten ist hier verboten und nicht das Machen. Bilder mag ich wohl haben oder machen, aber anbeten soll ich sie nicht"[696]. Die Ablehnung der Bilder müsse vom Glauben her erfolgen und nicht durch ihre Zerstörung. „Das Bilderstürmen habe ich also angegriffen, daß mich sie (die Bilder) durchs Wort Gottes aus den Herzen risse und wertlos und verachtbar mache, wie es denn auch schon geschehen ist, ehe D. Carlstadt vom Bilderstürmen träumte"[697].

Ein Flugblatt, betitelt „Klagrede der armen verfolgten Götzen und Tempelbilder über so ungleich Urteil und Strafe"[698] (Abb. 159) illustriert die damaligen Vorgänge. Man sieht, wie Heiligenfiguren mit der Axt zerschlagen und auf Scheiterhaufen verbrannt werden, übrig bleibt eine kahle bilderlose Kirche mit zwei brennenden Kerzen auf dem leeren Altar. Eine Menschengruppe schaut den Bilderstürmern zu, und der riesige, aus dem Auge des reichen Mannes herausragende Balken erinnert an Matthäus 7,3. Im zugehörigen Versgedicht klagen die Bilder über die Bilderstürmer. Denn diese sind selbst nichts als Heuchler, wenn sie nicht mit der Vernichtung der Götzenbilder zugleich eine Erneuerung christlicher Gesittung verbinden.

Wahre Verehrung der Heiligen soll sich in der Nachahmung von deren Tugenden zeigen. Warum am Thron Gottes keine Fürsprecher gelten sollten, wie dies an Fürstenhöfen auch der Fall sei, fragten die Verteidiger.

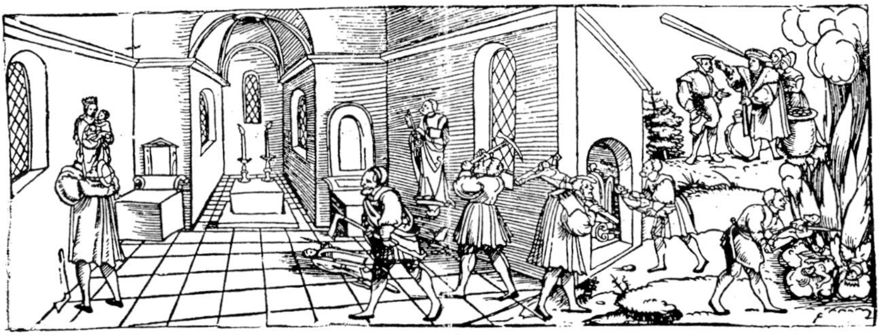

159 Illustration zum Bildersturm. „Klagrede der armen verfolgten Götzen und Tempelbilder über so ungleich Urteil und Strafe". Holzschnitt von Erhard Schön, um 1530.

Doch vor Gott seien keine Zwischeninstanzen vonnöten, predigte Luther und „von verstorbener heyligen furbit, ehre und anruffen" sei „nichts ynn der schrifft". Was das rechte Heiligtum sei, brachte Luther im Großen Katechismus zum Ausdruck: „Das wort Gottes ist das heiligtumb uber alle heiligtumb, ia das einige, das wir Christen wissen und haben. *Denn ob wir gleich aller heiligen gebeine oder heilige und geweyhete kleider auff einem hauffen hetten, so were uns doch nichts damit geholffen, Denn es ist alles tod ding, das niemand heiligen kan.* Aber Gottes wort ist der schatz, der alle ding heilig machet, dadurch sie selbs die heilige alle geheiligt worden. Welche stund man nu Gottes wort handlet, predigt, höret, liesset odder bedencket, so wird dadurch person, tag und werck geheiligt, nicht des eusserlichen wercks halben, sondern des worts halben, so uns alle zu heiligen machet"[699]. Doch zeigt sich in manchen Äußerungen Luthers eine Haltung, die viel Gemeinsamkeit mit der schon im Mittelalter aufgekommenen und immer vorhandenen Kritik gegenüber dem Heiligen- und Reliquienkult besitzt, auf welcher letztendlich des Reformators mitunter ambivalentes Verhältnis zum Heiligen und zum Heiligenbild beruht. „Sage ich und halte fest mit der gantzen Christenheit, Daß man die lieben Heiligen ehren und anruffen sol. Denn wer mag doch das Widderfechten, Das noch heutigs Tages sichtiglich bey der lieben Heiligen Cörper und Greber Gott durch seiner heiligen Namen Wunder tuth?"[700] Und in der ›Neuen Zeitung vom Rhein‹ schreibt Luther bezogen auf die Überführung der Reliquiensammlung Kardinal Albrechts von Brandenburg aus Halle nach Mainz mit beißendem Spott: „Die lieben Rheinländer sollten wohl den armen heiligen Knochen, denen ihre Röcke in Halle zerrissen seien und die dort jetzt erfrieren müßten, zu neuen Kleidern verhelfen. Auch hatten

Sr. Kurfürstlichen Gnaden, wie man sage, viele merkwürdige Stücke, von denen man bisher nicht gehört, dazu gebracht, als ein schön Stück vom linken Horn Moses, drei Flammen von Moses brennendem Dornbusch, zwei Federn und ein Ei vom Heiligen Geist, einen Zipfel von der Fahne, mit der Christus die Hölle aufgestoßen, eine große Locke vom Barte Beelzebubs, der an der Fahne kleben geblieben sei usw. Auch hat der Verfasser der Zeitung insgeheim vernommen, daß Sr. Gnaden in seinem Testament zu solchem Heiligtum ein ganzes Quentchen von seinem treuen frommen Herzen und ein ganzes Lot von seiner wahrhaftigen Zunge stiften wolle. Wer solch Heiligtum mit einem Goldgulden ehre, werde Vergebung aller seiner bisherigen Sünden erlangen und weitere zehn Jahre lang sündigen dürfen, ohne daß es ihm schadete zur Seligkeit"[701]. In Luthers sich wandelnder Vorstellung von der Heiligkeit sind Heilige[702] leibliche Menschen: „Die heyligen alhie heyssen mit die ym hymel seynd, von welchen die schrifft selten redet, szondern gemeyniglich von den, die auff erden leben, die do glewben yn got und durch den selben glauben gottis gnad und geyst haben, davon die heylig genennt werden, alsz wir alle sein, so wir glewben wahrhafftig"[703]. Heilig sind alle Christen, die Gott in Demut folgen. Der Mensch ist „das lebendige haylthumb"[704].

Die bisher praktizierte Heiligen-, Bilder- und Reliquienverehrung lehnen die Reformatoren ab, Luther ebenso wie Ullrich Zwingli[705] und Johannes Calvin[706]. Es hatte ja auch die sonderbarsten Vorfälle gegeben, die aus manchem Katholiken einen Protestanten machten; z.B. die Historie von jener Ratte, die man zu Lyon als Heiltum verehrte. Man fand sie in einem Särglein beim Ausräumen des Sakramentshäuschens. Ein beschriebener Zettel lag bei, auf dem zu lesen war, sie habe im Sakramentshäuschen das Ciborium umgeworfen und etwa 50 oder 60 Hostien daraus gefressen. „Deshalb habe man sie so gut vermacht und eingeschlossen. Und es wurde ein sehr andächtiges Wesen um dieses Särglein gemacht von einigen vornehmen Katholiken in Lyon, die glaubten, es läge ein großes Heiligtum darin. Ein sehr reicher Mann, der dieses sah, wurde dadurch bewegt, sich dem evangelischen Glauben zuzuwenden, und er war früher ein überzeugter Katholik gewesen[707] (Abb. 160). Gegen die Reliquien und Reliquiare, Kreuze und Prozessionsstangen, gegen die Schwerter und Fackeln der Dominikaner, gegen die Schreibfedern der Jesuiten, die mit Mistgabeln den wackligen Thron des Papstes stützen, steht Luther wie Moses mit den Gesetzestafeln. Seine Waffe ist die Bibel mit dem Zitat aus dem Galaterbrief über die, die allein auf Gottes Wort ihren Glauben gründen. Zwei Welten von Religiosität prallen in dem

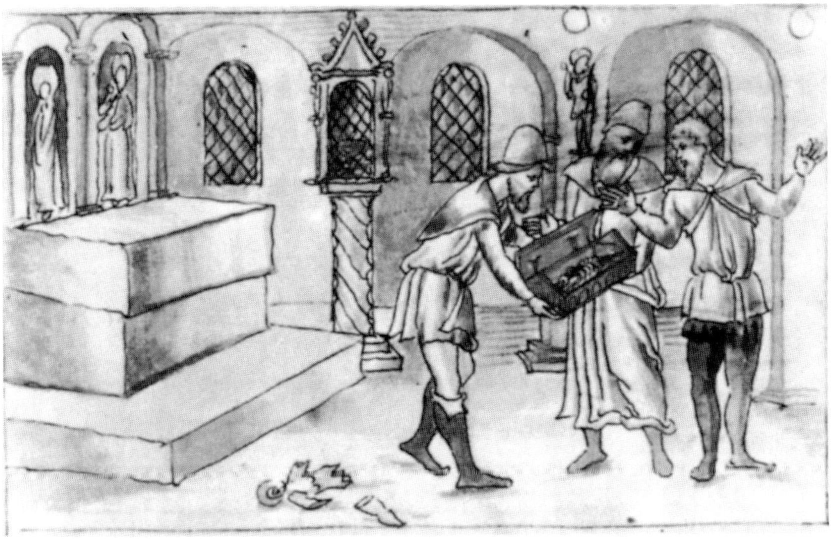

160 „Ein wunderbare und warhaffte histori von einem razen, der zuo Leyon für helthuom vereret und anbättet". 1562.

protestantischen Kampfblatt des triumphierenden Luther[708] (Abb. 161) aufeinander.

Die Stellung der Christen zum Bild[709] und zu den Reliquien war stets Gegenstand divergierender Anschauungen und Auseinandersetzungen gewesen. Nach den Bilderstürmen und ikonoklastischen Tendenzen in den sich bildenden Konfessionen der Reformationszeit steigerte sich auch im eigenen katholischen Lager die kontrovers geführte Diskussion. Die geltende Lehrmeinung der katholischen Kirche hatte daraufhin das Tridentinische Dekret zur Bilder- und Reliquienverehrung im Geiste der alten kirchlichen Überlieferung festgelegt, in der Sessio XXV: „Von der Anrufung, Verehrung und den Reliquien der Heiligen und den heiligen Bildern"[710]. Grundlage bildete die französische Reformpetition, die lautete: „Da in unseren Tagen Bilderstürmer aufgestanden sind, die die Bilder zerstören zu müssen glauben, und daraus an vielen Orten schwere Unruhen entstanden sind, möge das Heilige Konzil Vorsorge treffen, daß das Volk darüber unterrichtet wird, was von der Verehrung der Bilder zu halten ist, und sich angelegen sein lassen, die bei ihrer Verehrung entstandenen abergläubischen Gebräuche und Mißstände abzuschaffen. Dasselbe möge geschehen hinsichtlich der Ablässe, Wallfahrten, Heiligenreliquien und der sogenannten Bruderschaften"[711]. In seinem erlassenen Dekret beruft sich

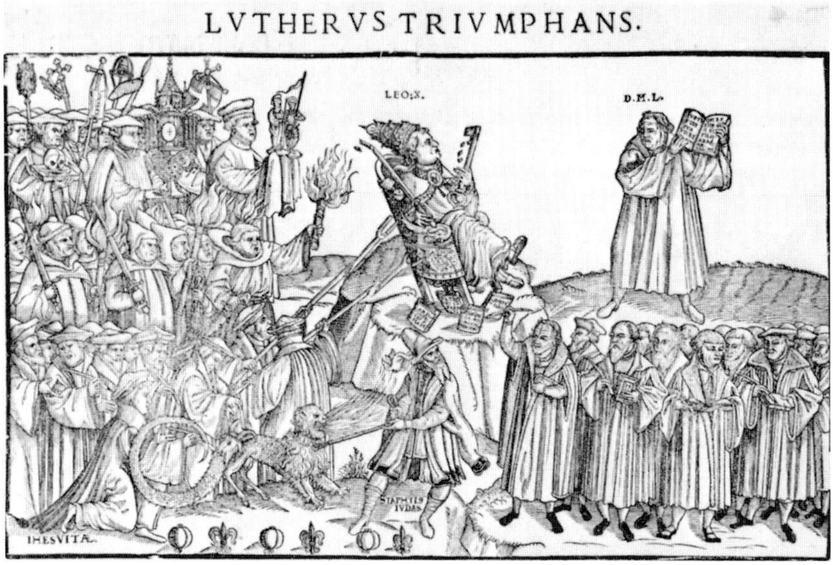

161 Lutherus Triumphans. Flugschrift 1568.

das Heilige Konzil auf den von den ersten Zeiten der christlichen Religion herkömmlichen Gebrauch und auf die Beschlüsse früherer Konzilien und beauftragt die Bischöfe und alle Lehrenden, die Gläubigen über die Fürbitte der Heiligen zu unterweisen. Bezüglich der Reliquien entschied das Konzil: „Auch sind die Heiligen Leiber der Heiligen Martyrer und anderer mit Christus Lebenden, welche lebendige Glieder Christi und Tempel des Heiligen Geistes waren, die von demselben zum Ewigen Leben erweckt und verherrlicht worden, von den Gläubigen zu verehren, durch welche viele Wohltaten von Gott den Menschen erwiesen werden, so daß die, welche behaupten, den Reliquien der Heiligen gebühre keine Verehrung und Hochachtung oder dieselben oder andere Heilige Denkmäler werden nutzlos von den Gläubigen verehrt, und um ihre Hilfe zu erlangen, werde das Gedenken der Heiligen fruchtlos gefeiert, durchweg zu verwerfen sind, wie die Kirche dieselben schon früher verworfen hat und sie jetzt wieder verwirft." Was die Bilder betrifft, so seien diese Medien der Veranschaulichung und Medien der Vergegenwärtigung. Sie seien in ihrer Eigenschaft als Abbilder der Urbilder verehrungswürdig und repräsentierten Heilsgüter. Nicht nur die Auffassung von der didaktischen Funktion der Bilder, wie sie ebenfalls stets postuliert worden war, sondern auch ihre Verehrungswürdigkeit wegen ihrer Beziehung zu den Prototypen, die schon das

Konzil von Nicaea[712] formulierte, wurde nun für die katholische Kirche endgültig festgeschrieben.

Zum Fragenkomplex äußerten sich auch nach dem Konzil von Trient zahlreiche gelehrte Theologen, zumeist, um die Entscheidungen des Dekrets zu erklären und zu untermauern[713]: Alberto Pio von Carpi im 1567 in Venedig erschienenen Werk ›Tres et viginti libri in locos lucumbrationum variarum D. Erasmi Roterodami, quos censet ab eo recognoscendos et retractandos‹, Robert Bellarmin im 1586/93 zu Ingolstadt erschienenen Hauptwerk ›Controversen‹, Jakob Gretser in seinem gleichfalls in Ingolstadt erschienenen ›De sacris et religiosis peregrinationibus‹. In vortridentinischer Zeit hatten die katholische Position hauptsächlich Martin Perez von Avala im erstmals 1548 zu Augsburg erschienenen Werk ›De divinis, apostolicis et ecclesiasticis traditionibus‹, Konrad Braun in der im gleichen Jahr und am gleichen Ort erschienenen Schrift ›De imaginibus‹, Ambrosius Catharinus im 1552 in Rom erschienenen Werk ›De cultu et adoratione imaginum‹, Matthaeus Ory im Traktat ›De cultu imaginum‹, 1552 verfaßt, vertreten. Den teilweise kontrovers vorgetragenen theologischen Erörterungen setzte das Tridentinische Bilderdekret ein Ende, faßte zusammen, was zur Verteidigung des Heiligen-, Bilder- und Reliquienkults schon vorher häufig geschrieben worden war, klärte Sachverhalte, beseitigte Mißverständnisse und suchte Mißstände und Mißbräuche abzustellen.

Doch um so stärker gelangte fortan die kontroverse Einstellung zwischen den Konfessionen zum Ausdruck. Als beispielsweise Schädel und Gebein aus dem Beinhaus zu Bickenbach wieder der Erde zurückgegeben wurden, hielt anläßlich der Wiederbestattung Heinrich Leuchter, Pfarrer und Superintendent zu Darmstadt, eine lange Predigt, die – im Jahre 1612 veröffentlicht – nochmals in aller Ausführlichkeit zum katholischen Reliquienkult in protestantischer Mentalität und Argumentation Stellung bezieht. Die Predigt heißt: ›Skeletotaphos Das ist Ein Christliche Predigt Bey Begraebnuß einer großen Menge Todten Beine, welche vor 100 mehr und wenigern Jaren in zeit Bapsthumbs zu Bickenbach auß der lieben abgestorbenen Vorfahrengräbern wahren heraußgenommen und im Beinhauß nicht zu gringer verunehrung und verspottung ihrer selbsten auff grossen hauffen auffgearcket lagen. Und aber mehrmals nach verordenung Gottes und wolhergebrachtem gebrauch der rechten alten waren ud Christlich-Catholisch Kirchen wider in die Erde zur Ruhe gebracht worden seyn‹[714]. Der protestantische Pfarrer gibt in seiner Predigt über den rechten Umgang mit den „lieben abgestorbenen Leibern vnd Todtengebein in der Kirchen Gottes" einen glänzenden Überblick über die Geschichte der Reliquienverehrung in der Kontinuität vom Heidentum zum Irrglauben der „Papisten". „Als bey den Heyden", so schreibt er, „der brauch auffkommen war, daß, man vornehmer vnd tapfferer vmb Land vnd Leuthe wolverdienter Helden, welche nach ihrem Absterben an geringe Orthe begraben wahren, jre Gebeine wider außgrub vnd zu weit ansehnlichern orthen mit grossem Pomp vnd Gepränge hinbringen ließ, vornehmblich aber in die berühmbste Heydnische Tempel: So ist daher erfolgt, daß diesen Heydnischen Exempeln nach in der Christenheit die Gebeine der vmb die Kirche Gottes trefflich verdienter Propheten, Aposteln vnd anderer heiligen Märtyrer ja auch jre Aschen vnd Staub in aureis vrnis, velamentis sericis, vnsonsten von geringen orten auß jren Gräbern an höhere Orthe mit grosser Solennitet, Zierde, Gesängen, hominum accursu & occursu hingetragen worden seyn. Wie solches von den Heyden beym Cyrillo, Plutarcho, Volaterrano, Sabellico: Von den Christen aber bey gedachtem Cyrillo, Hieronymo vnd andern Scribenten zu lesen ist. Vnd hat sich diß belangen die Christen zur zeit Keysers Constantini Magni angefangen. Als bey den Heyden sich Gespenste vnd oracula Diabolica vernehmen ließen, man solte dieser vnd jener Helden Gebeine vnd Reliquias von jrem Orth abholen vnd sie da vnd da hinbringen vnnd sie mit Opffern verehren vnd anbeten, alsdann solten sie schutz vnnd schirm in der Statt oder in dem Lande haben: Daher es dann auch kommen ist, daß fast ein jeder bey sich in seinem Hauß der seinigen vnnd anderer Gebeine vnnd Aschen in gewissen Vrnis propter Lares & Penates hat haben wollen: Eben also ist es auch in der Kirchen Gottes zugangen, daß man geglaubt hat, an welchem orth der heiligen Märtyrer Gebeine auffbehalten werden, daselbsten seyen sie (die abgestorbene Heiligen) der Leute Beschirmung vnd Vorstand, Colummae, turres, munimenta & praesidia, wie Basilius solches bezeuget. Dazu haben den Bald- oder Abergläubigen dienen müssen (wiewol ohn allen grund) die Wunderwercke, welche derozeit, als die schädliche Ketzerei Arij weit vnd breit die Kirche Gottes verderbte, bey der H. Märtyrer Begräbnuß an Krancken vnd Gebrechlichen geschahen, bezeugte aber Gott darmit, daß die Lehr, so besagte heilige Männer gefuhrt vnd mit ihrem Blut versiegelt hatten, die rechte und seligmachende Warheit wer. Es haben auch darzu gedienet die apparitiones spirituum, gespenste vnd Geister, Gesichte vnd Träume, welche derzeit hauffenweiß im gang vnd schwang gewesen vnnd gantz elendiglich die Leute verführet haben. Dann man damals beredt worden ist, Es seyen der H. Märtyrer Seelen an welchem Orth ihre Gebeine vnd Aschen behalten vnd verehret werden, zugegen vnd thun den Leuten guts: Ja es ist dahin komen, daß man geglaubt hat, in der Märtyrer ihren Gebeine vnd Aschen stecke krafft die Krancken gesund vnd das noch weit mehr ist göttliche Gnad die Sünder gerecht, heilig vnd selig zu machen, wann man sie nur bey sich habe oder trage oder anrühre oder küsse etc. Zum beschließlichen ist hierauff erfolget, daß sich die Leute fleißig zu Gräbern der Heiligen Märtyrer verfüget vnd gewallet seyn: Die abergläubige Weiblein haben mit grosser anzahl darbey Tag und Nacht gewachet, daß mans wegen der Vnzucht, so darbey getrieben worden, hat verbieten müssen: Viel haben ihre Speise dahin getragen, sie zu segenen: Allenthalben hat man der H. Märtyrer Begräbnussen außgeforschet, auch der Propheten, Aposteln vnd anderer vnd darauß ihre Gebeine vnd Aschen hinweg getragen: Da dann vff vngewisse anzeig vnd bericht vieler gottlosen reliquiae vor groß Heiligthumb auffgerafft vnd angenommen worden seyn: Man hat die Gebeine an unterschiedene Orte vertragen: Die Münche haben sie vmb Gelt verkaufft: Man hat sie auff die Krancke gelegt, sie dardurch gesund zu machen vnd uff die Sterbende, die bösen Geisten von jhnen zu treiben: Man hat sie hin und wider in die Kirchen oder Tempel gebracht mit vorwendung, daß dardurch die Geistliche Gebäwe geheiliget vnd die Sacramenta zu mehrer krafft vnd stärcke gebracht werden. Man hat zum iuramentis oder Eydschwur diese Todtenbeine gebraucht: Man hat sie in Gold vnd Silber, in Sammet vnd Seyden etc. eingefaßt: Man hat jnen Kräntze, deßgleichen Liechter geopffert vnnd angezündet: Man hat sie angebettet vnd angeruffen: Ja es ist so arg worden, daß viel auß vermeynter Andacht in Arabiam gezogen seyn, die Erde, da der gedültige Job vorzeiten gewohnet vnd sie mit seinen Füssen berühret, zu ihrer Wolfahrt zuküssen: Andere aber ins gelobte Land nach Jerusalem, daselbsten Ablaß zuholen: Deßgleichen heiliege Erde vom Boden daselbst heimzutragen, damit sie die teiffel dardurch auß jhren Häusern verjagen möchten. Auß diesem gantzen Discurs nun ist leicht abzunehmen, was in den Bäpstischen Kirchen der vermeynte Gottesdienst, belangend die Reliquias Sanctorum, vor ein anfang have vnnd woher die opinio gratiae, Meriti & Sanctificationis in ossibus & de ossibus Sanctorum zuerst kommen sey vnd was vor ein Fundament vnd Grund sie habe."

„Was die Papisten mit ihren Reliquien für mehr als Heidnische Abgötterey treiben, liegt am Tag. Wir thun aber den Gebeinen der Märtyrer also Ehre an, daß wir denjenigen, dessen Martyrer und Blutzeugen sie gewesen sind, anbetten", schreibt 1688 Johann Heinrich Heidecker im ›Kampfplatz getreuer Blut-Zeugen‹[715]. „Ob aber", fragt P. Iso Walser in einer Streit-Rede 1769 dagegen, „die catholische Eidgnoßschaft wegen Verehrung der H. reliquien zu tadeln seye? Was stoßet denn die Herren Reformierte an

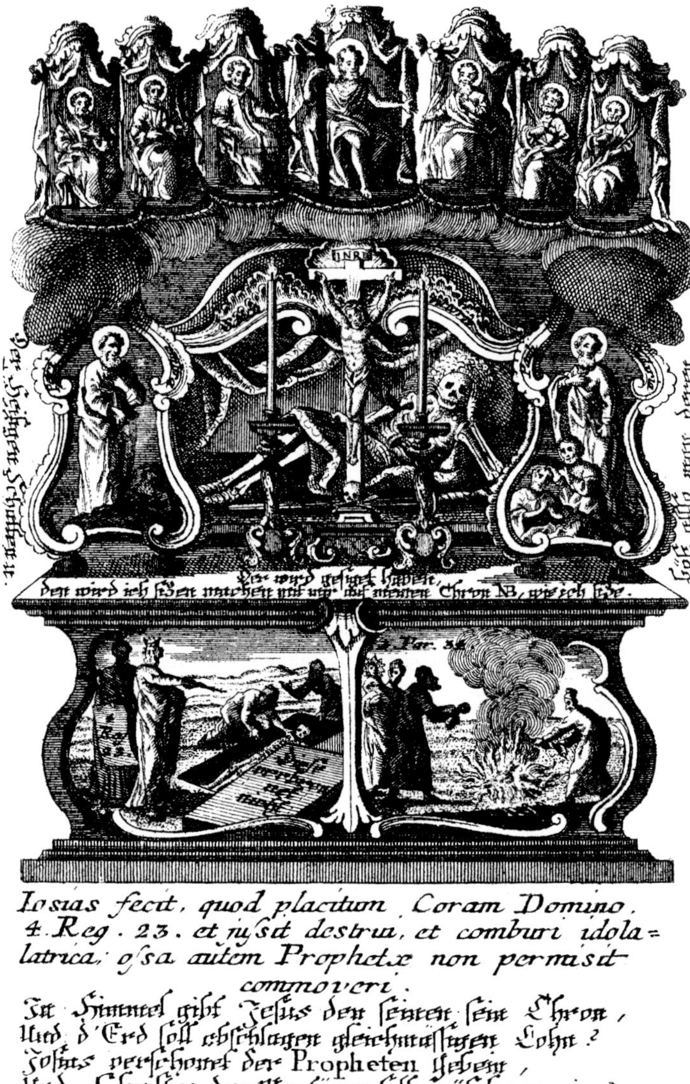
Iosias fecit, quod placitum Coram Domino.
4. Reg. 23. et jussit destrui, et comburi idola=
latrica; ossa autem Prophetæ non permisit
commoveri.
In Himmel gibt Jesus den seinen sein Thron,
Und d'Erd soll abschlagen gleichmässigen Lohn?
Josias verschonet der Propheten Gebein,
Und Christen der Martyrer sollen äscheren ein?

162 Kupferstich zu 4 Kg. 23.

den Kopf, da wir die HH. Reliquien verehren? Sie werfen uns vor: 1. Die Ehre gehöre Gott allein zu; folglich muß man die Heiligthümer nicht verehren. 2. Diese seyen nur tote Gebeiner; folglich nicht Verehrungswürdig. 3. Ja, solche Verehrung sey ein Aberglauben und Abgötterei. Wo ist in der Schrifft ein Anzeigen oder Grund, daß man den Reliquien Schimpf und Unehre anthun könne oder solle? Warum hat man dann dieses ohne Schrifft vorgenohmen? Wo ist es geschrieben? Ich hab schon gemeldet, daß Moyses die Reliquien des h. Josephs nicht unter den Heyden gelassen, sondern mit sich ehrenbietig davon getragen (Ex 13); daß Eliseus den Mantel des Elias in Ehren gehabt und mit selbem Wunder gewürcket (4 Kg); daß der König Josias die Gebein des Propheten ohnberührt wissen wollte (4 Kg 23) (Abb. 162); Was heißet dies? Ehr oder Unehr? Was sagt ihr, Geliebter, zu den Ehrenzeichen Begrabnuß des H. Stephanus in der Geschichte der Aposteln (Apg 8), was zu dem heulsamen Schatten Petri? was zu dem Wunderwürckenden tücheren Pauli (Apg 5)?“[716].

„Seltsame Frömmigkeit“ ist der „Capricho enfático“, das Blatt 66 der „Desastres de la Guerra“[717], betitelt; der Esel führt im gläsernen Sarg auf seinem Rücken einen ganzen Leichnam umher, den das gläubige verdummte Volk emphatisch verehrt (Abb. 163). Abermals schließt auch Goyas über den bloßen Reliquienkult hinausweisende Darstellung an Texte und Bilder der Reliquienkritik an, wie die Lafontaines Fabel illustrierende Lithographie mit dem einen Reliquienschrein tragenden Esel[718] es als bekannter Topos zeigt.

Ganz objektiv läßt sich das Phänomen des Reliquienkultes freilich nicht bestimmen. Zu abhängig ist jede Stellungnahme von der persönlichen Herkunft und Erfahrung, Gesinnung und Bindung. Unerhörte Geschichten entstehen aus der lebendigen Bekanntschaft des intellektuellen Protestanten mit einem alten Kapuziner im katholischen fürsterzbischöflichen Bamberg, das die Atmosphäre des Romans bestimmt – E. T. A. Hoffmanns ›Elixiere des Teufels‹: „Schon fünf Jahre war ich im Kloster, als nach der Verordnung des Priors mir der Bruder Cyrillus, der alt und schwach geworden, die Aufsicht über die reiche Reliquienkammer des Klosters übergeben sollte. Da befanden sich allerlei Knochen von Heiligen, Späne aus dem Kreuze des Erlösers und andere Heiligtümer, die in saubern Glasschränken aufbewahrt und an gewissen Tagen dem Volk zur Erbauung ausgestellt wurden. Der Bruder Cyrillus machte mich mit jedem Stücke sowie mit den Dokumenten, die über ihre Echtheit und über die Wunder, welche sie bewirkt, vorhanden, bekannt. Er stand rücksichts der geistigen

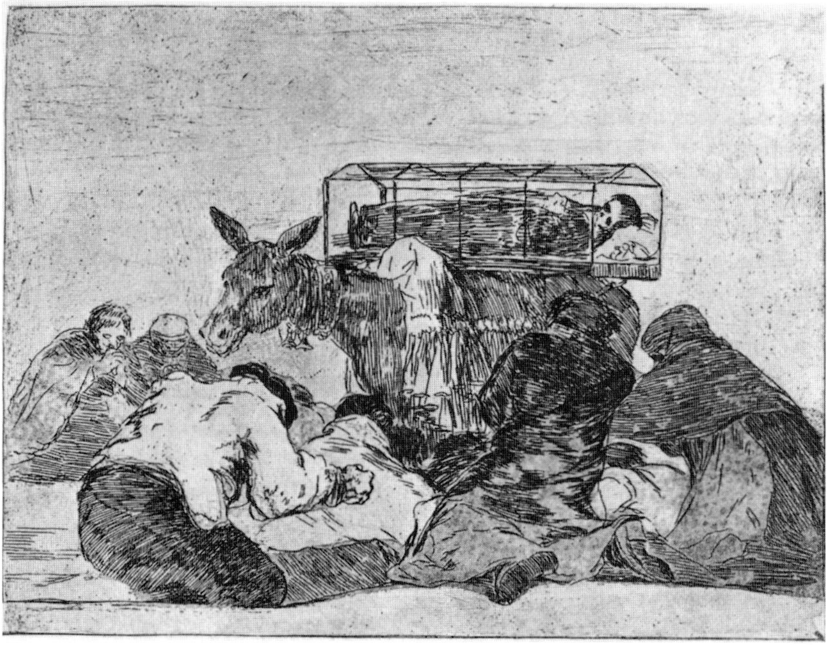

163 Francisco de Goya, Seltsame Frömmigkeit. Desastres de la Guerra 66 – Capricho enfático, 1815/20.

Ausbildung unserem Prior an der Seite, und um so weniger trug ich Bedenken, das zu äußern, was sich gewaltsam aus meinem Innern hervordrängte. ‚Sollten denn, lieber Bruder Cyrillus', sagte ich, ‚alle diese Dinge gewiß und wahrhaftig das sein, wofür man sie ausgibt? – Sollte auch hier nicht die betrügerische Habsucht manches untergeschoben haben, was nun als wahre Reliquie dieses oder jenes Heiligen gilt? So z.B. besitzt irgendein Kloster das ganze Kreuz unsers Erlösers, und doch zeigt man überall wieder so viel Späne davon, daß wie jemand von uns selbst, freilich in freveligem Spott, behauptete, unser Kloster ein ganzes Jahr hindurch damit geheizt werden könnte.' – ‚Es geziemt uns wohl eigentlich nicht', erwiderte der Bruder Cyrillus, ‚diese Dinge einer solchen Untersuchung zu unterziehen, allein offenherzig gestanden, bin ich der Meinung, daß, der darüber sprechenden Dokumente unerachtet, wohl wenige dieser Dinge *das* sein dürften, wofür man sie ausgibt. Allein es scheint mir auch gar nicht darauf anzukommen. Merke wohl auf, lieber Bruder Medardus, wie ich und unser Prior darüber denken, und du wirst unsere Religion in neuer Glorie erblicken. Ist es nicht herrlich, lieber Bruder Medardus, daß unsere

Kirche darnach trachtet, jene geheimnisvollen Fäden zu erfassen, die das Sinnliche mit dem Übersinnlichen verknüpfen, ja unseren zum irdischen Leben und Sein gediehenen Organismus so anzuregen, daß sein Ursprung aus dem höhern geistigen Prinzip, ja seine innige Verwandtschaft mit dem wunderbaren Wesen, dessen Kraft wie ein glühender Hauch die ganze Natur durchdringt, klar hervortritt und uns die Ahndung eines höheren Lebens, dessen Keim wir in uns tragen, wie mit Seraphsfittichen umweht. – Was ist jenes Stückchen Holz – jenes Knöchlein – jenes Läppchen – man sagt, aus dem Kreuz Christi sei es gehauen, dem Körper – dem Gewande eines Heiligen entnommen; aber den Gläubigen, der, ohne zu grübeln, sein ganzes Gemüt darauf richtet, erfüllt bald jene überirdische Begeisterung, die ihm das Reich der Seligkeit erschließt, daß er hienieden nur geahnet; und so wird der geistige Einfluß des Heiligen, dessen auch nur angebliche Reliquie den Impuls gab, erweckt, und der Mensch vermag Stärke und Kraft im Glauben von dem höheren Geiste zu empfangen, den er im Innersten des Gemüts um Trost und Beistand anrief. Ja, diese in ihm erweckte höhere geistige Kraft wird selbst Leiden des Körpers zu überwinden vermögen, und daher kommt es, daß diese Reliquien jene Mirakel bewirken, die, da sie sooft vor den Augen des versammelten Volkes geschehen, wohl nicht geleugnet werden können.' – Ich erinnerte mich augenblicklich gewisser Andeutungen des Priors, die ganz mit den Worten des Bruders Cyrillus übereinstimmten, und betrachtete nun die Reliquien, mit wahrer innerer Ehrfurcht und Andacht." Die geheimnisvollste und wunderbarste Reliquie des Klosters, die ein Bruder von weiten Reisen mitbrachte, war nun „eine verschlossene Flasche, die der heilige Antonius dem Teufel, der darin ein verführerisches Elixier bewahrte, abgenommen haben sollte. Auch diese Reliquie wurde sorgfältig aufbewahrt, unerachtet mir die Sache ganz gegen den Geist der Andacht, den die wahren Reliquien einflößen sollen, und überhaupt ganz abgeschmackt zu sein schien."

Erstaunen läßt die Intuition, mit der Sachverhalte als selbstverständliches, heute weithin in Verlust geratenes Bildungsgut dargestellt werden, auch wenn dieses zur scharfen Polemik Verwendung findet wie in Heinrich Heines Kölner Traum[719]:

Wo funkelnde Kerzenhelle
Und blitzendes Gold und Edelstein;
Das war die Drei-Königs-Kapelle.

Die Heilgen Drei Könige jedoch,
Die sonst so still dort lagen,

O Wunder! sie saßen aufrecht jetzt
Auf ihren Sarkophagen.

Drei Totengerippe, phantastisch geputzt,
Mit Kronen auf den elenden
Vergilbten Schädeln, sie trugen auch
Das Zepter in knöchernen Händen.

Wie Hampelmänner bewegten sie
Die längstverstorbenen Knochen;
Die haben nach Moder und zugleich
Nach Weihrauchduft gerochen.

Der eine bewegte sogar den Mund
Und hielt eine Rede, sehr lange;
Er setzte mir auseinander, warum
Er meinen Respekt verlange.

Zuerst weil er ein Toter sei,
Und zweitens weil er ein König,
Und drittens weil er ein Heilger sei –
Das alles rührte mich wenig.

Ich gab ihm zur Antwort lachenden Muts:
„Vergebens ist deine Bemühung!
Ich sehe, daß du der Vergangenheit
Gehörst in jeder Beziehung.

Fort! Fort von hier! im tiefen Grab
Ist eure natürliche Stelle.
Das Leben nimmt jetzt in Beschlag
Die Schätze dieser Kapelle.

Der Zukunft fröhliche Kavallerie
Soll hier im Dome hausen,
Und weicht ihr nicht willig, so brauch ich Gewalt
Und laß euch mit Kolben lausen!"

So sprach ich, und ich drehte mich um,
Da sah ich furchtbar blinken
Des stummen Begleiters furchtbares Beil –
Und er verstand mein Winken.

Er nahte sich, und mit dem Beil
Zerschmetterte er die armen
Skelette des Aberglaubens, er schlug
Sie nieder ohn' Erbarmen.

Es dröhnte der Hiebe Widerhall
Aus allen Gewölben, entsetzlich! –
Blutströme schossen aus meiner Brust,
Und ich erwachte plötzlich.

Polemik, zu der der alte Reliquienglauben seit Reformation und Aufklärung immer wieder herausforderte, verbindet sich seltsamerweise vielfach mit einer besonderen Faszination, die eben dieser Glaube auszulösen vermag. In Romanform eingekleidet übt der aufgeklärte Geist Spott und Gesellschaftskritik, wiederholt jahrhundertealte Urteile und Vorurteile zum Reliquienkult, zu Kirche und Papsttum. An José Maria Eca de Queiroz' ›Reliquie‹[720] wird man sich erinnern oder an Roger Peyrefittes ›Schlüssel von St. Peter‹. Aber im persönlichen Psychogramm eingelagerte Bilder und Erfahrungen aus dem eigenen frühen Lebensalter verwandeln und erweitern die einstigen Erlebnisse katholischer Reliquienkultur zu explosiven Phantasien wie in Günter Grass' ›Rättin‹: „Die Rattenmesse in Sankt Marien hatte schon begonnen; oder war sie ohne Anfang und Ende? Vom Westportal bis zum entrückten Hauptaltar, auf dem, wie ich aus früheren Träumen wußte, ledern geschrumpft, doch immer noch kenntlich, Anna Koljaiczek und ihr zu Füßen, von brüchigen Röcken umwölkt, ihr Enkelsohn Oskar anbetungswürdig waren, bewegten sich die Rattenvölker, indem sie gesungenem Rhythmus gehorchten." Als dann die „Neuschweden" gekommen waren, sagten diese: „Du hast mir von Messen erzählt, hast das Beten der Rattenvölker nach deinem Verständnis katholisch genannt. Das ist Unsinn, Aberglaube. Wir haben ihren Versammlungen eine neue, sozusagen reformierte Ordnung gegeben. Und ich sah die Veränderungen im Innenraum der Marienkirche: Anna Koljaiczek als Mumie mit dem geschrumpften Oskar zu Füßen, desgleichen aller Altarschmuck, die Golddukaten und weißblaue Schlümpfe, die Brille samt Futteral, die Brieföffner, das Gebiß, der gußeiserne Schriftzug Solidarnosc, Polens Staatsorden und Oskars Ringe waren verschwunden. Kalte Strenge und protestantische Leere herrschten."

Dem Dialog des Konkreten mit dem Irrealen eignet eine Bildkraft der Sprache, die noch stärker ist als die der Gegenstände moderner Objektkunst, deren Künstler Reliquienthematik visualisieren. Die entstehenden

Objekte zeigen die ganze bekannte Wirkungsskala in der Psychologie der Reliquie auf. Kritischer Intellekt kompensiert diese in Spott und Satire; doch vieles von dem, was die Reliquienhersteller und -darsteller in der modernen Objektkunst[721] geschaffen haben, dringt in tiefere Schichten ein, evoziert die Magie der konkreten Dinge und deren kultisch-ästhetische Präsenz. Rezeptionen und Reflexionen religiöser Erinnerungen und Erfahrungen werden in ein entmystifiziertes Umfeld eingebracht, im Bild wie in der Sprache, in der Kunst wie in der Literatur. In Herbert Rosendorfers Roman ›Die Goldenen Heiligen oder Columbus entdeckt Europa‹ verwandeln sich die einstigen *sancti aurei* in Außerirdische, die im Deutschland der Gegenwart landen, Wesen mit undurchschaubarer Technik und infantiler Moral, die die Überstrukturen der Zivilisation zusammenbrechen lassen. Josef Winkler, den einstigen Kärntner Meßministranten, plagen im ›Friedhof der bitteren Orangen‹ die Erlebnisse seiner Vergangenheit, vermischen sich mit Beobachtungen im Mezzogiorno, die er in sein „Straßennotizbuch, auf dem die eingetrockneten und eingekleideten Leichen der Bischöfe und Kardinäle aus dem Priesterkorridor der Kapuzinerkatakomben in Palermo abgebildet sind", einträgt und mit Zitaten von Passion, Liebe und Kreuzessucht aus dem katholischen Kirchengebetbuch der Großmutter entsetzlich durchwirkt. Die Heiligenmartern und Reliquiengeschichten versinken in einem Meer von Fleisch und Blut und Schmutz und Kot in schrecklichen Szenen aus Leichen und Moder. Übrig bleibt eine „Anatomie menschlicher Destruktivität"[722] und Nekrophilie ohne Hoffnung und Sinn. Aber die unterschiedlichen Auffassungswelten der *linea rationis* und des *rusticus intellectus* stehen heute wie ehedem einander entgegen, selbst wenn sie vielfach in der Psychographie des einzelnen wie der Menge zusammentreffen. Auch das Blut von San Gennaro verflüssigt sich in seiner Ampulle alljährlich noch immer[723], und nicht nur das neapolitanische Wunder bewahrt die Erinnerung an eine ansonsten fast versunkene Kultur.

Nachwort

Seit ihren frühesten Zeiten verehrten Christen die Gebeine ihrer Märtyrer. Sie befanden diese für *wertvoller als kostbare Steine und besser als Gold.* Im gesamten Mittelalter prägte der Kult der Reliquien christliche, nach der Reformation katholische Frömmigkeit. Tradition und Kontinuität der Reliquienverehrung während der langen Zeitspanne zwischen Spätantike und Aufklärung darzustellen war eines der Anliegen dieses Buches. Seine Texte und Bilder zeigen ihre unermeßliche Bedeutung im persönlichen Leben und im Leben der Gemeinschaft, in Kultur und Politik, in Kult und Kunst. Vom ausströmenden *bonum* der göttlichen Gnade wie einst der irdische Leib erfüllt, ist die Reliquie das Medium des Heiligen, dessen Fürbitte, Schutz und Hilfe der Mensch erfleht. Im Kult des Heiltums kompensiert er seine Hilfsbedürftigkeit auf Erden, durch ihn erstrebt er die Sicherung des eigenen Seelenheils in der Ewigkeit. Dies war substantiell und absolut und die wichtigste vitale Funktion. Das allgemeingültige Glaubensgut gelangte freilich in unterschiedlicher Wahrnehmung zum Ausdruck, auf der Ebene der *linea rationis* in anderer Weise als auf der Ebene des *rusticus intellectus,* dieser unerschöpflichen Quelle unzähliger wunderbarer Geschichten, Erlebnisse und Erfahrungen von und mit Heiligen und ihren Reliquien. Kaum ein anderes Phänomen der Kulturhistorie ist facetten- und aspektreicher, lebendiger und bunter in religiöser Perzeption und Phantasie.

Heute herrscht weitgehend Unverständnis einer für obsolet gehaltenen Mentalität gegenüber vor, wenngleich unserer Gesellschaft die oft geübte Herablassung schlecht ansteht, bedenkt man, wieviel Obskures an Vorstellungen sie bei inzwischen erweitertem Horizont täglich selbst produziert und konsumiert. Um wieder zu einem qualifizierteren Verständnis zu gelangen, stellte jüngst Arnold Angenendt erneut die Sachverhalte aus theologischer Sicht dar. Im christentums- und religionsgeschichtlich angelegten Werk „Heilige und Reliquien" wird verläßlich die

„Geschichte ihres Kultes vom frühen Christentum bis zur Gegenwart" vermittelt.

Der vorliegende Band ist aus dem Blickwinkel des Kunsthistorikers geschrieben. Demzufolge widmet er sich hauptsächlich den Zusammenhängen der Reliquien mit der Kunst, allerdings ebenfalls unter Einbeziehung des breiten Panoramas ihrer Frömmigkeitsgeschichte, ohne das aller Inhalt Fragment bliebe. Im Mittelpunkt der Erörterungen steht die unüberschätzbare Bedeutung des Kults der Reliquien für die sakrale Kunst. Ohne ihn gäbe es keinen Schrein der Heiligen Drei Könige in Köln, keine Sainte-Chapelle in Paris, keine Basilika des Heiligen Bluts in Weingarten. Im Reliquienkult hat ein Großteil kirchlicher Kunst Ursprung und Sinn, in der Bau- wie in der Bildkunst, in der Goldschmiede- und Schatzkunst. Dennoch, im Bezugsfeld von Reliquie und Kunst ist zumeist kein sonderlich großes Interesse der Kunstwissenschaft angesiedelt. Nicht selten finden sich noch Interpretationsmodelle, die im Kunstwerk eines Reliquiars lieber das künstlerische Erzeugnis zum Zweck stilgeschichtlicher Bestimmung sehen. Reliquiar und Reliquie, in Symbiose miteinander verbunden, werden auch in der Forschung oftmals getrennt, das Kunstwerk „emanzipiert", wie es seit der Säkularisation schon realiter unzählige Male geschehen ist. Solche Betrachtungsweise aber wird der Komplexität seiner Existenz nicht gerecht.

Die Aufnahme der Thematik in das Verlagsprogramm der Wissenschaftlichen Buchgesellschaft eröffnete dem Autor die Möglichkeit, über die übliche Definition des Begriffs Reliquiar hinaus das gesamte Bezugsfeld zwischen Kult und Kunst im kulturgeschichtlichen Abriß der Reliquienverehrung zu skizzieren. Ganze Kirchenwände werden zu Reliquienträgern, ganze Kapellen und Kirchen als monumentale Schreine in den Kult der Reliquien einbezogen, in der Realität wie im Abbild. Im kultisch-ästhetischen Raum kommuniziert Reliquieninszenierung mit der Dekoration der Kirchenausstattung, im Mittelalter nicht anders als in der Kunst der Gegenreformation und des Barocks, stets in großer Variationsvielfalt von Visualisierungen verborgener oder sichtbar gemachter Realpräsenz der Heiligen und Heiltümer. Für diese Möglichkeit der Ausweitung des ursprünglich gesetzten Themas „Reliquie und Reliquiar im Mittelalter" weiß sich der Verfasser dem Verlag dankbar verbunden, vor allem Dorothee Feigel für ein immer verständnisvolles und sorgsames Lektorat und Reinhardt Hootz für seine Initiative im Planungsstadium des Werkes. Desgleichen will auch an dieser Stelle der Fritz Thyssen Stiftung ein Dank des Verfassers ausgesprochen sein, weil hier zahlreich eingebracht ist, was auf durch die Stiftung geförderten Forschungsreisen zur Reliquienthematik an Erkenntnissen und Ergebnissen zustande kam. Ferner sei dem Rheinischen Bildarchiv in Köln einmal mehr Dank gesagt, diesmal für die hier reproduzierten Aufnahmen, die hauptsächlich während der großen, vom Autor verantworteten Mittelalter-Ausstellungen der siebziger und achtziger Jahre entstanden. In den Dank eingeschlossen seien auch alle, die vielseitig Unterstützung und Hilfe gewährten, besonders die Institutionen und Photographen, deren Bildvorlagen wir benutzen konnten, um dem Thema angemessen zu illustrieren, was hier von der *heiligen Schau* der Reliquien berichtet worden ist.

Anton Legner

Anmerkungen

[1] J. B. W. Perkins, The Shrine of St. Peter and Its Twelve Spiral Columns, in: Journal of Roman Studies, XLII, 1952, S. 21 ff.; H. Kauffmann, Berninis Tabernakel, in: MüJb 6, 1955, S. 225 ff.; W. C. Kirwin, Bernini's Baldacchino Reconsidered, in: RJb 19, 1981, S. 141 ff.; I. Lavin, Bernini's Baldachin: Considering a Reconsideration, in: RJb 21, 1984, S. 405 ff.

[2] A. de Waal, Die antiken Reliquiare der Peterskirche, in: RQS 7, 1893, S. 253 ff.

[3] R. Preimesberger, Berninis Statue des Longinus in St. Peter, in: Antikenrezeption im Hochbarock, hrsg. von H. Beck und S. Schulze (Schriften des Liebieghauses, Museum alter Plastik, Frankfurt am Main), Berlin 1989, S. 143 ff.

[4] J. A. F. Orbaan, Der Abbruch Alt Sankt-Peters 1605–1615, in: JbPKs 39, 1919, Beiheft.

[5] H. Siebenhüner, Umrisse zur Geschichte der Ausstattung von St. Peter in Rom von Paul III. bis Paul V. (1547–1606), in: Festschrift für Hans Sedlmayr, München 1962, S. 229 ff.

[6] O. Pollak, Die Kunsttätigkeit unter Urban VIII., Band II, Die Peterskirche in Rom, Wien 1931.

[7] Beschlüsse und Glaubensregeln des hochheiligen allgemeinen Concils zu Trient unter den Päpsten Paul III., Julius III. und Pius IV., Regensburg 1903, S. 162 ff.

[8] Keller 1975, S. 105 ff.

[9] Legner 1989, S. 33 ff.

[10] Zum Beispiel in den Deckenfresken der Pfeilerkapellen in der Ebene der Neuen Grotten, wo die Übertragung der Heiligen Lanze vor dem Kuppelpfeiler mit Longinus und der Reliquienloggia dargestellt ist (in hoc conditorium Urbani VIII. P. M. iussu / solemni pompa ferrum lanceae infertur). – I. Lavin, Bernini and the Crossing of Saint Peter's, New York 1968, Abb. 65.

[11] R. Otto, Das Heilige. Über das Irrationale in der Idee des Göttlichen und sein Verhältnis zum Rationalen, München 1987.

[12] Luthers Werke, Jena 1575, I, 165 f.

[13] Vaticanum 2, vollständige Ausgabe der Konzilsbeschlüsse, Osnabrück 1966: Konstitution über die Heilige Liturgie, Kap. 5, das liturgische Jahr, 111. – Zum

Heiligenkult: AASS; AnBoll; Beissel 1890, 1892; LCI; Brown 1981; P. Brown, Society and the Holy, London 1982; A. Angenendt, Die Geschichte der Heiligenverehrung, in: Die Heiligen heute ehren, Freiburg/Basel/Wien 1983, S. 96 ff., 254 ff.; W. Beinert, Die Heiligen in der Reflexion der Kirche, in: Die Heiligen heute ehren, Freiburg/Basel/Wien 1983, S. 13 ff., 243 ff.; R. Pernoud, Les saints au Moyen Age, Paris 1984; Wilson^{2}1985; Heilige/Heiligenverehrung, in: Theologische Realenzyklopädie 14, 1985, S. 641 ff.; R. Grégoire, Manuale di agiologia, Fabriano 1987; Heiligenverehrung II (Hagiographie), in: RACh 14, 1988, Sp. 150 ff.; Fr. Graus, Mittelalterliche Heiligenverehrung als sozialgeschichtliches Phänomen, in: Dinzelbacher/Bauer 1990, S. 86 ff.; G. L. Müller, Die Verehrung der Heiligen in der Sicht der katholischen Dogmatik, in: Dinzelbacher/Bauer 1990, S. 345 ff.; Les fonctions des saints dans le monde occidental (IIIe–XIIIe siècles). Actes du colloque organisé par l'Ecole française de Rome (CEFR 149), Rom 1991; P. Brown, Aufstieg und Funktion des Heiligen in der Spätantike, in: P. Brown, Die Gesellschaft und das Übernatürliche. Vier Studien zum frühen Christentum, Berlin 1993; G. Kerscher (Hrsg.), Hagiographie und Kunst. Der Heiligenkult in Schrift, Bild und Architektur, Berlin 1993; Angenendt 1994.

[14] R. und L. Kriss-Rettenbeck, Reliquie und ornamenta ecclesiae im Symbolkosmos der Kirche, in: OE 3, S. 19 ff.

[15] R. Konrad, Das himmlische und das irdische Jerusalem. Mystische Vorstellung und geschichtliche Wirkung, in: Speculum Historiale. Johannes Spörl aus Anlaß seines sechzigsten Geburtstages, Freiburg/München 1965, S. 523 ff.; H.-Fr. Reske, Jerusalem caelestis – Bildformeln und Gestaltungsmuster. Darbietungsformen eines christlichen Zentralgedankens in der deutschen geistlichen Dichtung des 11. und 12. Jahrhunderts (Göppinger Arbeiten zur Germanistik 95), Göppingen 1973; Ch. Meier, Zur Quellenfrage des „Himmlischen Jerusalem". Ein neuer Fund, in: Zeitschrift für deutsches Altertum und deutsche Literatur CIV, 1975, S. 205 ff.

[16] Analecta Hymnica Medii Aevi, hrsg. von G. M. Dreves u. C. Blume, 55, 1922, Nr. 277.

[17] Möseneder 1981.

[18] D. Thoss, Studien zum locus amoenus im Mittelalter (Wiener romanistische Arbeiten X), Wien 1972.

[19] „... kamen sie zu den Gefilden der Wonne und lieblichen Auen, / Wo die Sitze der Frommen und glückbeseligte Haine. / Reicher nun kleidet der Äther mit purpurnem Licht die Gefilde / Rings, wo sie eigene Sonne und eigene Sterne erblicken ... Weiter weilen hier jene, die für ihr Vaterland kämpfend / Bluteten, Priester auch, die rein im Leben gewandelt ... / Und die sich Nachruhm sonst im Herzen der Menschen gesichert: / Alle sie tragen die Schläfen mit schneeweißen Binden umwunden."

[20] Legner 1978, S. 356 ff.

[21] Bauer/Rupprecht 1976, S. 38 ff.; Herzöge und Heilige. Das Geschlecht der An-

dechs-Meranier im europäischen Hochmittelalter. Katalog der Landesausstellung Kloster Andechs 1993, hrsg. von J. Kirmeier und E. Brock.

[22] Augustinus Fastl, Der neue Himmel zu Diessen, das ist Kirchweih-Lob- und Jubelpredigt, München 1740.

[23] Bauer/Rupprecht 1976, S. 284 ff.

[24] P. Fischer, Der Barockmaler Johann Jakob Zeiller und sein Ettaler Werk, München 1964; Bauer/Rupprecht 1981, S. 284 ff.

[25] Theodoretos, Graec. affect. curatio VIII, 10 f.: ed. J. Raeder, Leipzig 1904, S. 199; Braun 1924, S. 615.

[26] Angenendt 1989, S. 9 ff.; Angenendt 1991; Angenendt 1992; Angenendt 1994, S. 14.

[27] Martyrium des Polykarp 18, 2 f.: Ausgewählte Märtyrerakten 6, dt. BKV 2 14, 306; K. Bihlmeyer/W. Schneemelcher, Die Apostolischen Väter I, Tübingen ^{2}1956; H. Rahner, Die Martyrerakten des zweiten Jahrhunderts, Freiburg i. Br. 1953, S. 36 f.; Martyrium des Polykarp, griech.-dtsch., in: Th. Baumeister, Genese und Entfaltung der altkirchlichen Theologie des Martyriums, Bern 1991, S. 82; A. Lindemann/H. Paulsen, Die Apostolischen Väter. Griechisch-deutsche Parallelausgabe, Tübingen 1992, S. 258 ff.

[28] Deckenfresko der südwestlichen Kapelle der Neuen Grotten (St. Veronika geweiht): Bernini präsentiert Papst Urban VIII. die Entwurfszeichnung für die Reliquiennischen der Kuppelpfeiler. – I. Lavin, Bernini and the Crossing of Saint Peter's, New York 1968, Abb. 67.

[29] Daß zur Gewinnung des Fundaments für die konstantinische Basilika an die 325 Gräber der Nekropole einzuebnen waren, stand ganz im Widerspruch zur antiken Grabauffassung. Vgl. Th. Klauser, Die römische Petrustradition im Lichte der neuen Ausgrabungen unter der Peterskirche, Köln/Opladen 1956, S. 48.

[30] Gregor von Nyssa, Or. in laud. S. Theod. c. 6.

[31] Delehaye ^{2}1933; Grabar 1946; Kötting 1950; Th. Klauser, Christlicher Märtyrerkult, heidnischer Heroenkult und spätjüdische Heiligenverehrung (Arbeitsgemeinschaft für Forschung des Landes Nordrhein-Westfalen, Jahresfeier 1960), Köln/Opladen 1960; Kötting 1958, S. 321 ff.; W. Speyer, Die Verehrung des Heroen, des göttlichen Menschen und des christlichen Heiligen. Analogien und Kontinuitäten, in: Dinzelbacher/Bauer 1990, S. 48 ff.; B. Kötting, Die Anfänge der christlichen Heiligenverehrung in der Auseinandersetzung mit Analogien außerhalb der Kirche, in: Dinzelbacher/Bauer 1990, S. 67 ff.

[32] Basilius, Hom. in XL mart. c. 2.

[33] Gregor von Nyssa, Or. in laud. S. Theod. c. 1.

[34] Titel der deutschen Ausgabe von Gauthier 1983. Titel der Originalausgabe: Les Routes de la Foi. Reliques et reliquaires de Jérusalem à Compostelle, Fribourg 1983.

[35] B. Kötting, Der frühchristliche Reliquienkult und die Bestattung im Kirchengebäude, Köln/Opladen 1965.

[36] Cardini 1989, S. 1016. – E. Dassmann, Ambrosius und die Märtyrer, in: Jahrbuch für Antike und Christentum 18, 1975, S. 49 ff.

[37] J. M. McCulloh, The Cult of Relics in the Letters and „Dialogues" of Pope Gregory the Great: A lexicographical Study, in: Traditio. Studies in ancient and medieval History, Thought, and Religion 32, 1976, S. 145 ff.

[38] Gregor der Große, Registrum epistolarum, liber IV, 30 – ed. Dag Norberg (Corpus Christianorum SL 140), Turnhout 1982, S. 249.

[39] F. J. Dölger, Das Kultvergehen der Donatistin Lucilla, Antike und Christentum III, 245 ff.

[40] Forschungen in Salona III, 1939, S. 119 ff.

[41] Prudentius, Peristephanon V, 341 ff.; PL 60, 398.

[42] Zum *corpus incorruptum* vgl. Angenendt 1989, S. 12 ff.; Angenendt 1991; Angenendt 1992; Angenendt 1994, S. 149 ff.

[43] Regesten der Erzbischöfe von Köln, 1, Nr. 272. In: Geschichte des Erzbistums Köln. In Verb. mit A. Franzen, F. W. Oediger und J. Torsy hrsg. von E. Hegel. 1. Band: Das Bistum Köln von den Anfängen bis zum Ende des 12. Jh. Neu bearb. von F. W. Oediger. Köln^{2}1972, S. 290 m. Anm. 100.

[44] Zum umfassenden Thema der Verbindung von Altar und Märtyrergrab vgl. Braun 1924; H. Claussen, Heiligengräber im Frankenreich. Ein Beitrag zur Kunstgeschichte des Frühmittelalters, MS Diss. Marburg 1950; H. Claussen, Altar III (Im Christentum), in: Religion in Geschichte und Gegenwart I, 1957, Sp. 255 ff.; A. Weckwerth, Tumba und Tischgrab in Deutschland, in: AfK 39, 1957, S. 273 ff.; G. Bandmann, Früh- und hochmittelalterliche Altaranordnung als Darstellung, in: Das Erste Jahrtausend 1, 1963, S. 371 ff.; A. Weckwerth, Tisch und Altar, in: Zeitschrift für Religions- und Geistesgeschichte 15, 1963, Heft 3, S. 209 ff.; B. Kötting, Die Tradition der Grabeskirche, in: Schmid/Wollasch 1984, S. 69 ff.; S. Komm, Heiligengräber des 11. und 12. Jahrhunderts in Frankreich. Eine typologische und verehrungsgeschichtliche Untersuchung anhand ausgewählter Beispiele, Diss. Innsbruck 1988.

[45] Beyerle 1925, S. 358.

[46] MG Poet. Lat. aev. Carol. II, 224; deutsche Übersetzung nach M. Pfeiffer, St. Pirminius in der Tradition der Pfalz, in: Reichenau 1, 1925, S. 51.

[47] L. Pietri, Les tituli de la basilique Saint-Martin édifiée à Tours par l'eveque Perpetuus (3e quart du Ve siècle), in: Mélanges d'histoire ancienne offerts à William Seston, Paris 1974, S. 419 ff.

[48] Heinzelmann 1979.

[49] B. Krusch, Die Übertragung des H. Alexander von Rom nach Wildeshausen durch den Enkel Widukinds 851. Das älteste niedersächsische Geschichtsdenkmal, in: Nachrichten von der Gesellschaft der Wissenschaften zu Göttingen aus dem Jahre 1933. Philologisch-Historische Klasse, Berlin 1933, S. 423 ff.

[50] Eine Übersicht geben M. Zender/J. Fellenberg gen. Reinold, Reliquientranslationen zwischen 600 und 1200, in: Atlas zur Kirchengeschichte, hrsg. von H. Jedin,

K. S. Latourette, J. Martin, Freiburg 1987, Kommentar und Karte Nr. 28. – Beissel 1890, 1892; W. Hotzelt, Translationen aus Rom nach Bayern im 8. Jahrhundert, in: Studien und Mitteilungen aus dem Benediktiner- und Zisterzienserorden 53, 1935, S. 286 ff.; W. Hotzelt, Translationen römischer Reliquien ins Elsaß im 9. Jahrhundert, in: Archiv für Elsässische Kirchengeschichte 16, 1943; K. Honselmann, Reliquientranslationen nach Sachsen, in: Das erste Jahrtausend. Kultur und Kunst im werdenden Abendland an Rhein und Ruhr. Textband 1, Düsseldorf 1962, S. 159 ff.; N. Gussone, Adventus-Zeremoniell und Translation von Reliquien, in: Frühmittelalterliche Studien 10, 1976, S. 125 ff.; J. Hourhier, La translation d'aprés les sources narratives, in: Studia monastica 21, 1979, S. 213 ff.

[51] AASS, Novembris 1, S. 817 f.; Wattenbach-Levison VI, 1990, S. 905.

[52] Translatio Sancti Aurelii, in: AnBoll 17, 1898, S. 196 f.; Wattenbach-Levison VI, 1990, S. 786.

[53] Translatio Sancti Castoris Presbyteri, in: AnBoll 1, 1882, S. 119 f.

[54] I. Schmale-Ott, Translatio Sancti Viti Martyris (Veröffentlichungen der Historischen Kommission für Westfalen XLI. Fontes Minores, Bd. 1), Münster 1979.

[55] Quellen zur Geschichte der sächsischen Kaiserzeit, Widukinds Sachsengeschichte, Adalberts Fortsetzung der Chronik Reginos, Liudprands Werke, neu bearbeitet von A. Bauer und R. Rau, Darmstadt 1971.

[56] Erconrads Translatio S. Liborii. Eine wiederentdeckte Geschichtsquelle der Karolingerzeit und die schon bekannten Übertragungsberichte mit einer Einführung, Erläuterungen und deutscher Übersetzung des Erconrad, hrsg. von A. Cohausz (Studien und Quellen zur Westfälischen Geschichte 6), Paderborn 1966.

[57] Translatio sancti Modoaldi (MG SS 12), hrsg. von Ph. Jaffé, Hannover 1856.

[58] Leben des heiligen Norbert, übersetzt von G. Hertel, mit einem Nachtrag von W. Wattenbach (Die Geschichtsschreiber der deutschen Vorzeit. 2. Gesamtausgabe, XII. Jh., Bd. 16), Leipzig 1895; Vita Norberti, lat.-dt., ed. R. Wilmans/H. Kallfelz (FSGA 22), Darmstadt 1973, S. 358 ff.

[59] Beissel 1890, S. 103 f.

[60] MGSS 8, S. 166 ff.

[61] Kötting 1950.

[62] L. und R. Kriss-Rettenbeck, I. Illich, Homo viator – Ideen und Wirklichkeiten, in: Wallfahrt 1984, S. 10 ff.

[63] K. Korsten, Eine Reise französischer Mönche nach Köln, Bonn und Siegburg im Jahre 1181, in: Annalen des Historischen Vereins für den Niederrhein insbesondere das alte Erzbistum Köln 116, 1930, S. 29 ff.

[64] K. Schmid/J. Wollasch, Die Gemeinschaft der Lebenden und Verstorbenen in Zeugnissen des Mittelalters, in: Frühmittelalterliche Studien 1, 1967, S. 365 ff.; K. Schmid, Das liturgische Gebetsandenken in seiner historischen Relevanz am Beispiel der Verbrüderungsbewegung des früheren Mittelalters, in: K. Schmid, Gebetsandenken und adliges Selbstverständnis im Mittelalter. Ausgewählte Beiträge. Festgabe zu seinem 60. Geburtstag, Sigmaringen 1983, S. 620 ff.

[65] Lacomblet, Archiv für die Geschichte des Niederrheins V, 1866, S. 292 ff.

[66] Gaborit 1976; M.-M. Gauthier, Emaux méridionaux. Catalogue international de l'Œuvre de Limoges. Tome I, L'époque romane, Paris 1987, S. 249 f.

[67] Cosmae chronicon Boemorum lib. II. c 2sq., MG 9, S. 67 ff.; Beissel 1890, S. 120 f.

[68] R. Delbrueck, Die Consulardiptychen und verwandte Denkmäler, Berlin/Leipzig 1929, Nr. 67; A. Grabar, Martyrium II, Paris 1946, S. 352; S. Pelekanidis, Date et interpretation de la plaque en ivoire de Trèves, in: Mélanges Grégoire IV, 1952, S. 361 ff.; V. Grumel, A propos de la plaque d'ivoire de Trèves, in: Revue des Etudes byzantines XII, 1954, S. 187; D. T. Rice, Kunst aus Byzanz, München 1959, S. 55, Nr. 70; W. F. Volbach, Elfenbeinarbeiten der Spätantike und des frühen Mittelalters, Mainz ³1976, S. 95 f., Nr. 143; S. Spain, The Translation of relics ivory Trier, in: Dumbarton Oaks Papers 31, 1977, S. 294 ff.; W. Weber, Die Reliquienprozession auf der Elfenbeintafel des Trierer Domschatzes und das kaiserliche Hofzeremoniell, in: Trierer Zeitschrift 42, 1979, S. 135 ff.; K. G. Holum/G. Vikan, The Trier ivory, Adventus ceremonial, and the relics of St. Stephen, in: Dumbarton Oaks Papers 33, 1979, S. 113 ff.; J. Wortley, The Trier Ivory reconsidered, in: Greek, Roman and Byzantine Studies 21, 1980, S. 381 ff.; Schatzkunst Trier 1984, S. 5 ff.

[69] B. Lins, Der hl. Rasso und seine Verehrung, Grafrath 1954; Ausstellungskatalog Johann Georg Bergmüller, Türkheim 1988; Wallfahrtskirche zum hl. Rasso, Grafrath/Amper, Schnell, Kunstführer Nr. 519, ³1989.

[70] Brüssel, Bibliothèque Royale, Ms. 9428 – J. M. Plotzek, Das Perikopenbuch Heinrichs III. in Bremen und seine Stellung innerhalb der Echternacher Buchmalerei, Köln 1970, S. 15, Anm. 54; C. Nordenfalk, Codex Caesareus Upsaliensis, Stockholm 1971, S. 130 f.; Legner 1973, S. 71 ff.; Katalog Le livre illustré en occident du haut moyen âge a nos jours, Brüssel 1977, Nr. 9; OE 3, S. 78 ff., H 7 (J. M. Plotzek).

[71] O. Demus, The Church of San Marco in Venice. History, Architecture, Sculpture (Dumbarton Oaks Studies VI), Washington 1960, S. 7 ff., 103 f.; O. Demus, The Mosaics of San Marco in Venice 2, The Thirteenth Century, Volume One: Text, S. 27 ff., 192 ff., 268 ff., Chicago/London 1984; Gauthier 1983, S. 58; G. Perocco, Venedig und der Schatz von San Marco, in: Schatz von San Marco 1984, S. 4 ff.

[72] S. Bettini, La Pala d'Oro, Illustrazione Vaticana VIII, 1937; S. Bettini, Venedig, die Pala d'Oro und Konstantinopel, in: Schatz von San Marco 1984, S. 33 ff.

[73] cod. lat. III (2116).

[74] H. van Lieshout, Rond het reliekschrijn vann Sint Odilia, in: Verzamelde Opstellen, Hasselt, 2, 1935, S. 1 ff.; A. Dusar, Het Sint-Odiliaschrijn, Klooster Kolen (Kerniel), Hasselt 1965; J. Stiennon, Légende sainte Odile, Peinture vivante, t. 3, 1965–1966, Nr. 39.

[75] A. Steffens, Die alten Wandgemälde auf der Innenseite der Chorbrüstungen des Kölner Domes, in: ZchK 15, 1902, Sp. 129 ff.; R. Quednau, Zum Programm der

Chorschrankenmalereien im Kölner Dom, in: ZKg 43, 1980; U. Wachsmann, Die Chorschrankenmalereien im Kölner Dom. Untersuchungen zur Ikonologie, Band 1, 2, Diss. Bonn 1985.

[76] L. Moser, Der Silberschrein der Heiligen Gervasius und Protasius im Münster zu Breisach, in: Baden 4, 1952, Heft 6, S. 7 ff.; Spätgotik am Oberrhein, Ausstellungskatalog Badisches Landesmuseum Karlsruhe, Karlsruhe 1970, S. 266 ff., Nr. 232.

[77] Bauer/Rupprecht 1976, S. 38 f.; D. Dietrich/H. Winterholler, Diessen am Ammersee – Ehemaliges Augustiner-Chorherren-Stift (Großer Kunstführer Nr. 128), München/Zürich²1986.

[78] Bauer/Ruprecht 1981, S. 592 f.

[79] Achermann 1979; dazu im Kapitel „Heilige Häupter und Leiber".

[80] F. J. Heyen, Kaiser Heinrichs Romfahrt. Die Bilderchronik von Kaiser Heinrich VII. und Kurfürst Balduin von Luxemburg (1308–1313), Boppard 1965; Taschenbuchausgabe, München 1978 (dtv 1358).

[81] Swinarski 1991; J. Petersohn (Hrsg.), Politik und Heiligenverehrung im Hochmittelalter (Vorträge und Forschungen 47), Sigmaringen 1994.

[82] Triumphus sancti Remacli de Malmundariensi coenobio, ed. W. Wattenbach (MG SS 11), 1854, S. 433 ff.; Regesten der Erzbischöfe von Köln im Mittelalter. 1. Band 313–1099, bearb. von F. W. Oediger, Bonn 1954–1961 (Publikationen der Gesellschaft für Rheinische Geschichtskunde XXI), Nr. 956 und 995, S. 275 ff., 288 ff.; Th. Vogtherr, Der König und der Heilige, Heinrich IV., der heilige Remaclus und die Mönche des Doppelklosters Stablo-Malmedy (Schriften des Historischen Kollegs, Vorträge 25), München 1990.

[83] A. Hensler, Institutionen des deutschen Privatrechts, 1885, S. 207 f.

[84] Beissel 1892, S. 4 ff.; Fichtenau 1975, S. 69 f. – H. Hattenhauer, Das Recht der Heiligen (Schriften zur Rechtsgeschichte 12), Berlin 1976.

[85] Delatio corporis s. Iuliani, Bouquet, Recueil des historiens 10, 1874, S. 360 f.

[86] L. Huberti, Studien zur Rechtsgeschichte der Gottesfrieden und Landfrieden 1, 1892, S. 218.

[87] Fichtenau 1975, S. 69.

[88] D. M. Wilson, Der Teppich von Bayeux, Frankfurt am Main/Berlin 1985.

[89] Du Cange, Glossarium mediae et infimae latinitatis 4, Niort 1885, S. 455 ff.

[90] H. Appuhn, Bürgereidkristall und Schwurlade, in: WRJb 40, 1978, S. 13 ff.

[91] Die Heidelberger Bilderhandschrift des Sachsenspiegels, Band 1: Faksimile, Band 2: Kommentar von W. Koschorreck, Frankfurt am Main 1970; Eike von Repgow, Der Sachsenspiegel, ed. C. Schott, Zürich 1984; Der Sachsenspiegel als Buch. Vorträge und Aufsätze, hrsg. von R. Schmidt-Wiegand und D. Hüpper (Germanistische Arbeiten zu Sprache und Kulturgeschichte 1), Frankfurt am Main/Bern/New York/Paris 1991; Gott ist selber Recht. Die vier Bilderhandschriften des Sachsenspiegels. Oldenburg, Heidelberg, Wolfenbüttel, Dresden (Ausstellungskataloge der Herzog August Bibliothek Nr. 67), Wolfenbüttel 1992.

[92] F. Hertlein, Die Wandlung des Kirchenheiligen zur juristischen Person, Diss. Erlangen 1934; Oexle 1983.

[93] Beissel 1892, S. 10 ff. – Zum Verbot solcher Gewohnheiten sah sich das Konzil von Lyon veranlaßt: „Den verabscheuungswürdigen Mißbrauch jener, welche wagen, gemalte oder geschnitzte Bilder des Kreuzes, der seligsten Jungfrau oder anderer Heiligen voll Unehrerbietigkeit zu behandeln, indem sie die Einstellung des Gottesdienstes dadurch verschärfen, daß sie diese Bilder auf die Erde stellen und Disteln oder Dornen unter sie legen, mißbilligen wir durchaus und strengstens verbieten wir, dergleichen in Zukunft zu tun", heißt es in den Konzilsbeschlüssen (Concilium Lugdunense II, can. 17, Mansi XXIV, 92).

[94] AASS Juli I, S. 179, 235.

[95] H. Quentin, La plus ancienne Vie de saint Seurin de Bordeaux, in: Mélanges Léonce Conture, Tours 1902, S. 23 ff.; W. Levison, Die Entwicklung der Legende Severins von Köln, in: Bonner Jahrbücher 118, 1909, S. 34 ff.; F. G. Zehnder, Katalog der Altkölner Malerei (Kataloge des Wallraf-Richartz-Museums XI), Köln 1990, S. 396 ff.

[96] Deutscher Text nach H. Brockmann, Die Spätzeit der Kölner Malerschule. Der Meister von St. Severin und der Meister der Ursulalegende (Forschungen zur Kunstgeschichte Westeuropas VI), Bonn/Leipzig 1924, S. 257 ff.

[97] Legner 1973, S. 71 f.; Kroos 1985, S. 36 f.; Legner 1989, S. 92 f.

[98] De civitate Dei XXII, 8. – ed. B. Dombart/A. Kalb (Corpus Christianorum SL 47/48), Turnhout 1955, deutsche Übersetzung W. Thimme, Aurelius Augustinus, Vom Gottesstaat 1/2, Zürich 1978. – D. P. De Vooght, La Notion philosophique du miracle chez Saint Augustin, in: Recherches de Théologie Ancienne et Médiévale 10, 1938, S. 317; D. P. De Vooght, La Théologie de miracle selou Saint Augustin, in: Recherches de Théologie Ancienne et Médiévale 11, 1939, S. 197 ff.

[99] G. Mensching, Das Wunder im Glauben und Aberglauben der Völker, Leiden 1957; R. C. Finucane, Miracles and Pilgrims. Popular Beliefs in Medieval England, London 1977; E. Demm, Zur Rolle des Wunders in der Heiligkeitskonzeption des Mittelalters, in: AfK 57, 1975, S. 300 ff.; B. Ward, Miracles and the Medieval Mind. Theory, Record and Event 1000–1215, London 1982; C. S. Lewis, Wunder möglich – wahrscheinlich – undenkbar, Basel 1980. – S. Schreiber (Hrsg.), Deutsche Mirakelbücher. Zur Quellenkunde und Sinngebung (Forschungen zur Volkskunde 31–2), Düsseldorf 1938; P. Assion, Die mittelalterliche Mirakel-Literatur als Forschungsgegenstand, in: Archiv für Kulturgeschichte 50, 1968, S. 172 ff.

[100] Fichtenau 1975, S. 83; O. Engels, Die Anfänge des spanischen Jakobusgrabes in kirchenpolitischer Sicht, in: RQS 75, 1980, S. 146 ff.; J. van Herwaarden, The origins of the cult of St James of Compostela, in: Journal of medieval history 6, 1980, S. 1 ff.

[101] Invectiva de translatione S. Metronis, in: PL 136, Sp. 451 ff.; Schreiner 1965, S. 165 f.

[102] AASS 23. April III., 173 n. 4. – Translatio et miracula SS. Marcellini et Petri,

MG SS 15, S. 239 ff.; M. Bondois, La Translation des Saints Marcellin et Pierre. Étude sur Einhard et sa vie politique de 826 à 834 (Bibliothèque de l'École des Hautes Études. Scienses historiques et philologiques 160), Paris 1907.

[103] AASS 21. Jan. II, 742, MG IV, 249; Beissel 1890, S. 93.

[104] Vita Chrodegangi c. 30, MG X, 571; Mabillon, Annal. II, 208; Beissel 1890, S. 93.

[105] Monumenta Annonis 1975, S. 39.

[106] AASS OSB. s. VI, p. 1, 254; Petrus Damiani, Vita 13; Dinzelbacher 1990, S. 150 f.

[107] So ein katalanisches Legendenlied; D. de Coucelles, Le corps des saintes dans les cantiques catalans de la fin du Moyen Age, in: Médiévales 8, 1985, S. 43 ff.; Dinzelbacher 1990, S. 171, Anm. 247.

[108] Dinzelbacher 1990, S. 151.

[109] A. Huyskens, Der sog. Libellus de dictis quatuor ancillarum s. Elisabeth confectus, Kempten/München 1911, S. 79. – Sankt Elisabeth. Fürstin, Dienerin, Heilige. Aufsätze, Dokumentation (Ausstellungskatalog), hrsg. von der Philipps-Universität Marburg in Verbindung mit dem Hessischen Landesamt für geschichtliche Landeskunde, Sigmaringen 1981.

[110] M. Barth, Die Legende und Verehrung der hl. Attala, in: Archiv für Elsässische Kirchengeschichte 2, 1927, S. 89 ff.

[111] X. Ohresser, Les Tapisseries de l'Eglise Saint-Etienne de Strasbourg, Lyon 1968.

[112] F. Leitschuh, Das Reliquiar der hl. Attala in der St.-Magdalen-Kirche zu Straßburg, in: Kunstgewerbe in Elsaß-Lothringen II, 1902, S. 73 ff.; OE 3, S. 147 ff., H 53 (A. Legner); Hahnloser/Brugger-Koch 1985, S. 140 f., Nr. 188.

[113] Primitive versions of Thomas von Cantimprés Vita Lutgardis, hrsg. von G. Hendrix, Citeaux 29, 1978, S. 174; Dinzelbacher 1990, S. 149.

[114] Fontes rerum Bohemicarum 3, S. 521; Machilek 1978, S. 93.

[115] Kurtzer Begriff des auferbäulichen Lebens-Wandel und Standsmässigen Tugenden dreyer Brüderen oder drey zeitlichen Mit-Helffern auß der Gesellschaft Jesu, benanntlich Fr. Johann Baptist Casella, Fr. Johann Baptist Mocchi, Fr. Gerard Angelini. Erstlich in Welscher Sprach beschriben von P. Francisco Mazarani, der Gesellschaft Jesu Priestern. In die Teutsche Sprach von einem andern Priester gemelter Gesellschaft übersetzt, München 1730; E. Richter, Die „andächtige Beraubung" geistlicher Toter als volksglaubenkundliches Phänomen. Ein volkskundlicher Grundbeitrag zur Geschichte der Reliquienverehrung, in: Bayerisches Jahrbuch für Volkskunde 1960, S. 82 ff.

[116] De opere monachorum c. 28 (36), CSEL 41, 1900, 585; Fichtenau 1975, S. 76.

[117] Lib. IX, tit. XVII; Fichtenau 1975, S. 76; zur Randthematik vgl. auch F. Babinger, Reliquienschacher am Osmanenhof im XV. Jahrhundert (Zugleich ein Beitrag zur Geschichte der osmanischen Goldprägung unter Mehmed II., dem Erobe-

rer). Bayerische Akademie der Wissenschaften, Phil.-Hist. Klasse, Sitzungsberichte, Jg. 1956, Heft 2, München 1956, S. 3 ff.

[118] Codex Iuris Canonici – Codex des Kanonischen Rechtes. Lateinisch-deutsche Ausgabe, Kevelaer 1983, S. 522 f.

[119] E. Le Blanc, Le vol de reliques, in: Revue archéologique 3, Sér. 9, 1887, S. 317 ff.; J. Guiraud, Le Commerce des reliques au commencement du IXe siècle, in: Mélanges G. B. Rossi, S. 73 ff.; G. H. Doble, The Relics of Saint Petroc, in: Antiquity 13, 1939, S. 403 ff.; Silvestre 1952, S. 721 ff.; E. Dupré Theseider, La „grande rapina dei corpi santi" dall'Italia al tempo di Ottone, in: Festschrift Percy Ernst Schramm 1, Wiesbaden 1964, S. 420; Schreiner 1966, S. 163 f.; Fichtenau 1975, S. 76 f.; Geary 1978; P. J. Geary, The Ninth-Century Relic Trade. A Response to Popular Piety?, in: Religion and the People 800–1700, ed. J. Obelkevich, Chapel Hill 1979, S. 8 ff.

[120] Legner 1989, S. 63 ff.

[121] Schreiner, ‚Discrimen veri ac falsi', 1966; Schreiner 1966.

[122] Caesarii Monachi Heisterbacensis. Dialogus miraculorum, hrsg. von J. Strange, Köln/Bonn/Brüssel 1851; dt. Übersetzung E. Müller-Holm, Caesarius von Heisterbach, Wunderbare und denkwürdige Geschichten, hrsg. von L. Schneider/ P. Bachem, Köln 1968.

[123] P. Strauch, Margaretha Ebner und Heinrich von Nördlingen. Ein Beitrag zur Geschichte der deutschen Mystik, Freiburg i. Br./Tübingen 1882, S. 248.

[124] Beyerle 1925, S. 356 ff.; H.-J. Heuser, Oberrheinische Goldschmiedekunst im Hochmittelalter, Berlin 1974, S. 162 ff., Nr. 61.

[125] Die Zwiefalter Chroniken Ortliebs und Bertholds, hrsg. von E. König und K. O. Müller, Stuttgart 1941, S. 132.

[126] Mansi XXII, 1050.

[127] Mansi XXIV, 131, can. 8.

[128] Legenda aurea, S. 650 f.

[129] Ecclesiastae sive de ratione concionandi 2, Opera 5, S. 738; Sebastian Brant, Das Narrenschiff, hrsg. von M. Lemmer, Tübingen 1962, S. 96, V. llff.; Niklaus Manuel, Der Ablaßkrämer, hrsg. von P. Zinsli (Altdeutsche Übungstexte 17) 1960, S. 43 f., V. 393 ff., 457 ff.

[130] De opere monachorum 28, 36, CSEL 41, S. 585.

[131] Registrum epistolarum, liber IV; MG Epp. 1, S. 263 ff.; ed. D. Norberg (Corpus Christianorum SL 140), Turnhout 1982.

[132] De sanctis et eorum pignoribus, PL 156, Sp. 626.

[133] Geoffrey Chaucer's Canterbury Tales, hrsg. von J. Koch, Heidelberg 1915, S. 24.

[134] Vita Martini, CSEL 1, S. 121; Schreiner, „Discrimen veri ac falsi", 1966, S. 34 f.

[135] Johannes Gerson, Opera omnia, ed. M. L. Ellis du Pin, Antwerpiae 1706, 4, Sp. 373; E. de Bourbon, Anecdotes historiques légendes et apologues, publ. par A. Lecoy de la Marche, Paris 1877, S. 325 ff.

[136] R. Klauser, Zur Entwicklung des Heiligsprechungsverfahrens bis zum 13. Jahrhundert, in: Zeitschrift der Savigny-Stiftung für Rechtsgeschichte, Kanonistische Abteilung 71, 40, 1954, S. 85 ff.; Th. Klauser, Die Liturgie der Heiligsprechung, in: Th. Klauser, Gesammelte Arbeiten zur Liturgiegeschichte, Kirchengeschichte und christlichen Archäologie, hrsg. von E. Dassmann (JAC.E 3), Münster 1974, S. 161 ff.; J. Petersohn, Die päpstliche Kanonisationsdelegation des 11. und 12. Jahrhunderts und die Heiligsprechung Karls des Großen, in: St. Kuttner (Hrsg.), Proceedings of the Fourth International Congress of Medieval Canon Law, Toronto, 21–25 August 1972, Città del Vaticano 1976 (Monumenta iuris canonici, Series C: Subsidia 5), S. 163 ff.; A. Vauchez, La sainteté en Occident aux derniers siècles du moyen âge. D'après les procès de canonisation et les documents hagiographiques, Rom[2]1988; H. J. Limburg/H. Rennings (Hrsg.), Beglaubigtes Zeugnis. Selig- und Heiligsprechungen in der Kirche, Würzburg 1989.

[137] OE 2, S. 79 ff., D 61 (L. von Wilckens, J.-H. Baumgarten).

[138] MG SS 15.2, S. 694; Kroos 1985, S. 26.

[139] A. Frolow, La relique de la vraie croix. Recherches sur le développement d'un culte, Paris 1961; A. Frolow, Les reliquaires de la vraie croix (Archives de l'orient chrétien 8), Paris 1965.

[140] Jülich 1986/87, S. 99 ff.

[141] P. E. Schramm/F. Mütherich, Denkmale der deutschen Könige und Kaiser. Ein Beitrag zur Herrschergeschichte von Karl dem Großen bis Friedrich II. 768–1250, München 1962,[2]1981, Nr. 145; Schwineköper 1981, S. 226 ff.; H. Fillitz, Die Schatzkammer in Wien. Symbole abendländischen Kaisertums, Salzburg/Wien 1986, Nr. 2; Jülich 1986/87, S. 172 ff.

[142] OE 3, S. 112, H 29 (P. Springer); Jülich 1986/87, S. 175 ff.

[143] Itinerarium Egeriae 48; A. Bludau, Die Pilgerreise der Aetheria (Studien zur Geschichte und Kunst des Altertums XV, 1/2), Paderborn 1927; Dausend 1932, S. 80 f.

[144] Itinerarium Egeriae 37; Dausend, S. 67 f.

[145] PG 33, 467 ff., 685 ff.

[146] A. Frolow, La vraie croix et les expéditions d'Héraclius en Perse, in: REByz 11, 1953, S. 88 ff.

[147] H. Meurer, Kreuzreliquiare aus Jerusalem, in: Jahrbuch der Staatlichen Kunstsammlungen in Baden-Württemberg 13, 1976, S. 11 ff.; Wittelsbach und Bayern I/2. Die Zeit der frühen Herzöge, Katalog der Ausstellung auf der Burg Trausnitz in Landshut, München/Zürich 1980, S. 34 ff.; H. O. Münsterer, Amulettkreuze und Kreuzamulette. Studien zur religiösen Volkskunde, Regensburg 1983, S. 137 ff.

[148] A. Reichhold, Das heilige Kreuz von Scheyern, Scheyern 1981, S. 15 f.

[149] L. Kriss-Rettenbeck, Bilder und Zeichen religiösen Volksglaubens, München[2]1972; N. Gockerell, Pilgerandenken aus Jerusalem, in: Dona Ethnologica Monacensia. Festschrift für L. Kretzenbacher, München 1983, S. 163 ff.

[150] Grisar 1908, S. 113 ff.; C. R. Morey, The Painted Panel from the Sancta Sanctorum, in: Festschrift Paul Clemen, Düsseldorf 1926, S. 151 ff.; OE 3, S. 80, H 8 (A. Legner).

[151] Kunst der Gotik aus Böhmen. Katalog zur Ausstellung im Schnütgen-Museum, Köln 1985, S. 146 f., Nr. 49 (L. Urešová).

[152] Ch. Rohault de Fleury, Mémoire sur les instruments de la Passion de N.-S. J.-C., Paris 1870.

[153] K. Hefele, Der hl. Bernhardin von Siena und die franziskanische Wanderpredigt in Italien während des XV. Jahrhunderts, Freiburg im Breisgau 1912, S. 258.

[154] Erasmus von Rotterdam, Vertraute Gespräche, Colloquia familiaria, übersetzt von H. Schiel, Köln 1947, S. 101.

[155] WA 10,3, S. 333; vgl. Schreiner, „Discrimen veri ac falsi", 1966, S. 37 f.

[156] Johannes Diaconus: „In einer anderen silbernen und vergoldeten capsa mit Darstellungen aus der heiligen Geschichte ist ein mit Email gemaltes Kreuz und unter demselben ist das Kreuz unseres Jesus Christus." – P. Lauer, Le Trésor du Sancta Sanctorum, in: Monuments et Memoirés, Fondation E. Piot XV, 1906, S. 40 ff.; Grisar 1908; Gauthier 1983, S. 142; OE 3, S. 82 ff. (A. Legner).

[157] A. Baumstark, Der Orient und die Gesänge der Adoratio crucis, in: JbLw 2, 1922, S. 1 ff.; Th. Klauser, Die liturgischen Austauschbeziehungen zwischen der römischen und der fränkisch-deutschen Kirche vom 8. bis zum 11. Jahrhundert, in: Historisches Jahrbuch 53, 1933, S. 169 ff.; M. Andrieu, Les Ordines Romani du haut moyen-âge 3, Löwen 1951, S. 265 ff.; A. Baumstark, Liturgie comparée, Chevetogne/Paris 1953, S. 157 ff.; G. Römer, Die Liturgie des Karfreitags, in: ZKTh 77, 1955, S. 39 ff.

[158] H. Kruse, Studien zur offiziellen Geltung des Kaiserbildes (Studien zur Geschichte und Kultur des Altertums 19,3), Paderborn 1934.

[159] Liber de ceremoniis aulae byzantinae. PG 112, Sp. 923 f.

[160] F. Gabrieli, Die Kreuzzüge aus arabischer Sicht (Die Bibliothek des Morgenlandes), Zürich/München 1973, S. 184 f.

[161] Rupert von Deutz, Item de Cruce, 6. Buch, Kapitel 21. Übersetzung nach E. Beitz, Caesarius von Heisterbach und die bildende Kunst, Augsburg 1926, S. 27 f.

[162] H. Compte de Riant, Des Dépouilles religieuses enlevées à Constantinople par les Latins (Mémoires de la Société nationale des Antiquaires de France 36), Paris 1875; H. Compte de Riant, Exuviae sacrae Constantinopolitane, Genf 1877/78; F. Getz, Die Eroberung von Konstantinopel durch die Kreuzfahrer im Jahre 1204 (Voigtländers Quellenbücher 87), Leipzig 1916; Ph. Lauer, Robert de Clari. La Conquete de Constantinople (Les classiques Français du Moyen Age 40), Paris 1924; St. Runciman, A History of the Crusades 3, Cambridge 1954; J. Dufournet, La conquete de Constantinople, Paris 1969; Gunther von Pairis. Die Geschichte der Eroberung von Konstantinopel, hrsg. von E. Assmann (Geschichtsschreiber der deutschen Vorzeit 101), Weimar 1956; H. Hellenkemper/P. Schreiner,

Die Plünderung Konstantinopels in Augenzeugenberichten, in: Schatz von San Marco 1984, S. 63 ff.

[163] J. Rauch/Freiherr Schenk zu Schweinsberg, Die Limburger Staurothek, in: Das Münster 8, 1955, S. 201 ff.; H. W. Kuhn, Heinrich von Ulmen, der vierte Kreuzzug und die Limburger Staurothek, in: Jahrbuch für westdeutsche Landesgeschichte 10, 1984, S. 67 ff.; K. de Cassan/W. Piel, Die Limburger Staurothek. Reliquienverehrung innerhalb eines Jahrtausends, in: Lieber amicorum, Herbert Frost zum 65. Geburtstag, Köln 1986, S. 237 ff.

[164] Henze 1988.

[165] N. Breuer, Geschichtsbild und politische Vorstellungswelt in der Kölner Königschronik sowie der „Chronica S. Pantaleonis", Düsseldorf 1966; OE 1, S. 57, A 5 (T. Diederich).

[166] J. Flemming/E. Lehmann/E. Schubert, Dom und Domschatz zu Halberstadt, Wien/Köln 1974, S. 247; OE 3, S. 133, *1 (F. Niehoff).

[167] Adam Elsheimer. Werk, künstlerische Herkunft und Nachfolge, Ausstellung Städelsches Kunstinstitut Frankfurt am Main 1967, S. 30 ff.

[168] W. Voelkle, The Stavelot Triptych, Mosan Art and the Legend of the True Cross, New York 1980

[169] Bauer/Rupprecht 1976, S. 132 ff.

[170] H. Bauer, Der Himmel im Rokoko. Das Fresko im deutschen Kirchenraum des 18. Jahrhunderts, Regensburg 1965, Abb. 39.

[171] Gauthier 1983, S. 120, Nr. 69; OE 3, S. 116, H 33 (U. Henze).

[172] LCI 2, Sp. 569.

[173] V. Dvořáková/D. Menclová, Karlštejn, Prag 1965, S. 77 ff.

[174] Legner 1989, Abb. 43.

[175] Fogolari, Bessarion, in: Dedalo 3, 1922/23.

[176] G. Perocco, Venedig und der Schatz von San Marco, in: Schatz von San Marco 1984, S. 16.

[177] Gauthier 1983, S. 177, Nr. 102; Belting 1982; OE 3, H 68 (U. Henze).

[178] Gauthier 1983, S. 177.

[179] F. Kampers, Mittelalterliche Sagen vom Paradiese und vom Holze des Kreuzes Christi in ihren vornahmsten Quellen und in ihren hervorstechendsten Typen, Köln 1897; J. Straubinger, Die Kreuzauffindungslegende. Untersuchungen über ihre altchristlichen Fassungen mit besonderer Berücksichtigung der syrischen Texte, Paderborn 1912; P. Mazzoni, La leggenda della croce nell'arte italiana, Florenz 1914; J. Vogt, Kreuzerscheinungen aus dem 4. Jh., in: Annuaire de l'Institut de philologie et d'histoire orientales et slaves 9, 1949, S. 503 ff.; G. Q. Reijners, The Terminology of the Holy Cross in Early Christian Literature, Nijmegen 1965; Theologia crucis – Signum crucis. Festschrift Erich Dinkler, Tübingen 1979; Theologische Realenzyklopädie 19, 1990; S. Pfleger, Eine Legende und ihre Erzählformen. Studien zur Rezeption der Kreuzlegenden in der italienischen Monumentalmalerei des Tre- und Quattrocento (Europäische Hochschulschriften: Reihe 28,

Kunstgeschichte, Bd. 214), Frankfurt am Main/Berlin/Bern/New York/Paris/Wien 1994.

[180] Ambrosius, Oratio de obitu Theodosii. 43 ff.; CSEL 73, 393 ff.

[181] Legenda aurea, S. 353 ff.

[182] Krása 1983, S. 74.

[183] Johannes 12, 32 f.: „Wenn ich von der Erde erhöht bin, so werde ich alle an mich ziehen." Mit diesen Worten wollte er andeuten, welch einen Tod er sterben werde.

[184] Gauthier 1983, S. 86; OE 3, S. 95, H 15 (A. Legner).

[185] G. Costa, Le trésor de Saint-Sernin de Toulouse (Monuments historiques 112), 1983.

[186] A. Bovenschen, Untersuchungen über John von Mandeville und die Quellen seiner Reisebeschreibung, in: Zeitschrift der Gesellschaft für die Erdkunde 23, 1888; G. A. Narciss, Die Reisen des Ritters John Mandeville durch das Gelobte Land, in der Bearbeitung von Th. Stemmler, Stuttgart 1966.

[187] Krása 1983, S. 69.

[188] E. von Witzleben, Dornenkrone, in: RDK IV, 1982, Sp. 299 ff.; K.-A. Wirth, Dornenkronenreliquiar, in: RDK IV, 1982, Sp. 312 ff.

[189] P. E. Schramm, Herrschaftszeichen und Staatssymbolik, Stuttgart 1954/56 (Schriften der Monumenta Germaniae Historica 13), III, S. 869 ff.

[190] Sainte-Chapelle. Saint Louis. Exposition Paris 1960, S. 106 ff. – Aus der Zisterzienserabtei von Paraclet gelangte ein im frühen 14. Jh. entstandenes Dornenkronenreliquiar in den Kathedralschatz von Amiens (Le trésor de la cathédrale d'Amiens. Dans le cadre des fêtes du millénaire en Picardie. Exposition à la cathédrale d'Amiens 1987, S. 23, No. 6).

[191] R. Berliner, Arma Christi, in: MüJb, 3.F., 6, 1965, S. 35 ff.

[192] F. G. Zehnder, Katalog der Altkölner Malerei (Kataloge des Wallraf-Richartz-Museums 11), Köln 1990, S. 116 ff.

[193] R. Suckale, Arma Christi. Überlegungen zur Zeichenhaftigkeit mittelalterlicher Andachtsbilder, in: Städel-Jahrbuch NF 6, 1977, S. 177 ff.

[194] Ch. R. de Fleury, Mémoire sur les instruments de la Passion de N.-S. J.-C, Paris 1870.

[195] Belting 1990, S. 246 ff.

[196] Ph. Verdier, Le reliquaire de la Sainte Epine de Jean de Středa, in: Intuition und Kunstwissenschaft, Festschrift für Hanns Swarzenski, Berlin 1973, S. 319 ff.; Parler 2, S. 702 f. (K. Otavsky).

[197] E. Panofsky, Imago pietatis. Ein Beitrag zur Typengeschichte des Schmerzensmannes und der Maria Mediatrix, in: Festschrift für Max Friedländer, Leipzig 1927, S. 261 ff.

[198] Leniaud/Perrot 1991, Abb. 54.

[199] P. Ortmayr, Papst Gregor der Große und das Schmerzensmannbild in S. Croce zu Rom, in: Rivista di Archeologia Cristiana 17, 1940/41, S. 97 ff.; C. Bertelli,

The Image of Pity in Santa Croce in Gerusalemme, in: Essays in the History of Art presented to Rudolf Wittkower, London 1967, S. 40 ff.; H. Belting, An Image and its Function in the Liturgy: the Man of Sorrows in Byzantium, in: Dumbarton Oaks Papers 34/35, 1981, S. 1 ff.

200 U. Westfehling, Die Messe Gregors des Großen. Vision. Kunst. Realität. Katalog und Führer zu einer Ausstellung im Schnütgen-Museum, Köln 1982.

201 A. Parronchi, Titulus crucis (Antichità Viva 5, 1966, Nr. 4).

202 Wallfahrt 1984, S. 114 f.

203 J. Poeschke, Die Skulptur der Renaissance in Italien, Bd. 2, Michelangelo und seine Zeit, München 1992, S. 71 ff.

204 St. Beissel, Geschichte der Trierer Kirchen. Band II. Geschichte des Heiligen Rockes, Trier [2]1889; Th. K. Kempf, Legende, Überlieferung, Forschung. Untersuchungen über den Trierer Heiligen Rock, Trier 1959; E. Iserloh, Der Heilige Rock und die Wallfahrt nach Trier, in: E. Iserloh, Kirche, Ereignis und Institution. Aufsätze und Vorträge I (Reformationsgeschichtliche Studien und Texte. Suppl. Bd. 3, 1), Münster 1985, S. 66 ff.; F. Ronig, Der Heilige Rock im Dom zu Trier. Eine kurze Zusammenfassung seiner Geschichte, seiner Bedeutung und der Wallfahrten, in: F. Dühr/M. Groß-Morgen (Hrsg.), Zwischen Andacht und Andenken. Kleinodien religiöser Kunst und Wallfahrtsandenken aus Trierer Sammlungen, Trier 1992, S. 117 ff.

205 Grimme[2]1973.

206 H. Decker-Hauff, Turiner Grabtuch, in: RGG[3]6, Sp. 1087 ff.; La Sindone: La Storia. La Scienza, hrsg. vom Centro Internazionale di Sindonologia, Turin 1986; W. Bulst/H. Pfeiffer, Das Turiner Grabtuch und das Christusbild. Band I: Das Grabtuch. Forschungsberichte und Untersuchungen, Frankfurt am Main 1987.

207 W. Holtzmann, König Heinrich I und die heilige Lanze. Kritische Untersuchungen zur Außenpolitik in den Anfängen des deutschen Reiches, Bonn 1947; M. Lintzel, Zur Erwerbung der heiligen Lanze durch Heinrich I., in: Historische Zeitschrift 171, 1951, S. 303 ff.; H. L. Adelson, The Holy Lance and the Hereditary German Monarchy, in: Art Bulletin 48, 1966, S. 177 ff.; Schwineköper 1981, S. 183 ff.

208 H. Fillitz, Die Insignien und Kleinodien des Heiligen Römischen Reiches, Wien/München 1954; P. E. Schramm/F. Mütherich, Denkmale der deutschen Könige und Kaiser, München 1962, Nr. 62 ([2]1981); A. Bühler, Die Heilige Lanze. Ein ikonographischer Beitrag zur Geschichte der deutschen Reichskleinodien, in: Das Münster 16, 1963, S. 85 ff.; P. E. Schramm/H. Fillitz, Denkmale der deutschen Könige und Kaiser, Band 2, München 1978, Nr. 36; Schwineköper 1981, S. 207 ff.; Kunsthistorisches Museum Wien. Weltliche und Geistliche Schatzkammer, 1987, S. 159 ff., Nr. 155 (H. Trnek).

209 A. Brackmann, Die politische Bedeutung der Mauritius-Verehrung im frühen Mittelalter, in: Gesammelte Aufsätze 1941, S. 211 ff.

210 Liutprand, Antapodosis IV, 25, MG SS rerGerm.

[211] F. J. Dölger, Die Blutsalbung des Soldaten mit der Lanze im Passionsspiel Christus patiens, in: Antike und Christentum 4, 1933, S. 81 ff.

[212] M. Horster, Mantue Sanguis Preciosus, in: WRJb 25, 1963, S. 151 ff.

[213] W. Ellerhorst, Die Geschichte des Heiligen Blutes, Weingarten [2]1937; G. Spahr, Kreuz und Blut Christi in der Kunst Weingartens, Konstanz 1962; A. Nagel, Das heilige Blut Christi, in: Festschrift zur 900-Jahr-Feier des Klosters 1056–1956, Abtei Weingarten 1956, S. 188 ff.; Jensch 1992; Kruse/Rudolf 1994.

[214] Schreiner, Discrimen veri ac falsi, 1966, S. 23 f.; Kruse/Rudolf 1994.

[215] Summa theologica III, q. 54 a.2; quaest. quod l.V, qu.3 a.l.

[216] Bald darauf findet es Erwähnung im Lohengrin: „Bi Ravensburc ein Clôster lît, Owe nennt man ez in den Landen wît. Der Podemzê mit Nehe es kan erreichen. In dem Clôster noch dazu Bluot wirt tegelichen funden. Durch eine Cristalle man ez siht." – P. Eitel (Hrsg.), Weißenau in Geschichte und Gegenwart. Festschrift Sigmaringen 1983; O. Beck, Weissenau, Schnell-Kunstführer, 7. Aufl. 1990.

[217] Beyerle 1925, S. 362 ff.

[218] J. B. Malou, Du Culte du Saint Sang de Jesus-Christ et de la Relique de ce sang qui est conservé à Bruges, 1927, S. 24 ff.

[219] A. Jox, Die Reliquien des kostbaren Blutes unseres göttlichen Heilandes, Luxemburg 1880; J. Heuser, „Heilig-Blut" in Kult und Brauchtum des deutschen Kulturraums, Diss. Bonn 1948; B. Prete, I1 sangue di Christo, Mailand 1956; K. Kolb, Vom Heiligen Blut, Würzburg 1980. – Zum Heiligen Blut in der bildenden Kunst: Jensch 1994.

[220] H. Appuhn, Der Auferstandene und das Heilige Blut zu Wienhausen. Über Kult und Kunst im späten Mittelalter, in: Niederdeutsche Beiträge zur Kunstgeschichte 1, 1961, S. 73 ff.

[221] P. Browe, Die eucharistischen Wunder, Breslau 1938, S. 166 f.

[222] A. Lazzarini, Il Miracolo di Bolsena. Testimonianze e documenti del secoli XIII e XIV. Temi i Testi I, Rom 1952.

[223] W. Brückner, Die Verehrung des Hl. Blutes in Walldürn. Volkskundlich-soziologische Untersuchungen zum Strukturwandel barocken Wallfahrtens, Band 3, Aschaffenburg 1958; W. Brückner, Wallfahrt und Kirche in Walldürn, Walldürn 1977.

[224] Chrétien de Troyes, Li contes del Graal, hrsg. von A. Hilka, Hildesheim 1932; Wolfram von Eschenbach, Parzival, hrsg. von A. Leitzmann/W. Beinert, Tübingen 1961; J. L. Weston, The Quest of the Holy Grail, London 1964; F. Bogdanow, The Romance of the Grail, Manchester/New York 1966. – E. Olmos Canalda, Cómo fue salvado el Santo Cáliz de la Cena; J. A. Onate, El Santo Grial.

[225] G. Hüffer, Loreto. Eine geschichtskritische Untersuchung der Frage des heiligen Hauses, 2 Bde., München 1913–21; G. E. Phillips, Loreto and the Holy House. Its History Drawn from Authentic Sources, London 1917; F. Matsche, Gegenreformatorische Architekturpolitik. Casa-Santa-Kopien und Habsburger Loreto-Kult nach 1620, in: Jahrbuch für Volkskunde NF 1, 1978, S. 81 ff.; Läpple 1990, S. 99 ff.

[226] M. L. Douet-d'Arcq, Inventaire des Reliques de la Sainte Chapelle, Paris 1573, in: Revue Archéologique 1848, S. 8.

[227] R. Vaughan, Matthew Paris, Cambridge 1958, S. 49 ff.

[228] W. Ch. Jordan, Louis IX and the Challenge of the Crusade. A Study in Rulership, Princeton 1979.

[229] L. Carolus-Barré, Saint Louis et la translation des corps saints, in: Études d'Histoire du Droit Canonique dédiées à Gabriel Le Bras 2, Paris 1965, S. 108 ff.

[230] Joinville, Histoire de Saint Louis, Recueil des historiens des Gaules et de la France, Paris 1738–1904, XX, S. 299.

[231] Branner 1971, S. 5 ff.; Gould 1981, S. 315 ff.; von Simson 1982, S. 597 ff.; Gauthier 1983, S. 160 ff.

[232] V. Kotrba, Nové město pražské – „Karlstadt" v universální koncepci císaře Karla IV., in: Z tradic slovanské kultury v Čechách 1975; V. Lorenc, Nové Město pražské, 1973.

[233] A. Ruland, Ueber das Vorzeigen und Ausrufen der Reliquien oder über die „Heilthumbfahrten" der Vorzeit, in: Chilianeum 2, 1863, S. 231 ff., 285 ff., 336 ff.; Beissel 1892, S. 116 ff.; P. C. Boeren, Heiligdomsvaart Maastricht. Schets van de geschiedenis der heiligdomsvaarten en andere jubelvaarten, Maastricht 1962; Erlemann/Stangier 1989, S. 25 ff.

[234] Aus der Einleitung im Haller Heiltumbuch (Garber 1915, S. LIV).

[235] A. Brackmann, Die Entstehung der Andechser Wallfahrt (Abhandlungen der Preußischen Akademie der Wissenschaften, Phil.-Hist. Klasse 5), Berlin 1929; Läpple 1990, S. 66 ff.

[236] Le Goff 1984.

[237] Paulus 1922/23; N. Paulus, Der Ablaß im Mittelalter als Kulturfaktor, Köln 1920; B. Poschmann, Der Ablaß im Licht der Bußgeschichte, Bonn 1948; K. Rahner, Ablaß, in: LThK 1957, S. 46 ff.; G. Schwaiger, Der Ablaß im Mittelalter, in: Wallfahrt 1984, S. 341 ff.; G. A. Benrath, Ablaß, in: Theologische Realenzyklopädie, S. 347 ff.

[238] Beissel 1892, S. 116 ff.

[239] Paulus 2, 1922/23, S. 301.

[240] Wallfahrt 1984.

[241] St. Beissel, Die Aachenfahrt, in: Stimmen aus Maria Laach, Erg.-Heft 82, 1902; H. Schiffers, Kulturgeschichte der Aachener Heiligtumsfahrt, Köln 1930; H. Schiffers, Aachener Heiligtumsfahrt. Reliquien – Geschichte – Brauchtum (Veröffentlichungen des Bischöflichen Diözesanarchivs Aachen 5), Aachen 1937; H. Schiffers, Karls des Großen Reliquienschatz und die Anfänge der Aachenfahrt (Veröffentlichungen des Bischöflichen Diözesanarchivs Aachen 10), Aachen 1951; E. Stephany, Heiligtumsfahrt, in: Rhein und Maas 1, S. 142 ff.; Die Aachener Heiligtumsfahrt. Bildzeugnisse und Dokumente. Katalog von D. Preising zur Ausstellung des Stadtgeschichtlichen Museums Burg Frankenberg, Aachen 1993.

[242] Wallfahrten am Niederrhein 1982, S. 15, Nr. 57.

[243] Wallfahrten am Niederrhein 1982, Nr. 27.

[244] J. Schwarz, „Aachen- oder Wetterhörner", in: Westdeutsche Zeitschrift für Volkskunde 32, 1935, Anhang S. 1 ff.

[245] Schramm 18, 1935, Tf. 92.

[246] Garber 1915, S. XXXVIII, CXXXI.

[247] Das Wiener Heiltumbuch. Nach einer Ausgabe vom Jahre 1502 samt den Nachträgen von 1514 hrsg. vom k. k. österr. Museum für Kunst und Industrie, mit einer Einleitung von F. Ritter, Wien 1882.

[248] R. Kahsnitz, Heiltumsschrein, in: Ausstellungskatalog Nürnberg 1300–1550. Kunst der Gotik und Renaissance, Nürnberg/New York, München 1986, S. 179 ff.

[249] A. Weixlgärtner, Weisung der Heiligtümer zu Nürnberg, in: Konsthistorisk Tijdskrift 24, 1955, S. 74 ff.; J. Schnelbögl, Die Reichskleinodien in Nürnberg 1424–1523, in: Mitteilungen des Vereins der Geschichte der Stadt Nürnberg 51, 1962, S. 78 ff.

[250] A. Hubel, Der Regensburger Domschatz (Kirchliche Schatzkammern und Museen 1), München/Zürich 1976, S. 20 ff.

[251] L. Freiherr von Hohenbühel, genannt Heufler zu Rasen, Die Holzschnitte der Handschrift des Heilthum-Büchleins im Pfarr-Archive zu Hall in Tyrol. Ein Beitrag zur Kunst- und Cultur-Geschichte des beginnenden XVI. Jahrhunderts, S. 5 ff., 63 ff., 115 ff.; Garber 1915, S. 1 ff.; Heiltum und Wallfahrt 1988, S. 138 ff., Nr. 1. 14 f.

[252] Erlemann/Stangier 1989, S. 25 ff.

[253] K. Köster, Mittelalterliche Pilgerzeichen und Wallfahrtsdevotionalien, in: Rhein und Maas 1, S. 146 ff.; K. Köster, Mittelalterliche Pilgerzeichen, in: Wallfahrt 1984, S. 203 ff.

[254] K. Köster, Gutenbergs Straßburger Aachenspiegel-Unternehmen von 1438/40, in: Gutenberg-Jahrbuch 1983, S. 24 ff.

[255] W. Schmidt, Die älteste Holzschnittdarstellung der Heiligtümer von Aachen, Maastricht und Cornelimünster, in: Zeitschrift des Aachener Geschichtsvereins 7, 1885, S. 175; W. L. Schreiber, Handbuch der Holz- und Metallschnitte des XV. Jahrhunderts, Band 4, Leipzig 1927, Nr. 1937; E. Stephany, Der Zusammenhang der großen Wallfahrtsorte an Rhein – Maas – Mosel, in: KD 23/24, 1964, S. 163 ff.; Wallfahrt 1984, S. 152, Nr. 225.

[256] J. De Coo, In Josephs Hosen Jhesus ghewonden wert. Ein Weihnachtsmotiv in Literatur und Kunst, in: Aachener Kunstblätter 27, 1963, S. 13 ff.

[257] Der Schatz vom heiligen Berg Andechs, Kloster Andechs 1967, erschienen zur Ausstellung im Bayerischen Nationalmuseum München; A. Schütz, Das Geschlecht der Andechs-Meranier im europäischen Hochmittelalter. VI. Andechser Heiltumsschatz, in: Kirmeier/Brockhoff 1993, S. 165 ff.

[258] C. Dodgson, Woodcuts of the XV Century in the Department of Prints and Drawings – British Museum, II, London 1935, Nr. 244, 245.

[259] Bibliothek des Nationalmuseums Prag.

[260] Pilgerblatt von Abraham Hogenberg (Rhein und Maas 1, S. 140, VIII h); Pilgerblatt von Gerhard Altzenbach (Abb. 25).

[261] F. J. Ronig, Die Schatz- und Heiltumskammern, in: Rhein und Maas 1, S. 141, VIIIj.

[262] J. Hoster, Der Dom zu Köln, Köln 1964, S. 54 f.; I. Bodsch, Sacrarium Agrippinae, in: OE 2, S. 169 ff., 180, E 4.

[263] B. Bischoff, Mittelalterliche Schatzverzeichnisse (Veröffentlichungen des Zentralinstituts für Kunstgeschichte in München 4), München 1967.

[264] F. Falk, Die Druckkunst im Dienste der Kirche zunächst in Deutschland bis zum Jahre 1520, in: Görres-Gesellschaft, 2. Vereinsschrift für 1879, S. 59 ff.

[265] Schramm 18, 1935, Tf. 92 f.

[266] Schramm 18, 1935,Tf. 118 f.

[267] Schramm 18, 1935, Tf. 110 ff.; R. Kroos, Liturgische Quellen zum Bamberger Dom, in: ZKg 39, 1976, S. 103 ff.; F. Machilek, Die Bamberger Heiltümerschätze und ihre Weisungen, in: Dieses große Fest aus Stein, hrsg. von H.-G. Röhrig, Bamberg 1987, S. 217 ff.

[268] Das Wiener Heiltumbuch. Nach einer Ausgabe vom Jahre 1502, Wien 1882.

[269] Wittenberger Heiligthumsbuch illustrirt von Lucas Cranach d. Aelt. (Liebhaber-Bibliothek alter Illustratoren in Facsimile-Reproduktion VI), Leipzig/München 1884; P. Flemming, Zur Geschichte der Reliquiensammlung der Wittenberger Schloßkirche unter Friedrich dem Weisen, in: Zeitschrift des Vereins für Kirchengeschichte in der Provinz Sachsen 14, 1917, S. 87 ff.; E. Schulte-Strathaus, Die Wittenberger Heiligtumsbücher vom Jahre 1509 mit Holzschnitten von Lucas Cranach, in: Gutenberg-Jahrbuch 1930, S. 175 ff.; Ausstellungskatalog Lukas Cranach. Gemälde, Zeichnungen, Druckgraphik. Bd. 1, von D. Koepplin/T. Falk, [2]Basel/Stuttgart 1974, S. 218 ff., Kat.Nrn. 95 ff.; Ausstellungskatalog Martin Luther und die Reformation in Deutschland, hrsg. von G. Bott, Frankfurt am Main 1983, S. 118, Kat.Nr. 127, S. 120 f., Kat.Nr. 131 f.

[270] Hallisches Heiligthumsbuch vom Jahre 1520 (Liebhaber-Bibliothek alter Illustratoren in Facsimile-Reproduction XIII. Bändchen), München/Leipzig 1889.

[271] Halm/Berliner 1931.

[272] Vgl. das Referat zum Forschungsstand über die Gegenstände des Halleschen Heiltums und die sich anschließenden umfangreichen und detaillierten Untersuchungen von J. Rasmussen im MüJb 27, 1976, 28, 1977.

[273] Koch 1967.

[274] Redlich, S. 273 ff. – B. Roland (Hrsg.), Albrecht von Brandenburg. Kurfürst, Erzkanzler, Kardinal (1490–1545). Ausstellungskatalog Landesmuseum Mainz 1990; H. Reber, Albrechts Begegnungen mit der Kunst, in: Jürgensmeier 1991, S. 277 ff.; F. Jürgensmeier (Hrsg.), Erzbischof Albrecht von Brandenburg (1490–1545). Ein Kirchen- und Reichsfürst der frühen Neuzeit (Beiträge zur Mainzer Kirchengeschichte 3), Frankfurt am Main 1991.

[275] Rasmussen 1976, S. 78 f.

[276] Redlich, S. 252 ff., 293 ff.

[277] A. von Euw/J. M. Plotzek, Die Handschriften der Sammlung Ludwig, Band 2 von J. M. Plotzek, Köln 1982, S. 286 ff., IX 19.

[278] L. Theobald, Das Heiltum- und Ablaßbuch Degenhart Pfeffingers, in: Beiträge zur bayerischen Kirchengeschichte 32, 2. Heft, 1954, S. 49 ff.; A. Legner, Das Heiltumbuch des Degenhart Pfeffinger, in: Das Mühlrad. Beiträge zur Geschichte des In- und Isengaues 4, 1954, S. 22 ff.; I. Hausberger, Der Meister von Mühldorf. Der Maler Wilhelm Pätzsold, Mühldorf am Inn 1973, S. 102 ff.

[279] H. R. Spagl, Das letzte Heiltum der Pfeffinger. Erinnerung an die Salmanskirchener Reliquienverehrung, in: Das Mühlrad. Beiträge zur Geschichte des Inn- und Isengaues 34, 1992, S. 37 ff.

[280] E. Klemm, Ein illustriertes Reliquienverzeichnis in der Bayerischen Staatsbibliothek. Beitrag zur Passauer Buchmalerei des 14. Jahrhunderts, in: Diversarium artium studia. Beiträge zur Kunstwissenschaft, Kunsttechnologie und ihren Randgebieten. Festschrift für Heinz Roosen-Runge, Wiesbaden 1982, S. 75 ff.

[281] M. Bachtler, Der verlorene Kirchenschatz von St. Michael, in: Wagner/Keller 1983, S. 127 ff.

[282] Th. Naupp, 850 Jahre Benediktinerabtei St. Georgenberg-Fiecht, in: SM-OSB, 31. Ergänzungsband, St. Ottilien 1988, S. 376 ff.; Heiltum und Wallfahrt 1988, S. 206 f., Kat.Nr. 3.6.

[283] M. Meinz, Über Goldschmiedearbeiten und Reliquien des Klosters Iburg, in: Iburg, Benediktinerabtei und Schloß, hrsg. von G. Schnökelborg, Bad Iburg 1980, S. 273 ff.

[284] H. Achermann, Jauchzet, frohlocket, St. Theodor zum Preise. Zur Geschichte eines vergessenen toggenburgischen Landespatrons, in: Das Kloster St. Johann im Thurtal, Ausstellungskatalog Stiftsarchiv St. Gallen 1985, hrsg. von W. Vogler, St. Gallen 1985.

[285] R. F. Burckhardt, Der Basler Münsterschatz. Die Kunstdenkmäler des Kantons Basel-Stadt, Bd. 2, Basel 1933.

[286] M. Hartig, Das Benediktinerstift St. Ulrich und Afra in Augsburg, Augsburg 1923,Tf. 86/87.

[287] Hierzu das Kapitel „Reliquienaltäre der Gotik".

[288] R. Kroos, Liturgische Quellen zum Kölner Domchor, in: KD 44/45, 1979/80, S. 67 f.

[289] F. Bömer, Pompa, in: Pauly-Wissowa 42, 1952, Sp. 1878 ff.

[290] X. Heimerl, Das Prozessionswesen des Bistums Bamberg im Mittelalter, München 1937.

[291] B. Fischer, Bittprozession, in: LthK^2, Sp. 518 f.

[292] Vgl. die Kapitel „Translatio" und „Translationsbild".

[293] Achermann 1979.

[294] Kroos 1985, S. 39 f.

[295] R. Kriss/H. Kriss-Heinrich, Peregrinatio neohellenika. Wallfahrtswanderun-

gen im heutigen Griechenland und in Unteritalien (Veröffentlichungen des Österreichischen Museums für Volkskunde VI), Wien 1955, S. 55 ff.

[296] Kriss/Kriss-Heinrich, S. 84. – Der Liebenswürdigkeit von Marielouise Cremer verdankt der Verfasser Aufnahmen und Literatur zum Spyridonkult: N. Stamatopoulos, Old Corfu. History and Culture, Corfu ²1978, S. 144 ff.; Hl. Metropolis Korfu, Paxi und Diapontische Inseln. Byzantinische und nachbyzantinische Kunst in Korfu. Kunstschätze und Kultur, Korfu 1994.

[297] J. Torsy, Achthundert Jahre Dreikönigenverehrung in Köln, in: KD 23/24, 1964, S. 60 ff. (Prozessionen und Wallfahrten); Legner 1973, S. 69 ff.

[298] Manuskript der Prozessionsbeschreibung vom 31. Mai 1579 mit Transskription von J. Deeters faksimiliert bei: Legner, S. 75 ff.

[299] H. Quintern, Führer durch das Museum der Stadt Hall, Hall i. T. o. J., S. 17 f.

[300] Garber 1915.

[301] Schramm 17, 1934, Tf. 147.

[302] L. M. C. Randall, Images in the Margins of gothic Manuscripts (California Studies in the History of Art 4), Berkeley and Los Angeles 1966, Fig. 572; R. Hammerstein, Diabolus in musica. Studien zur Ikonographie der Musik des Mittelalters, S. 69 ff. (Tierische Liturgieparodie und Tierprozession).

[303] Ed. A. Bouillet, Collection de textes 21, 1897, lib I, c. 28, S. 71 f.

[304] Historia monasterii Hasnoniensis. MG SS 14, S. 156 ff. (De locis Hasnoniensis in maiori elegantia constructione novaque solempniter dedicatione. Caput 17). – *Theca* wird in den Quellen im allgemeinen ein kleinerer Reliquienbehälter genannt, doch sind die Bezeichnungen für kastenförmige Reliquiare zahlreich – *acerra, arca, coffinus, ladula, scrinium, locus, sarcophagus, sepulcrum, griba, feretrum, scatula, truha, domus, castrum,* am häufigsten aber wird der Begriff *capsa* angewandt. Hiervon ist das französische *châsse* abgeleitet, der eigentliche französische Namen für Reliquienschrein. Zur Nomenklatur der Reliquiarformen s. Braun 1948.

[305] E. S. Dewick, The Metz Pontifical (1302–1316), London 1902; L. Randall, Exempla as a Source of Gothic Marginal Illumination, in: Art Bulletin 39, 1957, S. 97 ff.

[306] Vita Annonis archiepiscopi Coloniensis, ed. D. R. Koepke, Hannover 1854; MG SS 11, S. 501 (2. Buch, III, 9).

[307] M. Mittler, Itinerarium mortui, in: Monumenta Annonis 1975, S. 41 f.

[308] Guth 1970; Guibert von Nogent, De sanctis et earum pignoribus, ed. R. B. C. Huygens (Corpus Christianorum CM 127), Turnhout 1993.

[309] E. Panofsky, Abbot Suger on the Abbey Church of St-Denis and its art treasures, edited, translated and anotated by E. Panofsky, Princeton/New Jersey 1946.

[310] Übersetzung nach E. Gall, Die gotische Baukunst in Frankreich und Deutschland I, Leipzig 1925, S. 93 ff.

[311] Guth 1970, S. 90.

[312] Vgl. das Kapitel „Kritik und Verteidigung".

[313] Literatur zu den Reliquienschreinen an Rhein und Maas bis 1972 verzeichnet insbesondere im Katalog der Ausstellung Rhein und Maas und bei D. Kötzsche, Zum Stand der Forschung der Goldschmiedekunst des 12. Jahrhunderts im Rhein-Maas-Gebiet, in: Rhein und Maas 2, S. 191 ff.; Literatur zu den Kölner Schreinen bis 1985 im Katalog OE 2; J.-H. Baumgarten, Kölner Reliquienschreine (Köln entdecken Band 3), Köln 1985; Schrifttum zu den Siegburger Schreinen bei A. Legner, Thesaurus reliquiarum Siegburgiensis, in: St. Servatius und der Michaelsberg, hrsg. von G. Busch OSB, Siegburg 1987, S. 372 ff. – Ph. Verdier, The twelfth century châsse of St Ode from Amay, in: WRJb 42, 1981, S. 7 ff.; R. Didier/A. Lemeunier, La châsse de saint Hadelin de Celles-Visé, in: Catalogue de l'exposition „Trésors d'Art au pays de Visé et Saint-Hadelin", Visé 1988; Van den Bossche 1989/90.

[314] Literatur zum Dreikönigenschrein bis 1964 verzeichnet im Ausstellungskatalog ›Der Meister des Dreikönigen-Schreins‹, in: KD 23/24, 1964, S. 413 ff.; W. Schulten, Die Restaurierung des Dreikönigenschreins, in: KD 33/34, 1971, S. 7 ff.; R. Hamann-MacLean, Der Dreikönigenschrein im Kölner Dom. Bemerkungen zur Rekonstruktion, Händescheidung und Apostelikonographie, in: KD 33/34, 1971, S. 43 ff.; P. Diemer, Zum Darstellungsprogramm des Dreikönigenschreins, in: KD 41, 1976, S. 231 ff.; P. C. Claussen, Zum Stil der Plastik am Dreikönigenschrein. Rezeptionen und Reflexionen, in: KD 42, 1977, S. 7 ff.; OE 2, S. 216 ff. (R. Lauer).

[315] H. P. Hilger, Zum Karlsschrein in Aachen, in: Jahrbuch der Rheinischen Denkmalpflege 30/31, 1985; H. Lepie, Die Geschichte der Sicherung und Konservierung des Karlsschreins, in: Der Karlsschrein im Aachener Dom (die Waage), Oktober 1988.

[316] M. Davies, Rogier van der Weyden, München 1972, S. 83 ff.

[317] B. Schwanecke, Der Agilolfusaltar im Kölner Dom, in KD 43, 1978, S. 37 ff.

[318] Angenendt 1994, Tafel 7.

[319] A. L. Mayer, Die heilbringende Schau in Sitte und Kult, in: Heilige Überlieferung. Ildefons Herwegen zum silbernen Amtsjubiläum, Münster 1938, S. 234 ff.

[320] W. Stüwer, Westfalia sacra 1, S. 190.

[321] Gesta episcoporum Leodiensium abbreviata, in: MG 25, 133.

[322] Kdm. Rh VII/II, Köln 2, 3, S. 48, Fig. 28 ff.

[323] Kdm. Rh VII/II, Köln 2, 2, S. 284, Fig. 168.

[324] J. T. Micklethwaite, The Shrine of St. Alban, in: Archaeological Journal 29, 1872, S. 201 ff.

[325] P. Brieger, English Art 1216–1307, Oxford 1957, S. 107 ff.

[326] Jean Fouquet, Das Stundenbuch des Etienne Chevalier, Musée Condé, Chantilly, Vorwort von Ch. Sterling, Einleitung und Bildlegenden von C. Schaefer, München/Wien/Zürich 1971.

[327] H. Schnitzler, Der Schrein des heiligen Heribert, Mönchengladbach 1962; OE 2, S. 314 ff., E 91 (M. Seidler).

[328] H. Schnitzler, Nikolaus von Verdun und der Albinusschrein, in: WRJb 11, 1939, S. 56 ff.; OE 2, S. 302 ff., E 80 (M. Seidler).

[329] J.-H. Baumgarten, Die Kuppelreliquiare aus dem Welfenschatz (Berlin) und von Hochelten (London), Diss. Bochum 1980.

[330] J. de Borchgrave d'Altena, Les châsses de saint Domitien et de saint Mengold de la Collégiale Notre-Dame à Huy, in: Bulletin de la Société d'Art et d'Histoire du Diocèse de Liège 42, 1961, S. 25 ff.; J. de Borchgrave d'Altena, Nouvelles notes au sujet des émaux champlevés de la châsse dite de saint Marc à Huy, in: Bulletin de la Société royale d'Archéologie de Bruxelles 1949, S. 24 ff.; R Didier, La châsse de Notre-Dame à Huy et sa réstauration, in: Bulletin de l'Institut royal du Patrimoine artistique 12, 1970, S. 5 ff.

[331] Einen der schönsten Belege für das Künstlerbewußtsein im Mittelalter gibt der bekannte Briefwechsel des Abtes Wibald von Stablo mit dem Goldschmied G ab, der in der Übersetzung von Fidel Rädle lautet: „Bruder Wibaldus, der seine Stellung in der katholischen Kirche allein der Gnade Gottes verdankt, entbietet seinem geliebten Sohn, dem Goldschmied G., Gruß und Segen. Man ist es bei Menschen von deiner Kunst gewöhnt, daß sie öfter ihre Versprechungen nicht einhalten, weil sie mehr in Arbeit nehmen, als sie ausführen können. Die Wurzel allen Übels ist ja die Habgier. Doch sollten dein Genie und deine geschickten und berühmten Hände gar keinen Vorwurf aufkommen lassen, daß du irreführende Zusagen machst. Vertrauenswürdigkeit sollte deine Kunst empfehlen, Wahrhaftigkeit dein Werk begleiten, dein Versprechen tatsächlich auch erfüllt werden, und deine Zusagen sollten den Termin einhalten. Wir glaubten, dich hiermit an die Verpflichtung aus deiner Zusage erinnern zu müssen, weil doch kein Verdacht von Unglaubwürdigkeit und Täuschung aufkommen darf bei einem Menschen, in dem eine solche künstlerische Begabung wohnt. Worum geht es uns? Darum, daß du dich unseren Arbeiten, die wir dir in Auftrag gegeben haben, mit Eifer widmest und nicht dazwischen etwas hernimmst, was die Fertigstellung unserer Aufträge behindert. Du weißt, daß wir es mit unsern Wünschen sehr eilig haben, – und was wir wollen, das wollen wir sofort. So sagt ja auch Seneca in seinem Werk ‚De beneficiis': ‚Wer schnell gibt, gibt doppelt.' Wir beabsichtigen, dir später ausführlicher zu schreiben über die Aufsicht und die Betreuung deines Hauses, über die Erziehung und rechte Führung deiner Familie und über das Verhalten und die Zucht deiner Frau. Leb wohl." Hierauf antwortet der Goldschmied dem Auftraggeber: „Seinem Herrn Wibaldus, durch Gottes Gnade Abt von Stablo und Corvey, übermittelt G. Gruß und schuldige Ergebenheit. Deine Ermahnungen, die du aus dem Hort deiner Freundlichkeit und Weisheit hervorgeholt hast, habe ich teils mit Vergnügen, teils mit gehörigem Respekt aufgenommen. Machten sie mir doch ihr nützlicher und gewichtiger Inhalt wie auch besonders das Ansehen dessen, der sie mir zukommen ließ, schätzenswert. So habe ich sie mir denn auch tief eingeprägt und mir gleichsam zu Herzen genommen, meine Kunst durch Vertrauenswürdigkeit zu empfehlen, bei meiner Arbeit Wahrhaftigkeit walten zu lassen und meine

Versprechungen auch wirklich zu erfüllen. Nun liegt es allerdings nicht immer nur bei dem, der die Zusagen macht, sie auch einzuhalten. Meistens nämlich hat der die Verantwortung, dem etwas versprochen wurde, wenn durch ihn die Erfüllung einer Zusage vereitelt oder verzögert wird. Wenn du es also, wie du sagst, mit deinen Wünschen so eilig hast und du das, was du willst, sofort willst, so beeile du dich, daß ich mich bei der Arbeit für dich beeilen kann. Denn ich beeile mich ja und will mich weiter beeilen, wenn ich nur nicht durch die Not aufgehalten werde. Unsere Geldbeutel sind nämlich leer; keiner von denen, für die ich gearbeitet habe, hat schon etwas eingezahlt. Sogar jener, von dem du mir versprochen hast, daß er meiner Frau Leuchter geben werde, hat mir geradezu Finsternis gebracht, da er mich auf seine Wohltat warten läßt. Da nun der bedrängte Mensch sich freut, wenn nach der Leere die Fülle kommt, so hilf doch du meiner Not ab, wende die Arznei an, und gib schnell, damit du doppelt gebest, – und du wirst mich zuverläßig, beständig und schließlich ganz dem Werk für dich hingegeben finden. Leb wohl. Bedenke einmal selbst, wieviel Zeit ist von Anfang Mai bis zum Fest der hl. Margaretha und von da an bis zum Fest des hl. Lambertus. Dem Verständigen werden diese Worte genug sagen" (F. Rädle, Abt Wibald und der Goldschmied G., in: Mittellateinisches Jahrbuch 10, 1975, S. 74 ff.; OE 1, S. 261 f., B 58). Literatur zum Thema des Künstlerbewußtseins im Mittelalter bei A. Legner, Illustres manus, in: OE 1, S. 187 ff.; P. C. Claussen, Magistri Doctissimi Romani. Die römischen Marmorkünstler des Mittelalters (Forschungen zur Kunstgeschichte und Christlichen Archäologie 14), Wiesbaden/Stuttgart 1987; P. C. Claussen, Nachrichten von den Antipoden oder der mittelalterliche Künstler über sich selbst, in: Der Künstler über sich in seinem Werk, hrsg. von M. Winner, 1992, S. 19 ff.

332 R. Kroos, Der Schrein des heiligen Servatius in Maastricht und die vier zugehörigen Reliquiare in Brüssel (Veröffentlichungen des Zentralinstituts für Kunstgeschichte in München 8), München 1985.

333 W. Borchers, Der Osnabrücker Domschatz, Osnabrück 1974, S. 86 ff., 198.

334 R. Hirner, Der Makkabäerschrein in St. Andreas in Köln, Diss. Bonn 1970.

335 Van den Bossche 1989/90.

336 P. C. Claussen, Goldschmiede des Mittelalters. Quellen zur Struktur ihrer Werkstatt am Beispiel der Schreine von Sainte-Geneviève in Paris, Westminster Abbey in London, St. Gertrud in Nivelles und St. John in Beverley, in: ZDVK 32, 1978, S. 46 ff.

337 Braun 1924, S. 525 ff.

338 Zum Altarsepulcrum aus Kendenich: OE 2, S. 84 f., D 65 (I. Krueger). Zum Limburger Reliquiar: J. M. Kremer, Originum Nassoicarum Pars Prima Historica, Wiesbaden 1779; E. Fr. Schenk zu Schweinsberg, Bleireliquiar und Kurzboldgrab in Limburg a. d. Lahn, in: Nassauische Annalen 73, 1962, S. 17 ff.; W.-H. Struck, Das Stift St. Georg zu Limburg an der Lahn, in: Hessisches Jahrbuch für Landesgeschichte 35, 1985, S. 1 ff., W. Metternich, Der Dom zu Limburg an der Lahn, Darmstadt 1994, S. 9 ff.

[339] Garber 1915, S.CLXXII.

[340] S. Jakob, Schrift und Symbol, München 1977, S. 118.

[341] J. P. Richter, Quellen der byzantinischen Kunstgeschichte (Eitelberger-Ilgs Wiener Quellenschriften zur Kunstgeschichte), Wien 1897, S. 39 ff.; 45.

[342] zur Thematik: Keller 1975, S. 105 ff.

[343] H. Engfer, Die Reliquienfunde in St. Godehard zu Hildesheim, in: Alte und neue Kunst im Erzbistum Paderborn 15, 1965, S. 13 ff.

[344] W. Schulten/G. Hauser, Zwei Reliquienbestattungen im Mauerwerk rheinischer Apsiden, in: Archäologisches Korrespondenzblatt 14, 1984, S. 219 ff.; OE 2, S. 84, D 64 (W. Schulten).

[345] Mon. Hist. Scriptores Nova Series, Tomus IX, Thietmar chronicon, ed. R. Holtzmann, Berlin 1935, cap. 17, S. 58; G. Binding, Zur Ikonologie des Magdeburger Domes Ottos I. „In omnibus columnarum capitibus sanctorum reliquias diligenter inclusi iussit.“, in: Ullmann 1989, S. 70 ff.

[346] Von der Osten Sacken 1979, S. 63.

[347] Zum Programm des gotischen Magdeburger Domchors und zum Magdeburger Reliquienschatz in Kult und Liturgie: W. Götz, Der Magdeburger Domchor, in: ZDVK 20, 1966, S. 97 ff.; Möbius/Sciurie 1984, S. 101 ff.; H. Sciurie, Zur Bedeutung der Chorskulpturen im Magdeburger Dom, in: Ullmann 1989, S. 163 ff.; R. Kroos, Quellen zur liturgischen Benutzung des Domes und zu seiner Ausstattung, in: Ullmann 1989, S. 88 ff.

[348] Eigentliche Beschreibung der Weltberühmten Primat-Ertz-Bischofflichen Dom-Kirchen zu Magdeburg / Ders. Fundation, Raritäten und Zierath /, Auffgesetzet von Einem Liebhaber der Antiquität, 1671; G. Wentz/B. Schwineköper, Das Erzbistum Magdeburg, 1. Bd., 1. Teil: Das Domstift St. Moritz in Magdeburg (Germania Sacra. Die Bistümer der Kirchenprovinz Magdeburg), Berlin/New York 1972 (hier Angaben zu S. Weynmann: S. 554; die Handschrift von 1501 über Dom und Reliquien, ehem. Bremen, Stadtbibliothek, cod. b. 55).

[349] Im Führer durch den Magdeburger Dom, bearb. von B. Hanftmann, Magdeburg 1909, S. 80, findet sich die Notiz: „Noch im 18. Jahrhundert standen in ihnen (in den Kleeblattnischen) eisenbeschlagene Kästen, die früher Reliquien enthielten.“

[350] Möbius/Sciurie 1984, S. 101 ff.

[351] St. Beissel, Die Bauführung des Mittelalters. Studien über die Kirche des hl. Victor zu Xanten, Freiburg im Breisgau 1989 (Neudruck Osnabrück 1966); Sechzehnhundert Jahre Xantener Dom, hrsg. von W. Bader (Xantener Domblätter 6), Köln 1964; Bader 1978; H. Borger, Die Abbilder des Himmels in Köln, Köln 1979 (Literaturverzeichnis zu Xanten, St. Viktor, S. 391 ff.).

[352] Bader 1978, S. 261 ff.

[353] Von der Anrufung, Verehrung und den Reliquien der Heiligen und den heiligen Bildern, 25. Sitzung des Tridentiner Konzils (Beschlüsse und Glaubensregeln des hochheiligen allgemeinen Concils zu Trient unter den Päpsten Paul III., Julius III. und Pius IV., Regensburg 1903, S. 162 ff.).

[354] M. Meiss, French Painting in the Time of Jean de Berry. The Late XIXth Century and the Patronage of the Duke, London 1967, S. 355; Legner 1989, S. 100 ff.

[355] Mosler 1955, S. 212.

[356] Kdm Rh, Die Kunstdenkmäler des Kreises Schleiden, Düsseldorf 1932, S. 536.

[357] K.-H. Hohmann, Xanten-Marienbaum (Rheinische Kunststätten 139), 1978.

[358] Kdm Rh 7, I, Die Kunstdenkmäler der Stadt Köln 2, I, Düsseldorf 1911, S. 70 f.; J. Ch. Nattermann, Die Goldenen Heiligen. Geschichte des Stiftes St. Gereon zu Köln (Veröffentlichungen des Kölnischen Geschichtsvereins e. V. 22), S. 490; Legner 1982, S. 284 ff.; Legner 1986, S. 250.

[359] G. Faber, Portugal, München 1991, S. 55 ff.

[360] Rheinisches Bildarchiv Köln, Platten-Nr. 16454.

[361] Giesen 1936, S. 221.

[362] Giesen 1936, S. 208.

[363] ZchK 1888, Sp. 113: „Bei der Restauration des Chores der St. Ursulakirche zu Köln sind unter sämtlichen Fenstern, mit Ausnahme des untersten auf der Evangelienseite, viereckige Nischen von 40 cm Höhe und 53 cm Breite zu Tage getreten, welche als ursprüngliche Anlage ohne Zweifel die Bestimmung hatten, in kostbare Stoffe gefaßte Schädel aus der Gesellschaft der hl. Ursula, wie die Kirche sie noch in großer Zahl besitzt, aufzunehmen. Die Anzahl der Nischen entspricht derjenigen der Fenstertheile, die im Chorhaupte durch je zwei, im Chorquadrate, d. h. in den drei Jochen derselben, durch je drei Pfosten gebildet werden, so daß sich also in jenem 15, in diesen 20 Nischen befinden. Da jede derselben durch eine Falz zur Aufnahme eines Mittelbrettes eingerichtet, 6 Schädel zu bergen vermag, so fanden deren 210 hier in der Nähe des Reliquien-Altares und gewissermaßen um denselben gruppiert ein echt monumentales und sicheres, dazu höchst würdiges und passendes Unterkommen. Die unter ihnen befindlichen Hohlräume in den Wänden sind mit je 10 kleinen vergitterten Oeffnungen versehen, mit Ausnahme eines Feldes der Evangelienseite, in dem ein größerer Wandschrank zur Aufnahme des Hochwürdigsten Gutes, also ein einfaches Sakramentenhäuschen, angebracht ist, zu dessen Wiedereinführung in die Liturgie hier wohl die Ehrfurcht von dem so merkwürdigen Hochaltar bezw. dessen Steinretabel nöthigen wird. Hinter den kleinen Gittern treten Gebeine zu Tage, Arm-, Bein- u. s. w. Knochen, die hier in höchst sinniger Anordnung unterhalb der Häupter ruhen, eine in jeder Hinsicht schätzenswerthe Anlage, deren Erhaltung wohl keinem Zweifel unterliegen kann." (A. Schnütgen).

[364] Legner 1982, S. 269 ff.

[365] Zur wenigstens teilweisen Wiederherstellung der verdeckten Chorreliquiarzone gelangen 1992 auf dem Bachhof zu Köln-Roggendorf aufgefundene Schädelreliquien; beim Wiederaufbau der Kirche scheute man sich indes, in den offenen Reliquiarzonen der Nebenchöre wieder Schädelreliquien einzusetzen und dekorierte die Leerstellen statt dessen mit geschnitzten Pinienzapfen.

[366] Kdm Rh 10, II, Die Kunstdenkmäler der Stadt Aachen 1, II, Düsseldorf 1922, S. 141.

[367] Ansichten vom Niederrhein, von Brabant, Flandern, Holland, England und Frankreich, im April, Mai und Junius 1790. Von G. Forster, Berlin 1791, I. Band, S. 70 ff.; J. Bayer, Köln um die Wende des 18. und 19. Jahrhunderts (1770–1830), Köln 1912, S. 73.

[368] Kölner Local-Anzeiger Nr. 85, 29. 3. 1899.

[369] Legner 1986, S. 237, Abb. 44.

[370] Zum Folgenden Legner 1982, 1986, 1989.

[371] Legner 1986, S. 239 ff., Abb. 47 ff.

[372] Legner 1986, S. 238 f.; U. Bergmann, Die gotischen Reliquienbüsten in St. Kunibert, in: Colonia Romanica. Jahrbuch des Fördervereins Romanische Kirchen Köln e. V. 7, 1992, S. 131 ff.

[373] L. Ennen, Geschichte der Stadt Köln, Bd. 3, Köln 1869, S. 785 f.; R. Lauer, Der Altar der Stadtpatrone im Kölner Dom, in: KD 52, 1987, S. 11 ff.; Legner 1989, S. 93 f.

[374] So schreibt A. Gelenius, De admiranda sacra et civile magnitudine Coloniae Claudiae Agrippinensis Augustae Ubiorum Urbis, Köln 1645, S. 632: „aliquot capita et notabiles aliae Reliquiae ex Societatibus undecies mille Virginum et Thebaeorum Martyrum".

[375] Legner 1986.

[376] Legner 1989, S. 102.

[377] J. Lassus, Sanctuaires chrétiens de Syrie, Paris 1947, Tf. XXXIV, 1.

[378] Legner 1982.

[379] J. Braun, Die Kirchenbauten der deutschen Jesuiten. Ein Beitrag zur Kult- und Kulturgeschichte des 17. und 18. Jahrhunderts. 1. Teil. Die Kirchen der ungeteilten rheinischen und der niederrheinischen Kirchenprovinz, in: Stimmen aus Maria Laach, Ergänzungsband 25, Freiburg im Breisgau 1908, S. 217 ff.; J. Braun, Die belgischen Jesuitenkirchen, in: Stimmen aus Maria Laach, Ergänzungsband 24, Freiburg im Breisgau 1907; J. Braun, Spaniens alte Jesuitenkirchen, in: Stimmen aus Maria Laach, Ergänzungsband 28, Ergänzungsheft 112/113, Freiburg im Breisgau 1913.

[380] Memória do descobrimento e achado das Sagradas Reliquias do antigo Santuário da Igreja de São Roque, Lissabon 1843; M. J. Madeira Rodrigues, A Igreja de São Roque, Lissabon 1980.

[381] R. C. Smith, A Talha em Portugal, Lissabon 1962; R. C. Smith, The Art of Portugal 1500–1800, New York 1968.

[382] H. Wentzel, Der Hochaltar in Cismar und die lübeckischen Chorgestühlwerkstätten des 14. Jh., Lübeck 1937; Wentzel 1938; Keller 1965.

[383] D. L. Ehresmann, Some Observations on the Role of Liturgy in the Early Winged Altarpiece, in: The Art Bulletin 64,3, 1982, S. 359 ff.

[384] Decker 1985; Belting 1990, S. 496 ff. (Der Flügelaltar als Bühne des öffentlichen Bildes).

[385] J. Luckhardt, Der Hochaltar der Zisterzienserabtei Marienfeld, Münster 1987.

[386] So z. B. in der Frankfurter Dissertation von 1976, im Druck erschienen erst 1985 (Decker 1985).

[387] G. Goldberg/G. Scheffler, Altdeutsche Gemälde. Köln und Nordwestdeutschland (Bayerische Staatsgemäldesammlungen. Alte Pinakothek/München), München 1972, S. 244 ff.; F. G. Zehnder, Katalog der Altkölner Malerei (Kataloge des Wallraf-Richartz-Museums XI), Köln 1990, S. 450 ff.

[388] „Wir glauben uns zu dieser Vermutung besonders berechtigt durch die zu Füßen dieser Heiligen in verzierten Fächern gemalt liegenden Schädel, woraus wir denn folgern, daß diese Bilder ein irgendwo aufgestelltes Reliquiarium mit dessen Zieraten und Figuren nachahmen" (Über Kunst und Altertum in den Rhein- und Maingegenden. Erstes Heft 1816). Johann Wolfgang Goethe, Schriften zur Kunst, Zürich/Stuttgart [2]1965, S. 689.

[389] Hier zählte Jongelinus auf den Altären mehrere Hundert *capita* (Mosler 1955, S. 212).

[390] F. Schmitz, Die Abtei Heisterbach, in: Beiträge zur Geschichte des Niederrheins. Jahrbuch des Düsseldorfer Geschichts-Vereins 16, 1902, S. 161.

[391] L. Ennen, Geschichte der Stadt Köln 3, Köln 1869, S. 785 f.; R. Lauer, in: KD 52, 1987, S. 11 f.; Legner 1989, S. 93 f.

[392] Keller 1965, S. 126 f.

[393] Wentzel 1938; H. Wentzel, Der Cismarer Altar, Hamburg 1941.

[394] P. G. Wellstein, Die Cisterzienser-Abtei Marienstatt, Limburg [2]1955; E. Trier, Der St.-Ursula-Altar in Marienstatt, in: Marienstatter Aufsätze I, Hachenburg 1962, S. 29 ff.; Keller 1965, S. 128 f.; W. Wilhelmy, Der Marienstätter Altar, in: Hochgotischer Dialog. Die Skulpturen der Hochaltäre von Marienstatt und Oberwesel im Vergleich, Worms 1993 (Begleitbuch zur Ausstellung im Bischöflichen Dom- und Diözesanmuseum Mainz).

[395] H. P. Hilger, Der Claren-Altar im Dom zu Köln, in: KD 43, 1978, S. 11 ff.; Chr. Schulze-Senger, Der Claren-Altar im Dom zu Köln, in: KD 43, 1978, S. 23 ff.

[396] E. O. Graf Solms-Laubach, Der Altenberger Altar, in: Städel-Jahrbuch 5, 1926, S. 33 ff.; Kunst um 1400 am Mittelrhein. Ein Teil der Wirklichkeit, Ausstellung im Liebieghaus Museum alter Plastik, Frankfurt am Main 1975, S. 65 ff.; S. 136 ff. (P. Eich).

[397] P. Pieper, Der Coesfelder Altar, in: Westfalen 40, 1962, S. 241 ff.; Keller 1965, S. 131 f.

[398] E. Lutze/E. H. Zimmermann, Nürnberger Malerei 1350–1450. Die Tafelmalerei, in: Anzeiger des Germanischen Nationalmuseums 1930/31, Nürnberg 1932, S. 23 ff.; Parler 1, S. 379 (G. Bräutigam).

[399] W. Oberhammer, Der Altar von Schloß Tirol, Innsbruck 1948; Keller 1965, S. 130 f.; Egg 1985.

[400] Egg 1985.

[401] W. Meyer-Barkhausen, Der Hochaltar der Elisabethkirche in Marburg, in: Hessische Heimat 8, 1958/59, S. 8 f.; Keller 1965, S. 127; U. Geese, Die hl. Elisabeth im Kräftefeld zweier konkurrierender Mächte, in: Ausstellungskatalog 700 Jahre Elisabethkirche in Marburg 1283–1983, Marburg 1983, 1 (Die Elisabethkirche – Architektur in der Geschichte), S. 55 ff.; Decker 1985, S. 69 f.

[402] E. Simon, Die Anfänge des gotischen Schnitzaltars, Diss. Halle 1922, S. 212; Staatliche Museen zu Berlin. Deutsche Bildwerke aus sieben Jahrhunderten. Skulpturen-Sammlung Berlin 1958, S. 21 ff.; Keller 1965, S. 139.

[403] U. Hölscher, Kloster Loccum, Hannover 1913, S. 47 ff.; Keller 1965, S. 139.

[404] „et ad tabulam in summo altari centum marcas ac alia multa bona."

[405] Legner 1986, S. 230 f.; Legner 1989, S. 81.

[406] F. Witte, Der Domschatz zu Osnabrück, Berlin 1925, S. 25; W. Borchers, Der Osnabrücker Domschatz, Osnabrück 1974, S. 58; OE 1, S. 343, B 123 (B. Bänsch).

[407] H. Appuhn, Schatzkammern in Deutschland, Österreich und der Schweiz. Führer zu kirchlichen und weltlichen Kostbarkeiten (Hermes Handlexikon), Düsseldorf 1984, S. 27.

[408] Für jeden Tag des Jahres das Gebein eines besonderen Heiligen besitzen zu wollen, sollte Nikolaus Muffel, Schriftsteller zu Nürnberg, zum Verhängnis werden. 1469 wurde er gehängt, da er Geld aus der öffentlichen Kasse der Stadt entnommen hatte, um damit seine Reliquiensammlung zu vervollständigen (Dinzelbacher 1990, S. 124).

[409] Legner 1986, S. 231.

[410] Legner 1986, S. 231 f.

[411] H. P. Hilger/G. Goldberg/C. Ringer, Der „Kleine Dom". Zum kölnischen Schreinaltärchen des 14. Jh. im Bayerischen Nationalmuseum in München, in: ZDVK 39, 1985, S. 40 ff.; H. P. Hilger/G. Goldberg/C. Ringer, Der Kleine Dom (Bayerisches Nationalmuseum. Bildführer 18), München 1990.

[412] Cronika Monasterii S: Johannis Baptista in Stambs quantu ex eiusde libris, litteris et aliis monumentis colligie ... poterant. Dilectae Posteritate pro brevi Informatione conscripta et dedicta ... per R. L. Wolfgang Lebersorg, Stams um 1610.

[413] Egg 1985, S. 56 f.

[414] Jüngere Beispiele in: Reliquien 1989.

[415] V. Oberhammer, Der Altar von Schloß Tirol, Innsbruck 1948; Parler 2, S. 436 (G. Ammann).

[416] F. Stuttmann, Der Reliquienschatz der Goldenen Tafel des St. Michaelisklosters in Lüneburg, Berlin 1937.

[417] In Umkehrung der apodiktisch vorgetragenen Erklärungen von B. Decker: „Das Flügelretabel ist ungeeignet, Kirchenschätze wirkungsvoll zur Geltung zu bringen" und „Der Flügelaltar hat aufgehört, Schatzgerät zu sein". Reliquienretabel seien „eine frühe, gleichwohl nicht verallgemeinerbare, vielmehr für Partikular-Interessen bestimmte Besonderheit in der Geschichte der Gattung Flügelaltar" gewesen, „ein spezifisch feudales Relikt". Reliquienaltäre seien „immer ein exem-

tes ideologisches Rechtsinstitut und niemals „fortschrittlich", weil ihrer Natur nach immer „konservativ" (Decker 1985, S. 69 f., 88).

[418] P. Clemen, Die Kunstdenkmäler der Stadt und des Kreises Essen, Rheinprovinz II, 3, Düsseldorf 1893, S. 279 f.; F. Arens, Der Liber ordinarius (Beiträge zur Geschichte von Stadt und Stift Essen, 21. Heft), Essen 1901; Keller 1965. – Erhalten blieb nach der Zerstörung im Zweiten Weltkrieg nur ein kleiner Teil der seinerzeit im Schrein noch aufbewahrten Reliquien, eine vergitterte Schranktür und eines der zwei Flügelpaare von Bartholomäus Bruyn, die der Maler im Jahre 1525 vollendet hat.

[419] St. Beissel, Geschichte der Ausstattung der Kirche des heiligen Victor zu Xanten, Freiburg im Breisgau 1887, S. 1 ff. (Geschichte des Hochaltares der Victorkirche und seiner nächsten Umgebung); H. P. Hilger, Der Dom zu Xanten (Rheinische Kunststätten Heft 275), Köln 1983, Abb. 31 (Inneres des Hochchores und Hochaltar).

[420] P. Steiner, Der erhaltene Kirchenschatz von St. Michael, in: Wagner/Keller 1983, S. 159 ff.

[421] R. van Schoute, La Chapelle Royale de Grenade. Les Primitifs flamands. I. Corpus de la peinture des anciens Pays-Bas méridionaux au quinzième siècle, 6., Brüssel 1963, S. 10 ff.

[422] Fr. José de Sigüenza, Historia de la Orden de San Jerónimo, libro tercero y cuarto: La Fundación del Monasterio de San Lorenzo el Real. Les partes del edificio del Monasterio de San Lorenzo, Madrid 1605 (Nueva Biblioteca de autores espanoles II, 2. Aufl., Madrid 1909); Ed. Aquilar, Madrid 1963; G. Weise, Der Escorial als künstlerischer Ausdruck der Zeit Philipps II. und der Gegenreformation, in: Spanische Forschungen der Görresgesellschaft. Gesammelte Aufsätze zur Kulturgeschichte Spaniens V, Münster 1935; L. Pfandl, Philipp II., München 1938, S. 508 ff. (zum Reliquienkult Philipps II.); IV Centenario de la Fundacion del Monasterio de San Lorenzo el Real El Escorial 1563–1963. Arquitectura. Artes; L. Feduchi, Colecciones Reales de España. El Mueble, Madrid 1965, S. 522 f., Abb. 454, 455; von der Osten Sacken 1979, S. 36 ff. (Die Verehrung der Heiligen, ihrer Reliquien und Bilder); F. A. Martin, Relicarios y piezas de altar en la Basilica del Monasterio de El Escorial, in: Revista Reales Sitios, n. o. 82, Madrid 1984, S. 25 ff.; Catálogo de la Exposicion Iglesia y Monarquia. IV Centenario del Monasterio de El Escorial, Madrid 1986; R. Mulchany, „A la mayor gloria de Dios y del Rey". La decoración de la Real Basilica del Monasterio de El Escorial, Madrid 1992, S. 115 ff. (Capitulo 4: Federico Zuccaro y Felippe II. Los Altares de las Reliquias).

[423] Ideas y diseno. La arquitectura. IV Centenario del Monasterio de El Escorial, Madrid 1986, n. 106–108; M. Paz Aguilo Alonso, El Mueble en Espana durante los siglos XVI y XVII, Madrid 1990, S. 341 ff. (Altares de reliquias).

[424] von der Osten Sacken 1979, S. 35.

[425] J. Taubert, Zur Oberflächengestalt der sog. ungefaßten spätgotischen Holzplastik, in: J. Taubert, Farbige Skulpturen, München 1978, S. 73 ff.

[426] H.-J. Heuser, Oberrheinische Goldschmiedekunst im Hochmittelalter, Berlin 1974, S. 133, WK 21.

[427] D. Lüdke, Das heiltumweisende Engelspaar. Zu einem wenig bekannten Typus figürlicher Reliquiare und Monstranzen der gotischen Goldschmiedekunst, in: Weltkunst 20, 1985, S. 3020 ff.

[428] Ph. Lauer, Robert de Clari, La Conquête de Constantinople (Les classiques Français du Moyen Age 40), Paris 1924; H. Hellenkemper/P. Schreiner, Die Plünderung Konstantinopels in Augenzeugenberichten, in: Schatz von San Marco 1984, S. 67 ff.

[429] Hacker-Sück 1962; O. von Simson, Das Hohe Mittelalter (Propyläen-Kunstgeschichte 6), Berlin 1972, S. 65 ff., 86 f.; L. Grodecki, Sainte-Chapelle, ^{2}1975; W. Sauerländer, Die Sainte-Chapelle du Palais Ludwigs des Heiligen, in: Jahrbuch der Bayerischen Akademie der Wissenschaften, 1977; von Simson 1982; D. Kimpel/R. Suckale, Die gotische Architektur in Frankreich 1130–1270, München 1985, S. 400 ff., 528; Leniaud/Perrot 1991.

[430] G. Pirchan, Karlstein, in: Prager Festgabe für Theodor Mayer, Salzburg 1953; V. Dvořáková/D. Menclová, Karlštejn, Prag 1965; Legner 1978; Möseneder 1981.

[431] Branner 1971.

[432] Le Roux de Lincy/L. M. Tisserand, Paris et ses histories aux 14e et 15e siècles, documents et écrits originaux, Paris 1867, S. 46.

[433] „... et pour ce que l'Empereur voult en toutes manieres monter en hault, devant la dicte chasse, et veoir les saintes reliques, et la montée soit greveuse et estroite, il n'y pot estre porté en sa chaiere, mais se fist tyrer par les braz et jambes contre mont la vix, et pareillement ravaller à tres grant paine, travail et grevance de son corps, pour la grant devocion qu'il avoit à veoir de près les dites saintes reliques" (Chronique des règnes de Jean II et de Charles V, II, S. 232 f.).

[434] H. Neureither, Das Bild Kaiser Karls IV. in der zeitgenössischen französischen Geschichtsschreibung, Diss. Heidelberg 1964, S. 187.

[435] Liebenwein 1977, S. 13 ff., Liebenwein 1978.

[436] Hacker-Sück, S. 246 ff.; Liebenwein 1977, S. 22; Liebenwein 1978, S. 190.

[437] Liebenwein 1977, S. 190; Möseneder 1981, S. 64.

[438] M. Eschborn, Karlstein. Das Rätsel um die Burg Karl IV., Stuttgart 1971, S. 190.

[439] Machilek 1978, S. 91.

[440] Möseneder 1981, S. 64 ff.

[441] Eusebius, Vita Constantini III, S. 34 f., 33 (Des Eusebius von Cäsarea ausgewählte Schriften aus dem Griechischen übersetzt, Bd. 1, München/Kempten 1913, S. 117 f.; U. Süssenbach, Christuskult und kaiserliche Baupolitik bei Konstantin, Bonn 1977, S. 78 ff.

[442] Möseneder 1981, S. 67.

[443] Legner 1978; Möseneder 1981.

[444] Über Herkunft und Verarbeitung der Karlsteiner und Prager Edelsteininkru

stationen liegen neue Forschungen und Ergebnisse vor. Aus der Reihe der Aufsätze seien nur die letzten von F. Skřivánek zitiert: Doplnění drahých kamenů do inkrustaci v kapli sv. Kateřiny na Karlštejně, in: Rekonstrukce a obnova umělecky hodnotné výzdoby interiérů hradu Karlštejna v ekologických podmínkách 20. století. Seminář o hradu Karlštejnu, Prag 1987, S. 106 ff.; Průzkumné a restaurátorské práce drahokamových inkrustací na hradě Karlštejně, in: památky a příroda 14, 2, 1989, S. 73 ff.

445 A. Friedl, Magister Theodoricus, Prag 1956.

446 Vgl. zuletzt H. P. Neuheuser, Materialiter aedificare – spiritualiter coaedificari. Zur Theologie und Bildhaftigkeit der Kirchweihliturgie in den Beschreibungen des Abtes Suger von Saint-Denis, in: Ecclesia orans, Anno X, 1993/1, S. 73 ff.; zum pulchritudo-Begriff Sugers: H. P. Neuheuser, Ars aedificandi – ars celebrandi. Zum Pulchritudo-Verständnis in den Kirchweihbeschreibungen des Abtes Suger von Saint-Denis, in: Scientia und ars im Hoch- und Spätmittelalter, hrsg. von I. Craemer-Ruegenberg/A. Speer (Miscellanea Mediaevalia 22).

447 M. Aubert/L. Grodecki/J. Lafond/J. Verrier, Les vitraux de Notre-Dame et de la Sainte-Chapelle (Corpus vitrearum medii aevi, France, I), Paris 1959.

448 von Simson 1982.

449 Legner 1978.

450 Rainer Maria Rilke, Sämtliche Werke. Band I, hrsg. vom Rilke-Archiv, Insel Verlag, Frankfurt am Main 1955.

451 Grisar 1908; J. Gardner, Nicholas III's Oratory of Sancta Sanctorum and its Decoration, in: Burlington Magazine 115, 1973, S. 283 ff.; Liebenwein 1977, S. 20 f.; J.-T. Wollesen, Eine „Vor-Cavallineske" Mosaikdekoration in Sancta Sanctorum, in: RJb 18, 1979, S. 9 ff.; Möseneder 1981, S. 47 ff.

452 Zur Reichen Kapelle und ihrem Reliquienschatz: F. Haeberlein, Schatzkammer der Reichen Kapelle in der Münchner Residenz (Amtlicher Führer), München 1939; H. J. Sauermost, Die Reiche Kapelle in der Residenz (Münchner Kirchen), München 1973; H. H. Stierhof, Zur Baugeschichte der Maximilianischen Residenz, in: Wittelsbach und Bayern II/1, S. 272; M. Bachtler, Goldschmiedearbeiten im Auftrag Herzog Maximilians I. von Bayern, in: Wittelsbach und Bayern II/1, S. 323 ff.; Wittelsbach und Bayern II/2, S. 247 ff. (M. Bachtler); Kirchliche Schätze aus bayerischen Schlössern. Liturgische Gewänder und Geräte des 16.–19. Jh., bearb. von L. Seelig, Ausstellung in der Residenz München 1984, S. 254 ff.

453 Wittelsbach und Bayern II/2, S. 225.

454 Swinarski 1991.

455 M. T. Ruiz Alcón, Monasterío de Las Descalzas Reales, Madrid 1987, S. 99 ff.; F. Checa Cremades, Monasterío de Las Descalzas Reales: Origines de su coleccion artistica, in: Reales Sitios 102, 1989, S. 21 ff.

456 A. Bustamente García, Los artífices del Real convento de La Encarnacíon de Madrid, in: Boletín del Seminario de Arte y Arqueología, Valladolid 1975; M. L. Sánchez Hernández, El monasterio de La Encarnación de Madrid: un modelo de

vida religiosa en el siglo XVII, Madrid 1986; M. T. Ruiz Alcón, Real Monasterio de la Encarnacíon, Madrid 1987, S. 66 ff.

457 E. Ayape, La sangre de San Pantaleon en Madrid, Madrid ²1987.

458 Legner 1982, 1986, 1989; Schommers 1993.

459 Vgl. das Kapitel „Ornamente aus Knochen und Blumen".

460 E. Dyggve, Le type architectural de la Cámara Santa d'Oviedo et l'architecture asturienne, in: Cahiers Archéologiques 6, 1952, S. 125 ff.

461 G. Bandmann, Über Pastophorien und verwandte Nebenräume im mittelalterlichen Kirchenbau, in: Kunstgeschichtliche Studien für Hans Kauffmann, Berlin 1956, S. 19 ff.

462 A. Masser, Die Bezeichnungen für das christliche Gotteshaus in der Sprache des Mittelalters. Mit einem Anhang: Die Bezeichnung für die Sakristei, Berlin 1966, S. 141 ff.

463 Vgl. das Kapitel „Reliquienzonen im Kirchenraum".

464 L. Marcucci, Per gli „armarj" della sacrestia di Santa Croce, in: Mitteilungen des Kunsthistorischen Instituts in Florenz 9, 1960, S. 141 ff.

465 Vgl. Liebenwein 1977, S. 20 ff.

466 F. J. Ronig, Die Schatz- und Heiltumskammern. Zur ursprünglichen Aufbewahrung von Reliquien und Kostbarkeiten, in: Rhein und Maas 1, S. 134 ff.

467 der *camera reliquiarum*, wie sie noch 1595 genannt worden ist.

468 Der Trierer Dom (Rheinischer Verein für Denkmalpflege und Landschaftsschutz, Jahrbuch 1978/79), Neuss 1980, S. 285 ff. (F. J. Ronig); F. J. Ronig, Das wolkenumsäumte Engelsfenster im Trierer Dom. Ein Beitrag zum Weiterleben künstlerischer Ideen Berninis in Deutschland, in: Festschrift Kurt Rossacher. Imagination und Imago, Salzburg 1983, S. 273 ff.

469 F. J. Ronig, Die älteste Abbildung des Trierer Stadtsiegels, in: Kurtrierisches Jahrbuch 1981.

470 Zu armarien vgl. RAC 2, 1954, Sp. 266 ff.

471 L. Hugot, Kornelimünster (Rheinische Ausgrabungen 2), Köln und Graz 1968, S. 116.

472 M. Krammer, Die Wallfahrt zum heiligen Sebastian nach Ebersberg, Ebersberg 1981.

473 G. Dischinger, Entstehung und Geschichte des Kirchenbaues (1583–1883), in: Wagner/Keller, S. 220 ff.; M. Bachtler, Der verlorene Kirchenschatz von St. Michael, in: Wagner/Keller 1983, S. 127 ff.; P. Steiner, Der erhaltene Kirchenschatz von St. Michael, in: Wagner/Keller 1983, S. 136 ff.

474 M. Hartig, Die oberbayerischen Stifte, Bd. 1, München 1935, S. 124 ff.; Bauer/Rupprecht 1976, S. 451 f.

475 A. Fuchs, Johann Baptist Baader, der Lechhansl, Kaufbeuren 1959.

476 Venantius Fortunatus, Carmina III, 12.

477 Zum Granusturm vgl. Liebenwein 1977, S. 22 ff.

478 A. Friedl, Magister Theodoricus, Prag 1956.

[479] G. Ostrogorsky/Ph. Schweinfurth, Das Reliquiar des Despoten von Epirus, in: Seminarium Kondakovianum 4, 1931, S. 165 ff.; S. Cirac Estopanan, Bizancio y España – el legado de la basilissa María y de los despotas Thomas y Esau de Joannina, Barcelona 1943; J. Bernejo Díez, Das Reliquien-Diptychon der Despoten von Epiros in der Kathedrale von Cuenca, in: Parler 5, S. 13 ff.

[480] Gauthier 1983, S. 168 ff.; OE 3, S. 93, H 14 (A. Legner).

[481] Übersetzung nach Gauthier 1983, S. 168 ff.

[482] Monumenta Annonis 1975, S. 177 ff.; M. Mittler, Untersuchungen zur Siegburger Liturgie I (Siegburger Studien XIII), Siegburg 1981, S. 103 ff.

[483] Salzburger Museum Carolino Augusteum. Ausstellung Spätgotik in Salzburg. Skulptur und Kunstgewerbe 1400–1530, Salzburg 1976, S. 95 ff. (F. Wagner).

[484] Legner 1989, S. 79 f.

[485] Migne 157, S. 318 ff.; W. Lampen, Thiofrid von Echternach (Kirchengeschichtliche Abhandlungen 11), Breslau 1920, S. 19 ff.; Schrade 1957, S. 61 f.

[486] F. Heiler, Das Gebet, München 1929.

[487] Suckale 1986.

[488] A. Legner, Unser Frauen Bild mit dem Kindlein und unseres Herren Barmherzigkeit – Gedanken zu einer Neuerwerbung im Schnütgen-Museum, in: Kölner Museums-Bulletin 1, 1988, S. 9 ff.

[489] Parler 2, S. 522 f. (K. Szcepkowska-Naliwajek); Fritz 1982, S. 229 f.; J. Samek, Polskie złotnictwo, Breslau 1988, S. 26 f.

[490] Rhein und Maas 1, S. 418, Q 21 (R. Wallrath).

[491] Bertelli 1967.

[492] Reliquien 1989, S. 263, Nr. 148; hier zahlreiche weitere Beispiele.

[493] F. G. Zehnder, Katalog der Altkölner Malerei (Kataloge des Wallraf-Richartz-Museums 11), Köln 1990, S. 94 ff.

[494] Gauthier 1983, S. 174 f.

[495] Henze 1988.

[496] J. Wilpert/W. N. Schumacher, Die römischen Mosaiken der kirchlichen Bauten vom 4.–13. Jh., Freiburg i. Br./Basel/Wien 1976, S. 129 ff., Nr. 49.

[497] OE 3, S. 137 (A. Legner).

[498] Belting 1982, S. 35 ff.; Pötzl 1986; Belting 1990, S. 72 (Reliquie und Bild im privaten und öffentlichen Raum); S. 331 ff. (Statuen, Gefäße und Zeichen. Bild und Reliquie im westlichen Mittelalter).

[499] OE 2, S. 266 f. (J.-H. Baumgarten).

[500] OE 2, S. 261 ff. (J.-H. Baumgarten).

[501] So schon die Argumentation in den ›libri Carolini‹ (Schade 1957, Freeman 1985), in denen weiter ausgeführt wird, die Bilder seien „nicht mit den Reliquien der Märtyrer und Bekenner gleichzusetzen, denn diese stammen von einem Körper oder kamen mit einem Körper in Berührung und erstehen mit den Heiligen am Ende der Welt in Herrlichkeit auf". Die Bilder aber hätten „weder gelebt noch

werden sie auferstehen" (MG Historia Legum III: Concilia II Suppl., hrsg. von H. Bastgen, Hannover 1924, II, 28, III, 24, 153 f.).

502 Henze 1988.

503 J. Rauch, Die Limburger Staurothek, in: Das Münster 8, 1955, S. 201 ff.; W. Michel, Die Inschriften der Limburger Staurothek, in: Archiv für mittelrheinische Kirchengeschichte 28, 1976, S. 23 ff.

504 Übersetzung nach Rauch, S. 214.

505 Gauthier 1983, S. 138 ff.; OE 3, S. 163, H 66 (F. Niehoff), H 67 (A. Legner).

506 Vgl. das Kapitel „Heilige Häupter und Leiber".

507 Legner 1989, Abb. 17.

508 W. Hopfgartner, 1200 Jahre Raitenhaslach, Burghausen 1987.

509 A. Knoepfli, Die Kunstdenkmäler des Kantons Thurgau IV. Das Kloster St. Katharinenthal (Die Kunstdenkmäler der Schweiz), Bern 1989, S. 84 ff.

510 Legner 1989, Abb. 16, 105.

511 Legner 1989, Abb. 93–102.

512 Legner 1989, Abb. 97, 102.

513 Schrade 1957; E. de Solms, Ste-Foy de Conques, Paris 1965; Forsyth 1972, S. 68 ff.; Taralon 1978; Dahl 1978; Belting 1990, S. 335 f., 595 ff.

514 Liber miracolorum Sanctae Fidis, ed. A. Bouillet, Paris 1897; A. Bouillet/L. Servières, Sainte-Foy Vierge et Martyre, Rodez 1900, S.441 ff.; Belting 1990, S. 595 ff.

515 Schrade 1957.

516 OE 1, S. 25; OE 3, S. 51 (R. Goepper).

517 R. Goepper, Die Seele des Jizô. Weihegaben im Innern einer buddhistischen Statue. Museum für Ostasiatische Kunst, Kleine Monographien 3, Köln 1984.

518 OE 2, S. 79 ff. (L. von Wilckens, J.-H. Baumgarten).

519 Dünninger 1986.

520 Forsyth 1972, S. 36; Belting 1990, S. 338.

521 Zum Imervardkreuz: E. Panofsky, Das Braunschweiger Domkruzifix und das „Volto Santo" in Lucca, in: Festschrift für Adolf Goldschmidt, Leipzig 1923, S. 37 ff.; R. Haussherr, Das Imervardkreuz und der Volto-Santo-Typ, in: ZfK 16, 1962, S. 129 ff.; E. Hagemann, Zur Ikonographie des gekreuzigten Christus in der gegürteten Tunika, in: Niederdeutsche Beiträge zur Kunstgeschichte 13, 1974, S. 97 ff.; Zeit der Staufer 1977, S. 343 f. (W. Sauerländer); Stadt im Wandel, Landesausstellung Niedersachsen 1985, Band 2, S. 1152 ff. (A. Legner).

522 Les Trésors des Églises de France, Paris 1965, S. 232 f., Nr. 422; OE 3, S. 137, H 44 (M. Seidler).

523 Zur Benennung einer Vollfigur mit Reliquien als Reliquiar meldet Meyer 1950, S. 57, Bedenken an und will als Reliquiare nur solche Behältnisse bezeichnet wissen, deren einziger oder doch unbestritten wichtigster Zweck die Bewahrung von Reliquien war. Auch könne eine Vollfigur mit verborgenen Reliquien aus der

späteren Epoche, in der die Sichtbarmachung des Heiltums zur Regel geworden sei, keinesfalls einem Reliquiar gleichgeordnet werden, postuliert J. Taubert (Deutsche Kunst und Denkmalpflege 20, 1962, S. 101 f.). Doch finden sich auch im späten Mittelalter zahlreiche Reliquiare mit verborgenen Reliquien, wie andererseits schon für Bernhard von Angers der „unbestritten wichtigste Zweck" der Figur der hl. Fides von Conques die Bewahrung der Reliquie – also ganz im Sinne von Meyers Definition eines Reliquiars – gewesen ist.

524 Führer durch das Nationalmuseum. Die Dänischen Sammlungen. Mittelalter und neuere Zeit bis 1750, Kopenhagen 1939, S. 20; Nationalmuseets vejledninger. De danske Samlinger. Middelalder og nyere Tid. Fra Aar 1000 til 1750, Kopenhagen 1946, S. 25.

525 Lit. Bergmann 1989, S. 126 ff.

526 A. Horn/J.Taubert/F. Buchenrieder, Der Forstenrieder Kruzifixus, in: Deutsche Kunst und Denkmalpflege 20, 1962, S.81ff.; Der Schatz vom Heiligen Berg Andechs, Kloster Andechs 1967, S.69f.; J.Taubert, Farbige Skulpturen, München 1978, S.135ff.

527 Zu den *Cruzifixi dolorosi:* F. Mühlberg, Cruzifixus dolorosus, in: WRJb 22, 1960, S. 69 ff.; M. von Alemann-Schwartz, Cruzifixus dolorosus. Beiträge zur Chronologie und Ikonographie der rheinischen Gabelkruzifixe, Diss. Bonn 1973, Bonn 1976.

528 F. Kuchel, Die Restaurierung des Borkener Gabelkreuzes, in: Westfalen 32, 1954, S. 58 ff.

529 H. Breyer, Sakrales Schließfach. Im Hinterkopf eines gotischen Kruzifixes wurde ein bedeutendes Kreuzreliquiar gefunden, in: Süddeutsche Zeitung Nr. 65, 19./20. März 1994, S. 18; R. Karbacher, Ein unbekanntes Reliquiar im gotischen Kruzifixus des Regensburger Schottenklosters, in: Das Münster 47, 1994, S. 343 ff.

530 Basilius, Hexaemeron VIII 8, PG 29, S. 184 f.

531 St. Volberg, Schatz im Leib des Kruzifixus. Restauratoren entdeckten per Zufall kostbare Reliquien in mittelalterlichem Pestkreuz, in: Kölnische Rundschau Nr. 70, 24. März 1994.

532 Ph. M. Halm/G. Lill, Die Bildwerke in Holz und Stein vom 12. Jh. bis 1450, Augsburg 1924, S. 16.

533 Bergmann 1989, S. 157 ff.

534 Bergmann 1989, S. 203 ff.

535 Dazu vor allem Keller 1951; Schrade 1957; Belting 1990.

536 Zur Stellung der Reliquienstatuen zwischen Paganismus und Christentum vgl. Hubert 1982.

537 Zu den kölnischen Reliquienbüsten der Gotik vgl. als ältere Forschung Karpa 1934 und als neue die ergebnisreichen Untersuchungen im Skulpturenkatalog des Schnütgen-Museums (Bergmann 1989).

538 Vgl. G. Schneider, Zur Holzbearbeitung der Kölner Skulptur vom 11. bis zum Ende des 14. Jh., in: Bergmann 1989, S. 65 ff., besonders 73 ff.; zum Forschungs-

stand: U. Bergmann, Kölner Bildschnitzerwerkstätten vom 11. bis zum ausgehenden 14. Jh., in: Bergmann 1989, S. 19 ff.

[539] U. Bergmann, Die gotischen Reliquienbüsten in St. Kunibert, in: Colonia Romanica 7, 1992, S. 131 ff.

[540] Die bis um 1400 entstandenen sind bearbeitet im Skulpturenkatalog (Bergmann 1989).

[541] Bergmann 1989, S. 287 ff.

[542] Die körpereng anliegende Kleidung war als Teufelswerk verschrien; auf dem Höhepunkt dieser Mode forderte das Kölner Provizialkonzil von 1360, Geistlichen und Nonnen solle die mißbräuchliche Verwendung von Knöpfen untersagt werden; M. Hasse, Studien zur Skulptur des ausgehenden 14. Jh., in: Städel-Jahrbuch 6, 1977, S. 99 ff.

[543] Vgl. E. Jägers, Zur Polychromie der Kölner Skulptur vom 12. bis zum Ende des 14. Jh., in: Bergmann 1989, S. 85 ff.

[544] H. Seling, Die Kunst der Augsburger Goldschmiede, 3 Bde., München 1980.

[545] M. Hering-Mitgau, Barocke Silberplastik, Weißenhorn 1973 (Die Silberfigur als Reliquiar, S. 17 ff.).

[546] Heiltum und Wallfahrt 1988, S. 82 ff.

[547] A. Hubel, Der Regensburger Domschatz, München/Zürich 1976, S. 51 ff. (Der silberne Hochaltar des Domes).

[548] M. Hering-Mitgau, Vom Holzmodell zur Silberplastik, in: Entwurf und Ausführung in der europäischen Barockplastik. Beiträge zum internationalen Kolloquium des Bayerischen Nationalmuseums und des Zentralinstituts für Kunstgeschichte München 1985, München 1986, S. 135 ff.; M. Hering-Mitgau, Das Entwerfen und Kopieren barocker Silberfiguren, in: ZAK 44, 1987, S. 271 ff.

[549] L. Noack-Heuck, Die Reliquienbüsten der Freiburger Zünfte, in: Badische Heimat 31, 1951, S. 132 ff.; Augustinermuseum Freiburg. Kunstepochen der Stadt Freiburg. Ausstellung zur 850-Jahrfeier, Freiburg im Breisgau 1970, S. 344 ff.

[550] Keller 1951.

[551] Braun 1940, S. 64 f., 93, 413 ff.; Keller 1952; J. Braun in: RDK 2, Sp. 274 ff.; H. Keller, Zur Entstehung der Reliquienbüste aus Holz, in: Festschrift für Hans Kauffmann, Berlin 1956, S. 71 ff.; Rückert 1956; Rückert 1958; Rückert 1959; Kovácz 1964; Souchal 1969; Falk 1991/93. – Zu Abb. 111: F. Rademacher, Ein spätromanisches Kopfreliquiar des hl. Gereon im Halleschen Heiltum, in: ZfK 42, 1979, S. 245 ff.

[552] Trésors 1965, Nr. 428.

[553] Rückert 1959.

[554] Rhein und Maas 1972, S. 250, G 11 (D. Kötzsche); Zeit der Staufer 1977, S. 404 ff., Nr. 542 (D. Kötzsche).

[555] P. Pieper, Der goldene Pauluskopf des Domes zu Münster, in: Studien zur Buchmalerei und Goldschmiedekunst des Mittelalters. Festschrift für Karl Hermann Usener, hrsg. von F. Dettweiler, H. Köllner, P. A. Riedl, Marburg 1967, S. 33 ff.; OE 3, S. 138 (J.-H. Baumgarten).

[556] Grundmann 1959; Arndt/Kroos 1969, S. 249 ff.; Appuhn 1973, S. 129 ff.; Zeit der Staufer 1977, S. 393 f., Nr. 535 (H. Fillitz); Falk 1991–93, S. 171 ff.

[557] Grundmann 1959, S. 13.

[558] Arndt/Kroos 1969, S. 251 f.; Appuhn 1973, S. 154 ff.

[559] J. Rensing, Johannes der Täufer, in: Westfalen 42, 1964, S. 350 ff.

[560] Halm/Berliner 1931, Nr. 140; F. Rademacher, Eine Krone Kaiser Ottos II. Ein Beitrag zur ottonischen Goldschmiedekunst, in: ZDVK 1, 1934, S. 79 ff.; Arndt/Kroos 1969, S. 252.

[561] Parler 1, S. 127 (E. G. Grimme); Parler 5, S. 55 ff.

[562] P. E. Schramm, Kaiser, Könige und Päpste. Gesammelte Aufsätze zur Geschichte des Mittelalters, Band 3, Stuttgart 1969, S. 101.

[563] Grimme ²1973, S. 88 ff.; H. P. Hilger, Der Weg nach Aachen, in: Kaiser Karl IV., Staatsmann und Mäzen, hrsg. von F. Seibt, München 1978, S. 350 f.; Parler 1, S. 137 (H. P. Hilger).

[564] K. Fürst von Schwarzenberg, Die Sankt-Wenzels-Krone und die böhmischen Insignien, 1960.

[565] P. E. Schramm, Herrschaftszeichen und Staatssymbolik. Beiträge zu ihrer Geschichte vom 3.–16. Jh., Bd. III, 1956, S. 881.

[566] Reiches Material zu diesen Sorten von Kleinreliquiaren aus den letzten Jahrhunderten z. B. in der Sammlung Peters (Reliquien 1989) mit Einführungskapiteln von U. Bock, Kontaktreliquien, Wachssakramentalien und Phylakterien, S. 154 ff., und G. Sporbeck-Bressem, Heiligenvertrauen und Apotropaion, S. 161 ff.

[567] H. O. Münsterer, Amulettkreuze und Kreuzamulette. Studien zur religiösen Volkskunde, Regensburg 1983; L. Hansmann/L. Kriss-Rettenbeck, Amulett und Talisman. Erscheinungsform und Geschichte, München 1966; F. Eckstein/J. H. Waszink, Amulett, in: RAC 1, S. 397 ff.; M. Brauneck, Religiöse Volkskunst, Köln ²1979, S. 263 ff.

[568] Grimme ³1973, S. 14 f., Nr. 7.

[569] Grabar 1946, II, S. 82 ff.; A. Grabar, Les Ampoulles de Terre Sainte, Paris 1958.

[570] V. Elbern, Ein fränkisches Reliquiarfragment in Oviedo, die Engerer Burse in Berlin und ihr Umkreis, in: Madrider Mitteilungen 2, 1961, S. 187 ff. – Zum Bursenreliquiar RDK 3, Sp. 231 ff. (J. Braun).

[571] U. Bergmann, Prior omnibus autor – an höchster Stelle aber steht der Stifter, in: OE 1, S. 133; OE 2, S. 242 ff., E 35 E 36 (J. H. Baumgarten).

[572] Kötzsche 1973.

[573] Braun 1940, S. 380 ff.

[574] M.-M. Gauthier, Un saint du Pays de Liège au bras long, in: Études d'art médiéval offertes à L. Grodecki, Paris 1981, S. 105 ff. – OE 2, S. 410, F 52 (J.-H. Baumgarten).

[575] Grimme ²1973, S. 153 f., Nr. 173.

[576] OE 3, S. 147 ff. (A. Legner).

[577] OE 3, S. 149 f. (E. Braun).

[578] Lit. in: Schatzkunst Trier 1984, S. 96 f., Nr. 23 (F. Ronig).

[579] Zu Stil und Bedeutung vgl. die Abhandlungen von H. Westermann-Angerhausen, Die Goldschmiedearbeiten der Trierer Egbertwerkstatt (Beiheft der Trierer Zeitschrift 36), Trier 1973; Spolie und Umfeld in Egberts Trier, in: ZfK 50, 1987, S. 305 ff.; Das Nagelreliquiar im Trierer Egbertschrein – Das „künstlerisch edelste Werk der Egbertwerkstätte"?, in: Festschrift für Peter Bloch, Mainz 1990, S. 9 ff.

[580] J. Sauer, Symbolik des Kirchengebäudes und seiner Ausstattung in der Auffassung des Mittelalters mit Berücksichtigung von Honorius Augustodunensis, Sicardus und Durandus, Freiburg i. Br. 1902, ²1924.

[581] G. Zehnder, Der Siegburger Servatiusschatz, in: Heimatbuch der Stadt Siegburg 2, 1967, S. 437 ff.; OE 2, S. 405, F 46 (St. Soltek).

[582] OE 3, S. 145, H 51 (J.-H. Baumgarten).

[583] OE 2, S. 83, D 62 (W. Schulten).

[584] Gauthier 1983, S. 94, Nr. 51, S. 98; OE 3, S. 152 f., H 57 (A. Legner); Hahnloser/Brugger-Koch 1985, S. 140, Nr. 187.

[585] Meyer 1950.

[586] Bereits für das 9. Jh. berichten Schriftquellen von Kristallreliquiaren. Das Testament des Grafen Eberhard von Friaul (867) nennt eine *bustea cristallina cum reliquiis* und ein *phylacterium cristallinum*. Die Vita Hathumoda der ersten Äbtissin von Gandersheim († 874) erwähnt einen *crystallus cum reliquiis sanctorum* (Braun 1940, S. 100). Beispiele von schon in den Jahrhunderten vor 1200 sichtbar präsentierten Reliquien vornehmlich in und unter Bergkristall bei Henze 1988.

[587] Einen alle Reliquiare der gotischen Goldschmiede erfassenden Überblick gibt Lüdke 1983.

[588] Grimme ²1973, S. 99, Nr. 73; Parler 1, S. 131 ff. (K. Otavsky).

[589] E. G. Grimme, Die Kapellenreliquiare im Aachener Domschatz, in: Aachener Kunstblätter 39, 1969, S. 7 ff.; Grimme ²1973, S. 94 ff.; Parler 1, S. 133 ff. (K. Otavsky); E. G. Grimme, Aspekte zu Reliquiarabbildungen auf Reliquiaren, in: Aachener Kunstblätter 60, 1994, S. 359 ff.

[590] G. Rüger/H. Stafski, St. Veit und sein Reliquiar zu Herrieden, in: Jahrbuch des Historischen Vereins für Mittelfranken 78, 1959, S. 54 ff.; Parler 1, S. 373 (K. Otavsky).

[591] A. Legner, Wände aus Edelstein und Gefäße aus Kristall, in: Parler 3, S. 182 f.

[592] Flanders in the Fifteenth Century: Art and Civilization. Catalogue of the Exhibition Masterpieces of Flemish Art: Van Eyck to Bosch, organized by The Detroit Institute of Arts and the City of Bruges, Detroit 1960, S. 298 ff., Nr. 133.

[593] R. Lightbown, Secular Goldsmiths Work in Medieval France, London 1978, S. 30 f.; Hahnloser/Brugger-Koch 1985, S. 248, Nr. 542.

[594] Th. Müller/E. Steingräber, Die französische Goldemailplastik um 1400, in: MüJb III.F. V, 1954, S. 29 ff.

[595] E. M. Vetter, Maria im Rosenhag, Düsseldorf 1956.

[596] So hat beispielsweise im Bistum Chur Weihbischof S. Tschuggli in den Jahren zwischen 1501 und 1538 viele solcher, mitunter sogar bereits defekter Glasreliquiare bei Altar- und Kirchweihen in Sepulkren deponiert (H. Frommelt, 11e Congrés de l'Associatation Internationale pour l'Histoire du Verre, Basel 23.8.–3.9.1988).

[597] OE 3, S. 414 ff. (B. Bänsch).

[598] OE 2, S. 416 f., F 57 (B. Bänsch).

[599] M.-M. Gauthier, Émaux méridionaux. Catalogue international de l'oeuvre de Limoges, Tome I, L'Époque romane, Paris 1987.

[600] Foreville 1976; S. Caudron, Les châsses reliquaires de Thomas Becket émaillées à Limoges: leur géographie historique, in: Bulletin de la Société archéologique et historique du Limousin CXXI, 1993, S. 55 ff.

[601] E. Kühnel, Die islamischen Elfenbeinskulpturen, VIII.–XIII. Jahrhundert, Berlin 1971, S. 33 f.; OE 2, S. 241, E 33 (J.-H. Baumgarten).

[602] H. R. Hahnloser, Ein arabisches Kristallreliquiar in venezianischer Fassung aus der Wiener Geistlichen Schatzkammer in Nürnberg, in: Festschrift für K. M. Swoboda, Wien 1961.

[603] OE 3, S. 96 f., H 17 (J.-Ch. Klamp).

[604] OE 3, S. 90 ff., H 13 (J.-H. Baumgarten).

[605] C. J. Lamm, Mittelalterliche Gläser und Steinschnittarbeiten aus dem Nahen Osten, Berlin 1929/30; Europa und der Orient 800–1900, Gütersloh/München 1989, S. 543 ff.

[606] H. Eickel, Das Borghorster Stiftskreuz, in: 1000 Jahre Borghorst 968–1968, Borghorst 1968, S. 45 ff.; H. Westermann-Angerhausen, Westfälische Goldkreuze und ihre Voraussetzungen in Rheinland und Niedersachsen, in: Rhein und Maas 2, S. 181 ff.; OE 3, S. 106 ff., H 28 (J. Luckhardt).

[607] Die umfassendste Orientierung zu Material, Gestalt und Ausstattung sowie Benennung der Reliquienbehältnisse in der Vielfalt ihrer Formen und Typen gibt Joseph Braun in seinem Standardwerk über die Reliquiare des christlichen Kultus (Braun 1940). Schon im achtseitigen Inhaltsverzeichnis ist das gesamte Wissensgebiet dieser zwischen Kult und Kunst angesiedelten Spezies systematisch erfaßt. Der Braunschen Klassifizierung folgt auch Glossarium artis. Deutsch-französisches Wörterbuch zur Kunst, Faszikel 2, Liturgische Geräte, Kreuze und Reliquiare der christlichen Kirchen, Tübingen/Straßburg 1972.

[608] Simeoni, Vita Mathildis celeberrimae principis Italiae carmine scripta a Donizone presbytero qui in arce Canusina vixit (Rerum Italicarum Scriptores 5, 2), Bologna 1940; G. Perich, Matilda di Canossa, Mailand 1980; OE 1, S. 56 f. (B. Brenk).

[609] Garber 1915.

[610] W. Grape, Anmerkungen zu Horst Bredekamp: Kunst als Medium sozialer Konflikte. Bilderkämpfe von der Spätantike bis zur Hussitenrevolution, Frankfurt 1975 und zu der Rezension des Buches von Peter Schreiner, in: ZfK 39, 1976, S. 239–244, in: Kritische Berichte 5, 1977, S. 22 f.

[611] H. Beinlich, Die „Osirisreliquien". Zum Motiv der Körperzergliederung in der altägyptischen Religion, Wiesbaden 1984.

[612] Hierzu Angenendt 1989, S. 12 ff.; Angenendt 1991; Angenendt 1992; Angenendt 1994, S. 149 ff.

[613] H.Müller-Karpe, Handbuch der Vorgeschichte, Band 2, München 1968, Jungsteinzeit, S. 349 ff.

[614] Die Kunstdenkmäler der Provinz Sachsen 1, Die Stadt Erfurt, Burg 1929, S.380.

[615] E. Krausen, Die Pflege religiös-volksfrommen Brauchtums bei Benediktinern und Zisterziensern in Süddeutschland und Österreich, in: Studien und Mitteilungen zur Geschichte des Benediktiner-Ordens 83, 1972, I–II, S. 276 f.

[616] M. Andree-Eysn, Volkskundliches. Aus dem bayrisch-österreichischen Alpengebiet, Braunschweig 1910, S. 145 ff. (Schädelkultus im Alpenlande); G. Sauser, Bemalte Ossuarienschädel aus Hallstatt. Actes du IVe Congrès International des Sciences Anthropologiques et Ethnologiques 1952, Tome III, Wien 1956, S. 112 ff.; B. Burgstaller, Schädelbeschriftung und -bemalung in den österreichischen Alpenländern, in: H. Koren/H. u. L. Kretzenbacher (Hrsg.), Volkskunde im Ostalpenraum (Alpes orientales II), Graz 1961, S. 71 ff.; H. Wolf, Bemalte Totenschädel und unbemalte Skelettreste in Beinhäusern und Seelenkapellen des Bayerischen und Oberpfälzer Waldes, in: 75 Jahre Anthropologische Staatssammlung München 1902–1977, München 1977, S. 175 ff.; P. und R. Werner, Bemalte Totenschädel. Besonderheiten der Sekundärbestattung im süddeutschen Sprachraum, in: Jahrbuch der Bayerischen Denkmalpflege. Forschungen und Berichte 39, 1988, S. 246 ff. – W. Klingbeil, Kopf- und Maskenzauber in der Vorgeschichte und bei den Primitiven, Berlin 1932; Geiger, Totenschädel, in: Handwörterbuch des deutschen Aberglaubens 8, 1936/1937, Sp. 1092 ff.

[617] J. Richter, Das Kopfgefäß. Zur Typologie einer Gefäßform, Köln 1967.

[618] R. Andree, Menschenschädel als Trinkgefäße, in: Zeitschrift des Vereins für Volkskunde 22, 1912, S. 19.

[619] Handwörterbuch des deutschen Aberglaubens 9, 1938/39, Sp. 401.

[620] F. Leschoscheck, Sebastianspfeil und Sebastiansmine, in: Kult und Volk. Festschrift für Gustav Gugitz, Wien 1954, S. 231 f.

[621] Handwörterbuch des deutschen Aberglaubens, hrsg. von E. Hoffmann-Krayer/H. Bächtold-Stäubli, Berlin/Leipzig, Bd. 3, 1930/1931, Sp. 1677 ff.: Heiligenschädel.

[622] M. Meinz, Über Goldschmiedearbeiten und Reliquien des Klosters Iburg, in: Iburg – Benediktinerabtei und Schloß, Bad Iburg 1980, S. 273 ff.; Ausstellungskatalog Stadt im Wandel. Kunst und Kultur des Bürgertums in Norddeutschland 1150–1680, Stuttgart 1985, Band 1, S. 608, Nr. 519.

[623] H. Brunner, Reliquienkronen aus der Münchener Reichen Kapelle, in: Zeitschrift für bayerische Landesgeschichte 55, 1972, S. 86 ff.; H. Brunner/G. Hojer/L. Seelig, Residenz München, München 1986, S. 112, 114; L. Seelig, Münchner Stickereien des 18. Jahrhunderts. Beispiele einer wenig beachteten Gattung des Kunsthandwerks, in: Kunst & Antiquitäten H. 3, 1988, S. 72 ff.

[624] Legner 1986.

[625] F. Bock, Geschichte der liturgischen Gewänder des Mittelalters, 3. Band, Bonn 1871, S. 160 ff. (Stoffliche Hüllen der Reliquien [involucra reliquiarum]).

[626] J. Hoster, in: KD 16/17, 1959, S. 191; Z. Świechowski, Königin Richeza von Polen und die Beziehungen polnischer Kunst zu Köln im 11. Jahrhundert, in: KD 40, 1975, S. 27 ff.

[627] Legner 1986, S. 225 ff., 256 ff.

[628] RDK 8, 1985, Sp. 1027 ff. (I. Haug/Chr. C. Mayer Thurman).

[629] G. Weber, St. Ursula Straubing (Schnell-Kunstführer Nr. 890), [2]1984.

[630] H. Reiners, Das Münster Unserer Lieben Frau zu Konstanz, 1955.

[631] R. H. Seitz/A. Lidel/F. Kaeß, Die Hofkirche Unserer Lieben Frau zu Neuburg an der Donau, Weißenhorn 1983.

[632] Achermann 1979.

[633] A. Reinle, Die Kunstdenkmäler des Kantons Luzern IV, Das Amt Sursee, Basel 1956, S. 432 ff.

[634] Legner 1989, S. 105.

[635] M. Moncault, Saint-Maximin-de-Provence. La Basilique Sainte-Marie-Madeleine et le couvent royal dominicain, Aix-en-Provence 1985.

[636] A. Hermann, Einbalsamierung, in: RACh 4, 1959, Sp. 798 ff.; M. Ráček, Die nicht zu Erde wurden ... Kulturgeschichte der konservierenden Bestattungsformen. Unter Mitarbeit von H. Biedermann und W. Petzwinkler, Wien/Köln/Graz 1985.

[637] J. G. Herzog von Sachsen, Streifzüge durch die Kirchen und Klöster Ägyptens, S. 64.

[638] Legner 1989, Abb. 82, 83.

[639] C. Gerlach, in: Clemenswerth, seine Entstehung und Geschichte, Aschendorf 1958; O. M. Gräff, in: 250 Jahre Kapuziner-Kloster Clemenswerth 1741–1991, Sögel/Emsland 1991. – Katakombenheiligenkult nördlich des Mains gehört fast zu den Ausnahmen; B. Plück, Der Kult des Katakombenheiligen Donatus von Münstereifel, in: Jahrbuch für Volkskunde NF 4, 1981, S. 112 ff.

[640] R. Henggeler, Die Katakombenheiligen in der Schweiz in ihren bildlichen Darstellungen, in: ZAK 1, 1939, S. 156 ff.

[641] E. A. Stückelberg, Translationen in der Schweiz, in: Schweizerisches Archiv für Volkskunde 3, 1899, S. 1 ff.; Stückelberg 1903; Stückelberg 1907; L. Walter, Ein Festtag für Kloster Baindt und Umgebung, in: Cistercienser-Chronik 33, Nr. 386, 1921, S. 49 ff.; E. Baumann, Die Wallfahrt zum Katakombenheiligen Leontius in Muri, in: Kultur und Volk. Festschrift für Gustav Gugitz (Veröffentlichungen des

Österreichischen Museums für Volkskunde 5), Wien 1954; W.-K. Jaggi, Die Pergamentspitzenbilder mit Darstellungen des hl. Leontius von Muri, in: Unsere Heimat. Jahresschrift der Historischen Gesellschaft Freiamt 40, 1966, S. 1 ff.; E. Krausen, Die Verehrung römischer Katakombenheiliger in Altbayern im Zeitalter des Barock, in: Bayerisches Jahrbuch für Volkskunde 1966/67, S. 37 ff.; Y. Lehnherr, Die Translation der Gebeine des heiligen Victorius in die Augustinerkirche St. Moritz in Freiburg. Beitrag zur Geschichte der Katakombenheiligen in der Schweiz, in: Freiburger Geschichtsblätter 56, 1968/69, S. 9 ff.; G. M. Ritz, Die Katakombenheiligen der Klosterkirche zu Altomünster, in: Festschrift Altomünster 1973, hrsg. von T. Grad, Aichach 1973, S. 213 ff.; Achermann 1979; M. Lechner, Der heilige Martyrer Lucius, der zweite Patron von Sankt Veit, in: Heimat an Rott und Inn 1968, S. 68 ff.; A. Kobler, Geschichte des Klosters Notkersegg, 1381–1981, in: Kloster Notkersegg, 1381–1981. Festschrift zum 600jährigen Bestehen als Schwesternhaus und Kapuzinerinnenkloster, St. Gallen 1981, S. 81 ff. (Die Katakombenheiligen); Achermann 1981; W. Pötzl, Katakombenheilige als „Attribute" von Gnadenbildern, in: Jahrbuch für Volkskunde NF 4, 1981, S. 168 ff.; F. Markmiller, Die Übertragung zweier Katakombenheiliger nach Niederbayern im 18. Jahrhundert, in: Jahrbuch für Volkskunde NF 4, 1981, S. 127 ff.; W. Liebhart, „. . . doch sagt mir her, seint eure Kinder Martyrer?" Katakombenheilige und ein geistliches Volksschauspiel aus dem Birgittenkloster Altomünster von 1694, in: Schönere Heimat. Erbe und Auftrag. Bayerischer Landesverein für Heimatpflege e. V. 71, 1982, S. 489 ff.; R. Schönwetter, Heiliger Faustus, Märtyrer und Stadtpatron von Dillingen/Donau, in: Jahrbuch des Historischen Vereins Dillingen 88, 1986; M. Reisle, Die Katakombenheiligen im Kanton Freiburg, Lizentiatsarbeit der Philosophischen Fakultät Freiburg i. Ue., 1987; W. Hopfgartner, 1200 Jahre Raitenhaslach (Burghauser Geschichtsblätter 43, Burghausen 1987; Legner 1989; A. Polonyi, Reliquientranslationen in oberschwäbische Benediktinerklöster als Ausdruck barocker Frömmigkeit, in: Rottenburger Jahrbuch für Kirchengeschichte 9, 1990, S. 77 ff.

642 Legner 1989, Abb. 93–102.

643 D. Fernandez, Das Bankett der Engel. Literarische Barockreise von Rom nach Prag (Originalausgabe: Le Banquet des Anges. L'Europe baroque de Rome à Prague), Freiburg 1984, S. 139 ff.

644 Dominique Fernandez dagegen fühlt sich vor den Heiligen Leibern in Gutenzell an einen „der orientalischen Höfe versetzt", „wo Pomp und Grausamkeit regierten", und erklärt im „Bankett der Engel" (S. 141) die Unterschiedlichkeit der Haltung der männlichen und weiblichen Skelette in völliger Unsinnigkeit so: „Mir fällt auf, daß sich für diese Totenparade die beiden Männer legten, während die beiden Frauen aufrecht bleiben wollten: Erinnerung an ein Urmatriarchat, wo die Herrschaft um so grausamer ausgeübt wurde, je zerbrechlicher die Hände waren, die sie führten." Für die Heiligen Leiber beispielsweise in Waldsassen, wo sowohl weibliche als auch männliche liegen, vier männliche aber stehen, müßte dann allerdings eine anderslautende Version zurechtgelegt werden.

645 W. Weisbach, Der Barock als Kunst der Gegenreformation, Berlin 1921, S. 36 f.

646 G. B. De Rossi, Sulla questione del vaso di sangue, ed. A. Ferrua, Rom 1944; A. P. Frutaz (Blutampullen) ECat I, 1115 ff.; W. Schnyder, Die Reliquien und Reliquienbeigaben der Katakombenheiligen in der Schweiz. Geschichtliches und Archäologisches zu ihrer Bewertung, in: Zeitschrift für Schweizerische Kirchengeschichte 25, 1931, S. 134 ff.

647 Zur Entstehung der Wissenschaft einer Christlichen Archäologie zur Zeit des Baronius vgl. Beiträge in Baronio e l'arte 1985: I. Herklotz, Historia Sacra und mittelalterliche Kunst während der zweiten Hälfte des 16. Jahrhunderts in Rom, S. 21 ff.; C. Pisaniello, Il significato storico del patrimonio artistico negli Annales, S. 329 ff.; D. Campanelli, Le arti negli Annales, S. 385 ff.; G. Toscano, Baronio e le immagini, S. 49 ff.; M. G. Ronca, La devozione e le arti, S. 425 ff.; A. Zuccari, Restauro e filologia baroniani, S. 489 ff. – W. Wischmeyer, Die Entstehung der christlichen Archäologie im Rom der Gegenreformation, in: Zeitschrift für Kirchengeschichte 89, 1978, S. 136 ff.

648 Leclercq, Dict. d'Archéol. chrét. I, 2, Sp. 1747 ff.; A. P. Frutaz, Katakombenheilige, in: LThK 6, 1961, Sp. 24 ff.

649 A. Bosio, Roma Sotteranea, Rom 1632.

650 Legner 1989, S. 126 f.

651 Oexle 1983.

652 Barock in Baden-Württemberg. Band 1, Katalog, Karlsruhe 1981, S. 284 ff., C 25.

653 J. B. Sparrer, Der Reliquienschatz in der ehemaligen Stifts- und Klosterkirche Waldsassen, Waldsassen 1892.

654 G. M. Ritz, Die Katakombenheiligen Benedikt und Stephanus und ihre Fassung, in: Heilig Kreuz in Donauwörth, hrsg. von W. Schiedermair, Donauwörth 1987.

655 H. Rahner, Die drei Gräfinnen Tannenberg. Aus der Jenbacher Heimatgeschichte des 18. Jahrhunderts, in: Schlern-Schriften 101, 1953, S. 21 ff.

656 A. Flüeler, Der verborgene Schatz im Frauenkloster St. Klara, in: Beiträge zur Geschichte Nidwaldens 1980, S. 170 ff.

657 Achermann, S. 292 f., Anm. 233.

658 Legner 1989, S. 128, Abb. 76/77; A. Legner, Fides und Felix, in: Festschrift für Peter Bloch, Mainz 1990, S. 173 ff.

659 J. Mois, Reliquien und Verehrung der heiligen Primus und Felicianus in Rottenbuch, in: Lech-Isar-Land 1978, S. 31 ff.

660 J. Sepp, Religionsgeschichte von Oberbayern, München 1895, S. 240.

661 Jiří Karásek ze Lvovic, Legenda o ctihodné Marii Elektě.

662 K. Röckerath, Psychoanalytische Überlegungen zum Reliquienkult, in: Reliquien 1989, S. 179 ff.

663 A. J. Gurjewitsch, Mittelalterliche Volkskultur, München 1987.

[664] М. З. Петренко, Пещерные лабиринты на территории Киево-Печерского историко-культурного заповедника. Фоторассказ, Киев, 1974 (Die Höhlenlabyrinthe auf dem Territorium des Geschichts- und Kulturmuseums des Kiewer Höhlenklosters. Fotoerzählung mit Zeichnungen von Abraham von Westerfeldt [†1692]); ältere Literatur: S. Kossov, Paterikon abo Žyvoty ss.oycow Pieczarskich, Kiew 1635; Самуил (Миславский), митрополит. Краткое историческое описание Киево-Печерской лавры, Киев 1791; Nachdrucke: Kiew, 1795, 1801, 1805, 1817; Евгений (Болховитинов), митрополит. Описание Киево-Печерской лавры, Киев 1826, 1831, 1837; Ф. Прокопович, Рассуждение о нетленых мощей св.угодников Божиих в киевских пещерах, Иэд. 3–е, Киев 1876, 4–е – 1905; История русских земель и городов. Санкт Петербург, 1896; С. Т. Голубев, Киевский митрополит Петр Могила и его сподвижники, Том 2. Киев, 1898, с. 268–309; Ф. И. Титов, прот. Преподобная Евфрония, княжна Полоцкая. – Труды Киевской Духовной Академии 1910, 1, 4, с. 506–546; Ф. И. Титов, прот. Св. Иосаф, епископ Белоградский, как Архипастырь (По поводу открытия мощей его). – Труды Киевской Духовной Академии, 1911, II, с. 433–478.

[665] K. Holm, Ist Lenin immer noch „lebendiger als alle Lebenden"? Auch nach dem Ende der Sowjetunion ist der kommunistische Totenkult noch nicht gestorben, in: Frankfurter Allgemeine Zeitung Nr. 34, 10. 2. 1992, S. 33. – Angenendt 1994, S. 328 f.

[666] F. Laib/F.-J. Schwarz, Studien über die Geschichte des christlichen Altars, Stuttgart 1857, S. 46 ff. (§ 18. Schmuck der Altäre durch Blumen).

[667] Prudentius, Lib. I. Miracul., cap. 91.

[668] B. Schier, Die Kunstblume von der Antike bis zur Gegenwart. Geschichte und Eigenart eines volkstümlichen Kunstgewerbes (Deutsche Akademie der Wissenschaften zu Berlin. Veröffentlichungen des Institutes für deutsche Volkskunde 2), Berlin 1957.

[669] „Es gibt eine andere Art in schönem Glas zu arbeiten, zierlich und selten, mehr als man sagen kann. Dieselbe ist ein Ergebnis der großen Verehrung, welche in der Zier von heiligen Reliquien sich ausspricht, und verlangt für sich eine sichere und rasche Zeichnung. Dieser Zweig wird auf folgende Weise geübt: nimm ein Stück weißes Glas, welches nicht grün schillere, ganz rein, ohne Blasen, und wasche es mit Lauge und Kohlen, reibe es ab und wasche neuerdings mit reinem Wasser und überlasse es sich selber zum Trocknen. Aber bevor du es wäschest, schneide es in jene viereckige Form, welche du haben willst. Dann nimm das Klare von einem frischen Ei, zerrühre es mit einem reinen Rütlein, wie du es zum Aufsetzen des Goldes gemacht hast. Wenn es gut gequirlt ist, lasse es eine Nachtlang sich klären. Dann nimm einen Pinsel von Eichhörnchenhaar und befeuchte mit jenem Klaren vom Ei das Glas an der Rückseite und nachdem es gut und gleichmäßig befeuchtet ist, nimm ein Stück Gold, welches aber ein festes, nämlich dunkles Gold sei. Mittelst

eines Schäufelchens von Papier bringe es geschickt auf das Glas, welches du gewaschen hast, und fahre mit ein wenig reiner Wolle darüber und drücke darauf, ohne die Kläre auf das Gold treten zu lassen. Und auf diese Weise belege das ganze Glas, lasse es durch einige Tage ohne Einfluß der Sonne trocknen. Sobald es trocken ist, nimm eine ganz flache Tafel, mit schwarzem Gewebe oder Zendel gefüttert und in deinem Arbeitskämmerchen, wo dich kein Mensch stören kann, und darin ein einziges Vorsetzfenster sei, rücke deinen Tisch, wie um zu schreiben, zu diesem Fenster, so zwar, daß dir das Fenster gerade über dem Haupte stehe, wenn du mit dem Gesichte gegen das Fenster gekehrt stehst. Lege dein Glas auf jenem schwarzem Gewebe hin. Dann nimm eine an ein Stöcklein gebundene Nadel, wie wenn es ein Pinsel von Eichhörnchenhaar wäre, und daß ja ihre Spitze scharf sei. Und fange in Gottes Namen an, mit dieser Nadel leicht hinzuzeichnen, welche Figur du machen willst. Und lasse die erste Zeichnung nicht sehr scharf erscheinen, weil sie sich sonst nicht gut entfernen läßt. Und mache nichts destoweniger deine Zeichnung leicht, wenn du sie auch stärker markierst. Dann arbeite, als wenn du eine Federzeichnung machtest, denn diese Arbeit läßt sich nicht anders als mit der Spitze darstellen. Siehst du also, daß du mit leichter und nicht ermüdeter Hand arbeiten mußt? daß der stärkste Schatten, welchen du darstellen kannst, entsteht, indem du mit der Nadel bis zum Glas hinabkömmst und ferner, der mittlere Schatten, wenn du das Gold nicht ganz durchdringst, obwohl es so zart ist. Und es darf nicht hastig gearbeitet werden, sondern mit großer Liebe und Sorgfalt. Ich gebe dir diesen Rat; halte an dem Tag, da du an diesem Werke arbeiten willst, die Hand an Hals und Brust, damit sie beruhigt, gemäßigt im Gange des Blutes und ohne Ermüdung sei.

Wenn du mit deiner Zeichnung fertig bist und gewisse Flächen wegschaben willst, welche gewöhnlich mit Azzurro oltramarino in Ölfarben bedeckt werden, nimm einen Bleigriffel und fahre reibend über dieses Gold hin, daß es glatt hinweggeschafft werde. Und rückwärts gehe sorglich den Konturen der Figuren nach. Wenn du dieses gemacht hast, nimm mehrere in Öl zerriebene Farben wie Azzurro oltramarino, Schwarz, Verderame und Lack. Und willst du irgend ein Kleid oder eine schillernde Falte in Grün machen, so setze Grün auf. Soll es in Lack schillern, so nimm Lack. Wenn in Schwarz, nimm Schwarz. Über alles aber geht das Schwarz, es sticht von keiner anderen Farbe die Figur in solchem Maße ab. Schlage und presse deine Figuren mit etwas Flachem in Gips ein, damit die Arbeit eben werde. Und auf diese Weise führe deine Arbeit aus" (Das Buch von der Kunst oder Traktat der Malerei des Cennino Cennini da Colle di Valdelsa, übersetzt, mit Einleitung, Noten und Register versehen von A. Ilg, neue Ausgabe, Wien 1888, S. 118 ff.; Cap. 172. Wie man Musirungen macht, um Reliquien zu schmücken und von Musirung auf Federmark- und Eierschalengrund).

[670] H. Appuhn, Die Paradiesgärtlein des Klosters Ebstorf, in: Lüneburger Blätter 19/20, 1968/69, S. 27 ff.

[671] Anna Katharina Emmerich, Leben der heiligen Jungfrau Maria, aufgeschrieben von Clemens Brentano, erschienen 1852; Legner 1989, S. 68 ff.

[672] E. Schleich, Frommer Sinn und Lieblichkeit. Vom Zauber der „Schönen Arbeiten" in Altbayern, Passau 1973; M. Terrapon, Barocke Reliquiare, in: Image. Medizinische Bilddokumentation von Roche 59, 1974, S. 17 ff.; M. Tobler, Klosterarbeiten. Technik, Form und Aussage, und R. L. Suter, Reliquienfassungen, in: Cistercienser Chronik 89, 1982, Heft 3/4 (Kostbarkeiten aus dem Kloster Eschenbach), S. 33 ff., 81 ff.; B. Rothemund, Barocke Klosterarbeiten, Autenried 1982; J. F. Lefort, Les paperoles des Carmélites. Travaux de couvent en Provence au XVIIIème siècle, Edition Jeanne Lafitte, 1985; Klosterarbeiten aus dem Bodenseeraum, Herausgeber und Verleger Internationaler Arbeitskreis „Klosterarbeiten aus dem Bodenseeraum", Bregenz 1986; Devóció és dekoráció. 18. és 19. századi kolostormunkát magyarországon (Studie agriensia 7), Eger 1987; G. Ritz/W. Schiedermair/H. Werner, Klosterfrauenarbeiten. Kunsthandwerk aus bayrischen Frauenklöstern, hrsg. von der Ignaz Günther Gesellschaft, München 1987; Reliquien 1989; G. M. Ritz/W. Schiedermair, Klosterarbeiten aus Schwaben (Schriftenreihe der Museen des Bezirks Schwaben 5), Gessertshausen 1990.

[673] St. Beissel, Geldwert und Arbeitslohn im Mittelalter. Ergänzungsheft zu den „Stimmen aus Maria Laach" 27, 1884 (in zweiter Auflage unter dem Titel: Die Bauführung des Mittelalters. Studie über die Kirche des hl. Victor zu Xanten, Freiburg 1889).

[674] Heiltum und Wallfahrt 1988, S. 153 f.

[675] M. Hörmann-Weingartner, Ein Hausaltärchen der Erzherzogin Anna Katharina von Mantua, in: Festschrift Heinz Mackowitz, Lustenau 1985, S. 109 ff.; Heiltum und Wallfahrt 1988, S. 176 ff.

[676] Beispiele aus der Kölner Sammlung Peters in: Reliquien 1989.

[677] Zur Ornament-Diskussion: A. Loos, Ornament ist ein Verbrechen; M. Müller, Verdrängung des Ornaments durch die funktionale Architektur. Ein kunsttheoretischer Beitrag zum Problem des Verlusts eines Teilbereichs ästhetischer Praxis, Frankfurt am Main 1977; R. Rykwert, Ornament ist kein Verbrechen, Köln 1983.

[678] M. Hartig, Kloster Holzen, Schnell-Kunstführer Nr. 452, 5. Aufl., 1987, S. 8.

[679] Legner 1989, S. 100 ff., Abb. 62 ff.; Schommers 1993.

[680] Legner 1982, S. 292 ff.; Legner 1986, S. 264 ff.; H. da Silva Louro, Capelas de ossos na arquidiocese de Évora, 1992; S. Sting, Fotografie und Todeskult. Denkbilder im Angesicht des Beinhauses in Sedlec/Böhmen, in: Fotogeschichte. Beiträge zur Geschichte und Ästhetik der Fotografie 13, 1993, Heft 48, S. 45 ff.

[681] Blattau, Statuta synodalia, Bd. 2, S. 233 f.; N. Kyll, Tod, Grab, Begräbnisplatz, Totenfeier, 1972, S. 114.

[682] Die Wahrheiten des G. G. Belli. Römer, Huren und Prälaten. Eine Auswahl seiner frechen und frommen Verse. Vorgestellt und aus dem Italienischen übertragen von O. E. Rock, Frankfurt am Main 1984, S. 101.

[683] fiocco = eine aus Fransen gebündelte Quaste, zur Verzierung von Vorhängen, Teppichen oder Festgewändern; wer „in fiocchi" erscheint, hat sich auffallend herausgeputzt.

[684] Römisches Tagebuch 1817; Friedrich Rückert Werke. Ausgewählt und hrsg. von A. Schimmel. 1. Band, Frankfurt am Main 1988, S. 75 f.

[685] H. L. Mikoletzky, Sinn und Art der Heiligung im frühen Mittelalter, in: Mitteilungen des Instituts für österreichische Geschichtsforschung 57, 1949, S. 95.

[686] Schreiner, Discrimen veri ac falsi, 1966, S. 21.

[687] Schreiner, Discrimen veri ac falsi, 1966, S. 22.

[688] De imaginibus Sanctorum, PL 104, 199 ff.; E. Boschof, Erzbischof Agobard von Lyon. Leben und Werk, Köln/Wien 1969; LThK^2. Agobard von Lyon, De picturis et imaginibus, ed. L. van Aker (Corpus Christianorum CM 52), Turnhout 1981, S. 151 ff.

[689] Schreiner, Discrimen veri ac falsi, 1966, S. 22.

[690] Guth 1970, Morris 1972; Guibert von Nogent, De sanctis et eorum pignoribus, ed. R. B. C. Huygens (Corpus Christanorum CM 127), Turnhout 1993, S. 79 ff.

[691] H. Siebert, Beiträge zur vorreformatorischen Heiligen- und Reliquienverehrung, in: Erläuterungen und Ergänzungen zu Janssens Geschichte des deutschen Volkes, hrsg. von L. Pastor. VI. Band, 1. Heft, Freiburg im Breisgau 1907.

[692] G. Reiter, Heiligenverehrung und Wallfahrtswesen im Schrifttum von Reformation und Katholischer Restauration, Diss. Würzburg 1970.

[693] E. Iserloh, Bildfeindlichkeit des Nominalismus und Bildersturm im 16. Jahrhundert, in: Bild-Wort-Symbol in der Theologie, hrsg. von W. Heinen, Würzburg 1969, S. 119 ff.; Bildersturm, hrsg. von M. Warnke, München 1973; Hofmann 1983, S. 126 ff.

[694] Zu Luther, Reformation, Kunst und Bilderfrage: H. Volz, Martin Luthers Thesenanschlag und dessen Vorgeschichte, Weimar 1959; M. Stirm, Die Bilderfrage in der Reformation, Gütersloh 1977; Martin Luther und die Reformation in Deutschland. Ausstellungskatalog zum 500. Geburtstag Martin Luthers im Germanischen Nationalmuseum Nürnberg, Frankfurt am Main 1983; M. Steinberg, Reformation und Kunst, in: Von der Macht der Bilder, Leipzig 1983; Hofmann 1983.

[695] Invocavitpredigt vom 12. März 1522 (Luther 10/3, S. 30).

[696] 3. Invocavitpredigt vom 11. März 1522 (Luther 10/3, S. 27).

[697] Martin Luther, Wider den himmlischen Propheten (Luther 18, S. 67).

[698] E. Chojecka, Bilderkult und Bildersturm im illustrierten Flugblatt der Reformation, in: Von der Macht der Bilder, Leipzig 1983.

[699] Pinomaa 1977, S. 83.

[700] Luther 1519; Luthers Werke, Jena 1575, I, S. 165 f.

[701] Zitiert nach Köstlin-Kawerau, Martin Luther. Sein Leben und seine Schriften, Band 1, Berlin 1903, S. 550 f.

[702] Zum Heiligenbild bei Luther: M. Lackmann, Verehrung der Heiligen. Versuch einer lutherischen Lehre von den Heiligen, Stuttgart 1958; L. Pinomaa, Die Heiligen bei Luther, Helsinki 1977; P. Manus, Luther und die Heiligen, in: R. Bäumer

(Hrsg.), Reformatio Ecclesiae. Beiträge zu kirchlichen Reformbemühungen von der Alten Kirche bis zur Neuzeit. Festschrift Erwin Iserloh, Paderborn 1980, S. 535 ff.

703 WA 8, 227, 10, von 1521; ähnlich WA 17, II, 50, 3 von 1525.

704 Pinomaa, S. 82.

705 Ch. Garside, Zwingli and the Arts (Yale Historical Publications, Miscellany 83), New Haven/London 1966.

706 Jean Calvin, Traité des reliques (1543), Paris 1921; J. A. S. Collin de Plancy, Dictionnaire critique des reliques et des images miraculeuses, Paris 1821/2, in Band 3: Jean Calvins Traité des reliques, S. 251 ff., und Abbé L. de Cordemoy, Traité des saintes reliques, 1719, S. 331 ff.; Johannes Calvin, Unterricht in der christlichen Religion (Institutio Christianae Religionis), übersetzt und bearbeitet von O. Weber, Neukirchen 1955; M. Grau, Calvins Stellung zur Kunst, Diss. München 1917; L. Wencelius, L'Esthétique de Calvin, Paris 1937 (Slatkine Reprints, Genf 1979).

707 Aus Johann Jakob Wick, Die Wickiana; Hofmann 1983, S. 10.

708 F. Stopp, Der religiös-polemische Einblattdruck „Ecclesia Militans" (1569) des Johannes Nas und seine Vorgänger, in: Deutsche Vierteljahrsschrift für Literaturwissenschaft und Geistesgeschichte 39, 1965, S. 588 ff.; Hofmann 1983, S. 156, Kat.-Nr. 30.

709 Zur Bilderfrage: W. Elliger, Die Stellung der Alten Christen zu den Bildern in den ersten vier Jahrhunderten, Leipzig 1930 und 1934 (Studien über christliche Denkmäler NF, Heft 20 und 23); G. Ladner, Der Bilderstreit und die Kunstlehre der byzantinischen und abendländischen Theologie, in: Zeitschrift für Kirchengeschichte 50, 1931, S. 1 ff.; J. Kollwitz, Bild III (christlich), in: RACh 2, 1954, Sp. 318 ff.; W. Dürig, Imago. Ein Beitrag zur Terminologie und Theologie der Römischen Liturgie (Münchener theologische Studien II. Systematische Abteilung 5), München 1952; H. von Campenhausen, Die Bilderfrage als theologisches Problem der alten Kirche, in: Zeitschrift für Theologie und Kirche 49, 1952, S. 33 ff.; Ch. Rogge, Luther und die Kirchenbilder seiner Zeit (Schriften des Vereins für Reformationsgeschichte 29), Leipzig 1912; J. Weerda, Die Bilderfrage in der Geschichte und Theologie der reformierten Kirche, in: Evangelische Kirchenbautagung, bearbeitet von W. Heyer, Erfurt 1954 und Karlsruhe 1956, S. 289 ff.; H. von Campenhausen, Die Bilderfrage in der Reformation, in: Zeitschrift für Kirchengeschichte 68, 1957, S. 33 ff.; P. Bayerschmidt, Bilderverehrung, in: LThK 2, 1958, Sp. 464 ff.; M. Stirm, Die Bilderfrage in der Reformation, Gütersloh 1977; C.-P. Warncke, Sprechende Bilder – sichtbare Worte. Das Bildverständnis in der frühen Neuzeit (Wolfenbütteler Forschungen 33), Wiesbaden 1987; Scavizzi 1992.

710 Th. Aschenbrenner, Die Tridentinischen Bildervorschriften. Eine Untersuchung über ihren Sinn und ihre Bedeutung, theol. Diss. Freiburg i. Br. o. J.; Jedin 1935, S. 143 ff. und 404 ff.

711 Jedin 1964, S. 94.

712 Nicée II, 787–1987. Douze siècles d'images religieuses. Actes du Colloque international Nicée II, édités par F. Boespflug et N. Losky, Paris 1987.

[713] Jedin 1935; Reiter 1970.

[714] Auszüge der Predigt bei Legner 1989, S. 35 ff.

[715] Achermann 1979, S. 166.

[716] Achermann 1979, S. 289.

[717] W. Hofmann, Goya – Traum, Wahnsinn, Vernunft, München 1981, S. 92; Hofmann 1983, S. 438 f.

[718] G. N. Ray, The Art of the French Illustrated Book 1700 to 1914, S. 159; Hofmann 1983, S. 438.

[719] Heine, Deutschland. Ein Wintermärchen.

[720] José Maria Eca de Queiroz, Die Reliquie. Roman. Aus dem Portugiesischen von Andreas Klotsch, Serie Piper Band 787, München/Zürich 1987.

[721] Hofmann 1983, Kat.-Nr. 513–523 („Magische Eklektizisten": Dali, Kudo, Ursula, Spoerri); L. Peters, Reliquienkästchen und moderne Objektkunst, in: Reliquien 1989, S. 362 ff.: Dorothee von Windheim, Felix Droese, Margaretha Dubach, Daniel Spoerri.

[722] E. Fromm, Anatomie der menschlichen Destruktivität. Aus dem Amerikanischen von L. und E. Mickel, Stuttgart 1977.

[723] F. Strazzullo, Il miracolo di S. Gennaro visto dai viaggiatori stranieri tra il Seicento e l'Ottocento. Prefazione di B. Iezzi, Neapel 1989; Le reliquie di S.Gennaro custodite nel Duomo di Napoli. Ricerche scientifiche. Atti del Convegno nel VI centenario della prima notizia della liquefazione del sangue (1389–1989), Neapel 1989; Il VI Centenario del Miracolo di S. Gennaro (1389–1989), Neapel 1989. – Pressemitteilung vom 5. Mai 1993: „Blutwunder in Neapel mit Verspätung eingetreten. Neapel (KNA) – Neapel atmet auf: Das Blutwunder des städtischen Schutzpatrons, des heiligen Januarius, ist am Dienstag mittag eingetreten – mit dreitägiger Verspätung. Den Bewohnern der italienischen Hafenstadt gilt eine Verzögerung oder ein Ausbleiben des Wunders als Hinweis auf drohendes Unheil. Das in einer Ampulle aufbewahrte Blut des im Jahre 305 enthaupteten Schutzpatrons ist normalerweise fest. Die ‚wunderbare' Verflüssigung ist seit dem Mittelalter belegt. Wissenschaftliche Untersuchungen fanden für den Vorgang keine Erklärung."

Literatur

B. Abou-El-Haj, The Medieval Cult of Saints. Formations and Transformations, Cambridge 1993.

H. Achermann, Die Katakombenheiligen und ihre Translationen in der schweizerischen Quart des Bistums Konstanz (Beiträge zur Geschichte Nidwaldens 38), Stans 1979.

H. Achermann, Translationen heiliger Leiber als barockes Phänomen, in: Jahrbuch für Volkskunde NF 4, 1981, S. 101 ff.

Acta Sanctorum, ed. Bollandus, Paris 1643 ff.; Venedig 1734 ff.; Paris 1863 ff. – AASS.

Analecta Bollandiana ediderunt H. Delehaye, P. Peeters, M. Coens, B. de Gaiffier, presbyteri societatis Jesu, Paris/Brüssel 1882 ff. – AnBoll.

Archiv für Kulturgeschichte. – AfK.

Ph. Ariès, Geschichte des Todes, München/Wien 1980.

A. Angenendt, Der Kult der Reliquien, in: Reliquien 1989, S. 9 ff.

A. Angenendt, Corpus incorruptum. Eine Leitidee der mittelalterlichen Reliquienverehrung, in: Saeculum 42, 1991, S. 320 ff.

A. Angenendt, Der „ganze" und „unverweste" Leib – eine Leitidee der Reliquienverehrung bei Gregor von Tours und Beda Venerabilis, in: Aus Archiven und Bibliotheken, Festschrift Raymund Kottje, hrsg. von H. Mordek (Freiburger Beiträge zur mittelalterlichen Geschichte 3), Frankfurt am Main 1992, S. 33 ff.

A. Angenendt, Heilige und Reliquien. Die Geschichte ihres Kultes vom frühen Christentum bis zur Gegenwart, München 1994.

H. Appuhn, Beobachtungen und Versuche zum Bildnis Kaiser Friedrichs I. Barbarossa in Cappenberg, in: Aachener Kunstblätter 44, 1973, S. 129 ff.

H. Arndt/R. Kroos, Zur Ikonographie der Johannesschüssel, in: Aachener Kunstblätter 38, 1969, S. 243 ff.

W. Bader, Der Dom zu Xanten (Xantener Domblätter 8), Kevelaer 1978.

Baronio e l'arte. Atti del Convegno Internazionale di studi, Sora 10–13 ottobre 1984 (Fonti e studi Baroniani 2), Sora, Centro di studi Sorani „V. Patriarca" 1985.

H. Bauer/B. Rupprecht, Corpus der barocken Deckenmalerei in Deutschland 1.

Freistaat Bayern. Regierungsbezirk Oberbayern. Die Landkreise Landsberg am Lech, Starnberg, Weilheim-Schongau, München 1976.

H. Bauer/B. Rupprecht, Corpus der barocken Deckenmalerei in Deutschland 2. Freistaat Bayern. Regierungsbezirk Oberbayern. Die Landkreise Bad Tölz–Wolfratshausen, Garmisch-Partenkirchen, Miesbach, München 1981.

St. Beissel, Die Verehrung der Heiligen und ihrer Reliquien in Deutschland bis zum Beginne des 13. Jahrhunderts (Stimmen aus Maria Laach, Erg.-H. 47, 1890) (Reprograph. Nachdruck mit einem Vorwort zum Nachdruck 1976 von H. Appuhn, Darmstadt 1983).

St. Beissel, Die Verehrung der Heiligen und ihrer Reliquien während der zweiten Hälfte des Mittelalters (Stimmen aus Maria Laach, Erg.-H. 54, 1892) (Reprogr. Nachdruck mit einem Vorwort zum Nachdruck 1976 von H. Appuhn, Darmstadt 1983).

H. Belting, Das Bild und sein Publikum im Mittelalter. Form und Funktion früher Bildtafeln der Passion, Berlin 1981.

H. Belting, Die Reaktion der Kunst des 13. Jahrhunderts auf den Import von Reliquien und Ikonen, in: Atti del XXIV Congresso Internazionale di Storia dell' Arte, Band II, Il Medio Oriente e l'Occidente nell'Arte del XIII secolo, Bologna 1982, S. 35 ff.; Wiederabdruck in OE 3, S. 173 ff.

H. Belting, Bild und Kult. Eine Geschichte des Bildes vor dem Zeitalter der Kunst, München 1990.

Fr. Benoît Van den Bossche, La châsse de saint Remacle à Stavelot, in: Aachener Kunstblätter 58, 1989/90, S. 47 ff.

J. Bentley, Restless Bones: The Story of Relics, London 1985.

U. Bergmann, Die Holzskulpturen des Mittelalters (1000–1400), Schnütgen-Museum, Köln 1989.

C. Bertelli, The Image of Pity in Santa Croce in Gerusalemme, in: Essays in The History of Art presented to Rudolf Wittkower, London 1967, S. 40 ff.

D. Bethell, The Making of a Twelfth-Century Relic Collection, in: Cuming/Baker 1972, S. 61 ff.

K. Beyerle, Aus dem liturgischen Leben der Reichenau, in: Reichenau 1, 1925.

Bibliothek der Kirchenväter, hrsg. von O. Bardenhewer/T. Schermann, ab Band 35 von J. Zellinger/C. Weymann, Kempten 1911 ff. – BKV.

B. Bischoff, Mittelalterliche Schatzverzeichnisse (Veröffentlichungen des Zentralinstituts für Kunstgeschichte in München 4), München 1967.

U. Bock, Kontaktreliquien, Wachssakramentalien und Phylakterien, in: Reliquien 1989, S. 154 ff.

W. Bonser, The Cult of Relics in the Middle Ages, in: Folklore 73, 1962, S. 234 ff.

P. Boussel, Des reliques et de leur bon usage, Paris 1971.

R. Branner, The Grande Chasse of the Sainte-Chapelle, in: Gazette des Beaux-Arts 77, 1971, S. 5 ff.

J. Braun, Der christliche Altar in seiner geschichtlichen Entwicklung, 2 Bde., München 1924.

J. Braun, Die Reliquiare des christlichen Kultes und ihre Entwicklung, Freiburg im Breisgau 1940.

P. Brown, The Cult of the Saints. It's Rise and Function in Latin Christianity, London 1981.

P. Brown, Die Heiligenverehrung. Ihre Entstehung und Funktion in der lateinischen Christenheit, Leipzig 1991.

F. Cardini, Reliquie e pellegrinaggi, in: Santi e demoni nell'alto medioevo occidentale (Settimane di Studio del Centro Italiano 36), Spoleto 1989, S. 981 ff.

Corpus scriptorum ecclesiasticorum latinorum, Wien 1866 ff. – CSEL.

G. J. Cuming/D. Baker (Hrsg.), Popular Belief and Practice, Cambridge 1972.

E. Dahl, Heavenly images. The statue of St. Foy of Conques and the signification of the Medieval „Cult-Image" in the West, in: Acta ad Archaeologiam et Artium Historiam Pertinentia 8, 1978, S. 175 ff.

H. Dausend, Pilgerbericht der Nonne Aetheria, Düsseldorf 1932.

P. Decker, Das Ende des mittelalterlichen Kultbildes und die Plastik Hans Leinbergers, Bamberg 1985.

H. Delehaye, Loca Sanctorum, in: AnBoll 48, 1930, S. 5 ff.

H. Delehaye, Les Origines du Culte des Martyres, Brüssel ²1933.

P. Dinzelbacher, Die „Realpräsenz" der Heiligen in ihren Reliquiaren und Grabern nach mittelalterlichen Quellen, in: Dinzelbacher/Bauer 1990, S. 115 ff.

P. Dinzelbacher/D. R. Bauer (Hrsg.), Heiligenverehrung in Geschichte und Gegenwart, Ostfildern 1990.

R. von Dobschütz, Reliquien, in: Lexikon der christlichen Ikonographie 3, 1971, Sp. 538 ff.

H. Dünninger, Zur Frage der Hostiensepulchren und Reliquierekondierungen in Bildwerken. Ein Korreferat, in: Jahrbuch für Volkskunde NF 9, 1986, S. 72 ff.

Y. Duval, Auprés des saints. Corps et ame. L'inhumation „ad sanctos" dans la chrétienté d'Orient et d'Occident du IIIe au VIIe sieclè, Paris 1988.

E. Egg, Gotik in Tirol. Die Flügelaltäre, Innsbruck 1985.

H. Erlemann/Th. Stangier, Festum reliquiarum, in: Reliquien 1989, S. 25 ff.

H. F. Etter/V. Baur/J. Hauser/J. E. Schneider (Hrsg.), Die Zürcher Stadtheiligen Felix und Regula. Legenden, Reliquien, Geschichte und ihre Botschaft im Licht moderner Forschung, Zürich 1988.

B. Falk, Bildnisreliquiare. Zur Entstehung und Entwicklung der metallenen Kopf-, Büsten- und Halbfigurenreliquiare im Mittelalter, in: Aachener Kunstblätter 59, 1991/93, S. 99 ff.

O. von Falke/R. Schmidt/G. Swarzenski, Der Welfenschatz. Der Reliquienschatz des Braunschweiger Domes aus dem Besitze des Herzoglichen Hauses Braunschweig-Lüneburg, Frankfurt am Main 1930.

H. Fichtenau, Zum Reliquienwesen im frühen Mittelalter, in: Beiträge zur Mediävistik 1, hrsg. von H. Fichtenau, Stuttgart 1975, S. 108 ff.

R. Foreville, La diffusion du culte de Thomas Becket dans la France de l'Ouest avant la fin du XIIe siècle, in: Cahiers de civilisation médiévale 19, 1976, S. 347 ff.

I. H. Forsyth, The Throne of Wisdom. Wood Sculptures of the Madonna in Romanesque France, Princeton 1972.

A. Freeman, Carolingian Orthodoxy and the Fate of the Libri Carolini, in: Viator 16, 1985, S. 65 ff.

J. M. Fritz, Goldschmiedekunst der Gotik in Mitteleuropa, München 1982.

J. R. Gaborit, L'autel majeur de Grandmont, in: Cahiers de civilisation médiévale 19, 1976, S. 231 ff.

G. Gagov, Uso e significato del termine „corpus" nell'antica agiografica cristiana, in: Miscellanea Francescana 48, 1948, S. 51 ff.

J. Garber, Das Haller Heiltumbuch mit den Unika-Holzschnitten Hans Burgkmair d. Ä., in: JbKS 32, 1915.

M.-M. Gauthier, Straßen des Glaubens, Aschaffenburg/Fribourg 1983.

P. Geary, Furta sacra. Theft of Relics in the Central Middle Ages, Princeton 1978.

U. Geese, Reliquienverehrung und Herrschaftsvermittlung. Die mediale Beschaffenheit der Reliquien im frühen Elisabethkult, Darmstadt 1984.

P. George, Les reliques des Stavelot-Malmedy, Malmedy 1989.

J. Giesen, Köln im Spiegel englischer Reiseschriftsteller vom Mittelalter bis zur Romantik, in: JbKGV 18, 1936.

K. Gould, The Sequences De Sanctis Reliquiis as Sainte-Chapelle inventories, in: Mediaeval Studies 43, 1981, S. 315 ff.

A. Grabar, Martyrium. Recherches sur le culte et l'art chrétien antique, Paris 1946.

E. G. Grimme, Goldschmiedekunst im Mittelalter. Form und Bedeutung des Reliquiars von 800 bis 1500, Köln 1972.

E. G. Grimme, Der Aachener Domschatz, in: Aachener Kunstblätter 42, ^{2}1973.

H. Grisar, Die römische Kapelle Sancta Sanctorum und ihr Schatz, Freiburg im Breisgau 1908.

H. Grundmann, Der Cappenberger Barbarossakopf, Köln/Graz 1959.

A. J. Gurjewitsch, Mittelalterliche Volkskultur, München 1987.

K. Guth, Guibert von Nogent und die hochmittelalterliche Kritik an der Reliquienverehrung (Studien und Mitteilungen zur Geschichte des Benediktiner-Ordens und seiner Zweige. Erg.-Bd. 21), Ottobeuren 1970.

I. Hacker-Sück, La Sainte-Chapelle de Paris et les chapelles palatines du moyen âge in France, in: Cahiers archéologiques 13, 1962.

R. Hahnloser/S. Brugger-Koch, Corpus der Hartsteinschliffe des 12.–15. Jahrhunderts, Berlin 1985.

Ph. M. Halm/R. Berliner, Das Hallesche Heiltum, Berlin 1931.

Heilige und Heiltum. Eine rheinische Privatsammlung und die Reliquienverehrung der Barockzeit in Westfalen. Katalog zur Ausstellung im Diözesanmuseum Paderborn, Paderborn 1994.

Heiltum und Wallfahrt, Ausstellungskatalog Innsbruck 1988.

M. Heinzelmann, Translationsberichte und andere Quellen des Reliquienkultes (Typologie des sources du moyen age occidental 33), Turnhout 1979.

U. Henze, Edelsteinallegorese im Lichte mittelalterlicher Bild- und Reliquienverehrung, in: ZfKG 54, 1991, S. 428 ff.

U. Henze, Die Kreuzreliquiare von Trier und Mettlach. Studien zur Beziehung zwischen Bild und Heiltum in der rheinischen Schatzkunst des frühen 13. Jahrhunderts, Diss. Münster 1988.

N. Herrmann-Mascard, Les Reliques des Saints. Formation coutumière d'un droit (Societé d'histoire du droit. Collection d'une histoire institutionelle et sociale 6), Paris 1975.

L. Hertling/E. Kirschbaum, Die römischen Katakomben und ihre Märtyrer, Wien 1950.

W. Hofmann (Hrsg.), Luther und die Folgen für die Kunst, München 1983.

J. Hubert/M.-C. Hubert, Piété Chrétienne ou Paganisme? Les Statues-Reliquaires de l'Europe Carolingienne, in: Christianizzazione ed Organizzazione Ecclesiastica delle Campagne nell'alto Medioevo: Espansione e Resistenze, hrsg. von Settimane di Studio del Centro italiano di Studi sull'alto Medioevo, I, Spoleto 1982, S. 235 ff.

S. Hutson, Relics, London 1986.

W.-K. Jaggi, Wie das Volk die Reliquien verehrte, in: Reliquien 1989, S. 149 ff.

Jahrbuch des Kölnischen Geschichtsvereins. – JbKGV.

Jahrbuch der kunsthistorischen Sammlungen des Allerhöchsten Kaiserhauses, Wien 1–36, 1883–1925, als NF 1, 1926 ff. fortgeführt unter dem Titel: Jahrbuch der kunsthistorischen Sammlungen in Wien. – JbKS.

Jahrbuch für Liturgiewissenschaft. – JbLw.

Jahrbuch der Preußischen Kunstsammlungen. – JbPKs.

H. Jedin, Entstehung und Tragweite des Trienter Dekrets über die Bilderverehrung, in: Theologische Quartalschrift 116, 1935, S. 143 ff. und 404 ff.

H. Jedin, Krisis und Abschluß des Trienter Konzils 1562/63. Ein Rückblick nach vier Jahrhunderten, Freiburg im Breisgau 1964.

H. Jedin, Geschichte des Konzils von Trient, 6 Bde., Freiburg im Breisgau 1949–1975.

R. Jensch, Die Heilig-Blut-Tafel von 1489, in: Schriften des Vereins für Geschichte des Bodensees und seiner Umgebung 110, 1992, S. 103 ff.

R. Jensch, Das Heilige Blut in der Bildenden Kunst, in: Kruse/Rudolf 1994, S. 209 ff.

T. Jülich, Gemmenkreuze. Die Farbigkeit ihres Edelsteinbesatzes bis zum 12. Jahrhundert, in: Aachener Kunstblätter 54/55, 1986/87, S. 99 ff.

O. Karpa, Kölnische Reliquienbüsten der gotischen Zeit aus dem Ursulakreis (von ca. 1300 bis ca. 1450), in: Rheinischer Verein für Denkmalpflege und Heimatschutz 27, 1934, S. 3 ff.

H. Keller, Zur Entstehung der sakralen Vollskulptur in der ottonischen Zeit, in: Festschrift Hans Jantzen, Berlin 1951, S. 71 ff.

H. Keller, Der Flügelaltar als Reliquienschrein, in: Studien zur Geschichte der europäischen Plastik. Festschrift Theodor Müller, München 1965, S. 125 ff.

H. Keller, Reliquien, in Architekturteilen beigesetzt, in: Beiträge zur Kunst des Mittelalters. Festschrift Hans Wentzel, Berlin 1975, S. 105 ff.

H. Keller, Blick vom Monte Cavo. Kleine Schriften, Frankfurt am Main 1984.

W. Kermer, Studien zum Diptychon in der sakralen Malerei von den Anfängen bis zur Mitte des 16. Jahrhunderts, Diss. Tübingen 1967.

G. F. Koch, Die Kunstausstellung. Ihre Geschichte von den Anfängen bis zum Ausgang des 18. Jahrhunderts, Berlin 1967.

Kölner Domblatt. Jahrbuch des Zentral-Dombau-Vereins. – KD.

B. Kötting, Peregrinatio Religiosa. Wallfahrten in der Antike und das Pilgerwesen in der alten Kirche (Forschungen zur Volkskunde 33/35), München/Regensburg 1950.

B. Kötting, Reliquienverehrung, ihre Entstehung und ihre Formen, in: Trierer Theologische Zeitschrift 67, 1958, S. 321 ff.

B. Kötting, Ecclesia peregrinans. Das Gottesvolk unterwegs. Gesammelte Aufsätze (Münsterische Beiträge zur Theologie 54), Münster 1988.

D. Kötzsche, Der Welfenschatz im Berliner Kunstgewerbemuseum, Berlin 1973.

E. Kovácz, Kopfreliquiare des Mittelalters, Leipzig 1964.

J. Krása, Die Reisen des Ritters John Mandeville, eingeleitet und erläutert von J. Krása, München 1983.

R. Kroos, Vom Umgang mit Reliquien, in: OE 3, S. 25 ff.

N. Kruse/ H. U. Rudolf (Hrsg.), 900 Jahre Heilig-Blut-Verehrung in Weingarten. 1094–1994. Festschrift zum Heilig-Blut-Jubiläum am 10. März 1994, Sigmaringen 1994.

Kunstdenkmäler des Rheinlandes. – Kdm Rh.

A. Läpple, Reliquien. Verehrung, Geschichte, Kunst, Augsburg 1990.

H. Leclercq, Reliques et Reliquaires, in: Dictionnaire d'Archéologie Chrétienne et de Liturgie 14, 1948, Sp. 2294 ff.

Die Legenda aurea des Jacobus de Voragine, aus dem Lateinischen übersetzt von R. Benz, Heidelberg 1963.

A. Legner, Zur Präsenz der großen Reliquienschreine in der Ausstellung Rhein und Maas, in: Rhein und Maas 2, S. 65 ff.

A. Legner, Karolinische Edelsteinwände, in: Kaiser Karl IV., Staatsmann und Mäzen, hrsg. von F. Seibt, München 1978, S. 356 ff.

A. Legner, Reliquienpräsenz und Wanddekoration, in: Die Jesuitenkirche St. Mariae Himmelfahrt in Köln (Beiträge zu den Bau- und Kunstdenkmälern im Rheinland 28), Düsseldorf 1982, S. 269 ff.

A. Legner, Kölnische Hagiophilie. Die Domreliquienschränke und ihre Nachfolgeschaft in Kölner Kirchen, in: KD 51, 1986, S. 195 ff.

A. Legner, Vom Glanz und von der Präsenz des Heiltums – Bilder und Texte, in: Reliquien 1989, S. 33 ff.

Y. Lehnherr/M. Terrapon, Reliquaires/Reliquiare. Catalogue d'exposition au Musée d'art et d'histoire de Fribourg, Fribourg 1973.

J.-M. Leniaud/F. Perrot, La Sainte Chapelle, Paris 1991.

Lexikon der Christlichen Ikonographie. – LCI.

Lexikon für Theologie und Kirche ^{2}1957 ff. – LThK^{2}.

W. Liebenwein, Studiolo. Die Entstehung eines Raumtyps und seine Entwicklung bis um 1600 (Frankfurter Forschungen zur Kunst 6), Berlin 1977.

W. Liebenwein, Privatoratorien, in: Parler 3, S. 189 ff.

D. Lüdke, Die Statuetten der gotischen Goldschmiete. Studien zu den „autonomen" und vollrunden Bildwerken der Goldschmiedeplastik und den Statuettenreliquiaren in Europa zwischen 1230 und 1530 (tuduv-Studien-Reihe Kunstgeschichte 4), München 1983.

Martin Luther, Werke. Kritische Gesamtausgabe, 64 Bde., Weimar 1883 ff. – fotomechanischer Nachdruck 1964 ff. – WA.

F. Machilek, Privatfrömmigkeit und Staatsfrömmigkeit, in: Kaiser Karl IV., Staatsmann und Mäzen, hrsg. von F. Seibt, München 1978, S. 87 ff.

J.D. Mansi, Sacrorum conciliorum nova et amplissima collectio, Florenz/Venedig 1757–1798; Neudruck und Fortsetzung hrsg. von L. Petit/J.-B. Martin, Paris 1899–1927.

O. Meinardus, A Study of the Relics of Saints of the Greek Orthodox Church, in: Oriens Christianus 54, 1970, S. 130 ff.

E. Meyer, Reliquie und Reliquiar im Mittelalter, in: Eine Gabe der Freunde für Carl Georg Heise, Berlin 1950, S. 55 ff.

F. Möbius/H. Sciurie, Symbolwerte mittelalterlicher Kunst (Seemann-Beiträge zur Kunstwissenschaft), Leipzig 1984.

K. Möseneder, Lapides vivi. Über die Kreuzkapelle der Burg Karlstein, in: Wiener Jb. 34, 1981, S. 39 ff.

Monumenta Annonis. Köln und Siegburg. Weltbild und Kunst im hohen Mittelalter, hrsg. von A. Legner, Köln 1975.

Monumenta Germaniae historica inde ab a. C. 500 usque ad a. 1500, Hannover/Berlin 1826 ff. Scriptores. – MG SS.

MG Scriptores rerum Germanicarum in usum scholarum. – MG SS rer. Germ.

C. Morris, A Critique of popular Religion: Guibert of Nogent on The Relics of the Saints, in: Cuming/Baker 1972, S. 55 ff.

H. Mosler, Der Altenberger Reliquienschatz, in: Annalen des Historischen Vereins für den Niederrhein 157, 1955.

Münchner Jahrbuch der Bildenden Kunst. – MüJb.

H. O. Münsterer, Beiträge zur Amulettforschung, in: Bayerisches Jahrbuch für Volkskunde 1966/67, S. 87 ff.

O. E. Oexle, Die Gegenwart der Toten, in: Death in the Middle Ages, Medievalia Lovaniensia, Series I/Studia IX, Löwen 1983.

Ornamenta Ecclesiae. Kunst und Künstler der Romanik 1, 2, 3, Katalog zur Ausstellung des Schnütgen-Museums in der Josef-Haubrich-Kunsthalle, hrsg. von A. Legner, Köln 1985. – OE.

A. M. Orselli, L'idea e il culto del santo patrono cittadino nella letteratura latina cristiana (Studi e ricerche NS 12), Bologna 1965.

C. von der Osten Sacken, San Lorenzo el Real de El Escorial. Studien zur Baugeschichte und Ikonologie (Studia Iconologiaca 1), München 1979.

Die Parler und der Schöne Stil 1350–1400 Europäische Kunst unter den Luxemburgern. Band 1–3: Ein Handbuch zur Ausstellung des Schnütgen-Museums, Band 4: Das internationale Kolloquium, Band 5: Resultatband, hrsg. von A. Legner, Köln 1978 (1–3), 1980 (4 u. 5). – Parler.

Patrologia Graeca, ed. J.-P. Migne, Paris 1857 ff. – PG.

Patrologia Latina, ed. J.-P. Migne, Paris 1878 ff. – PL.

N. Paulus, Geschichte des Ablasses bis zur Mitte des 14. Jahrhunderts, 1–3, Paderborn 1922/23.

O. Perler, Zur Geschichte der Reliquienverehrung. Reliquien, Reliquiare und Reliquienverehrung in Tafers, in: Freiburger Geschichtsblätter 50, 1960/61, S. 32 ff.

J. Petersohn (Hrsg.), Politik und Heiligenverehrung im Hochmittelalter (Vorträge und Forschungen 47), Sigmaringen 1994.

H. C. Peyer, Stadt und Stadtpatron im mittelalterlichen Italien, Zürich 1955.

F. Pfister, Der Reliquienkult im Altertum, Giessen 1909–12.

R. Plötz, Strukturwandel der peregrinatio im Hochmittelalter. Begriff und Komponenten, in: Rheinisch-westfälische Zeitschrift für Volkskunde 26/27, 1981/82, S. 129 ff.

W. Pötzl, Bild und Reliquie im hohen Mittelalter, in: Jahrbuch für Volkskunde NF 9, 1986, S. 56 ff.

J. Rasmussen, Untersuchungen zum Halleschen Heiltum des Kardinals Albrecht von Brandenburg, in: MüJb 27, 1976, S. 59 ff., MüJb 28, 1977, S. 91 ff.

Reallexikon für Antike und Christentum. – RACh.

Reallexikon zur deutschen Kunstgeschichte. – RDK.

P. Redlich, Cardinal Albrecht von Brandenburg und das Neue Stift zu Halle 1520–1541. Eine Kirchen- und kulturgeschichtliche Studie, Mainz 1900.

Die Kultur der Abtei Reichenau 1, München 1925.

Die Religion in Geschichte und Gegenwart. – RGG.

Reliquien. Verehrung und Verklärung. Skizzen und Noten zur Thematik und Katalog zur Ausstellung der Kölner Sammlung Louis Peters im Schnütgen-Museum, hrsg. von A. Legner, Köln 1989.

Rhein und Maas. Kunst und Kultur 800–1400, Ausstellungskatalog Köln 1972, hrsg. von A. Legner.

Rhein und Maas. Kunst und Kultur 800–1400, 2. Berichte, Beiträge und Forschungen zum Themenkreis der Ausstellung und des Katalogs, hrsg. von A. Legner, Köln 1973.

Römisches Jahrbuch für Kunstgeschichte. – RJb.

Römische Quartalschrift für Christliche Altertumskunde und für Kirchengeschichte. – RQS.

D. Rollason, Saints and Relics in Anglo-Saxon England, Oxford 1989.

R. Rückert, Die Typen der metallenen Reliquienhäupter des Mittelalters. Beiträge zu den italienischen Beispielen, Diss. Frankfurt 1956.

R.Rückert, Zur Form der byzantinischen Reliquiare, in: MüJb 8, 1957, S. 7 ff.

R. Rückert, Das Büstenreliquiar des heiligen Lubentius, in: Nassauische Annalen 69, 1958, S. 87 ff.

R. Rückert, Beiträge zur Limousiner Plastik des 13. Jahrhunderts, in: ZfKg 22, 1959, S. 1 ff.

P. Saintyves, Les Reliques et les images légendaires, Paris 1912.

G. Scavizzi, The Controversy on Images from Calvin to Baronius (Toronto Studies in Religion 14), New York/San Franzisco/Bern/Baltimore/Frankfurt am Main/Berlin/Wien/Paris 1992.

H. Schade, Die Libri Carolini und ihre Stellung zum Bild, in: ZKTh 79, 1957, S. 69 ff.

Der Schatz von San Marco in Venedig, Mailand 1984.

Schatzkunst Trier (Treveris sacra 3), Trier 1984.

K. Schmid/J. Wollasch (Hrsg.), Memoria. Der geschichtliche Zeugniswert des liturgischen Gedenkens im Mittelalter (Münstersche Mittelalterschriften 48), 1984.

A. Schommers, Rheinische Reliquiare. Goldschmiedearbeiten und Reliquieninszenierungen des 17. und 18. Jahrhunderts, Rheinbach-Merzbach 1993.

H. Schrade, Zur Frühgeschichte der mittelalterlichen Monumentalplastik, in: Westfalen 35, 1957, S. 33 ff.

A. Schramm, Der Bilderschmuck der Frühdrucke, Leipzig 1920 ff.

K. Schreiner, Zum Wahrheitsverständnis im Heiligen- und Reliquienwesen des Mittelalters, in: Saeculum. Jahrbuch für Universalgeschichte 17, 1966, S. 131 ff.

K. Schreiner, ‚Discrimen veri ac falsi'. Ansätze und Formen der Kritik in der Heiligen- und Reliquienverehrung des Mittelalters, in: AfK 48, 1966, S. 1 ff.

H. K. Schulze, Heiligenverehrung und Reliquienkult in Mitteldeutschland, in: Festschrift für Friedrich von Zahn I, Zur Geschichte und Volkskunde Mitteldeutschlands, Köln/Graz 1968, S. 294 ff.

B. Schwineköper, Christus-Reliquien. Verehrung und Politik, in: Blätter für Deutsehe Landesgeschichte 117, 1981.

P. Séjourné, Reliquies, in: Dictionnaire de théologie catholique XIII/2, 1937, Sp. 2312 ff.

G. Signorotto, Cercatori di reliquie, in: Rivista di storia e letteratura religiosa 21, 1985, S. 383 ff.

H. Silvestre, Commerce et vol de reliques au Moyen Age, in: Revue belge de philologie et d'histoire 30/2, 1952, S. 721 ff.

O. von Simson, Opere superante materiam. Zur Bedeutung der Sainte-Chapelle zu Paris, in: Mélanges Jacques Stiennon, Lüttich 1982, S. 597 ff.

G. J. C. Snoek, De eucharistie- en reliekverering in de middeleeuwen. De middeleeuwse eucharistie-devotie en reliekverering in onderlinge sammenhang, Amsterdam 1989.

C. W. Solt, The Cult of Saints and relics in the romanesque art of southern France and the impact of imported byzantine relics and reliquaires on early gothic reliquary sculpture. Ph. D. The Catholic University of America 1977.

F. Souchal, Les Bustes reliquiares et la sculpture, in: Gazette des Beaux-Arts 67, 1966, S. 205 ff.

G. Sporbeck-Bressem, Heiligenvertrauen und Apotropaion, in: Reliquien 1989, S. 161 ff.

E. A.Stückelberg, Geschichte der Reliquien in der Schweiz, Zürich 1902/08.

E. A. Stückelberg, Translationskostüme, in: Schweizerisches Archiv für Volkskunde 7, 1903, S. 304 f.; E. A. Stückelberg, Die Katakombenheiligen der Schweiz. Ein Beitrag zur Kultur- und Kirchengeschichte der letzten drei Jahrhunderte, Kempten/München 1907.

R. Suckale, Arma Christi. Überlegungen zur Zeichenhaftigkeit mittelalterlicher Andachtsbilder, in: Städel-Jahrbuch NF 6, 1977, S. 177 ff.

R. Suckale, Das Diptychon in Basel und das Pähler Altarretabel : Ihre Stellung in der Kunstgeschichte Böhmens, in: ‚Nobile claret opus', Festgabe für E. J. Beer (= ZAK 43, 1968), S. 103 ff.

U. Swinarski, Herrschen mit den Heiligen. Kirchenbesuche, Pilgerfahrten und Heiligenverehrung früh- und hochmittelalterlicher Herrscher (ca. 500–1200) (Geist und Werk der Zeiten 78), Bern/Frankfurt am Main/New York/Paris 1991.

J. Taralon, La majesté d'or de Sainte-Foy du trésor de Conques, in: Revue de l'Art 40/41, 1978, S. 9 ff.

I. G.Thomas, The Cult of Saints' Relics in Medieval England, Diss. London 1974.

D. Thurre, L'Atelier roman d'orfèvrerie de l'abbaye de Saint-Maurice, Sierre 1992.

B. Töpfer, Reliquienkult und Pilgerbewegung zur Zeit der Klosterreform im burgundisch-aquitanischen Gebiet, in: Vom Mittelalter zur Neuzeit. Festschrift Heinrich Sproemberg, hrsg. von H. Kretzschmar, Berlin 1956, S. 420 ff.

Les Trésor des Eglises de France. Catalogue de l'exposition, Paris 1965.

E. Ullmann (Hrsg.), Der Magdeburger Dom. Ottonische Gründung und staufischer Neubau, Leipzig 1989.

K. Wagner/A. Keller (Hrsg.), 400 Jahre St. Michael in München, München 1983.

Wallfahrt kennt keine Grenzen. Themen zu einer Ausstellung des Bayerischen Nationalmuseums und des Adalbert Stifter Vereins, München, hrsg. von L. Kriss-Rettenbeck und G. Möhler, München/Zürich 1984.

Wallfahrten am Niederrhein, Ausstellungskatalog Düsseldorf 1982.

Wallraf-Richartz-Jahrbuch. – WRJb.

H. Wentzel, Lübecker Plastik bis zur Mitte des 14. Jahrhunderts, Berlin 1938.

St. Wilson (Hrsg.), Saints and their Cults. Studies in Religious Sociology, Folklore and History, Cambridge ^{2}1985 (Bibliographie S. 309–419).

Wittelsbach und Bayern II/1. Um Glauben und Reich. Kurfürst Maximilian I. Beiträge zur Bayerischen Geschichte und Kunst 1573–1657, hrsg. von H. Glaser, München 1980.

Wittelsbach und Bayern II/2. Um Glauben und Reich. Kurfürst Maximilian I. Katalog der Ausstellung in der Residenz in München, hrsg. von H. Glaser, München 1980.

H. Zamora, La Capilla de las Reliquias en el Monasterio de Guadalupe, in: Archivo Español de Artes 177, 1972, S. 43 ff.

Die Zeit der Staufer. Katalog der Ausstellung. Band 1, hrsg. von R. Haussherr, Stuttgart 1977.

Zeitschrift für Schweizerische Archäologie und Kunstgeschichte. – ZAK.

Zeitschrift für christliche Kunst. – ZchK.

Zeitschrift des Deutschen Vereins für Kunstwissenschaft. – ZDVK.

Zeitschrift für Kunstgeschichte. – ZKg.

Zeitschrift für Katholische Theologie. – ZKTh.

Bildnachweis

Archiv des Verfassers: Abb. 3–5, 7–9, 12, 28, 33, 43, 71, 81, 85/86, 101, 108, 115, 130, 137, 140/141, 159, 162
Bayerische Staatsgemäldesammlungen, München: Abb. 69
Bayerische Verwaltung der staatlichen Schlösser, Gärten und Seen, Museumsabteilung, München: Abb. 89, 133
Bayerisches Hauptstaatsarchiv, München: Abb. 30
Bayerisches Nationalmuseum, München: Abb. 36, 79
Bibliotheca Hertziana, Rom: Abb. 1
R. Breuing, Rheine: Abb. 155
British Library, London: Abb. 63
M. Budde, Werne: Abb. 82
A. Bunz, Windach: Abb. 148/149
Corpus Christi College, Cambridge: Abb. 24
aus Garber 1915: Abb. 27, 46, 135
aus Hallisches Heiligthumsbuch, Liebhaber-Bibliothek XIII, 1889: Abb. 35
Hirmer, München: Abb. 15, 53, 121, 129
Hofbibliothek Aschaffenburg: Abb. 37–40
aus Hofmann 1983: Abb. 160/161, 163
Gebrüder Kokkalis, Korfu: Abb. 44
aus Kunstdenkmäler des Kantons Basel-Stadt 2, 1933: Abb. 42
aus Kunstdenkmäler der Provinz Sachsen 1, 1929: Abb. 131
aus Kdm Rh VII: Abb. 49/50, 104
Kunstmuseum Basel: Abb. 96
A. Legner, Köln: Tafel XV, XVI, Abb. 6, 66, 78, 90, 92, 111, 125, 134, 138/139, 142–147, 153, 156
Foto Marburg: Abb. 70, 72/73, 75
aus Monumenta Annonis 1975: Abb. 54–56
Münchner Stadtmuseum: Abb. 152
Musée Condé, Chantilly: Abb. 51
National Gallery, London: Abb. 48
Neumeister, München: Abb. 17/18, 87/88, 93

aus S. Noppius, Aacher Chronick, 1632: Abb. 25
aus Reichhold, Scheyern 1981: Abb. 11
Rheinisches Bildarchiv, Köln: Tafel I–IV, VI, VII/VIII, IX–XIV, Abb. 2, 10, 13/14, 20–23, 31, 45, 52, 57/58, 60, 62, 64/65, 67/68, 77, 80, 84, 91, 94, 97–99, 102, 105–107, 110, 112, 117–119, 122–124, 127/128, 158
Salzburger Museum Carolino Augusteum: Abb. 95
aus Schramm 17, 1934, und 18, 1935: Abb. 26, 32, 47
H. R. Spagl, Mühldorf am Inn: Tafel V, Abb. 41
Staatliche Graphische Sammlung, München: Abb. 29, 150/151
K. Stádník, Prag: Abb. 154
Städelsches Kunstinstitut (Photo Ursula Edelmann), Frankfurt am Main: Abb. 16
Foto Strenger, Osnabrück: Abb. 132
Z. Świechowski, Warschau: Abb. 136
M. Thuns, Landeskonservator Rheinland: Abb. 76
Tiroler Landesmuseum Ferdinandeum, Innsbruck: Abb. 83
Wissenschaftliche Buchgesellschaft, Darmstadt: Abb. 19, 59, 61, 74, 100, 103, 113/114, 116, 120, 126
aus Wittenberger Heiligthumsbuch, Liebhaber-Bibliothek VI, 1884: Abb. 34
Ch. Wolters: Abb. 109, 157

Register

Personenregister

Topographisches Register

Objekt- und Begriffsregister (in Auswahl)

Bei synonymen oder mehrsprachig verwendeten Bezeichnungen (z. B. Heiltum = Reliquien; corpora sancta = Heilige Leiber = Katakombenheilige; Elftausend Jungfrauen = Gesellschaft der hl. Ursula = virgines colonienses) erscheint das Stichwort im Register unter dem jeweiligen Gebrauch auf der angegebenen Textseite.